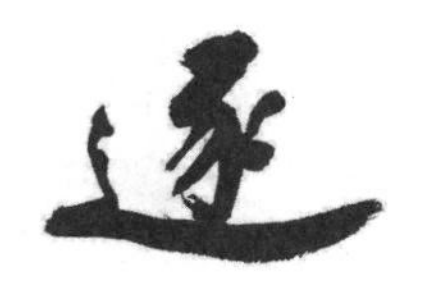

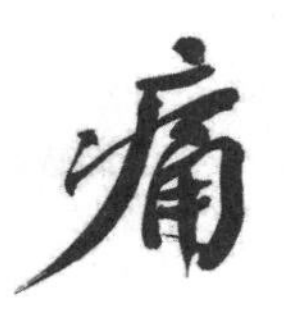

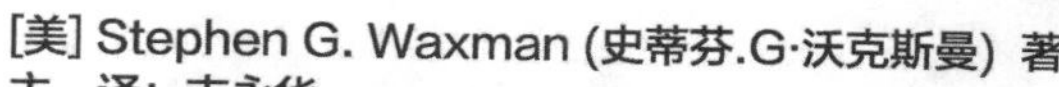
[美] Stephen G. Waxman (史蒂芬.G·沃克斯曼) 著
主　译：吉永华
副主译：刘　通　陶　杰　刘志睿

逐痛之道

疼痛基因简史

Chasing Men on Fire

The Story of the Search for a Pain Gene

上海交通大学出版社
SHANGHAI JIAO TONG UNIVERSITY PRESS

图书在版编目(CIP)数据

逐痛之道：疼痛基因简史 /（美）史蒂芬·G. 沃克斯曼著；吉永华译. —上海：上海交通大学出版社，2022.9

ISBN 978－7－313－26101－4

Ⅰ.①逐… Ⅱ.①史… ②吉… Ⅲ.①疼痛-诊疗 Ⅳ.①R441.1

中国版本图书馆 CIP 数据核字(2021) 第 245802 号

逐痛之道——疼痛基因简史
ZHUTONG ZHIDAO——TENGTONG JIYIN JIANSHI

著　　者：[美] Stephen G. Waxman　　主　　译：吉永华
出版发行：上海交通大学出版社　　地　　址：上海市番禺路 951 号
邮政编码：200030　　电　　话：021－64071208
印　　刷：上海万卷印刷股份有限公司　　经　　销：全国新华书店
开　　本：890mm×1240mm　1/16　　印　　张：22.5
字　　数：390 千字
版　　次：2022 年 9 月第 1 版　　印　　次：2022 年 9 月第 1 次印刷
书　　号：ISBN 978－7－313－26101－4
定　　价：68.00 元

内 容 提 要

本书以科研工作者严谨和探索的笔触，如抽丝剥茧般，精彩地描绘了世界疼痛领域的转化研究先驱——美国耶鲁大学沃克斯曼教授研究疼痛分子病因的科研苦旅。从临床到基础研究，从临床前诊断到药物开发，循序渐进，探究科学本质。

本书的主要脉络为两条主线和四大组成部分，两条主线即科研心路与研究进展交互呈现，就好比一位智者，在向您娓娓道来故事来龙去脉的同时，还通过一系列严谨的科学数据论证期间具有重大意义的科学发现；四大组成部分，分别从钠通道的结构与功能，疼痛基因的发现历程，疼痛基因的信号转导功能及针对钠通道的镇痛药物研发思路系统介绍了沃克斯曼在疼痛基因的临床转化研究领域的“寻道之旅”。力求为相关领域的研究者提供一条可借鉴的参考范式，亦可为广大从事钠通道药理与病理学机制研究的科研工作者提供线索，更可作为一本科普读物，为大众了解红斑肢痛病、无痛症等罕见病的分子病因提供知识和背景。

译 委 会

主　任　吉永华

副主任　刘　通　陶　杰　刘志睿

译　者　冯　雨　吉永华　姜　峰　郭　然　胡　吉
缪秀华　刘　通　刘书朋　刘志睿　陶　杰
吴　彬　叶　品　周国坤　周　邮

序

吉永华教授嘱咐说，要为他和他曾经的学生们翻译的《逐痛之道——疼痛基因简史》(Chasing Men on Fire)一书写个序言，我本能的反应是觉得很难写，想婉拒。但读起这本书稿，我却欲罢不能，不知不觉中放下了手上的其他事务，一口气读完了，内心里还涌出许多想说的话。我知道，这没有序言的分量，但却是我真实的读后感，也愿意依此向读者们推荐。

我对原著的作者——美国耶鲁大学的史蒂芬. G・沃克斯曼(Stephen G. Waxman)本人并不熟悉，但作为长期从事疼痛研究的我来说，对于他关于外周神经纤维钠离子通道与慢性痛的工作还是比较熟悉的，乃至推崇之至。

沃克斯曼教授在慢性痛的离子通道机制研究方面取得了辉煌的科学成就，毋庸置疑是一位世界顶级的科学家。这本书较为系统地、简明扼要地介绍了他科学上的成就令我惊叹，但还有额外的三点理由更深深地吸引了我：

一是，科学研究的问题来源于临床，而回归临床。他的研究起源是两名糖尿病患者。一名患者一直遭受持续性疼痛的折磨，而另一名患者只是经常感到麻木或轻微刺痛。这两名患者在当兵期间都被子弹击伤过，而且损伤了同一条神经。“这种疼痛敏感性的差异源于他们的基因吗?”这是沃克斯曼教授后续所有研究的问题来源。他最终解析了外周钠离子通道 $Na_V1.7$ 蛋白质结构的单个氨基酸残基突变是这些包括红斑肢痛症患者、小纤维神经病变患者慢性疼痛的病因时，他的研究又立即回到了临床，实现了以转化医学(translationl medicine)乃至精准医学(precision medicine)的方法对疼痛治疗的临床试验。这样的问题，使得他的研究具有深度和高度，持续几十年而绵延不绝。反观我们现在有不少的基础研究，科学问题是来源于文献的、或自己“创造”的，而终点也只是发表论文。

二是，科学研究的成功源自高水平的国内与国际合作。沃克斯曼教授与北京大学第一医院皮肤科杨勇医生关于红斑肢痛症的合作、与阿拉巴马大学和梅奥诊所关于红斑肢痛症的合作、与荷兰马斯特里赫特三位临床医生关于幻肢痛的合作、与辉瑞制药公司关于特异性钠通道阻断剂的合作、与美国退伍军人事务部的合作，这些合作无疑是他取得巨大科学成绩的推动力。令我印象深刻的是，沃克斯曼教授提出的要实现成功合作的几个要点，包括“共同目标、优势互补、专注力和一点儿运气”。现在，我们何尝不是在提倡团队合作，还有很多国家支持的“大”项目，如果真能追求共同目标、实现优势互补、保持项目执行中的专注力，再加上一点儿好运气，兴许真能完成高水平的研究工作。

顺便说，杨勇医生就是我一所大学的同事，远在万里之遥的沃克斯曼教授却成了杨医生的合作对象，并取得了很好的合作成就，佩服不已。

三是，科学研究需要组建高水平的科研团队。印象深刻的是，沃克斯曼教授1986入职耶鲁大学组建的多学科团队研究中心，汇聚了细胞和分子生物学家、神经生理学家、离子通道生物物理学家、药理学家、光学成像专家、疼痛研究人员和临床医生等多学科的研究人员等各个专业科学家。这样的“作战指挥部”团队顶层设计，坦率的争论和亲密无间的合作，是他们成功的保障。这个团队现在还有30多位科学家在一起工作。我们国内也组建了各种形式的研究“中心”和“实验室”，虚体的和实体的，国家（省、市、部委、大学）各个层级的，兼而有之，如何让我们的“中心”和“实验室”成为真正的科研团队，沃克斯曼教授的故事能给我们很大的启发。书中的故事讲述了他们这样的团队，如何在数十年中，不断开发和应用新技术如iPSC、结合蛋白质晶体结构建模和热力学分析（作者称之为“基因组导向疗法”，即药物基因组方法）而开展前沿和引领的研究。

从“斑马”（基因特定突变导致的罕见疾病）到“马”（常见疾病）的研究思路转变，多么值得我们国内正在兴起的以家系与队列、测序为主要方法寻找罕见病致病基因等研究者学习借鉴！

“只管放手去做！”所体现的科学家勇于探索的精神，也令我印象深刻。

作为一名读者，我还要感谢吉永华教授和他曾经的学生们（他们中相当的一部分都已经是成熟的优秀科研工作者了），给我们带来如此科学、准确而优雅的翻译。

我热切地将这本书推荐给正在从事生物医学基础研究的研究者们，推荐给从事临床研究的医生们，还有研究生们。

万有

北京大学神经科学研究所　万有

2022年8月

前　言

破解疼痛密码的“寻道人”

道，是中华民族在认识自然的过程中根据经验总结的理论或方法，通常的意思是万事万物的运行轨道或轨迹，以及事物变化运动的情况；道，亦可指路径或各种通路，所谓“四肢六道，身之体也。”（《管子·君臣下》）。逐，在中文的语义中既是“追逐”之“逐”，也可用作“驱赶”之意。本书介绍的便是这样一位在国际疼痛研究领域中，为人类“逐”痛之苦，“追逐”破解疼痛病因的“寻道人”——国际分子遗传学家、疼痛领域的先驱者，美国耶鲁大学史蒂芬·G.沃克斯曼（Stephen G. Waxman）教授对于探寻疼痛基因奥秘的科研之路。将书名《Chasing Men on Fire》直译为《追逐火人》，意译为《逐痛之道》，我想应该是贴切、传神的。

沃克斯曼教授创立了美国耶鲁大学神经科学与再生研究中心并担任该中心的主任。从1986年到2009年，他担任耶鲁大学神经病学系系主任。在加入耶鲁大学之前，沃克斯曼曾在哈佛医学院和麻省理工学院（1975—1978年）和斯坦福大学（1978—1986年）任职。作为临床神经科医生和分子神经科学家，沃克斯曼对由于神经系统功能障碍而引起的疼痛（也称为神经病理性痛）的治疗具有浓厚的兴趣。尽管在现有的药物中，局部麻醉药可通过阻断一类名为钠通道的分子来消除疼痛，但这些局麻药是通过非选择性地阻断所有钠通道亚型起作用，这可能是导致心脏或中枢神经系统副作用的关键因素。通过分子克隆技术，现已发现哺乳动物体内有9种不同的钠通道亚型，分别被命名为$Na_V1.1$～$Na_V1.9$。多年来，沃克斯曼所领导的实验室一直致力于寻找特异性介导痛觉反应的钠通道亚型，开发特异性阻断该通道亚型的药物可极大地缓解疼痛，却不会触发不良的中枢不良反应，例如失去平衡、困倦和神志不清等，并且不会上瘾。在多年的研究中，他们发现了一个由基因*SCN9A*编码的钠通道亚型$Na_V1.7$，他们在患有遗传性红斑肢痛症的家族中发现了编码$Na_V1.7$的基因*SCN9A*的突变，这些突变导致$Na_V1.7$通道过度活跃，给这些患者带来了极大的痛苦；他们还发现了一个能引起钠通道功能丧失的家族性*SCN9A*突变，这类病患通常没有疼痛感，导致他们遭受骨折或烧伤的危险却不会引起身体上的警觉。最近，沃克斯曼的研究团队利用基因组学和生物物理学模型研究这些罕见钠通道疾病的分子病因,有望将基因组数据合理地转化到对临床疼痛诊疗的实践中。

翻译这本由沃克斯曼教授撰写的有关疼痛基因发现历程的非自传体高级科普读物,缘起于我所领导的实验室几十年来对于电压门控钠通道、痛与镇痛关系的兴趣。我们实验室从东亚钳蝎(Buthus martensi Karsch)的毒液中分离纯化了数十种神经毒素多肽,其中BmK I、BmK IT2、BmK AS等先后被鉴定为电压门控钠通道的特异性调制剂。由于这些多肽作用于电压门控钠通道上的不同位点,所以它们可以产生致痛和镇痛两种截然相反的药理效应,为中药全蝎镇痛和蝎蜇致痛提供了分子层面的解释。这些成果在国际上产生了较大的影响。机缘巧合,曾经在我的实验室进行过本科实习项目训练的杨洋博士,毕业后即漂洋过海、师从沃克斯曼教授。短短几年后便在沃克斯曼教授的实验室内开创了钠通道的药理基因组学领域,现为美国普渡大学(Purdue University)助理教授,继续从事他所深爱的离子通道领域研究。杨洋博士为我和沃克斯曼教授牵线搭桥,促成了本书中文版的面世。

本书以科研工作者严谨性和探索性的笔触,精彩地描绘了沃克斯曼是如何抽丝剥茧般对疼痛的分子病因,从临床到基础研究,从临床前诊断到药物开发,循序渐进的心路历程及接近科学本质的科研苦旅。两条主线、四大部分构成了本书的主要脉络,即科研心路与研究进展交互呈现,就好比一位智者,在向您娓娓讲述故事来龙去脉的同时,还通过一系列严谨的科学数据论证期间产生重大意义的科学发现;另一方面,四大组成部分,分别从钠通道的结构与功能、疼痛基因的发现历程、疼痛基因的信号转导功能及针对钠通道的镇痛药物研发思路,系统介绍了沃克斯曼在疼痛基因的临床转化研究领域的“寻道之旅”。本书为相关领域的研究者提供了一条可借鉴的参考范式,亦可为广大从事钠通道药理与病理学机制研究的科研工作者提供线索,更可作为一本科普读物,为大众了解红斑肢痛病、先天无痛症等罕见病的分子病因提供背景知识和重要参考。

本书由我的学生们担纲,他们在我的实验室获得博士学位后,仍继续深耕离子通道与疾病关系的事业,活跃于神经科学的各个领域与行业。本书翻译工作的具体分工如下:译者序,吉永华撰写;原著序、原著前言,刘书朋译;第一、二章,刘志睿译;第三章,吴彬译;第四、七章,周邮译;第五、十章、第十五章,陶杰译;第六章,叶品译;第八、九章,姜峰译;第十一章,周国坤译;第十二、十三、十四章,刘通译;名词解释,陶杰译;索引,刘通译。最后由刘通整理,吉永华统校。

最后,衷心感谢韩济生院士笔墨题字本书的封面,感谢万有教授为本书倾情作序，感谢赵志奇教授、李云庆教授和谭智勇教授的重磅推荐，也感谢丽水市莲都区景程英语培训学校有限公司在本书语言文字上的精心润色，上海卓越脑科学发展基金会对本书的资助，以及上海交通大学出版社在本译作出版工作中的大力帮助！

2021 年 12 月 1 日

上海

原著序

如果你有兴趣了解医学科学发展的来龙去脉，那么本书无疑是你的绝佳之选。史蒂芬.G·沃克斯曼(Stephen G. Waxman)教授清晰、简练、准确地阐述了疼痛的相关概念和历史。无论是普通读者，还是科学家，只要对人类大脑(神经系统)感兴趣，都可能会被本书的精彩内容所深深吸引。本书犹如一本侦探小说，逻辑缜密，深入浅出。阅读它会让你无法抗拒，欲罢不能，通常，“欲知后事如何，且听下回分解”这种论调会令人深恶至极，可以想象，你早已迫不及待地读起了下文。

疼痛究竟是如何产生的呢？我们应该如何深入理解疼痛背后的真相？新的止痛药是如何被发现，又是如何减轻疼痛的？诸如此类科学问题都属于本书力图回答的范畴。诠释上述这些科学问题是沃克斯曼教授的毕生追求。作为一位神经科学家，沃克斯曼教授数十年如一日，孜孜以求，成功地发现了一个控制疼痛感受的基因，又在研发新药的探索之路上取得了重大的进展。了解这一研究历程给我们最宝贵的经验是，即使面临貌似无法克服的科学难题，我们也要秉持不畏艰险、坚持不懈、严谨而充满激情的科学精神，勇于探索科学的未知世界。

早在20世纪70年代末，我曾与沃克斯曼教授在斯坦福大学医学院共事。如今，沃克斯曼教授任职于耶鲁大学医学院。有机会见证这本书的酝酿和诞生，我深感荣幸。沃克斯曼教授既是一位神经内科医生，也是一位分子神经科学家。起初，他注意到一个奇特的现象：“曾经有两名士兵被子弹伤到相同的神经，但其中一名士兵由于疼痛而致残，他受伤的肢体压根不能被触碰(即使轻微触摸也会引起剧痛)；而另一名士兵却感觉麻木，感受不到丝毫疼痛！”难道对疼痛的不同感受是由基因决定的？对此，沃克斯曼教授感到疑惑不解。

基因可以告知我们许多关于人类健康和疾病的根本原因。基因的突变会导致遗传性疾病，凭借对人类基因的精确定位和功能研究，诸多遗传性疾病的基因密码已被破译。例如，儿童中常见的囊性纤维化(cystic fibrosis)和老年人的阿尔茨海默病(Alzheimer’s disease)等疾病的致病基因已被鉴定。沃克斯曼教授致力于在全球范围内搜寻患有遗传性疼痛疾病的家族，这项研究跨越了40年光阴，辗转数千英里的路程。一个神秘的编码疼痛控制“开关”的分子就隐藏在这些罕见家族的基因里面。

有趣的是，整个故事是由两条交织的主线铺叙而成。针对专业人士的科学叙事部分由一系列寻觅疼痛基因的研究论文组成。这些论文旨在为“从基础到临床”的转化研究提供一个范例，即从基因到神经信号传递分子，再到异常的痛觉神经元，最终揭示导致火烧般剧痛的背后“真凶”——基因突变。这一科学思路可作为人们研究神经病理性疼痛的遗传学模板。故事的另一条主线是研究论文附带的细注部分，诠释了相关研究的意义、背景和方法。对非专业人士而言，阅读这部分内容会无比愉悦。兴趣点是否值得去做，怎样去做，如何展开科学合作，怎样才能孕育科学发现，如何将一种疾病的研究发现与其他疾病的信息相关联，如何将科研成果从实验室的基础研究向临床应用转化，由此，一位勤奋工作、鞠躬尽瘁的科学家形象跃然纸上。让我们通过本书描述的一个个生动故事身临其境地感悟有趣的科研历程吧！

疼痛基因的鉴定与我们息息相关。一旦在患者身上找到了一个“剧痛”真凶，对该基因的研究便会顺理成章地扩展到普通人群。这对三叉神经痛等常见疾病来说具有非同寻常的临床意义，可能关系到每个人。此外，本书所呈现的以基因组学为指导的研究，也是“精准医学”策略的一个经典案例。本书还分享了一种更高效且无成瘾性等不良反应的新型镇痛药的研发思路，有望“防痛于未然”。当然，为使大多数人免受慢性疼痛之苦，我们仍有大量工作要做。值得庆幸的是，我们已经有了坚实的理论基础，这在很大程度上要归功于满怀热情、学术卓越的沃克斯曼教授。

James E. Rothman(詹姆斯. E・罗斯曼)
2013 年诺贝尔生理学或医学奖得主
耶鲁大学教授

原著前言

本书缘于他人建议，他们建议我把探寻控制人类痛觉基因的历程编写成书。他们都认为此刻该选题正逢其时，只是对目标读者的看法各不相同罢了。例如，有一位同事认为这本书应该写给实习期的内科医生或正在接受培训的科学家，而另一位同事则建议写给对疼痛学感兴趣的普罗大众，还有同事建议我写给科学家和医生。我在咨询同事、图书出版商以及编辑之后，又与麻省理工学院出版社的 Bob Prior 进行了商讨。最后，我决定采取折中的方法，将我的主要研究论文和相关评注结合起来，在更加广阔的背景之下，满足上述不同读者的好奇心。

全球有 2.5 亿多人被慢性疼痛折磨，慢性疼痛也是致残的一个主要原因，其发病率甚至高于癌症、心脏病和糖尿病的总和。遗憾的是，目前可用的止痛药要么疗效甚微，要么仅能部分缓解。目前，为减轻疼痛，许多患者需要通过治疗干预。同时，许多止痛药产生的不良反应会影响人们的生活质量，因而限制了止痛药的广泛应用。人们亟需更高效的新止痛药，促使我们从根本上深入理解疼痛发生、发展的机制。

人体细胞（包括痛觉神经元）主要由蛋白质组成，人类基因组囊括了 20 000 多个基因，决定了这些基本构件的结构蓝图。因此，基因可以告诉我们痛觉神经元是如何工作的，这为新药的研发提供了思路。

这种通过遗传学方法设计药物的途径，有力地推动了他汀类药物的研发。他汀类药物可以调节体内血脂水平，对人体健康意义非凡。事实上，正是对罕见的家族性高胆固醇血症的发现和研究，才促成了药物分子靶标的发现，并最终迎来了新型他汀类药物的面世。由此可知，罕见疾病的遗传性紊乱可以帮助我们更好地认识常见疾病。受他汀类药物案例的启发，“疼痛基因”的发现极有可能提升我们对慢性疼痛及其发展的认知，甚至了解疼痛产生的细节过程，加速更有效的止痛药的研发，且避免新药在中枢神经系统方面的不良反应，例如意识障碍、身体失衡、嗜睡，以及药物成瘾等。

我在本书中提出了一些寻找“疼痛基因”的独特策略。“疼痛基因”是指编码在疼痛中起关键作用的蛋白分子的基因。在某些家族中,这一基因发生突变,导致正常功能紊乱,引起患者剧痛或无痛。“为什么一名受到神经损伤的士兵会经历致残性剧痛,而另一名受类似损伤的士兵却不会?为什么一位患有糖尿病神经病变的人会经受令人致命的灼烧痛,而另一位患有相同疾病的人则只是感到麻木和刺痛,却没有明显不适?最重要的是,我们能否研发出治疗慢性疼痛患者的新策略?”对于这些问题的强烈好奇心驱动了我对所谓“疼痛基因”的探寻。

本书讲述的故事有两条主线,它们相互交织在一起。其一,有关科学研究的部分通过11篇学术论文进行了叙述,它们详细地描述了在寻找疼痛基因和治愈疼痛疾病方面取得的重要进展。其二,这些研究论文附有我的个人见解和陈述,以求对相关研究的意义、原因以及方法的来龙去脉进行诠释。所有评注都旨在揭秘我的研究工作幕后的故事——“科学发现究竟是怎么诞生的?”

本书共分为4个部分。第一部分为导论“解析‘上帝的扩音器’”。第二部分为“追寻“火人”[①]:探索”,其中,前两章介绍了疼痛基因的发现历程,后两章描述了疼痛基因编码的钠离子通道蛋白的精巧与复杂。尽管部分读者可能兴趣索然,但对热衷于事情来龙去脉的读者来说,这几章的内容不容错过。第三部分为“追寻疼痛基因以外:拓宽视野”,向读者展示了如何将罕见病中搜寻疼痛基因的方法应用于其他常见疾病的研究上。最后一部分,“关闭‘上帝的扩音器’:从枪乌贼到临床治疗”[②],向读者展示了疼痛基因的发现如何转化为疼痛治疗的新方法。

科学论文总不可避免地要使用一些专业术语,在评注中,我尽量避免使用这些专业术语。尽管如此,我还是需要做一些必要的说明。本书的关注点之一是一种被称为红斑肢痛症(erythromelalgia)的罕见疾病,在医学文献中常被称为红痛病(erythermalgia),也有的文献通俗地称之为“火人”综合征(“Man on fire” syndrome)。这种疾病的患者极为罕见,只有极少数医生亲眼见过。然而,医生一旦见过这些患者,就永远不会忘记,因为该病的临床特征实在令人震惊。即使没有任何外界刺激,红斑肢痛症患者也一直在遭受剧痛的折磨。他们描述身上的疼痛像是烫伤的剧痛,犹如身体里被灌满了炽热的岩浆。遗传性红斑肢痛症患者仅约占红斑肢痛症患者的5%,正是这一小部分患者明显的遗传性,为我们寻找疼痛基因指明了方向。

---

① 这一疾病被称为“遗传性红斑肢痛症”(inherited erythromelalgia)。携带这一致病基因的患者临床表现为极度疼痛,总感觉自己的身体正遭受灼烧。

② 因为动作电位最早是在枪乌贼的巨大轴突上记录得到的,这一实验奠定了现代电生理学的基础,之后几十年有关疼痛等伤害性电信号的传导研究都是基于这项技术,为临床治疗疼痛提供了理论基础。

在本书中，DRG 神经元指的是背根神经节神经元（dorsal root ganglion neuron），是初级感觉神经元，位于脊髓外成簇的神经节中，其外周神经轴突刺激皮肤表面和各种器官。在遗传性红斑肢痛症和其他疼痛疾病中，背根神经节神经元均起到至关重要的作用，且属于 $Na_V1.7$（一种痛觉感受所必需的分子）高表达的细胞类型。

疼痛基因的鉴定可谓恰逢其时。疼痛基因在普通疾病中也扮演了重要角色，所以，我们在找到红斑肢痛症的决定性基因之后，对该基因的研究便从罕见的遗传性疾病扩展到普罗大众。对疼痛基因的研究，或许可能为药物基因组学的进步奠定基础，有望将新型镇痛药物的研发从“反复试错”模式转变为“一举成功”的新模式，也可为研发更有效的新止痛药指明方向。

疼痛基因无疑非常重要，我们为了找到它却大费周折。在临床上，虽然神经科医生经常收治慢性疼痛患者，但是他们中的绝大多数从未遇到过患有家族遗传性疼痛疾病的患者。我们从纽黑文市到亚拉巴马州，到中国，再到荷兰，在全球范围内跨越数千千米来搜寻疼痛基因。为寻找疼痛基因，由北美洲、欧洲和亚洲三大洲的遗传学家、神经生理学家、药理学家、分子和细胞生物学家以及临床医生携手努力，通力合作。值得一提的是，患者向研究人员提供了他们的 DNA 以及对疼痛的具体描述，这也有力地推动了疼痛基因的发现进程。本书讲述的是探索从疼痛基因及蛋白质到功能异常的神经元，最后到人体以及那些“火人”综合征患者背后的故事。这个故事也告诉我们，人体蛋白质分子产生疼痛信号的机制不仅仅局限于红斑肢痛症患者的身上，也广泛存在于我们这些“其他人”的身上。

本书讲述的正是这样一个激动人心的故事。

Stephen G. Waxman（史蒂芬·G.沃克斯曼）

致 谢

没有人生活或工作在“真空”中，我当然也不例外。我要深情地感谢我的教师和导师们，包括哈佛大学医学院的 J. David Robertson 教授和 Howard Hermann 教授，伦敦大学医学院的 J. Z. Young 教授，以及我在阿尔伯特·爱因斯坦医学院的导师、神经生理学家 Dominick Purpura 教授和电子显微镜学家 George Pappas 教授。他们以身示教地启迪着我，神经科学不是受限于单一手段的学科，相反，它是多学科的共同使命。在阿尔伯特·爱因斯坦医学院任职的 Michael Bennett 教授是位严谨的电生理学专家，他清晰地记得夏季期间，我在阿尔伯特·爱因斯坦医学院和伍兹霍尔海洋生物实验室学习，Michael Bennett 教授让我对神经轴突方面的研究产生兴趣。作为一名伦敦大学医学院的医学生，我也有幸在“现代疼痛研究之父”Patrick Wall 教授身边工作。Patrick Wall 是疼痛学的奠基人之一，他与 Ronald Melzack 一起提出著名的“闸门控制”学说而闻名于世。那时我是他实验室里唯一的学生，他引领我进入了疼痛奥秘的世界。在担任波士顿市立医院哈佛神经内科住院医师以及哈佛大学医学院教员期间，我荣幸地得到了 Norman Geschwind 教授的亲切指导。我早期在麻省理工学院学习时，富有敏锐创造力的神经科学家 Jerry Lettvin 教授鼓励我学习要跳出传统思维的局限；John Moore 教授是位意志坚定、思维敏锐的生物物理学家，他教会我如何严守科学严谨性，勇敢迈开科学前进的步伐。

近些年，与世界各地精英同行们的互动使我在疼痛基因的研究上得到了强力助推，其中包括与拉德堡德大学的 Joost Drenth 教授、马斯特里赫特大学的 Catharina Faber 和 Ingemar Merkies 教授，以及伦敦大学学院的 John Wood 教授之间卓有成效的合作。作为一个成年人，我从未想过我会有榜样，他们的聪慧已经证明了我的这个想法是错误的。如果没有他们，我对疼痛基因的探寻仍将停留在起步阶段。

对于那些才华横溢、精力充沛的耶鲁大学同事们，我对他们的深切感恩是难以用语言表达的。Jeff Kocsis 完成了对受损轴突的早期研究，表现出在微电极记录方面的非凡才能。我的挚友兼同事 Sulayman Dib-Hajj 也在解密基因功能方面具有独特天赋，他在搜寻疼痛基因方面贡献良多。细胞生物学家和显微镜学家 Joel Black 的技能也对我们的研究进程起了重要作用，免疫细胞化学因潜在的隐患常令人担忧，但总是能被 Joel 逐个攻克。我的实验室不乏才华出众的离子通道生物学家，包括 Ted Cummins、Tony Rush、Chongyang Han、Jianying Huang、Yang Yang（杨洋）、Mark Estacion、Dmytro Vasylyev、Xiaoyang Cheng 等人，他们对本书中展示的研究工作都至关重要。耶鲁大学精神病学系 Paul Geha 促使我们的研究兴趣推进到脑功能成像领域。Betsy Schulman 是位临床研究的协调员，她在我们研究小组和我们研究对象间起到了不可或缺的桥梁沟通作用。本书描述的科学进步是这些同事们的汗水结晶，这些成果要归功于他们。

医学研究让我们得以了解人体及其工作原理，也促进了理论向临床应用的转化。对此，我荣幸地能与生物制药工业界的 Douglas Krafte、Ruth McKernan、Aoibhinn McDonnell、Richard Butt、Simon Tate、Valerie Morrisett 等才俊们共事。我坚信，学术和生物制药工业的跨界合作必将成就更有效且无成瘾性止痛药的研发。

对疼痛基因的研究始于 1966 年，那时还处于前分子生物学时代。本书编写始于 50 年前的发现史，绝非易事。感谢 Gayla Kanaster 和 Pam Costa 在某些细节方面的补充，感谢 Joost Drenth 和 Al George 的进一步完善。若本书中出现了任何错误或纰漏，都是由于我的疏忽造成的，敬请谅解。

科学研究依赖于基金的支持。对此，我要感谢许多机构、组织和个人。美国退伍军人事务部数十年来对科学研究的一贯支持，不仅惠及无数退伍军人，也惠及数百万普通美国人。弗吉尼亚大学的 Patricia Dorn 和 Audrey Kusiak 一直是我的坚定支持者，并督促我努力工作，在此一并感谢他们两位。我要感谢美国瘫痪退伍军人事务部，它是一个杰出的组织，感谢他们不懈支持对脊髓功能障碍及其导致的疼痛和痉挛的研究，并在我工作的地方建立了研究设施。早些时候，我们在该机构内开展工作，James Pelkey 为一个实验室专攻感觉神经元的研究提供了专项资金，并强调了发现治愈慢性疼痛路径的重要性。当我们公开要攻克红斑肢痛症时，红斑肢痛症协会提供了早期的资助，该协会的会员也提供了宝贵的建议。Nancy Taylor 基金会、Michelson 基金会和 Kenneth Rainin 基金会也提供了研究资金，促进了本书叙述的各种层面研究工作的开展。Dundas 和 Sandra Flaherty 授予我耶鲁大学教授的职位，他们是我的好朋友，始终是我的动力源泉。

在写这本书时，Matthew Futterman 教我如何提炼故事的重点并清楚地阐述，他的编辑能力让我获益匪浅。感谢 Merle Waxman 帮助我专注地撰写目标。最后，我想感谢麻省理工学院出版社的执行编辑 Robert Prior，在他的帮助下，本书变得更加风趣，更激动人心，也更具有可读性。

Stephen G. Waxman（史蒂芬·G.沃克斯曼）

目　录

第一部分　解析“上帝的扩音器”

第二部分　追寻火人：探索

第三部分　追寻疼痛基因以外：拓宽视野

第四部分　关闭“上帝的扩音器”：从枪乌贼到临床治疗

第一部分　解析“上帝的扩音器”

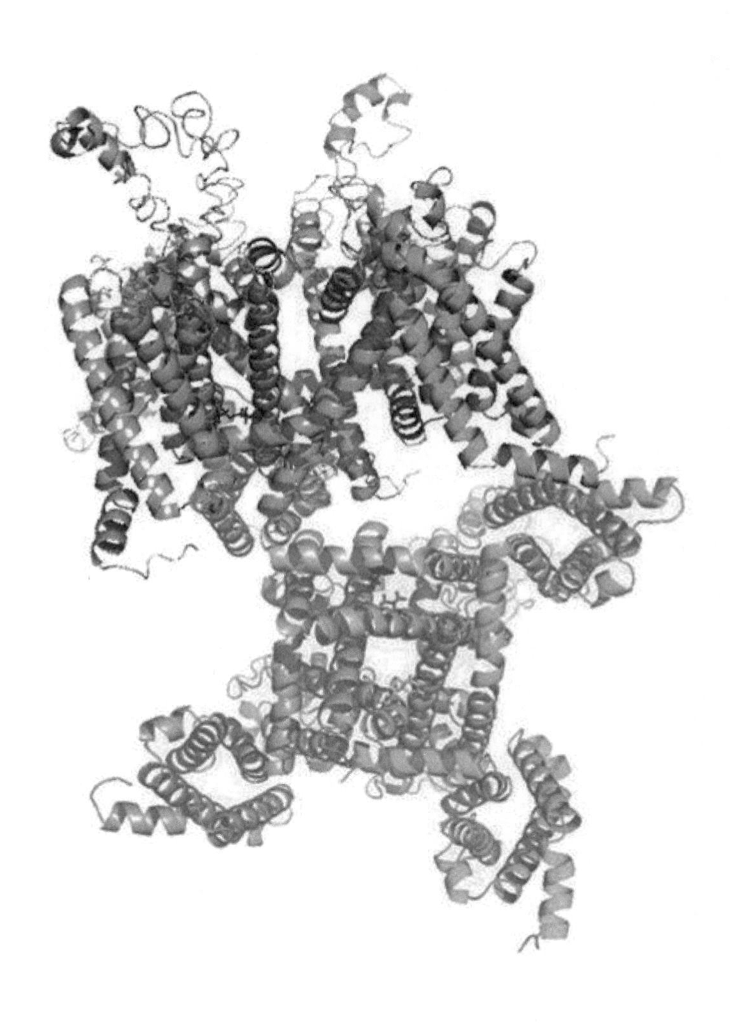

扫码可查看
本书中的彩图

第1章　解析“上帝的扩音器”：寻找疼痛基因

上帝在我们的疼痛中大喊，疼痛就好比是“上帝的扩音器”。

——*C. S. Lewis*

在人的一生中，都会有遭受身体疼痛的时候。尽管被广泛引用的 C. S. Lewis 在其著作《疼痛的奥秘》中所说的疼痛多指精神上的痛苦，但身体上的疼痛被喻为“上帝的扩音器”。当身体受伤了，人们感觉到的疼痛是差不多的。短暂的疼痛可以起到保护作用，警告我们躲避危险。疼痛也可以起到教育作用，例如，大多数孩子被灼痛后马上就知道不能触摸高温物体。但是疼痛并不总是有帮助的，如果疼痛刺激消失后痛感仍然存在，甚至演变成慢性疼痛，那么这就可能严重影响生活质量。

本书讲述了探寻疼痛基因（即控制疼痛的基因）的故事。为了寻找疼痛基因，找到患有罕见遗传性剧烈疼痛的家族，我们足足搜寻了 40 年，整整跨越了 7000 英里（约 11265 千米）。搜寻的范围从美国亚拉巴马州延伸到欧洲，再到中国北京，然后又回到了亚拉巴马州。这些家族成员往往携带一个过度活跃的突变基因（疼痛基因），从而使他们遭受剧痛，他们所患的疾病被称为遗传性红斑肢痛症（inherited erythromelalgia）。携带这一致病基因的患者临床表现为极度疼痛，总感觉自己的身体正遭受灼烧。图 1.1 由一位红斑肢痛症患者亲手绘制，生动地描绘了她的疼痛感觉。这幅图无比传神，比文字更加形象生动！

为了探索慢性疼痛的生理病理学基础，并最终治愈，我们有必要了解疼痛的根源。负责传导疼痛信号的神经元遍布全身，支配着全身的皮肤和器官，并发挥着哨兵的作用。这些传导疼痛信号的细胞起到保护性预警系统的作用，当感觉到伤害性刺激（如引起伤害的热或冷、掐、针刺、压力或化学刺激）时，这些细胞会引发保护性反应，如将受损伤威胁的肢体迅速移开等。神经元受外界刺激引发神经冲动，从而将疼痛信号从体表或器官传递到脊髓，再通过脊髓传递到大脑，最终大脑产生疼

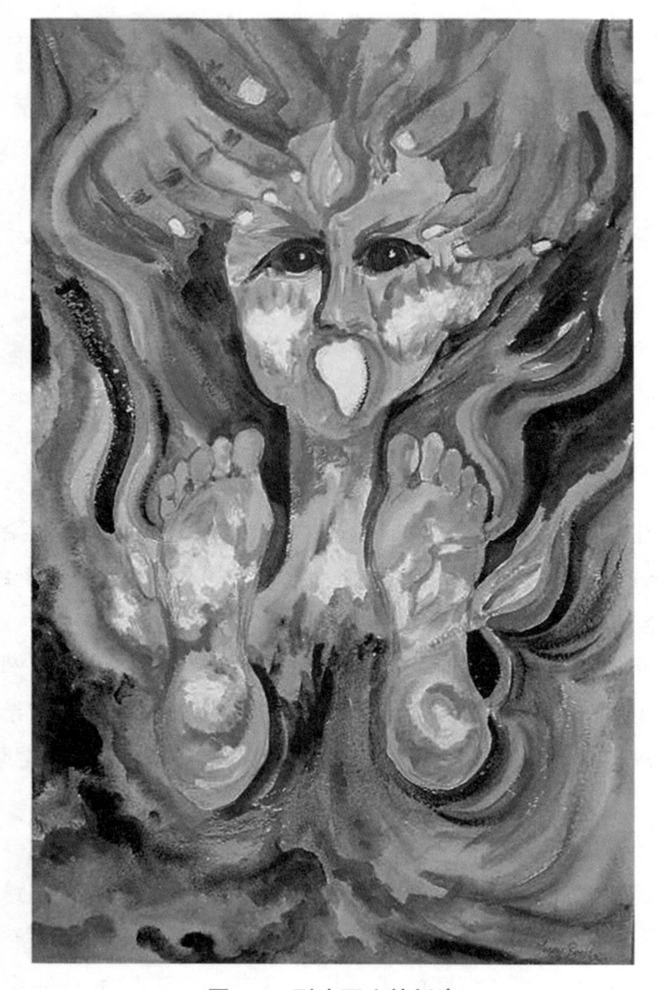

图 1.1 剧痛不止的折磨

图为 2012 年红斑肢痛症协会艺术比赛的参赛作品，该图描绘了红斑肢痛症患者遭受的痛苦。(Jennifer Beech 和红斑性肢痛症协会惠允出版)(请参考二维码彩图)

痛意识，并表现出不安的情绪。在没有外部刺激的情况下，这些神经元处于静息状态，毫无痛感。但是，当这些细胞受到创伤或疾病的伤害后，即使没有伤害性刺激，它们也可能变得异常兴奋，持续向大脑发出疼痛的信号，导致身体触碰常温物体时也会产生灼烧感，接触钝物时也会产生刺痛感。这种异常疼痛被称为神经病理性疼痛，科学家将其定义为神经系统感觉神经元疾病或功能障碍性疼痛。

神经病理性疼痛很常见，通常由糖尿病、外伤性神经损伤、带状疱疹后遗神经痛以及癌症化疗导致的周围神经性病变等疾病引发，并严重影响患者的生活质量。

据美国国家科学院医学研究所发布的《2011 年美国国家科学院医学研究所促进疼痛研究、护理和教育委员会年报》估计，美国大约有 1 亿成年人罹患各种各样的慢性疼痛，每年造成的经济损失超过 5 000 亿美元。实际上，慢性疼痛的患病人数比癌症、心脏病和糖尿病更多。现有的慢性疼痛药物通常疗效全无或者疗效甚微，这导致慢性疼痛患者遭受了更多的痛苦。这些止痛药物还常常引起复视、精神错乱、嗜睡、失去平衡、胃肠功能紊乱或便秘等不良反应，一些镇痛药物甚至会导致药物成瘾。因此，研发不良反应少且疗效高的新型止痛药迫在眉睫。

以下是 5 个生动展示神经病理性疼痛带来严重后果的病例。

第 1 个病例是一名在战场上被严重烧伤的士兵。我们通常认为烧伤会伤害周围的组织，例如皮肤和肌肉，但是烧伤也会伤害感觉神经末梢，导致严重的神经病理性疼痛。这个士兵无法承受轻微触碰受伤部位而引起的强烈不适感（剧痛）。

第 2 个病例是一名手臂遭受枪伤的警察，患者因表现出色曾多次受到表彰。尽管受伤后持续的麻木和虚弱都奈何不了他，真正使他丧失能力的却是轻微触碰引起的难以忍受的疼痛。虽然药物可以减轻些许疼痛，但是这些药物引起的复视、意识紊乱、嗜睡等不良反应使他不得不停药。神经科医生、疼痛专家和精神病医生对他的治疗和护理都完全无效。

第 3 个病例是一名罹患乳腺癌的护士。由于脚、腿和手的疼痛灼烧感等，她正在考虑停止化疗，这与医生和家人的建议背道而驰。

第 4 个病例是一位 82 岁高龄的退休商人，他患有糖尿病及外周神经病变。药物很好地控制住了他的血糖，但是因神经纤维受损，引起无休止的灼烧痛令他苦不堪言。阿片类止痛药使他昏昏欲睡，却丝毫不能缓解他的疼痛。

第 5 个病例是一位 65 岁的患有椎管狭窄（一种常见的脊柱关节炎）的医生。脊柱退行性病变和椎间盘突出使他的脊柱神经受到压迫，现有药物均无法缓解随之而来的疼痛，这使他无法正常工作。

接下来，我们再来看一个和以上情况完全不同的病例。

这是一个患有“火人”综合征的儿童的病例。由于传导疼痛信号的神经异常活跃，哪怕是温热刺激也会让患者感到剧烈的疼痛，现有药物丝毫不能缓解这种痛苦。由于疼痛作祟，这个活泼的孩子很少去公园玩耍。尽管她是一个爱学习的乖乖女，但她不得不经常缺课。与其他遗传病一样，她的家庭成员中半数患有这种疾病。

本书描述了寻找疼痛基因的历程。由 20 000 多个基因组成的人类基因组包含了构建人体的分子蓝图，每个基因都承载着表达某个蛋白质的编码信息。在某种程度上，研究基因要比研究蛋白质容易得多。本书讲述了一个在人类基因组迷宫中寻找负责编码开启或关闭疼痛的主开关蛋白质分子基因的故事。

除了同卵双胞胎外，世界上没有两个一模一样的人。我们的研究对象是2名可能由于神经损伤(称为外周神经病变)导致肌肉无力和萎缩的糖尿病患者。2名患者的反射神经因疾病而变得迟钝，即使神经科医生用锤子敲击也无法令其发生膝跳反射。但是，临床检查发现，一名患者一直遭受持续性疼痛的折磨，以致虚弱不堪；而另一名患者只是经常感到麻木或轻微刺痛，无需寻医问药，连参加周末舞会也不在话下。进一步研究发现，这2名患者在当兵期间都被子弹击伤过，而且损伤了同一条神经。在这2个病例中，一个因神经病理性疼痛而致残，就算羽毛轻轻拂过也会引起剧痛，而另一人只是感到麻木，却全无痛感。这种疼痛敏感性的差异源于他们的基因吗？

当基因发生变异时，其编码的蛋白质可能也会发生显著的结构或功能上的改变。这些基因序列上发生的变化通常被称为“突变”。基因突变除了会导致遗传性疾病，给患者带来严重不良影响外，还为研究人员探索疾病的成因提供了指南。

那么，为什么要在全世界寻找患有“火人”综合征的家族呢？某些家族在多个世代中都存在的疾病模式表明该疾病具有遗传特性，也暗示这个家族可能发生了基因突变。现代医学的发展历程告诉我们，对携带罕见基因突变家族的研究可以帮助人们找到相关的基因及其编码的蛋白质，从而顺藤摸瓜，找到在疾病中起关键作用的分子。因此，在患有罕见遗传性疾病的家族中发现的一些基因突变为我们寻找关键致病基因提供了重要线索。

对因基因突变而患有罕见遗传病的家族的深入研究，也为我们研究这些疾病的新疗法指明方向。举个例子，本书的某些读者可能服用过他汀类药物[即3-羟基-3甲基戊二酰辅酶A(HMG-CoA)还原酶抑制剂]，该类药物可控制我们血液中某些脂质的水平，将他汀类药物用于临床治疗大大降低了人们心脏病发作和中风的风险。他汀类药物的发现正是基于遗传学的研究，其发现的关键点在于找到了患有罕见遗传性高胆固醇血症(高水平胆固醇会堵塞血管)的家族。这些家族中的患者均过早地出现心脏病，这为鉴定特定基因突变提供了基础，进而为寻找致病分子指明了道路。据此，我们研发了针对这些致病分子的他汀类药物，从而有效降低了早发性心脏病的发病率。

寻找患有遗传性疼痛的家族还有另一个重要原因。新药的研发往往费时费力，成本高昂，且极具挑战性。一种新的药物候选分子(即潜在的药物)从早期实验室的基础研究进入临床应用，就算足够幸运，可能也得花费15年甚至更长时间，所需资金约10亿美元，其中的每项临床试验可能都得花费数千万美元，临床试验还得招募大量患者作为新药的“受试者”。在许多情况下，有些临床试验无法同时进行，因为这些临床试验不仅需要受试者，而且还需争取资金的支持。那么，完成一种药物的临床试验可能意味着无法进行另一种药物的临床试验。考虑到时间、精力、资金，以及巨大的人力成本，从一开始就必须避免犯错。这使我们不禁回到这样一个问题：在研发药物时，究竟应该选择哪个靶点呢？

试想，如果研究人员破解了疼痛基因（开启或关闭疼痛的特定基因）的奥秘，那么我们将从中得到什么呢？这至少可以让我们从根本上理解疼痛是如何产生的。最终，这可能会促进治疗疼痛的新疗法的成功研发，从而更有效地缓解疼痛。

本书所描述的，正是这样一段关于追寻疼痛基因的精彩历程。

参考文献

Institute of Medicine (US) Committee on Advancing Pain Research, Care, and Education. Relieving Pain in America: A Blueprint for Transforming Prevention, Care, Education, and Research[M]. Washington (DC): National Academies Press (US), 2011.

第 2 章　Sherrington 的“魔法织布机”和 Huxley 的“科幻小说”

1952 年，我和 Hodgkin 合作完成我们的研究论文之后，我们都转向了其他的研究领域……当时，在我们看来，试图通过分子遗传学方法分析离子通道的任何想法，都像是……科幻小说。

——Andrew Huxley

《轴突》(*The Axon*)，1995 年

由大脑、脊髓和外周神经纤维组成的神经系统，可谓是世界上最复杂的计算机。人的大脑和脊髓中有超过 1000 亿个神经细胞，比银河系中璀璨恒星的数量还要多得多。

这些被科学家称为神经元的神经细胞，在大脑这台复杂计算机中起着微小的“晶体管”的作用，在某些情况下还能发挥“集成电路”的作用。神经系统在高速运行时产生的电脉冲会沿着轴突来回传递。1942 年，英国神经科学先驱 Charles S. Sherrington 在其著作《人与自然》(Man on His Nature)中将活跃的大脑形象地称为“一台具有魔法的织布机，千百万织梭往复穿梭，织就各式花纹，又转瞬即逝，图案寓意，何其深远，曾几何时，又有片刻驻留……小小图案，若合若离，此消彼长，又如银河舞九天”。

在学生时代，我就被大脑的这种魔力深深地吸引了，这使我立志从事生物医学研究，想探究清楚大脑中数十亿个神经元的活动是如何影响意识、推理、计划、理解和情感等大脑的行为的。麻省理工学院的科学家 Warren McCulloch 和 Walter Pitts 的工作令我深深叹服，1943 年，他们在论文《对神经活动内在思想的逻辑演算》(*A Logical Calculus of the Ideas Immanent in Nervous Activity*)中指出，在任何时候，每个神经元都处于放电或静息状态，充当“阈值逻辑单元”。这对后世产生深远影响，这一结论使他们提出了大胆的假设：可以模拟大脑的活动构建一个由多个开关构件组成的大型电子设备。在“神经科学”一词被创造出来之前，这一论断为

神经网络理论的发展奠定了基础，在某些人看来，甚至为现代计算机科学的建立奠定了思想基础。

在哈佛大学上学期间，我的第一个尝试性研究工作就是试图从单神经细胞水平上理解大脑如何对复杂的外部刺激进行分类，旨在破解心智与大脑(mind-brain)间的关系。人类思维的器官究竟是什么？是脑，还是心？围绕着这一问题，历史上曾经发生过一场持续数千年的大争论——心脑之争。尽管对高级神经功能以及有关大脑和行为问题的研究，足以使我发表第一篇论文，但也让我清楚地认识到，在我的职业生涯中，这些重大的哲学问题将无法彻底解决。

接下来的几年，我对神经系统的兴趣日益浓厚，但我更多地将注意力集中在单个神经元或明确的神经回路在健康和疾病中的作用等更简单、更易于解决的问题上。神经系统疾病的病理和生理学问题驱使我不断地深入探索。神经系统的哪些根本性变化会导致神经系统疾病呢？这些变化又如何导致神经系统症状和体征？作为临床医生，我们该如何治疗？可不可以利用与大脑、脊髓和周围神经疾病相关的细胞和分子的基本信息来研发新的、更有效的神经系统疾病治疗方法呢？当我思考这些问题时，脑海中一直萦绕着三个角色：轴突、钠通道和疼痛，三者在寻找疼痛基因的过程中汇聚在了一起。

轴突

我的两位导师Robertson(哈佛大学细胞生物学教授，神经纤维的髓鞘绝缘层分子结构的发现者)和Young(伦敦大学学院教授，枪乌贼巨轴突的发现者，这一标本为随后的钠通道研究提供了关键性证据)的鼓励为我早期从事轴突的研究提供了源源不竭的动力。那时，与Robertson教授和Young教授进行的深入交流和讨论使我确信，轴突不仅是被动导电的电缆，更是结构精巧并以毫秒(ms)级精度高速运转的生物机器。我既痴迷于其优化传输神经信号的性能，又痴迷于神经纤维的精巧设计，它能够高度契合神经系统各部分的功能需求。一些轴突传导瞬时神经冲动；一些轴突则发挥精确的“延迟线(delay lines)”作用，将信息在准确的时间内(而非尽快)传递到其下游的受体神经元；还有一些轴突演化出了高度复杂的信息处理方式，在某些情况下甚至会产生外部电场，例如，鱼类用于导航的声呐系统。然而，完全出乎我的意料，我早期所做的这些关于轴突的研究竟然会推动我去研究人类慢性疼痛疾病。

大脑里的“莫尔斯码”

神经元之间的通信有点像莫尔斯码，在电报时代，人们通过莫尔斯码发送一系列的点和线信号进行通信。从广义上讲，莫尔斯码的原理也同样适用于疼痛信号以及神经系统内其他方面的编码。大脑和脊髓内的神经元通过神经冲动[神经科学家们称之为动作电位(action potential)]进行信号传递，动作电位的大小约为 100 mV(十分之一伏)，持续时间约 1 ms(千分之一秒)。脊髓神经元疼痛信号的代表性动作电位如图 2.1 所示。对于特定的神经元，其动作电位总是相同的，就像莫尔斯码中的点一样，因此，神经元通过传递到下游神经元的动作电位的频率和模式传递信息。

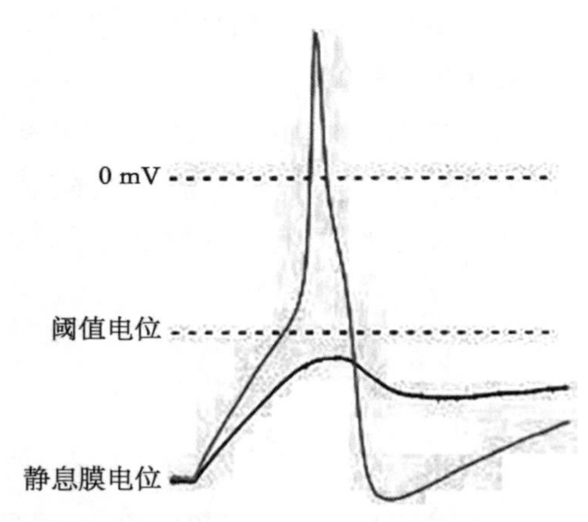

图 2.1　背根神经节(DRG)神经元的神经冲动(即动作电位，以灰色显示)

在受到刺激之前，神经元处于静止状态，处于静息膜电位(RMP)，细胞内外负电压为－60 mV。当细胞去极化达到一定量时，它会达到阈值。此时，许多钠通道几乎在同时被突然激活，从而产生跨过 0 mV 的细胞膜脉冲去极化。因此，在细胞重新极化和恢复到静息电位之前，细胞内部的膜电位短暂地呈正值。在任何特定的细胞中，动作电位始终具有相同的频率和时间进程，持续时间约 1 ms。$Na_V1.7$ 钠通道在 DRG 神经元中起着特别重要的作用，它们在亚阈或低阈值下发挥放大微小去极化刺激的作用(黑色)。通过这种方式，$Na_V1.7$ 通道可作为 DRG 神经元的“传感器”或“增效器”。

一些兴奋的神经元会刺激其下游神经元接收信息，其他神经元处于静息状态，并使其下游神经元也处于静息状态。McCulloch 和 Pitts 认为，每个神经元都可将接收到的兴奋性和抑制性信息输入整合到一条信息中，并通过一系列神经冲动或动作电位传递给其他神经元。那么，这一系列动作电位(相当于莫尔斯码中的点，而不是线)是如何承载各种信息的呢？目前，基于特定神经元产生动作电位的频率、动作电位随时间变化的模式或所涉及的特定神经元类型[“专用线路”理论(the “labeled line” theory)]等信号编码机制均已被提出，且各自适用于神经系统的某些功能性场景。无论涉及哪种编码机制，由疾病引起的神经元活性降低会干扰其计算功能；相反，神经元活性过强（称为超兴奋性）也会扰乱其输出。例如，大脑某些部位神经元的过度活跃会引起癫痫发作，好比在神经系统中刮起了龙卷风。

钠通道：神经元中的分子“电池”

在我刚上大学时，我便注意到了英国科学家 Alan Hodgkin 和 Andrew Huxley 的开创性工作。当时，这两位年轻的科学家曾一起在剑桥三一学院担任研究员，他们发现了钠通道在神经冲动传导中的关键作用。他们的实验用了枪乌贼轴突中一种大尺寸（直径约为1 mm）神经纤维。Alan Hodgkin 和 Andrew Huxley 直接将电极插入神经纤维，从而顺利地测量了神经冲动下的精确电流，这在以前实在是难以想象。对枪乌贼轴突中动作电位进行深入分析后，他们推导了 Hodgkin-Huxley 方程式，该方程式解释了神经元上的钠通道通过打开和关闭产生神经冲动的过程。没有精细微电极和计算机的帮助，没有成熟的分子生物学理论作为指导，这些神经科学的先驱们就预先证实了神经细胞膜内钠通道的存在。类似微型电池，在神经细胞膜的去极化作用下，钠通道通过迅速打开或关闭，使钠离子得以通过细胞膜，从而产生神经冲动电流。一直到 20 世纪 80 年代，分子克隆技术的出现才使我们真正了解钠通道的构象，以及其在数毫秒（ms）内通过打开或关闭产生神经冲动的过程，因此人们称之为“自然界中构象最具多样化的结构之一”。尽管 Alan Hodgkin 和 Andrew Huxley 当时还无法直接观察到钠通道，也不知道其分子结构，但他们准确地预测了钠通道的许多特性。正是由于他们的这些出色的成就，两人被授予 1963 年诺贝尔生理学或医学奖。这套理论至今仍用于诠释离子通道的功能。

在大学期间，我有幸遇到了被誉为“现代疼痛研究之父”的 Patrick Wall。他在距哈佛大学英联邦大道一千米的麻省理工学院生物系工作时，以过人的才智和敏锐的思维著称。在哈佛大学读大三和大四期间，我多次拜访 Patrick Wall 教授，并观摩他的实验，并对下一步工作提出了自己的猜想。在 20 世纪 60 年代后期，Patrick Wall 教授前往伦敦大学学院，担任一个新研究中心的负责人，他邀请我到该中心攻读博士学位。由于伦敦离家太远，我没有接受邀请。然而，几年后，在阿尔伯特·爱因斯坦医学院攻读医学博士期间，我向癫痫基金会申请了奖学金，在 Wall 实验室与他共事了 4 个月。在那时，研究人员多是在小小的实验室里辛勤工作，这使我有幸经常与 Wall 面对面做实验。我还记得 Wall 抽着自己卷的烟，指导我做电生理记录的细节。后来，我们发表了这段时间的研究结果，描述了创伤后的最初几分钟内周围神经轴突产生一连串神经冲动的情况。当时，我完全没有意识到，我与这位疼痛研究巨人合作的经历将为我未来的事业奠定重要的基础，20 年后，由于对钠通道和神经病理性疼痛充满兴趣，我又重新回到了疼痛研究领域。

1975 年，我开始将轴突、钠通道和神经系统疾病这三个零散的方向整合到一起。在 Hodgkin 和 Huxley 获得诺贝尔奖 10 年后，作为哈佛大学和麻省理工学院刚入职的助理教授，我将注意力转向了神经纤维，探究它们是如何介导神经冲动的传递的，以及为什么它们在某些疾病状态下无法发挥正常功能。我以前的大部分研究都是用枪乌贼或其他无脊椎动物等低等动物，因为它们的神经纤维粗大，易于研究。我想，枪乌贼的轴突都如此有趣，那么人类的轴突（尤其是来源于神经纤维病变患者的轴突）一定更有意思吧。

我的第一项研究聚焦于轴突的分子结构如何决定其功能。在这项研究中，我探索了钠通道对多发性硬化症（multiple sclerosis）等疾病的病理生理学影响。我对多发性硬化症感兴趣，有两个原因：一方面，在工业化社会，它是导致青壮年人群神经系统瘫痪最常见的病因，该病通常会在患者 30 多岁时开始发作，好像一个人成年的标志一样；另一方面，对我来说，多发性硬化症是一种可能作为我们深入了解神经系统如何适应损伤的“疾病模型”。

我学生时代的教科书认为，大脑或脊髓一旦受到任何损伤后，其功能几乎不可能恢复。医学院的教授提醒我们，当神经系统受伤（如脊髓损伤或卒中）后，康复基本无望。每当面对确诊了这类疾病的患者，却没有有效的治疗方法时，我们都感到非常沮丧。幸好多发性硬化症并非如此，多发性硬化症患者的症状通常会缓解，并自发性地恢复先前失去的功能。例如，一位多发性硬化症患者的一只眼睛几乎失明，但 4 个星期后，他又能看报了；另一位多发性硬化症患者一开始因双腿麻痹而无法行走，然而在没有接受任何治疗的情况下却恢复了行走能力。这些案例表明，对多发性硬化症的研究可能会揭开神经系统损伤后功能恢复的神秘面纱。

在那个时候，我们就已经普遍认识到，在轴突上产生和传输电脉冲依赖钠通道的活性。早期，我们在乌贼巨型轴突等模型中发现，钠通道以较低但均匀的密度散布在整个纤维。但是人类等高等动物的轴突又如何呢？许多轴突被可充当绝缘体的髓磷脂（一种含脂质的组织）包裹，就像电线的覆盖层一样。髓鞘被不带髓磷脂的微小区域周期性地中断，这些中断的部位被称为郎飞结。生理学家发现，在有髓鞘包裹的纤维中，动作电位的脉冲不像在乌贼巨型纤维中那样沿着轴突连续传递，而是以不连续或跳跃式的方式在郎飞结之间跳动，并沿着神经纤维逐个节点前进。

我的第一项与多发性硬化症相关的研究结果表明，在有髓神经纤维中，钠通道沿轴突的分布并不均匀，且主要聚集在郎飞结处。我的研究还发现，在髓鞘分布的地方很少有钠通道，也不需要有。当我在哈佛大学和麻省理工学院进行这些研究时，耶鲁大学的药理学家 Murdoch Ritchie 也得出了类似的结论，后来我们成了朋友和同事。在了解了钠通道在轴突上的绝妙分布后，我们不得不被轴突结构的完美设计所深深折服。每个分子都在其发挥功能的绝佳位置，这正是驱使我将研究方向转向结构生物学的重要原因之一。

但是，当髓磷脂绝缘层受损时究竟会发生什么呢？脱髓鞘被视为多发性硬化症的典型标志。传统观念认为，髓磷脂的损伤会导致神经系统功能障碍，如失明、虚弱或动作不协调，因为受损髓磷脂绝缘层的电流泄漏，导致动作电位无法沿大脑和脊髓内的轴突传导而发生“短路”。那么，问题来了。在多发性硬化症中，大脑和脊髓的髓磷脂缺失后，几乎没有髓鞘再生，也就是说，髓磷脂绝缘层的损坏是不可修复的。然而，多发性硬化症的症状却常常会缓解，表明一些脱髓鞘的轴突恢复了传导动作电位的能力。那么，患者是如何恢复视力或行走能力的呢？这进一步引发了更明显的问题：神经系统的功能恢复是如何发生的？

神经冲动传入无髓鞘轴突所面临的挑战之一是裸露的轴突膜的表面积增加，电气工程师将此类问题称为“阻抗失配”。结合我在麻省理工学院的研究工作，并借助生物物理学家 John Moore 研发的计算机模拟新方法和 Hodgkin-Huxley 方程，1978 年，我们发现，脱髓鞘神经纤维的三维结构变化和新的钠通道的产生为脱髓鞘轴突恢复神经冲动的传导功能提供基础。1980 年，在对脱髓鞘大鼠神经的研究中，我和博士后 Robert Foster 发现，某些脱髓鞘的轴突具有显著的分子可塑性，它们可自行表达新的钠通道并将其插入脱髓鞘的或者原来缺乏钠通道的膜上。新合成钠通道的功能类似于枪乌贼散布在整个轴突上的钠通道，恢复了神经冲动的传导。2004 年，我与同事 Matthew Craner 和 Joel Black 一起，在多发性硬化症患者的大脑中发现，人类神经系统内的脱髓鞘轴突同样具有分子可塑性。在该研究中，我们改进了分析方法，从而使得我们可以更准确地鉴别所涉及的钠通道亚型。2006 年，我应邀在伦敦大学学院发表了 Young 的纪念演讲，我的报告题目为《从枪乌贼到临床：钠通道在神经系统疾病中的角色》（*From Squid to Clinic: Sodium Channels in Neurological Disease*），并在其中详细描述了这项研究工作。尽管这个插曲不是本书的主题，但是治疗多发性硬化症的目标继续推动我的实验室将其病理学机制研究坚持了下来。

DRG 神经元是感受疼痛的第一级神经元

在 20 世纪 90 年代中期，我将研究方向转向钠通道和神经病理性疼痛——由神经系统受损或功能障碍而引起的慢性疼痛。我对传导疼痛信号的神经元最初的兴趣，源于我先前的一个发现，即在轴突周围的髓磷脂受伤后，神经元会产生新的钠通道。在接下来实验中，我试图回答这个问题：轴突受伤后，神经元中一些钠通道基因会开启表达，而另一些则会关闭表达吗？

作为身体的哨兵或预警系统，DRG以及位于面部的三叉神经节（TG）神经元负责传导疼痛信号，这些神经元的神经末梢广泛分布于身体表面、牙齿、角膜、肠、膀胱，以及其他器官。DRG神经元的胞体位于脊髓外成簇的背根神经节内，由于DRG神经元不在中枢神经系统（即脑或脊髓）内，因此，我们有时将这些细胞称为“外周”神经元。从每个DRG神经元的胞体开始，一端外周神经纤维或轴突延伸到体表，而另一端轴突则延伸到脊髓。总而言之，DRG神经元构成了一条神经通路，将源于外周的神经冲动（即动作电位）传输到脊髓（见图2.2）。传导疼痛信号的DRG神经元充当伤害性感受器，对机械性刺激（如针刺或锤击）、有害的温度刺激（如损伤性冷或热）以及有害化学刺激物（如强酸）等非常敏感。这些第一级疼痛感觉神经元经由外周神经纤维向脊髓传导神经冲动，向身体发出危险警告信号。在脊髓内，这些神经冲动会激发第二级的疼痛信号神经元，将疼痛信号继续向上传递至大脑。当疼痛信息到达大脑时，再由其他的神经元环路对信号进行处理，最终产生疼痛感知。疼痛信号的处理过程始于外周神经系统，DRG神经元和TG神经元是疼痛的主要参与者，并作为编码疼痛信号的神经冲动的起始点。

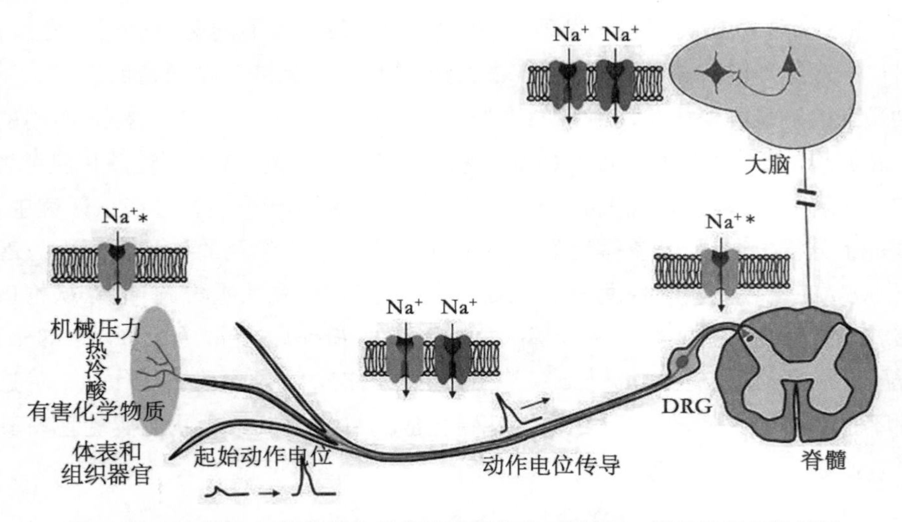

图2.2　DRG神经元的胞体位于背根神经节内，其轴突一端起始于身体表面和器官，另一端延伸到脊髓

DRG神经元细胞膜上的钠通道使它们能够产生动作电位。DRG神经元被机械压力、热、冷、酸（低pH

值）或有害化学物质触发的危险信号激活，并将动作电位传递到脊髓，脊髓再将该信号传递给大脑。多种类型的钠通道（以不同灰度表示）参与此信号的传递。其中，Nav1.7 通道（以 * 标示）起主要作用，它会放大来源于外周的微小刺激，并作为 DRG 神经元的增益，促进脉冲向脊髓传递。图片修改自 Waxman 和 Zamponi (2014)。（请参考二维码彩图）

当疼痛引起身体的本能反应时（例如，将手从火炉上迅速拿开），它可以起保护作用。它在孩子的成长过程中具有指导作用，教会孩子什么是安全的，什么是不安全的。疼痛也可能是炎症的表征，是警告机体存在组织损伤的信号。炎性疼痛也可以起到保护和警示的作用，如提醒人们不要过度使用受伤和正在愈合的关节。疼痛也可能是神经病理性的，神经病理性疼痛反映了神经系统的功能性障碍，当 DRG 神经元功能失调时，在没有伤害性刺激或炎症的情况下，也可能发出疼痛信号。

就像 Sherrington 织布机中不停穿梭的织梭一样，神经病理性疼痛是在没有伤害性刺激或刺激和信号比例不适当的情况下，疼痛信号通路上受伤或患病的神经元被不当激活的结果。图 2.3 展示了一个此类异常激活的例子，来自我和 Jeffery Kocsis 于 1983 年发表在《自然》（*Nature*）杂志上的一篇论文。在这项研究中，我们将微电极小心地放置在大鼠神经内受到损伤的单个轴突中，观察到在受损的神经纤维中异常地产生多个重复的神经冲动，就像机关枪发射子弹一样，这仅仅是单个神经对外界小刺激所引起的神经冲动反应。记录直径 10 μm（1/100 mm，比头发丝还细得多）以下的轴突的动作电位实属不易，这也恰恰证明了 Kocsis 在微电极方面的高超技术。4 年后，我和 Kocsis 有机会记录了神经痛患者身上切除的神经轴突的动作电位（见图 2.4），我们再次观察到了异常重复的神经冲动。这两个实验的结果都说明，异常重复的神经冲动是由轴突膜的持续去极化产生的，我们从中发现了神经病理性疼痛的产生机制。神经纤维受伤后，DRG 神经元及其轴突会发生异常去极化的现象。这些动作电位的记录提示，如果能够找出引起这种去极化的分子，那么我们也许就可以查明神经病理性疼痛的诱因。尽管在那个时候，我们完全不知道有 9 种不同类型的钠通道存在，而且也尚未发现外周的钠通道，但这些异常的动作电位让我们深信，钠通道可能就是疼痛的诱因。

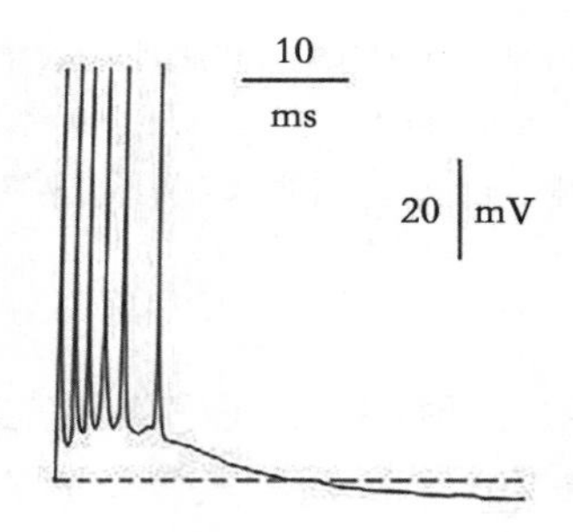

图 2.3 用微电极记录一年前坐骨神经损伤大鼠的单个轴突异常重复的动作电位

异常的重复动作电位导致轴突膜的异常去极化，表明钠通道的异常活化。图片修改自 Kocsis 和 Waxman(1983)。

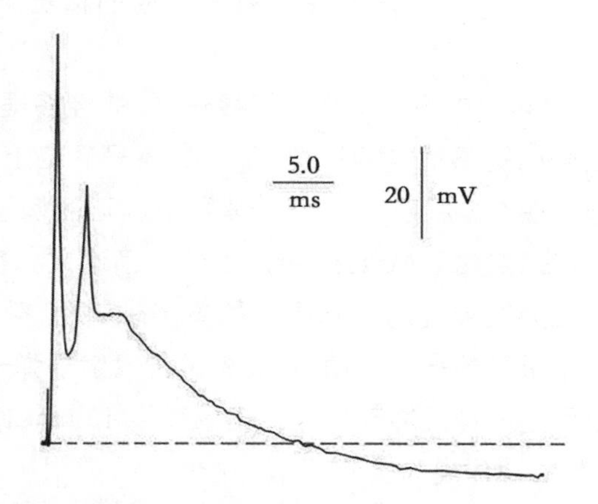

图 2.4 外周神经痛患者腓肠神经内单个轴突的微电极记录
神经活检用作诊断评估

我们观察到，异常去极化导致异常的重复动作电位，暗示了轴突膜内钠通道的活动异常。图片修改自 Kocsis 和 Waxman(1987)。

外周型钠通道——"圣杯"[①]

看过牙医的人都知道，某些药物可以平息疼痛信号引起的神经冲动，即可以让神经休眠，导致麻醉后患者感觉不到疼痛。在进行牙科麻醉时，通过注射局部麻醉剂盐酸普鲁卡因或用阻断钠通道的药物来浸润神经，可以阻断牙齿和口腔的神经纤维产生和传导动作电位。

鉴于在牙科手术中局部注射钠通道阻断剂缓解疼痛的功效显著，人们希望该

① "圣杯"原意指宗教传说中的圣物，在疼痛研究中比喻产生镇痛而不具有成瘾性的靶点或药物。

药物可以作为口服药物被更广泛地用于缓解慢性疼痛。确实,已经有许多钠通道阻断剂被研发成镇痛药,其中一些可以口服。但是,由于它们会阻断整个神经系统的钠通道,这些药物对疼痛的治疗效果有限。在整个大脑的神经元中,钠通道的非特异性阻断会产生剂量限制性的不良反应,包括意识不清、平衡缺失、复视和嗜睡。因此,疼痛研究的一个主要问题集中在,能否研发出高度特异性的药物来选择性地阻断外周神经元中负责传导疼痛信号的钠通道,使这些细胞进入静息状态,而对其他类型神经元中的钠通道没有影响。这种特异性阻断钠通道亚型的药物可以避免不必要的不良反应。

钠通道是一种由约 1 800 个氨基酸组成的蛋白质分子,这些氨基酸像项链中的珠子一样串在一起,然后折叠成桶状。从 20 世纪 80 年代中期开始,世界上许多实验室的研究发现,钠通道并非只有一种亚型。到 90 年代初,我们发现,多个基因编码了多种亚型的钠通道,它们的空间分子结构相似,但氨基酸序列略有不同,生理和药理学特性也不同。在疼痛研究中,对于外周神经元(尤其是负责传递疼痛信号的 DRG 神经元及其轴突)是否存在有功能的钠通道,一直是个重大的问题和挑战。从逻辑上来说,如果存在这样的外周型钠通道,则有可能研发出使外周 DRG 神经元的活性沉默而对脑内神经元没有明显影响的药物。如果这一想法得以实现,这种药物将有效缓解疼痛而不会产生诸如复视、神志不清或困倦等不良反应,并且几乎没有滥用或成瘾的可能性。但首先,我们必须证明外周型钠通道的存在,外周型钠通道就成了疼痛研究中的"圣杯"。

从 1996—1999 年,研究人员通过基因克隆在啮齿动物(如大鼠和小鼠)的 DRG 神经元中鉴定出 3 种不同亚型的外周型钠通道(见表2.1)。

表 2.1 外周神经钠通道

通道名	功 能
Na_V1.7 (*SCN9A* 基因)	增强小刺激,激发周围神经元传递疼痛信号;促进脊髓内第一次突触释放神经递质;通过 DRG 神经元中疼痛信号的增益控制信号传递
Na_V1.8 (*SCN10A* 基因)	产生疼痛信号 DRG 神经元中的动作电位高频信号所需的电流
Na_V1.9 (*SCN11A* 基因)	使疼痛信号神经元的静息电位去极化,放大对小刺激的反应

这 3 种钠通道被命名为 Na_V1.7、Na_V1.8 和 Na_V1.9。Na_V1.8 钠通道,最初被称

为 SNS(即 sensory neuron specific),于 1996 年由伦敦大学学院的 John Wood 教授及其同事发现和鉴定。最初被称为 NaN(即 Na-nociceptive)的 $Na_V1.9$ 钠通道,于 1998 年由 Sulayman Dib-Hajj 在我的实验室里得到克隆和鉴定。随后,$Na_V1.9$ 也被葛兰素史克的 Simon Tate 和他的研究小组发现,并实现了功能表达,他们将其称为 SNS2。Gail Mandel 和她在石溪大学的同事报道了第 3 个外周型钠通道——$Na_V1.7$。$Na_V1.7$ 最初被称为 PN1 和 hNE,在大脑中几乎检测不到,却在外周神经元中高表达。我们的实验也发现,$Na_V1.7$ 在大脑中检测不到,但存在于 DRG 神经元中。与 $Na_V1.8$ 和 $Na_V1.9$ 一样,虽然无法检测到 $Na_V1.7$ 在大脑的表达,但 $Na_V1.7$ 可能以极低的水平在整个大脑中或在大脑中一小群神经元上表达。尽管在大脑中低水平表达,$Na_V1.7$ 在 DRG 神经元的高水平表达,表明其在外周神经元传递疼痛信号的过程中起重要作用。甚至,在寻找所谓的疼痛基因之前,$Na_V1.7$ 是我和我的同事的主要关注点。

钠通道是一种设计精巧而结构复杂的分子。图 2.5 显示了人源 $Na_V1.7$ 折叠肽链的三维结构,该结构由计算机建模,分辨率为 2.7Å(埃)(1Å 等于 1.0×10^{-10} 或一亿分之一米,约为人类头发丝直径的百万分之一)。这使得我们能够推断出通道中某些关键分子的位点,并使我们能够对特定药物在通道上的作用做出预测。

1997 年,我们检测了 $Na_V1.7$ 通道的电生理特性。当时该通道被称为 PN1 或 hNE,人们开始关注该通道在控制外周疼痛信号神经元放电中的关键功能。我们的工作是在耶鲁大学神经科学和再生研究中心进行的,由西黑文市(West Haven)退伍军人事务医疗中心的美国瘫痪退伍军人管理局提供资金。该中心的目标是从分子水平理解神经系统损伤或疾病引起的疼痛和麻痹,并最终找到新的、更有效的治疗方法。

在医疗中心门口有这样一句警句:“在这里,您会理解自由的价值”(Here you can see the price of freedom)。这里有很多辛酸的故事,患者们迫切地希望摆脱神经损伤、烧伤或截肢(截肢不仅切断了胳膊和腿,还切断了其中的神经纤维)等引起的慢性疼痛的困扰。在这里,人们深切地体会到自由的价值。这也每天反复提醒我,揭开疼痛之谜的重要性。

我和生理学家 Ted Cummins 知道,$Na_V1.7$ 通道在外周疼痛信号神经元中高度表达,因此,我们使用膜片钳记录对其进行了研究。我们发现,$Na_V1.7$ 通道能对无法激活其他钠离子通道的微小刺激作出反应,并放大信号。当受到刺激时,$Na_V1.7$ 通道使神经元更接近于打开其他类型的钠通道(如 $Na_V1.8$)所需的电势,然后由 DRG 神经元产生电流,并发出疼痛刺激信号。早在 1997—2001 年的研究中,我们

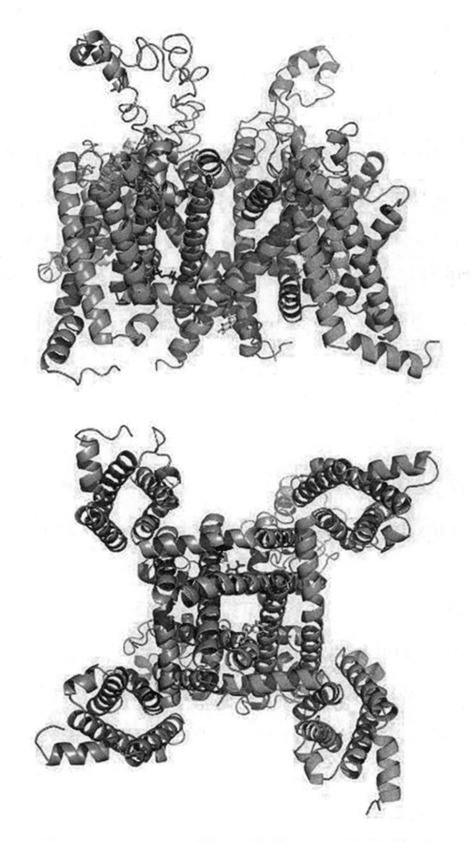

图 2.5　Na_V 1.7 钠通道的分子结构模型

绿色、浅橙色、紫色和蓝色螺旋展示了 Na_V1.7 通道的 4 个不同结构域在细胞膜来回穿梭。上图显示了该通道的侧视图，下图显示了该通道的俯视图。本图修改自 Yang, et al.(2012)。(请参考二维码彩图)

就发现，Na_V 1.7 在实验动物(例如，大鼠)的外周神经元的神经冲动方面起着重要作用。当我们进行这些初步研究时，我们完全不知道它们会为后来的证明奠定基础——Na_V 1.7 是疼痛的“守门人”。

参考文献

[1] Akopian AN, Sivilotti L, Wood JN. A tetrodotoxin-resistant voltage-gated sodium channel expressed by sensory neurons [J]. Nature, 1996, 379(6562): 257 - 262.

[2] Catterall WA, Goldin AL, Waxman SG. International Union of Pharmacology. XLVII. Nomenclature and structure-function relationships of voltage-gated sodium channels [J]. Pharmacol Rev, 2005, 57(4): 397 - 409.

[3] Craner MJ, Newcombe J, Black JA, et al. Molecular changes in neurons in multiple

sclerosis: altered axonal expression of $Na_V1.2$ and $Na_V1.6$ sodium channels and Na^+/Ca^{2+} exchanger [J]. Proc Natl Acad Sci U S A, 2004, 101(21): 8168-8173.

[4] Cummins TR, Howe JR, Waxman SG. Slow closed-state inactivation: a novel mechanism underlying ramp currents in cells expressing the hNE/PN1 sodium channel [J]. J Neurosci, 1998, 18(23): 9607-9619.

[5] Dib-Hajj SD, Tyrrell L, Black JA, et al. NaN, a novel voltage-gated Na channel, is expressed preferentially in peripheral sensory neurons and down-regulated after axotomy [J]. Proc Natl Acad Sci U S A, 1998, 95(15): 8963-8988.

[6] Felts PA, Yokoyama S, Dib-Hajj S, et al. Sodium channel alpha-subunit mRNAs Ⅰ, Ⅱ, Ⅲ, NaG, Na6 and hNE (PN1): different expression patterns in developing rat nervous system [J]. Brain Res Mol Brain Res, 1997, 45(1): 71-82.

[7] Foster RE, Whalen CC, Waxman SG. Reorganization of the axon membrane in demyelinated peripheral nerve fibers: morphological evidence [J]. Science, 1980, 210 (4470): 661-663.

[8] Hodgkin AL, Huxley AF. A quantitative description of membrane current and its application to conduction and excitation in nerve [J]. J Physiol, 1952, 117(4): 500-544.

[9] Huxley A. Electrical activity in nerve: The background up to 1952 [M]//Waxman SG, Kocsis JD, Stys PK. The axon: Structure, function, and pathophysiology. New York: Oxford University Press, 1995.

[10] Kocsis JD, Waxman SG. Long-term regenerated nerve fibres retain sensitivity to potassium channel blocking agents [J]. Nature, 1983, 304(5927): 640-642.

[11] Kocsis JD, Waxman SG. Ionic channel organization of normal and regenerating mammalian axons [J]. Prog Brain Res, 1987, 71: 89-101.

[12] McCulloch W, Pitts W. A logical calculus of the ideas immanent in nervous activity [J]. Bull Math Biol, 1943, 7: 115-133.

[13] Pascual JM. Understanding Atomic Interactions to Achieve Well-being [J]. JAMA Neurol, 2016, 73(6): 626-627.

[14] Renganathan M, Cummins TR, Waxman SG. Contribution of $Na_V1.8$ sodium channels to action potential electrogenesis in DRG neurons [J]. J Neurophysiol, 2001, 86(2): 629-640.

[15] Rush AM, Cummins TR, Waxman SG. Multiple sodium channels and their roles in electrogenesis within dorsal root ganglion neurons [J]. J Physiol, 2007, 579(Pt 1): 1-14.

[16] Sherrington CS. Man on his nature [M]. Cambridge: Cambridge University Press, 1942.

[17] Tate S, Benn S, Hick C, et al. Two sodium channels contribute to the TTX-R sodium current in primary sensory neurons [J]. Nat Neurosci, 1998, 1(8): 653-655.

[18] Toledo-Aral JJ, Moss BL, He ZJ, et al. Identification of PN1, a predominant voltage-dependent sodium channel expressed principally in peripheral neurons [J]. Proc Natl Acad Sci U S A, 1997, 94(4): 1527 - 1532.

[19] Wall PD, Waxman S, Basbaum AI. Ongoing activity in peripheral nerve: injury discharge [J]. Exp Neurol, 1974, 45(3): 576 - 589.

[20] Waxman SG. Closely spaced nodes of Ranvier in the teleost brain [J]. Nature, 1970, 227 (5255): 283 - 284.

[21] Waxman SG. Conduction in myelinated, unmyelinated, and demyelinated fibers [J]. Arch Neurol, 1977, 34(10): 585 - 589.

[22] Waxman SG. Membranes, myelin, and the pathophysiology of multiple sclerosis [J]. N Engl J Med, 1982, 306(25): 1529 - 1533.

[23] Waxman SG, Bennett MV. Relative conduction velocities of small myelinated and non-myelinated fibres in the central nervous system [J]. Nat New Biol, 1972, 238(85): 217 - 219.

[24] Waxman SG, Brill MH. Conduction through demyelinated plaques in multiple sclerosis: computer simulations of facilitation by short internodes [J]. J Neurol Neurosurg Psychiatry, 1978, 41(5): 408 - 416.

[25] Waxman SG, Kocsis JD, Black JA. Type Ⅲ sodium channel mRNA is expressed in embryonic but not adult spinal sensory neurons, and is reexpressed following axotomy [J]. J Neurophysiol, 1994, 72(1): 466 - 470.

[26] Waxman SG, Pappas GD, Bennett MV. Morphological correlates of functional differentiation of nodes of Ranvier along single fibers in the neurogenic electric organ of the knife fish Stern archus [J]. J Cell Biol, 1972, 53(1): 210 - 224.

[27] Waxman SG, Zamponi GW. Regulating excitability of peripheral afferents: emerging ion channel targets [J]. Nat Neurosci, 2014, 17(2):153 - 163.

[28] Yang Y, Dib-Hajj SD, Zhang J, et al. Structural modelling and mutant cycle analysis predict pharmacoresponsiveness of a $Na_V1.7$ mutant channel [J]. Nat Commun, 2012, 3: 1186.

第二部分　追寻“火人”：探索

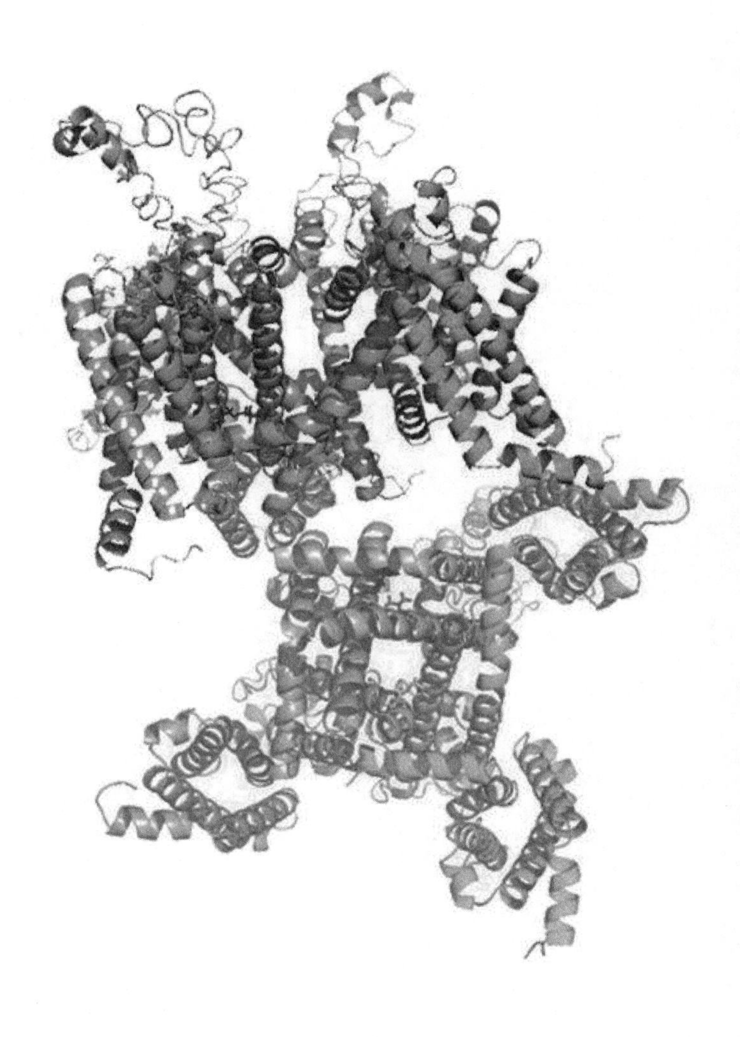

扫码可查看
本书中的彩图

第3章　从亚拉巴马到北京：穿梭往返

无疑，我们所有人都试图摆脱疼痛的折磨。

——阿尔伯特·爱因斯坦(Albert Einstein)

在亚拉巴马州的一个社区里，男男女女手里拿着食品杂货，或相互交谈着，或照顾着孩子，或驾车行驶在街道上，对疼痛基因的研究正是始于这个地方。乍一看，这里和别的地方没什么两样，但是，许多人没有像普通人一样穿着鞋，他们穿着露趾拖鞋，甚至光着脚，走在凉爽的地砖上或寒冷的水坑里。孩子们不去操场，还时常缺课。如果你和他们待在一块，会听到有人突然说："我的病发作了！"这些人面目扭曲，他们的脚变得通红，就像被严重晒伤了一样。这些人感觉他们的脚，有时还有手，像是被火烧一样疼，要是附近有冷水或者冰水，他们会把脚放进去。

这些人的疼痛症状令人印象深刻，但另一方面也同样异乎寻常：并不是这里的每个人都会出现这种疼痛和变红的症状。目前，只有一个大家庭的成员出现了这种疾病，父母、叔伯姑姨们和孩子们都遭受着这种灼烧般的疼痛，而他们的隔壁邻居却安然无恙。该家族五代人中，每一代都有约一半人患有这种疾病。

这个家族到底发生了什么？医生们也说不清楚，有些医生甚至怀疑这不是一种生理上的疾病，而是源于意识。然而，现在我们知道，这些症状不是凭空想象出来的，这个家庭如今依然遭受着"火人"综合征的折磨。这一疾病的医学名称是红痛病(erythermalgia)或红斑肢痛症(erythromelalgia)，在本书中，我们称其为红斑肢痛症。

红斑肢痛症患者非常罕见，大多数医生一辈子都没有机会遇到一个真实的病例，然而这一疾病又如此特殊，一旦见过，他这一辈子都不会忘记。1878年，神经科医生 Weir Mitchell 把这种疾病命名为红斑肢痛症，它的名字源于希腊语，词根分别体现了该病的几个主要特征：红(erythros)、肢(melos)和痛(algos)。今天，有些人仍把这一疾病称为 Mitchell's 病或 Weir Mitchell 病。

红斑肢痛症患者周期性地遭受剧烈的灼烧痛，他们常用“火烧”“烫”或者“岩浆注入了我的体内”这类语言来描述这种疼痛。图 3.1 中，一个患有红斑肢痛症的 14 岁小女孩形容她所经历的疼痛像是“被脚镣锁在火上炙烤”。

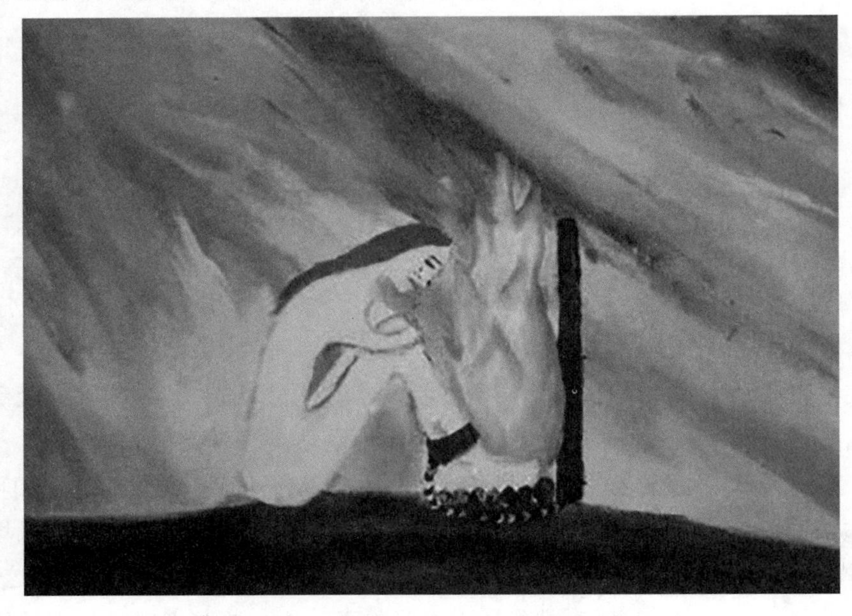

图 3.1　一幅题为“带锁链的火刑”的画

这是 2012 年 14 岁的 Baeley Deacon 参加由红斑肢痛症协会赞助的一个艺术竞赛的作品，生动描绘了红斑肢痛症患者遭受的疼痛。和很多红斑肢痛症患者一样，她足部的疼痛最为剧烈。此图为 Baeley Deacon、Todd Deacon 和红斑肢痛症协会作品的复制版本。(请参考二维码彩图)

红斑肢痛症患者的两侧身体通常同时发病，疼痛往往是对称性的。最常见的发病部位是脚，其次是手、鼻尖和耳朵。发病时，患者先是感到轻微的持续不适，然后是爆发式的剧烈疼痛。这些疼痛由正常人习以为常的热度触发，比如穿上了鞋袜、进入温暖的房间，甚至像散步这样温和的运动带来的轻微暖意都会触发疼痛。在温暖的天气里，走过停车场就足以引起剧烈的疼痛。疼痛发生时，会伴随患者肢体的发红。如果把疼痛程度分为 10 级，0 分代表不痛，10 分代表能想象到的最痛的疼痛，那么患者们通常给分是 7 分或 8 分，还有不少给出了 9 分或 10 分。

通常，低温冷却可以缓解红斑肢痛症。患者的一个显著特点是到处寻找寒冷的地方，他们在寒冷的天气里依旧赤脚行走，并把患肢浸泡在冷水或冰桶里。这种做法可能导致组织损伤，甚至坏疽，有文献报道了红斑肢痛症患者因过度降温以致皮肤皲裂而感染，最终导致截肢或感染性休克。现有的药物往往没有作用或者作用甚微，常用的阿片类药物已经发生过因药物使用过量导致死亡的情况。一些患者因疼痛过于严重而主动要求截肢，然而从长远来看，在大多数情况下，截肢对疼痛没多大用处。

红斑肢痛症通常也会伴随一些常见疾病的发生，包括糖尿病、多发性硬化症和一些血液病，如真性红细胞增多症，即骨髓产生过多的血细胞。红斑肢痛症也可以单独发生，被称为原发性红斑肢痛症，或者原发性红痛病。大约5%的红斑肢痛症是由于某个基因突变导致的，可以遗传给下一代，被称为遗传性红斑肢痛症。

人体由细胞构成，包括皮肤细胞、肌肉细胞、血细胞、肾细胞，以及其他各种细胞，当然也包括神经细胞。细胞中又包含蛋白质分子，蛋白质分子维持着细胞的活性，使其在身体里发挥正常功能。蛋白质是由氨基酸组成的复杂分子，人体内共有20种氨基酸，这些氨基酸以一定的顺序排列结合成链状，形成蛋白质。你可以把精确排列成串的氨基酸想象成一串经过仔细设计的彩色珠子，特定的氨基酸对应着不同颜色的珠子，他们串在一起的特定顺序对蛋白质的正确结构和功能至关重要。

在体内，具有正常功能的蛋白质分子必须含有正确的氨基酸。这些氨基酸必须以特定的顺序排列成串，并且折叠成特定的构象。想象一下把一串彩色珠串捏在手里，第101号珠子挨着148号珠子，而160号珠子挨着194号珠子……这个扭曲的珠串由20种不同颜色的珠子以正确的方式串联起来，并形成非常精确的三维结构。氨基酸的正确排列，是蛋白质发挥功能的必要条件。如果其中一颗的颜色出了错，或者少了一颗珠子，这个珠串可能就无法折叠成其应有的三维结构，即错误的构象将导致蛋白质无法正常行使功能。比如，血红蛋白的β-珠蛋白第146位氨基酸被其他氨基酸取代，就好比一个珠子的颜色搞错了，血红蛋白就无法正常工作，镰状细胞贫血就是这样发生的。

蛋白质的编码信息储存于人类的基因序列中。我们每个人都拥有23对染色体，这些染色体构成的人类基因组中包含了大约20 000个基因，特定蛋白质的基因以精确的顺序排列编码该蛋白质的氨基酸。每一个基因有两个拷贝，分别来自父亲和母亲。基因由DNA(脱氧核糖核酸)组成，两条核苷酸链互相缠绕，形成了双螺旋结构。James Watson、Francis Crick和Maurice Wilkins共同阐明了DNA双螺旋结构，他们也因此荣获了1962年的诺贝尔生理学或医学奖。

DNA中有4种核苷酸，分别记作A、T、G、C，你可以把它们看成基因组字母表里的字母。由于这个字母表只有4个字母，却必须编码20种氨基酸，所以每个氨基酸需要由3个核苷酸进行编码，这就仿佛每个氨基酸是由3个字母构成的密码子。1961 年,34 岁的 Marshall Nirenberg 在美国国立卫生院工作时破解了这些密码的第一步,他的实验显示,三联体 TTT 编码了苯丙氨酸。他因这项工作与 Robert Holley、Har Gobind Khorana 共同获得了诺贝尔生理学或医学奖。Severo Ochoa(因 RNA 合成方面的工作而获得 1959 年诺贝尔生理学或医学奖)继续完成了这项工作,解析了所有 20 个氨基酸的 DNA 编码机制。

在 20 世纪 60 年代中期,关于密码子的解析已经很清楚了。比如,ATG 编码了甲硫氨酸,CCA 编码了脯氨酸,GC 后加任意一个核苷酸碱基编码了丙氨酸。所以,编码一串由甲硫氨酸、脯氨酸和丙氨酸排列形成的蛋白质的密码如下:

ATGCCAGCT

这是遗传学的"罗塞塔石碑"[①](Rosetta Stone)。通过了解一个基因的核苷酸序列,人们可以一个氨基酸接一个氨基酸地鉴定某个蛋白质的特定氨基酸序列。分子生物学家都很振奋,他们认为,解读基因组将会是了解生命的钥匙。

医学就像是在曲折的波涛中进步,时而高速冲刺,时而匍匐向前,如同海中的波涛冲击着海滩的不同方向,有时医学的数个前沿方向同时平行推进。这一规律也出现在"火人"综合征的研究中,就在人们对 DNA 领域的了解突飞猛进时,医生们也意识到,这个疾病可能是由于人类基因组 20 000 个基因中的某个基因发生了问题导致的。

每个家庭都有自己的英雄。这个亚拉巴马家族里的某个人意识到,未来必须为那些红斑肢痛症患者做点什么事情。

1965 年,在一个儿科医生的敦促下,一位来自亚拉巴马州的母亲带着她年幼的女儿,来到了千里之外的明尼苏达州罗切斯特的梅奥诊所。可以想象,这次千里迢迢的求医之路上一定困难重重。

但是,这一切都是值得的。

梅奥诊所的医生们诊断这个女孩患有红斑肢痛症,并且巧的是,这恰好是一个家族性的遗传病。在 20 世纪 60 年代中期,这个来自亚拉巴马的家族知道了他们患有不同寻常的疾病——家族性红斑肢痛症。在《检验与临床医学杂志》(*Journal of Laboratory and Clinical Medicine*)的一篇论文里,梅奥的医生 Mahlon Burbank 和他的两个同事写道:"我们有幸研究了这个患有典型红斑肢痛症家族的 51 个成员中的

① 罗塞塔石碑(Rosetta Stone,也译作罗塞达碑),高 1.14 米,宽 0.73 米,制作于公元前 196 年,刻有古埃及国王托勒密五世登基的诏书。石碑上用希腊文字、古埃及文字和当时的通俗体文字刻了同样的内容,这使得近代的考古学家得以有机会对照各语言版本的内容后,解读出已经失传千余年的埃及象形文之意义与结构,而成为今日研究古埃及历史的重要里程碑。

19个。对血缘关系的研究表明，这个疾病是显性遗传的。”现在已经很清楚，这个疾病与基因相关，疼痛和发红都是由基因引起的，而非意识。

幸运的是，在亚拉巴马州伯明翰，这里诞生了一所具有优秀研究传统的医学院——亚拉巴马州伯明翰大学。同样巧的是，亚拉巴马州伯明翰大学拥有一位医学遗传学家——Wayne Finley 博士。Finley 在完成了瑞典乌普萨拉大学医学遗传学研究所的一系列科研训练后，和他的妻子 Sara Crews Finley 博士一起在亚拉巴马州伯明翰大学，创建了美国南方的第一个医学遗传学研究中心。在随后的数年里，Finley 夫妇或独自，或与其他人合作，在医学遗传学领域发表了 250 篇专业的摘要、论文或专著章节。

1986 年，亚拉巴马家族的一个小女孩因尿路感染去了一个当地的诊所。诊所的儿科医生对她的情况非常震惊，建议她去 Finley 博士那边。看到女孩发红、发热的腿，Finley 联想到了 Burbank 在 1966 年发表的论文，并联系了 Burbank，有先见之明的他还画了一张家族树。然而，Finley 并没有经费来资助这项工作，于是他说服了伯明翰大学的皮肤科和儿科医生共同参与并支持这项研究。

Finley 和另外 4 名研究人员在 1992 年发表了有关亚拉巴马家族的第一篇论文，Burbank 署名在最后。尽管在这篇论文的介绍部分声称该研究的第一个患者“与 Burbank 的研究并不相同，而我们一开始也没有意识到，我们研究的其实是同一个家族”，但在这篇重要论文的摘要里写着“关于 1966 年 Burbank 报道家族的最新进展”。这篇论文仔细描述了亚拉巴马家族的血缘关系——来自 5 代人的 29 个患者，以及他们的临床症状。这篇论文正式地鉴定出这种疾病“可能是一种常染色体显性遗传病”，也就是说，患者一定遗传了同样患病的父亲或母亲的突变基因。当写下“其他家族也必须被研究”时，Finley 和他的同事总结道：“我们对这种疾病的发病机制仍然不得而知。”事实上，Finley 也无从得知，因为研究这类疾病的手段还没有问世。在这 2 万个基因里的一个特定基因的突变，不仅导致了这个家族患有遗传性红斑肢痛症，也是全世界范围内红斑肢痛症患者的病因。

一个成员众多的大家族得了同一种罕见的疾病，这给了医学研究者们一次难得的机会。在人类基因组成千上万的基因里，究竟是哪一个基因与这个疾病有关？这个基因发生了什么变化导致了疾病的发生？要回答这一问题，所需的知识涉及方方面面，但第一步是通过一种被称为“连锁分析”的评估方法来缩小范围。

连锁分析利用了所有基因含有“单核苷酸多态性”（single nucleotide polymorphism，SNP）的原理。每个 SNP 是基因的最小变化单位，即在大多数人基因中发生变化的单个核苷酸替换。一个 SNP 可以被认为是一个微不足道的错误，

SNP 并不一定造成疾病，然而它们提供了遗传学家研究基因的标记。SNP 和突变一样可以被遗传。当 SNP 与突变位于同一个基因，尤其是 SNP 位于突变附近，就可能与突变一同被遗传，或者说，SNP 与突变"遗传连锁"。相对直观地把同一家族的 SNP 标记出来，如果某个 SNP 在所有患病的家族成员中都存在，而在不患病的家族成员里都没有，就会提示我们含有这个 SNP 的基因就是突变的位点。借助这种遗传模式及对 SNP 的研究，连锁分析不仅能定位到这个候选基因，而且能定位到包含该候选基因里的某个区域。

非常重要的是，连锁遗传依赖于概率：一个特定基因或一个基因的特定区域与疾病相关的概率是多少？如果只有一个患病的家族成员，多态性与疾病间的关联性可能只是一个随机事件，并不一定引起疾病。只有多个患病的家族成员显示出同一个连锁的模式，这种随机相关的概率才会下降，找到致病基因的概率才会上升。

亚拉巴马家族就是连锁分析找出致病基因的典型案例。该疾病具有明显的临床表型，很容易被诊断，还有数代患病的家庭成员。亚拉巴马的家庭向我们提供了一个难得的机会去寻找疼痛相关基因，所以毫无意外，医学研究者们想要进一步研究这个家族。

在被确认为遗传性疾病之前，荷兰的 Joost Drenth 早在学生时期便开始研究红斑肢痛症。在鹿特丹的伊拉斯姆斯医学中心，Drenth 与他的导师 Jan Michiels 教授一起，推翻了数种红斑肢痛症的诊断分类，并把红斑肢痛症的发生描述成了某些药物治疗的并发症。如今，Drenth 在巴黎进行医学遗传学研究。在 20 世纪 90 年代中叶，Drenth 正在寻找一个患有红斑肢痛症的家族，越大越好。当他去寻找患病家族时，他从医学遗传学的教科书里发现了这个有红斑肢痛症血统的家族。1995 年，他曾写信给美国的内科医生，试图找到这个家族。然而，他的第一次请求没有得到回应，这让他的研究搁置了数年。1998 年，Drenth 得知 Michiels 教授联系了 Finley 博士，并索要到了亚拉巴马家族的 DNA，安排伊拉斯姆斯医学中心的连锁研究专家 Peter Heutink 博士做连锁分析。然而，因为一些患者的临床症状和基因表型不符，这个项目随即被中断了。

当时，Drenth 已经在拉德堡德大学被评为内科学教授，他在 1999 年初联系到 Michiels，赞助其追踪新的家族，认为他或许可以解决之前的矛盾。随后，在同一年，Drenth 的工作得到了回报，他解决了 Finley 博士的那个家族的矛盾，连锁分析得以继续。这篇论文的作者包括 Drenth、Finley、Michiels 和 Heutink，标题为《原发性红斑肢痛症：易感基因位于染色体 2q31-32》（*The Primary Erythermalgia-*

Susceptibility Gene Is Located on Chromosome 2q31-32）。这项分析显示，红斑肢痛症的易感基因位于 2 号染色体，2 号染色体是一个含有 1 500 个基因的大染色体。Drenth 的研究把这个基因定位到 2 个标记之间，这是染色体的一个特定的小区域，大约占染色体全长的 3%。连锁遗传已经把研究范围缩小到 2 号染色体的特定区域，该区域被称作 q31-32。那时，钠通道的基因尚未被定位于这个区域，因此他们当时无法把他们的结果与钠通道联系起来。不过，他们的结果非常重要，他们把研究范围从 20 000 个基因减少到 50 个。现在，对疼痛基因的研究不再是大海捞针，而是得以聚焦，但这仍是难以解决的问题。

接下来，我们把视线转向北京。一位年轻的皮肤科医生杨勇在北京大学第一医院的一个大型转诊诊所里坐诊。杨勇对导致皮肤病的基因非常感兴趣，他已经了解到一个中国家庭的祖上三代人都有灼烧痛和发红的手脚。每个患者从小时候就开始发病，环境温度升高可诱发疼痛，寒冷可缓解疼痛。

和亚拉巴马家庭一样，发现连锁分子是研究这个中国家庭的第一步。这一次，研究人员同样把基因的位置指向 2 号染色体。当时，人们已经知道 2 号染色体含有一系列钠通道的基因，包括编码了 $Na_V1.7$ 的基因 *SCN9A*。2 号染色体这一部分的每个基因都具有潜在突变的嫌疑，但是 *SCN9A* 更为特殊：$Na_V1.7$ 在传递疼痛信号的 DRG 神经元上高表达。

在中国国家人类基因组中心，杨勇与他的同事一起对这个家庭的 *SCN9A* 基因进行了测序。通过解读每个核苷酸的排布，他们解开了这个谜题。结果显示，其中一个核苷酸（组成这个基因的数千个核苷酸中的一个）被改变了：

AACCTCACC

变成了

AACCACACC

这个基因的第 15 号外显子 2 573 号位置的核苷酸 T 变成了核苷酸 A，说明这里发生了一个错义突变，突变体 $Na_V1.7$ 通道 858 位上的亮氨酸被组氨酸替代。在这个家庭的其他患者身上，也同样检测到了 L858H 突变。重要的是，L858H 突变并不存在于这个家庭中没有患病的家庭成员身上。由于这个家庭并不大，并且该位点的突变对 $Na_V1.7$ 功能造成了何种影响尚不为人知，这个分析只是提示而并非阐明这个突变是致病的原因。然而，杨勇和他的同事们有另一个优势：中国为他们的研究提供了非常庞大的人口。在这个庞大的人群中，他们从一个散发病例身上发现了另一个突变体，后者恰好位于同一个基因相近的位点——I848T，一个异亮氨酸被替换成了苏氨酸。同样，这个突变体在没有患病的亲属中并不存在。

杨勇的论文标题为《在原发性红斑肢痛症患者中 *SCN9A* 基因发生突变，该基因编码钠通道 α 亚基》(*Mutations in SCN9A, Encoding a Sodium Channel Alpha Subunit, in Patients with Primary Erythermalgia*)，于 2004 年发表在《医学遗传学杂志》(*Journal of Medical Genetics*)。当我看到这篇论文的标题时，我立刻对我的研究团队说："我今天的感觉真是糟透了！"然后，回到了我的办公室。我们也想要找到那些患有遗传病的家族，然后对他们钠通道的基因进行测序，但这已经被别人抢先报道了。

然而，在喝了一杯黑咖啡并认真阅读了这篇论文之后，我才意识到究竟发生了什么。杨勇和他的同事们已经鉴定出红斑肢痛症中编码 $Na_V1.7$ 的基因 *SCN9A* 中的两个突变体。毫无疑问，这是重要的一步。但是，找到这两个突变体并不能证明它们导致了疼痛，杨勇非常恰当地总结道："*SCN9A* 的突变体可能导致了遗传性红斑肢痛症。"从"可能导致"到"导致"，还需要我们做更多的工作来证实。

毕竟，杨勇和他的同事们都是皮肤科医生或医学遗传学家，而不是神经学家。他们并不会提出神经学家会提出的问题，而这些问题能够建立突变体的因果作用。现在是时候由我们提出这些问题了。一些突变产生氨基酸的替换，影响了通道的功能并引起疾病；而另一些却并不影响通道功能，也不引起疾病。当神经科学家或通道生物学家遇到一个离子通道，譬如钠通道的突变体，他们会立刻提出这些问题：这个突变改变了通道的功能吗？换句话说，这个通道的工作方式改变了吗？如果答案是肯定的，那么到底发生了怎么样的改变？如果突变改变了通道的功能特性，那么携带了这些突变体通道的神经细胞是否发生功能异常？最后，如果突变改变了神经细胞的功能，这些改变是否能解释疾病的发生？这些问题就好比与疾病相关的突变通道的功能档案，我们所需要做的正是找到这些问题的答案。那个感觉糟糕的一天，其实是非常棒的一天。我的同事们聚集在我的办公室，接下来有很多工作要做——该轮到我们隆重登场了。

很快，我们计划出了"必做"的实验。这两个替换了单个氨基酸残基的突变位于通道 S4、S5 之间的连接器上，这个连接器就如通道电压感受器和孔道之间的铰链。因此，我们需要评估这个突变对通道开放或者门控的作用。5 年前，我们做了对野生型，也就是正常 $Na_V1.7$ 的细致分析。因此，我们已经对正常 $Na_V1.7$ 有了精确性的了解，我们的冰箱里也有编码 $Na_V1.7$ 的基因。此外，我们还拥有一套研究钠通道的强力工具，我们可以把正常 $Na_V1.7$ 的基因插进如 HEK 细胞(即人胚肾细胞)一样不表达任何钠通道的永生化细胞里，从而在这种没有本底的条件下，研究通道的门控。我们也可以用同样的方法研究发生突变的 $Na_V1.7$ 通道。

我们从解冻野生型 $Na_V1.7$ 的 DNA 开始，仅仅用了数月的时间就构建了$Na_V1.7$ 的 L858H 和 I848T 突变体基因。然后，这些 DNA 被转入细胞，以便电生理学家 Ted Cummins 使用电压钳技术去研究$Na_V1.7$突变体的功能。结果很明显，这两个突变都能使通道的激活或开放趋于超极化。这个分析相对容易理解，因为它们对激活的偏移很大，分别达到 13 mV 和 14 mV。这似乎很小，但从神经元的角度来看是非常大的。激活的偏移使得通道的激活变得相对容易，即突变体通道更容易开放。这两个突变体也减慢了通道的去激活过程，也就是刺激停止后通道关闭的过程，减慢了去激活意味着，一旦它们被打开或激活，突变体的通道会比正常通道开放得更久些。最后，这两种突变强化了在小的去极化刺激下通道的放大效应，就好比升高了助听器的音量，细微的声音被放大了很多。

我和我在纽黑文的同事讨论这个发现时之所以那么兴奋，是因为我们的记录设备获得了“三连胜”的战绩。我们在通道水平记录到了 L858H 和 I848T 突变的促兴奋作用，这两个突变使得钠通道被过度激活。现在，我们有证据证明这些突变通道是导致红斑肢痛症的原因，我们的实验揭示了 $Na_V1.7$ 的突变如何产生疼痛，相关论文发表于 2004 年底。

我们认识到，突变体 $Na_V1.7$ 被过度激活，可能引起了疼痛信号神经元的超兴奋性，这让我们离证明“这些突变的确引起了红斑肢痛症”这一论断更近一步。为了让该结论令人信服，我们需要提供更具有说服力的实验证据，也就是说，我们需要回答以下问题：这些突变的通道在损伤性信号 DRG 神经元中发挥了怎样的作用？这些细胞位于脊髓外的背根神经节里，本身表达了 $Na_V1.7$。初级感觉神经元把外周轴突送至身体表面，同时把中央轴突伸进脊髓，突触与疼痛通路上的二级神经元连接。DRG 神经元的功能是把疼痛信号从外周身体表面传递至脊髓二级神经元，后者继而将脉冲传递至大脑。为了确定这些突变的通道在“点燃”DRG 神经元的过程中起到的作用，我们需要把这些突变体转入细胞，然后让这些细胞在组织培养液中生长。当这些细胞生长了足够时间并表达了足够的 $Na_V1.7$ 突变体后，我们可以通过电流钳技术，使用精确校准过的刺激记录这些细胞的电生理活动。这个分析需要大量的精准测试以及时间和精力上的投入，因此，在设计这个研究时，我们提出问题：哪个突变可能告诉我们更多信息？于是，我们又回到了亚拉巴马家族。

截至目前，我们已经知道这个家族的身份和住处。在获得耶鲁大学人类研究委员会授权后，我们联系了他们。我让一个团队前往伯明翰，采集了 17 个患病家庭成员的 DNA。我们发现，这些患者的 $Na_V1.7$ 基因里都存在一个突变，这个突变并没有被报道过。我们同时采集了另外5个未患病家庭成员的DNA,他们并没有这个突变。来自这个家族22个成员的DNA样本非常重要。遗传依赖概率,一个患病家族同时拥有的一个突变提示它可能与疾病有关,但这种突变常常是良性的,随机出现在特殊的患者身上。但在22个DNA样本中,假阳性的可能性很小。通过随访亚拉巴马家族的大量成员,以及对这个突变的疾病连锁观察,我们已经拥有了强有力的证据:这个突变就是疾病产生的原因。为了进一步确认,我们需要证明这个来自亚拉巴马家族的通道突变体可以让传递疼痛信号的神经元超兴奋。

这个突变体是F1449V,它位于通道中另一个重要的部位,用一个缬氨酸代替了苯丙氨酸。与L858H和I848T突变体一样,电压钳的结果显示,F1449V突变体的激活趋于超极化,通道层面的促兴奋作用提示了这个突变导致了疼痛。为了让结果更加准确,我们需要回答以下问题:这个突变体改变疼痛信号神经元的"点燃"性质了吗?如果是,那么突变体使这些神经元变得更兴奋了吗?在我的研究团队中,两位电生理学家和两位技术员合作,试图去解答这个问题。他们一个细胞接一个细胞地做实验,直到他们取得了足够的数据,才评估了突变通道的作用。当他们宣布实验结果时,我的实验室里展开了热烈的讨论。我们对DRG神经元的观察,结果与亚拉巴马家族的临床表现惊人的一致。F1449V突变体降低了DRG神经元点燃的阈值。简而言之,在表达了该突变体的神经元上,只需要更小的刺激就能诱发动作电位;而同样的刺激能够诱发该突变体的神经元发放更高频率的动作电位。故而突变导致的结果就是疼痛信号神经元更容易被激活,当神经元被激活时,发放了许多异常的动作电位至此,$Na_V1.7$和疼痛之间的联系终于被我们搞清楚了。从Burbank在1966年第一次观察到亚拉巴马家族成员,到1992年Finley等人的研究,都暗示红斑肢痛症是一种遗传病。但直到2002年,Drenth才利用连锁遗传将该疾病的发病原因指向染色体的一个特定区域,该区域含有50个基因。又过了两年,杨勇和他的团队鉴定出红斑肢痛症的第一个突变体。然后在纽黑文,我们的研究揭示了这些突变体如何改变$Na_V1.7$的功能,并引起神经元的超兴奋。一年之后,我们又重新聚焦在亚拉巴马家族,揭示了这些突变体如何导致DRG神经元超兴奋,将其与疼痛神经回路联系起来。

从1966—2005年,我们用了整整39年的时间,终于揭示了亚拉巴马家族基因组隐藏的秘密。如同在Huxley的科幻小说中穿行,我们找到了一个与疼痛相关的基因,并揭示了它是如何导致疼痛的。而且,与发现疼痛基因同样令人振奋的事情即将到来。

参考文献

[1] Burbank MK, Spittell JA Jr, Fairbairn JF. Familial erythromelalgia: Genetic and physiologic observations[J]. Journal of Laboratory and Clinical Medicine, 1966, 68(5): 861.

[2] Cummins TR, Dib-Hajj SD, Waxman SG. Electrophysiological properties of mutant Na_V1.7 sodium channels in a painful inherited neuropathy[J]. J Neurosci, 2004, 24(38): 8232-8236.

[3] Cummins TR, Howe JR, Waxman SG. Slow closed-state inactivation: a novel mechanism underlying ramp currents in cells expressing the hNE/PN1 sodium channel[J]. J Neurosci, 1998, 18(23): 9607-9619.

[4] Dib-Hajj SD, Rush AM, Cummins TR, et al. Gain-of-function mutation in Na_V1.7 in familial erythromelalgia induces bursting of sensory neurons[J]. Brain, 2005, 128(Pt 8): 1847-1854.

[5] Drenth JP. Erythromelalgia induced by nicardipine[J]. BMJ, 1989, 298(6687): 1582.

[6] Drenth JP, Finley WH, Breedveld GJ, et al. The primary erythermalgia-susceptibility gene is located on chromosome 2q31-32[J]. Am J Hum Genet, 2001, 68(5): 1277-1282.

[7] Drenth JP, Michiels JJ. Three types of erythromelalgia[J]. BMJ, 1990, 301(6758): 985-986.

[8] Finley WH, Lindsey JR Jr, Fine JD, et al. Autosomal dominant erythromelalgia[J]. Am J Med Genet, 1992, 42(3): 310-315.

[9] Nirenberg MW, Matthaei JH. The dependence of cell-free protein synthesis in E. coli upon naturally occurring or synthetic polyribonucleotides[J]. Proc Natl Acad Sci U S A, 1961, 47(10): 1588-1602.

[10] Yang Y, Wang Y, Li S, et al. Mutations in SCN9A, encoding a sodium channel alpha subunit, in patients with primary erythermalgia[J]. J Med Genet, 2004, 41(3): 171-174.

遗传性痛性神经病变相关的$Na_V1.7$突变型钠通道的电生理学特征

Theodore R. Cummins，Sulayman D. Dib-Hajj，Stephen G. Waxman

摘要

红斑肢痛症是一种显性遗传的痛性神经病变，其特征是皮肤发红和四肢有间歇性的灼烧感。尽管该病发生的生理基础还不为人知，但是近期在遗传性红斑肢痛症患者身上鉴定出$Na_V1.7$的2种突变体。$Na_V1.7$是一种主要表达于背根神经节(DRG)和交感神经节神经元上的钠通道，产生河鲀毒素敏感(TTX-S)的快失活电流。$Na_V1.7$倾向于表达在小直径DRG上，其中的大部分神经元都是损伤性感受神经元。$Na_V1.7$的特点是从失活态复活和关闭态失活都较慢，这使得它们对小的、阈下去极化刺激相对敏感。在本研究中，我们的研究结果显示了这些$Na_V1.7$突变型通道的激活趋于超极化和缓慢去激活。我们的研究结果也显示了这些突变型$Na_V1.7$对慢的、小的去极化刺激激发的电流幅度增加。这些观察第一次说明钠通道功能的改变与遗传性痛性神经病变相关，并提示这些赋予了初级感觉神经元和交感神经元超兴奋性的生理改变，导致了遗传性红斑肢痛症症状的产生。

背景

位于DRG的感觉神经元表达多种电压门控钠通道的亚型，包括$Na_V1.7$、$Na_V1.8$及$Na_V1.9$，这些钠通道对于调控神经元兴奋性非常重要。$Na_V1.7$选择性地表达于DRG和交感神经节，并在小直径DRG神经元中富集表达，这些神经元包括损伤性感受神经元。体外表达的$Na_V1.7$会产生一种快失活的TTX-S电流，这一电流呈现缓慢复活和缓慢关闭态失活的特征，这一特性又使通道可以对小而慢的去极化产生反应。

现在我们已经非常清楚地知道，钠通道亚型的基因表达失调(如$Na_V1.3$)会导致DRG感觉神经元中钠电流的改变，并引起神经病理性疼痛。最近，有研究显示，角叉菜胶诱导大鼠足底炎症后，$Na_V1.7$在DRG神经元上的表达上调。$Na_V1.7$的动态调节特性提示，该通道在导致炎症痛的神经元超兴奋性中起到了作用。

与钠通道的表达失调相比，至今还没有钠通道突变导致疼痛的报道。家族性遗传性红斑肢痛症是一种罕见的遗传性痛性神经病变，该病症的主要症状是灼烧痛和四肢发红。Layer（2001）提出了一个假说，即敏化的C纤维和轴突反射导致了这些症状的发生。人类2号染色体上有一段富含钠通道基因的DNA片段，该片段被认为与遗传性红斑肢痛症相关。随后，Yang等2004年的研究显示，$Na_V1.7$上2个独立的突变与遗传性红斑肢痛症的发病有关，这两个替换突变分别是$Na_V1.7$通道848位的异亮氨酸替换成苏氨酸（I848T）以及858位的亮氨酸替换成组氨酸（L858H）。

在本研究中，我们研究了I848T和L858H突变对$hNa_V1.7$生理特性的影响，这两个突变都导致了突变体通道半激活电压趋于超极化，同时伴随更大的斜坡电流。我们的数据与$Na_V1.7$在红斑肢痛症相关DRG神经元超兴奋性中$Na_V1.7$的作用相吻合。

材料与方法

质粒

如先前描述的那样，我们构建了携带有人类$Na_V1.7$ cDNA的质粒。$Na_V1.7$上TTX-S的关键残基色氨酸突变成丝氨酸，使得该通道对TTX变得不敏感（$Na_V1.7_R$）。使用Quick Change XL site-directed mutagenesis Kit，根据公司建议设计的两对突变引物，将I848T和L858H突变位点分别引入$Na_V1.7_R$。

转染

使用磷酸钙沉淀法，将$hNa_V1.7$通道和人类β1、β2亚基共转染人胚肾细胞（HEK293）。HEK293细胞使用含10%胎牛血清的DMEM培养基，在标准组织培养环境里培养（5%二氧化碳，37 ℃）。将磷酸钙和DNA的混合物加入细胞培养液中，持续孵育3小时，随后用新鲜培养基洗涤。在转染后的40～72小时记录钠电流。

全细胞膜片钳记录

在室温（约21 ℃）条件下，均采用EPC-10放大器和Pulse程序（v8.5；HEKA Elektronik，Lambrecht/Pfalz，德国）进行全细胞膜片钳记录。使用Sutter Instruments P-97拉制仪（诺瓦托，加利福尼亚）将1.7 mm VWR Scientific毛细玻璃管（西彻斯特，宾夕法尼亚）拉制成抛光电极，电极平均电阻为（1.4±0.4）MΩ（均数±标准；$n=85$）。串联电阻补偿80%以减小电压误差，用计算机控制的膜片钳放大器电路补偿电容伪迹。所有膜片钳记录均使用线性漏减，全细胞条件建立后3 min开始记录，膜电流滤波频率为5 kHz，采样频率为20 kHz。电极内液成分（单位：mmol/L）为140 CsF、1 EGTA、10 NaCl和10 HEPES，配制成pH值为7.3的溶液。标准浴液成分（单位：mmol/L）为 140 NaCl、3 KCl、1 $MgCl_2$、1 $CaCl_2$ 和 10 HEPES，配制成 pH 为 7.3 的溶液。使用 Pulsefit（HEKA Elektronik）和 Origin（Microcal Softwart，北安普敦，马萨诸塞）进行数据分析，使用 Shapiro-Wkiks 检验评估统计数据集是否正态分布。

如无特别说明，我们均使用非配对 t 检验计算统计学差异（$P<0.05$），结果以均数±标准误的形式表示，图上的误差线代表标准误。

结果

将野生型（WT）$hNa_V1.7_R$ 和 I848T、L858H 两个突变通道与 hβ1、hβ2 亚基瞬时共同转染 HEK293 细胞。图 1A 展示了具有代表性的全细胞电流，表达 WT（318±43 pA/pF，$n=29$）和 I848T（350±37 pA/pF，$n=27$）的细胞峰电流密度没有差异，而表达 L858H（174±30 pA/pF，$n=27$）的细胞电流密度显著减小。我们使用一系列从－100 mV开始阶跃式刺激的去极化方波测试脉冲，来检测通道激活的电压依赖性，与 WT 通道相比，突变通道的激活电位向超极化方向偏移了 10～15 mV（图 1B）。与 WT 电流[（－24.6±1.1）mV，$n=29$]相比突变通道 I848T 和 L858H 电流的半激活电位（用玻尔兹曼方程拟合数据估算）向超极化方向显著偏移 I848T 为（－38.4±1.0）mV，$n=27$；L858H 为（－37.9±0.9）mV，$n=27$。尽管 I848T 和 L858H 突变型通道的半激活电压没有差异，但 L858H 的激活阈值比 I848T 更低，低约 5 mV。

去激活动力学反映了 WT 通道和突变型通道从开放态到关闭态的变化，可以通过短暂激活通道后（－20 mV，0.5 ms）引出的尾电流来检测。骨骼肌钠通道去激活的改变是先天性副肌强直（paramyotonia congenita）的病理生理学基础。I848T 和 L858H 电流表现出了更慢的去激活动力学（图 1C）。突变通道去激活的时间常数（用单指数函数拟合得到）在－100～－40 mV 的电压范围内都表现得更慢。有趣的是，在所有去激活电位测试中，L858H 比 I848T 突变体去激活的效应更大。举例来说，在－50 mV 电位下，I848T 和 L858H 的去激活时间常数相较 WT 通道分别增加了大约 3 倍和 10 倍（图 1D）。

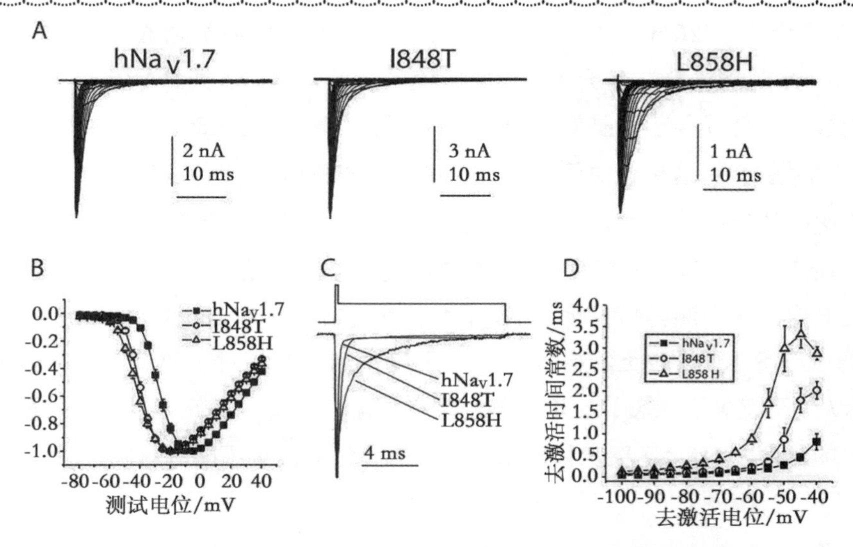

图 1　hNaV 1.7 的突变(I848T 和 L858H)改变了通道的激活和失活

A：在表达野生型、I848T 和 L858H 突变型 hNaV1.7 的 HEK293 细胞上记录的代表性电流轨迹，钳制电位为－100 mV，使用时程为 50 ms，幅度变为－80～40 mV 的测试脉冲激发电流。B：经标准化的野生型($n=29$)、I848T($n=27$)和 L858H($n=27$)突变型 hNaV1.7 峰电流-电压相关曲线。C：野生型、I848T 和 L858H 突变型 hNaV1.7 代表性尾电流，钳制电位为－100 mV，去极化至－20 mV，持续 0.5 ms，随后复极化至－50 mV，激发尾电流。D：野生型($n=7$)或 I848T($n=7$)和 L858H($n=7$)突变型 hNaV1.7 在－40～－100 mV复极化电压下尾电流去激活的时间常数，时间常数通过单指数方程对电流去激活相拟合得到。误差线代表标准误。

快失活时间常数可以衡量通道的开放态与失活变化，可以使用 m^3h Hodgkin-Huxley 方程拟合电流数据估算。在－40～－20 mV 电压范围内，突变体通道的快失活时间常数比 WT 通道更小(图 2A)。然而，在更加去极化的电位下，这些通道的时间常数并没有差异。

与激活电压依赖性的巨大差异相比，WT 和 I848T、L858H 的稳态快失活电压依赖性之间没有差异(图 2B)。WT 和突变体通道的半快失活电位(通过 500 ms 预脉冲测定)没有显著差异[WT：(－73.6±1.1)mV，$n=20$；I848T：(－75.8±1.1)mV，$n=19$；L858H：(－76.1±1.2)mV，$n=17$]。在超极化电位处(－120～－80 mV 之间)，L858H 通道的稳态快失活曲线偏离于其他通道，这可能是由于慢失活的差异引起的。

高钾性周期性瘫痪(hyperkalemic periodic paralysis)与骨骼肌钠通道的慢失活缺陷有关，因此，我们检测了 $hNa_V 1.7$ 稳态慢失活的电压依赖性。使用 30 秒预刺激，随后给予－120 mV 的复活脉冲 100 ms，使得通道快失活被复活，之后使用 20 ms、0 mV 的测试脉冲来测定可激发电流的部分。我们观察到 WT、I848T、L858H 电流的慢失活特性存在明显差异(图 2C)。令人惊讶的是，L858H 突变大大增强了 $hNa_V1.7$ 的慢失活，这种慢失活的增强可能是 L858H 通道电流在稳态快失活方案下超极化电位处失活增强的原因(图 2B)。相反，I848T 突变使 $hNa_V1.7$ 的慢失活受损。在 0 mV，仅有(67±6)％的 I848T 通道处于慢失活状态(n＝8)(由图 2C 中可激发电流的部分测得)，相比之下，野生型通道(n＝8)和 L858H 通道(n＝7)分别有(84±4)％和超过(97±2)％的通道处于慢失活状态。对于两个突变体通道，其在 0 mV 处于慢失活状态的比例与野生型相比差异显著。因此，从红斑肢痛症患者鉴定出的这两个 $Na_V1.7$ 突变体对 $hNa_V1.7$ 的慢失活具有不同的影响。

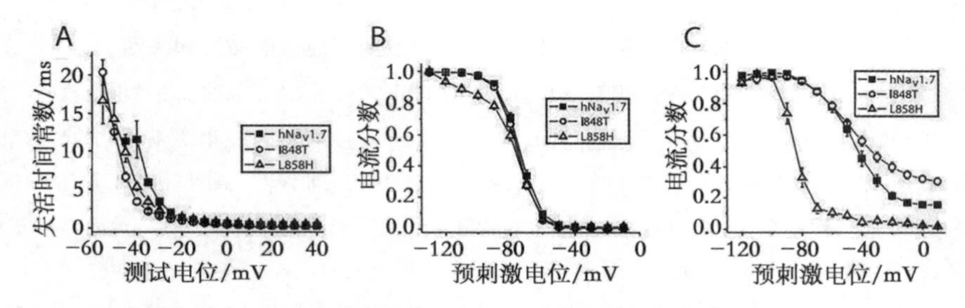

图 2　$hNa_V1.7$ 的突变(I848T 和 L858H)改变通道失活的差异性

A：$hNa_V1.7$ 野生型(n＝8)、I848T(n＝8)和 L858H(n＝8)突变型快失活动力学，电流激发方式如图 1A，通过 Hodgkin-Huxley 方程 m^3h 模型拟合来评估失活时间常数。B：$hNa_V1.7$ 野生型(n＝20)、I848T(n＝19)和 L858H(n＝17)突变型的稳态快失活比较，在 500 ms 去极化预刺激之后，用 0 mV 激发电位。C：$hNa_V1.7$ 野生型(n＝9)、I848T(n＝8)和 L858H(n＝9)突变型的稳态慢失活比较，慢失活由 30 s 的预刺激产生，随后使用 100 ms、－120 mV 的脉冲使得快失活恢复，再用 20 ms、0 mV 的测试脉冲检测残余电流。电流分数为电流与最大电流的比值，误差线代表标准误。

最后，我们对使用缓慢的斜坡去极化刺激激发的 $hNa_V1.7$ 电流进行了检测。与野生型通道相比，缓慢的斜坡去极化刺激(0.2 mV/ms，－100～＋20 mV)在 I848T 和 L858H 通道明显激发出了更大的电流。I848T 通道、L858H 通道和野生型通道的斜坡电流(表现为其占峰电流的比例)分别是(1.8±0.2)％(n＝19)、(2.6±0.3)％(n＝16)和(0.6±0.1)％(n＝16)。表达 I848T 和 L858H 通道的细胞斜坡电流出现在－70～－40 mV 之间(图 3)，因此其有助于阈下去极化和动作电位。

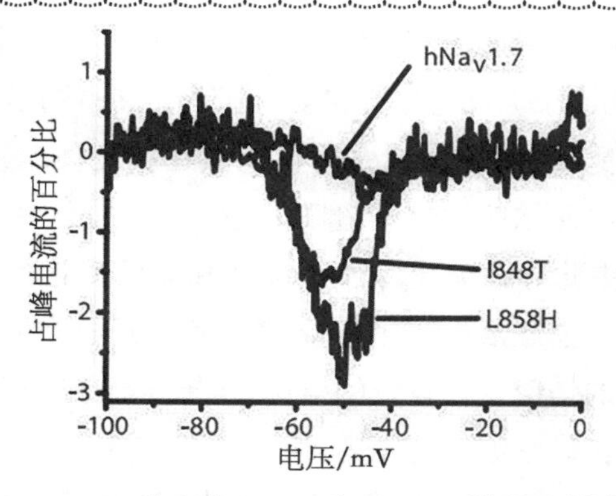

图 3　hNa$_V$1.7 的突变(I848T 和 L858H)增强了斜坡电流

在表达野生型、I848T 和 L858H 突变型 hNa$_V$1.7 的 HEK293 细胞上记录的代表性斜坡电流轨迹,斜坡电流由 500 ms、−100～0 mV 的斜坡去极化激发。

讨论

膜电位去极化时,细胞膜上的钠离子通透性增强,从而引起动作电位的发生,这是由电压门控钠离子通道所介导的。尽管钠通道表达失调促进神经病理性疼痛的病理生理过程,但直到 Yang 等人鉴定出红斑肢痛症患者 Na$_V$1.7 的两个突变体之前,人们并没有把引起人类和动物一系列疾病的钠通道 α 亚基突变体与痛性神经病变联系起来。在本研究中,我们鉴定了这两个 Na$_V$1.7 突变体 I848T 和 L858H 的功能改变。I848T 和 L858H 的突变位点位于通道结构域Ⅱ的 S4－S5 片段之间的连接区域(DⅡ S4－S5)。生物物理学分析结果发现,这两个突变体与野生型 hNa$_V$1.7 相比有一些不同:两种突变都使得通道激活的电压依赖性明显趋于超极化;两种突变使 hNa$_V$1.7 的去激活也显著减慢,其中 L858H 突变体的去激活减慢更为显著;两种突变也都显著增加了 hNa$_V$1.7 通道在－70～－40 mV 之间由慢去极化激发的斜坡电流,而感觉神经元的静息电位就处于－70～－40 mV 的范围内。hNa$_V$1.7 通道功能的这些改变,可能会促进表达 hNa$_V$1.7 的 DRG 感觉神经元的兴奋性增加,并可能引起遗传性红斑肢痛症患者的异常疼痛。

I848T 和 L858H 突变使 hNa$_V$1.7 激活的电压依赖性向超极化偏移约 15 mV,如此幅度的偏移可能会降低感觉神经元发放动作电位的阈值,并引起神经元兴奋性的增加。两种突变也显著减慢了hNa$_V$1.7的去激活速率。有假说认为,骨骼肌钠通道(Na$_V$1.4)的去激活受损,导致了先天性副肌强直患者肌肉的异常兴奋性(主要表现为肌强直)。许多引起肌强直的 Na$_V$1.4 突变减慢了通道的快失活和去激活的速率,计算机模拟结果显示,这两者同时改变可以引起动作电位复极化后失稳定,从而导致肌强直。与 $Na_V1.4$ 的这些突变不同，$hNa_V1.7$的 I848T 和 L858H 并不改变通道的快失活速率，因此，$hNa_V1.7$的此类突变可能不会使得通道的复极化失稳定。

与野生型通道相比，缓慢的斜坡去极化刺激在突变体 $hNa_V1.7$ 通道激发的电流显著增大。激活的电压依赖性趋于超极化（图 1B），加之失活的电压依赖性并没有发生变化（图 2B），由此导致突变体通道失活和激活曲线的重叠部分增加，因而产生更大的斜坡电流。去激活的受损意味着通道从开放态到关闭态转化的改变，也可能增加斜坡电流的幅值。在较低的电位（低于－45 mV）下，通道的关闭速率远大于失活速率，因此，在这些电位范围内，通道的开放更可能是被去激活所终止的，而不是被失活所终止。Vandenberg 等人的研究提示，钠通道的去激活速率限制了钠通道在负电位下开放和再次开放的能力。因此，在负电位下，去激活速率的减慢势必增加通道开放的数量和开放的次数，并增加斜坡电流的幅值。事实上，我们的研究与上述假说是相一致的，L858H 突变型通道表现出最慢的去激活动力学特性与最大的斜坡电流幅值。因为斜坡电流的激活电位处于－70～－40 mV 之间，非常接近于 DRG 神经元的静息电位，所以表达突变体通道的神经元在很小的去极化刺激下能够诱发出更大的斜坡电流，从而增强了神经元的兴奋性。$Na_V1.7$ 通道主要在小直径的感觉神经元（主要是损伤性感受神经元）上表达，提示了该通道的激活、去激活和斜坡电流幅值的变化，导致了携带 I848T 和 L858H 突变体的红斑肢痛症患者的疼痛症状。

$hNa_V1.7$ 和 $hNa_V1.4$ 结构域Ⅱ S4－S5 连接片段的氨基酸序列是相同的，将所有钠通道进行序列比对发现，这一结构非常保守（数据未显示）。DⅡ S4－S5 连接片段的保守性提示，该片段在钠通道的不同亚型中具有相似的功能。红斑肢痛症的 I848T 突变体与发作性肌无力患者 $hNa_V1.4$ 的 I693T 突变体相对应。高钾性周期性瘫痪是另一种肌肉疾病，特征是发作性无力，导致高钾性周期性瘫痪的是 $hNa_V1.4$ 另一种突变体 T704M。$hNa_V1.7$ 的 L858 对应于 $hNa_V1.4$ 的 L703，紧邻于 T704。因此，$hNa_V1.7$ 和 $hNa_V1.4$ 的 DⅡ S4－S5 突变与遗传性神经肌肉疾病有关，这提示了该连接片段决定了钠通道的生物物理特性，包括激活和去激活的电压依赖性等。

先前，研究人员将 $hNa_V1.4$ 在 HEK293 细胞上表达，已经鉴定出 I693T 和 T740M 突变造成的通道功能改变，这与 I848T 突变对$hNa_V1.7$功能的影响类似，所有这些突变都使得通道激活的电压依赖性趋于超极化。$hNa_V1.4$ 的突变使得通道持续性电流增加（很有可能是由于激活的电压依赖性趋于超极化，导致窗口电流增加），导致肌肉去极化 5～10 mV，使钠通道失活并降低了肌肉激发动作电位的能力,从而引起肌无力症状。I693T 和 T704M 突变也显著抑制 $hNa_V1.4$ 的慢失活,这被认为导致了肌无力的症状。然而,I848T 的突变抑制了 $hNa_V1.7$ 的慢失活,而 L858H 的突变增强了 $hNa_V1.7$ 的慢失活。由于两个突变都与遗传性红斑肢痛症有关,这一差异可以解释为通道的慢失活对该病的病理生理学或许不是特别重要。另一种解释是,由于 I848T 和 L858H 突变对通道慢失活影响的差异,会导致遗传性红斑肢痛症患者的症状可能有细微的差异。

考虑到 $Na_V1.4$ 的 I693T 突变体与肌无力有关,那么 $Na_V1.7$ 的 I848T 突变如何与疼痛敏感性增加相关联呢?有一个解释是,成熟的肌肉细胞仅仅表达 $Na_V1.4$ 通道,而 DRG 感觉神经元表达特点各异的各种钠通道亚型。例如,$Na_V1.8$ 通道在许多(并非全部)DRG 感觉神经元上高表达,相比于 $Na_V1.4$ 和 $Na_V1.7$ 等其他钠通道,$Na_V1.8$ 通道的失活电位非常高,并在动作电位的发放中至关重要。如果$Na_V1.7$-I848T 突变如同与肌无力相关的 $Na_V1.4$ 突变一样,使得感觉神经元去极化 5~10 mV,$Na_V1.8$ 通道也仍能被激活。结果是,相同幅度的去极化一方面减弱了肌肉产生动作电位的能力,另一方面却能使表达 $Na_V1.8$ 的神经元兴奋性增加(因为这些细胞更接近 $Na_V1.8$ 电流的激活阈值)。因此,尽管 $Na_V1.7$ 和 $Na_V1.4$ 中相同位点的突变对通道性质具有相似影响,但是由于 DRG 感觉神经元表达了多种通道(包括肌肉中不表达的 $Na_V1.8$),它们可能对细胞兴奋性产生截然不同的作用,进而引起完全不同的神经系统疾病。

与损伤性感受神经元相比,非损伤性感受神经元并不表达$Na_V1.8$。因此,$Na_V1.7$的突变对损伤性感受神经元和非损伤性感受神经元的兴奋性的影响可能也不同。另外,尽管在 HEK293 细胞和 DRG 神经元上表达的 $Na_V1.7$ 电流性质相似,但是仍然存在突变型和野生型 $Na_V1.7$ 在 DRG 神经元上受到差异调控的可能性,这也可能导致疾病表型的不同。例如,在我们的研究中,HEK293 细胞上共表达了 β1 和 β2 亚基,但 DRG 神经元上还表达了其他 β 亚基(例如 β3 亚基),其对通道特性也有影响。$Na_V1.4$ 和 $Na_V1.7$ 电流具有不同的特性,β 亚基对它们的调节作用也有差别,这也会导致不同的疾病表型。

我们的结果表明,钠通道相似的突变可能引起疾病表型的巨大差异,并暗示这种差异可能归因于 DRG 神经元上突变型钠通道与其他钠通道亚型(或钠通道亚基)的共表达。

本文提供了第一个 $hNa_V1.7$ 突变型通道的电生理特性发生改变的实例,表明钠通道的功能在遗传性疼痛综合征中失调。这暗示,以钠通道为靶点的治疗可能是治疗这种疾病的有效策略。

致谢

这项工作得到了退伍军人事务部医学研究处和康复研究处以及国家多发性硬化学会的部分资助。神经科学与再生研究中心是美国瘫痪退伍军人和耶鲁大学联合脊柱协会的合作项目。Theodore R. Cummins 得到了印第安纳大学医学院的生物医学研究的资助。

关于本文作者

Theodore R. Cummins：印第安纳大学医学院药理学和毒理学系，斯塔克神经科学研究所，印第安纳波利斯，印第安纳州

Sulayman D. Dib-Hajj：耶鲁大学医学院神经病学系，神经科学与再生研究中心，纽黑文，康涅狄格州；康涅狄格州医疗系统退伍军人管理局，康复研究中心，西黑文，康涅狄格州

Stephen G. Waxman：耶鲁大学医学院神经病学系，神经科学与再生研究中心，纽黑文，康涅狄格州；康涅狄格州医疗系统退伍军人管理局，康复研究中心，西黑文，康涅狄格州

参考文献

[1] Akopian AN，Sivilotti L，Wood JN. 1996. A tetrodotoxin-resistant voltage-gated sodium channel expressed by sensory neurons. Nature，379：257 - 262.

[2] Bendahhou S，Cummins TR，Kula RW，et al. 2002. Impairment of slow inactivation as a common mechanism for periodic paralysis in DIIS4 - S5. Neurology，58：1266 - 1272.

[3] Black JA，Dib-Hajj S，McNabola K，et al. 1996. Spinal sensory neurons express multiple sodium channel alpha-subunit mRNAs. Brain Res Mol Brain Res，43：117 - 131.

[4] Black JA，Cummins TR，Plumpton C，et al. 1999. Upregulation of a silent sodium channel after peripheral，but not central，nerve injury in DRG neurons. J Neurophysiol，82：2776 - 2785.

[5] Black JA，Liu S，Tanaka M，et al. 2004. Changes in the expression of tetrodotoxin-sensitive sodium channels within dorsal root ganglia neurons in inflammatory pain. Pain，108：237 - 247.

[6] Caffrey JM，Eng DL，Black JA，et al. 1992. Three types of sodium channels in adult rat dorsal root ganglion neurons. Brain Res，592：283 - 297.

[7] Cannon SC. 2002. An expanding view for the molecular basis of familial periodic paralysis. Neuromuscul Disord，12：533 - 543.

[8] Cummins TR, Waxman SG. 1997. Downregulation of tetrodotoxin-resistant sodium currents and upregulation of a rapidly repriming tetrodotoxin-sensitive sodium current in small spinal sensory neurons after nerve injury. J Neurosci, 17: 3503 - 3514.

[9] Cummins TR, Zhou J, Sigworth FJ, et al. 1993. Functional consequences of a Na^+ channel mutation causing hyperkalemic periodic paralysis. Neuron, 10: 667 - 678.

[10] Cummins TR, Howe JR, Waxman SG. 1998. Slow closed-state inactivation: A novel mechanism underlying ramp currents in cells expressing the hNE/PN1 sodium channel. J Neurosci, 18: 9607 - 9619.

[11] Cummins TR, Dib-Hajj SD, Black JA, et al. 1999. A novel persistent tetrodotoxin-resistant sodium current in SNS-null and wild-type small primary sensory neurons. J Neurosci, 19(RC43): 1 - 6.

[12] Dib-Hajj SD, Tyrrell L, Black JA, et al. 1998. NaN, a novel voltage-gated Na channel, is expressed preferentially in peripheral sensory neurons and down-regulated after axotomy. Proc Natl Acad Sci USA, 95: 8963 - 8968.

[13] Djouhri L, Newton R, Levinson SR, et al. 2003a. Sensory and electrophysiological properties of guinea-pig sensory neurones expressing $Na_V1.7$ (PN1) Na^+ channel alpha subunit protein. J Physiol, 546: 565 - 576.

[14] Djouhri L, Fang X, Okuse K, et al. 2003b. The TTX-resistant sodium channel $Na_V1.8$ (SNS/PN3): Expression and correlation with membrane properties in rat nociceptive primary afferent neurons. J Physiol, 550: 739 - 752.

[15] Drenth JP, Finley WH, Breedveld GJ, et al. 2001. The primary erythermalgia-susceptibility gene is located on chromosome 2q31 - 32. Am J Hum Genet, 68: 1277 - 1282.

[16] Featherstone DE, Fujimoto E, Ruben PC. 1998. A defect in skeletal muscle sodium channel deactivation exacerbates hyperexcitability in human paramyotonia congenita. J Physiol, 506: 627 - 638.

[17] Goldin A. 2001. Resurgence of sodium channel research. Annu Rev Physiol, 63: 871 - 894.

[18] Hains BC, Saab CY, Klein JP, et al. 2004. Altered sodium channel expression in second-order spinal sensory neurons contributes to pain after peripheral nerve injury. J Neurosci, 24: 4832 - 4839.

[19] Harper AA, Lawson SN. 1985. Electrical properties of rat dorsal root ganglion neurones with different peripheral nerve conduction velocities. J Physiol, 359: 47 - 63.

[20] Hayward LJ, Sandoval GM, Cannon SC. 1999. Defective slow inactivation of sodium channels contributes to familial periodic paralysis. Neurology, 52: 1447 - 1453.

[21] Herzog RI, Cummins TR, Ghassemi F, et al. 2003. Distinct repriming and closed-state inactivation kinetics of $Na_V1.6$ and $Na_V1.7$ sodium channels in mouse spinal sensory neurons. J Physiol, 551: 741 - 750.

[22] Keating MT, Sanguinetti MC. 2001. Molecular and cellular mechanisms of cardiac arrhythmias. Cell, 104: 569 - 580.

[23] Klugbauer N, Lacinova L, Flockerzi V, et al. 1995. Structure and functional expression of a new member of the tetrodotoxin-sensitive voltage-activated sodium channel family from human neuroendocrine cells. EMBO J, 14: 1084 - 1090.

[24] Layzer RB. 2001. Hot feet: Erythromelalgia and related disorders. J Child Neurol, 16: 199 - 202.

[25] Lehmann-Horn F, Kuther G, Ricker K, et al. 1987. Adynamia episodica hereditaria with myotonia: A non-inactivating sodium current and the effect of extracellular pH. Muscle Nerve, 10: 363 - 374.

[26] Lossin C, Wang DW, Rhodes TH, et al. 2002. Molecular basis of an inherited epilepsy. Neuron, 34: 877 - 884.

[27] Matzner O, Devor M. 1994. Hyperexcitability at sites of nerve injury depends on voltage-sensitive Na^+ channels. J Neurophysiol, 72: 349 - 359.

[28] Meisler MH, Kearney J, Ottman R, et al. 2001. Identification of epilepsy genes in human and mouse. Annu Rev Genet, 35: 567 - 588.

[29] Plassart-Schiess E, Lhuillier L, George AL, Jr, et al. 1998. Functional expression of Ile693Thr Na^+ channel mutation associated with paramyotonia congenita in a human cell line. J Physiol, 507: 721 - 727.

[30] Renganathan M, Cummins TR, Waxman SG. 2001. Contribution of $Na_V1.8$ sodium channels to action potential electrogenesis in DRG neurons. J Neurophysiol, 86: 629 - 640.

[31] Ruff RL. 1994. Slow Na^+ channel inactivation must be disrupted to evoke prolonged depolarization-induced paralysis. Biophys J, 66: 542 - 545.

[32] Sangameswaran L, Delgado SG, Fish LM, et al. 1996. Structure and function of a novel voltage-gated, tetrodoxtoxin-resistant sodium channel specific to sensory neurons. J Biol Chem, 271: 5953 - 5956.

[33] Sangameswaran L, Fish LM, Koch BD, et al. 1997. A novel tetrodotoxin-sensitive, voltage-gated sodium channel expressed in rat and human dorsal root ganglia. J Biol Chem, 272: 14805 - 14809.

[34] Shah BS, Stevens EB, Gonzalez MI, et al. 2000. Beta3, a novel auxiliary subunit for the voltage-gated sodium channel, is expressed preferentially in sensory neurons and is

upregulated in the chronic constriction injury model of neuropathic pain. Eur J Neurosci, 12: 3985 - 3990.

[35] Tate S, Benn S, Hick C, et al. 1998. Two sodium channels contribute to the TTX-R sodium current in primary sensory neurons. Nat Neurosci, 1: 653 - 655.

[36] Toledo-Aral JJ, Moss BL, He ZJ, et al. 1997. Identification of PN1, a predominant voltage-dependent sodium channel expressed principally in peripheral neurons. Proc Natl Acad Sci USA, 94: 1527 - 1532.

[37] Vandenberg CA, Bezanilla F. 1991. A sodium channel gating model based on single channel, macroscopic ionic, and gating currents in the squid giant axon. Biophys J, 60: 1511 - 1533.

[38] van Genderen PJ, Michiels JJ, Drenth JP. 1993. Hereditary erythermalgia and acquired erythromelalgia. Am J Med Genet, 45: 530 - 532.

[39] Waxman SG, Dib-Hajj S, Cummins TR, et al. 2000. Sodium channels and their genes: Dynamic expression in the normal nervous system, dys-regulation in disease states. Brain Res, 886: 5 - 14.

[40] Yang Y, Wang Y, Li S, et al. 2004. Mutations in SCN9A, encoding a sodium channel alpha subunit, in patients with primary erythermalgia. J Med Genet, 41: 171 - 174.

家族性红斑肢痛症中 $Na_V1.7$ 功能获得性突变引起感觉神经元的高频放电

Sulayman D. Dib-Hajj, Amthony M. Rush, Theodore R. Cummins, F. M. Hisama, S. Novella, L. Tyrrell, L. Marshall, Stephen G. Waxmen

摘要

红斑肢痛症是一种常染色体显性遗传病，其特征是热刺激或中度运动时产生烧灼痛。我们描述了一个红斑肢痛症家族中 *SCN9A*（编码 $Na_V1.7$ 的基因）的新突变。$Na_V1.7$ 产生阈值电流，并在感觉神经元上（包括损伤感受器在内）选择性高表达。我们论证了这种突变使得通道激活趋于超极化，使稳态失活趋于去极化，降低了背根神经节（DRG）神经元的单次动作电位发放和高频放电的阈值。本研究表明，红斑肢痛症是第一种被证明与离子通道功能异常和损伤性神经元放电改变有关的遗传性疼痛病。

背景

已知钠通道在获得性疼痛疾病相关的 DRG 神经元超兴奋性中发挥作用，但它在遗传性疼痛综合征中的作用尚不清楚。遗传性红斑肢痛症（也称为遗传性红痛病）是一种常染色体显性遗传的痛性神经病变，其特征包括由温热刺激或中度运动引起的四肢灼烧痛。最近有研究人员报道，在遗传性红斑肢痛症患者中发现了编码 $Na_V1.7$ 钠通道的基因 *SCN9A* 的两个突变。$Na_V1.7$ 通道优先在 DRG 损伤性感受神经元和交感神经节神经元中富集表达，并在静息电位附近产生“阈值电流”，对发生器电位等小的去极化刺激进行放大，而其他钠通道亚型介导 DRG 神经元全或无动作电位的大部分电流。我们之前的研究描述的 $Na_V1.7$ 突变导致通道激活向超极化偏移了 13～15 mV，去激活变慢，并增加了通道对小的斜坡去极化刺激的响应。在本研究中，我们研究了 $Na_V1.7$ 中的第 3 个突变，该突变与遗传性红斑肢痛症家族的疾病表型分离。我们描述了该突变对通道功能的影响，并首次表明人的钠通道突变可以降低 DRG 神经元的单次动作电位发放和高频放电的阈值。

研究对象与方法

患者

在耶鲁大学医学院人类调查委员会批准的一项研究中,一名神经学家在获得患者知情同意后,根据正式的临床标准对17名受影响的受试者、5名未受影响的受试者和3名未受影响的配偶进行了单盲的基因研究,证实该疾病表型。已有研究报道了该家族部分成员的临床表现和与染色体2q31-q32的连锁关系,但之前并没有进行详细的遗传学分析。

外显子筛选

从25个家族成员(17个受影响;8个未受影响)的口腔拭子或静脉血中提取纯化基因组DNA。人类多样性对照基因(25名男性,25名女性;白种人)从科里尔研究所(新泽西州卡姆登)获得。利用*SCN9A*的基因组序列(GenBank accession no. NC_000002)设计内含子特异性引物,对Na_V1.7 cDNA的编码和非编码外显子进行扩增。将基因组序列与Na_V1.7 cDNA进行比较,以确定序列变异。在耶鲁大学霍华德休斯医学院/凯克生物技术中心进行测序。使用BLAST(美国国立医学图书馆)和Lasergene(DNAStar,威斯康星州麦迪逊)进行序列分析。

电压钳分析

携带TTX-R版本的人Na_V1.7 cDNA(hNa_V1.7R)质粒构建方法见先前的描述。利用QuickChange XL定点突变技术将F1449V突变引入hNa_V1.7R。野生型或F1449V突变型hNa_V1.7R通道与人类β1和β2亚基(Lossin, et al., 2002)共转染到HEK293细胞中,在标准培养条件(5% CO_2,37 ℃)下,在含10%胎牛血清的DMEM中通过磷酸钙沉淀生长。

在室温(～21 ℃)下,转染40～72小时后,使用EPC-10放大器和Pulse 8.5(HEKA,德国)和0.8～1.5 MΩ电极[接入电阻(1.6±0.3)MΩ]进行全细胞膜片钳记录。采用80%串联电阻补偿和线性漏减法减小电压误差;采用计算机控制电路消除电容伪影。细胞封接3.5 min后开始记录。电极内液成分:140 mmol/L CsF、1 mmol/L EGTA、10 mmol/L NaCl和10 mmol/L HEPES(pH 7.3)。细胞浴液为140 mmol/L NaCl、3 mmol/L KCl、1 mmol/L $MgCl_2$、1 mmol/L $CaCl_2$和10 mmol/L HEPES(pH 7.3)。数据分析使用Pulsefit(HEKA)和Origin(Microcal,马萨诸塞州北安普敦)软件。

转染DRG神经元和电流钳记录

对野生型C57/BL6小鼠的DRG进行处理以获得神经元,随后用于钠通道和绿色荧光蛋白(GFP)的电转染实验(Amaxa Inc,马里兰州盖瑟斯堡;见Brain Online

上的在线补充材料)。转染 16～24 小时后进行电流钳记录。使用 Axopatch 200B 放大器,在室温(～21 ℃)下进行转染野生型 $hNa_V1.7R$-GFP 或 F1449V-GFP 后具有高 GFP 荧光信号的小直径 DRG 神经元(<30 μm)的全细胞电流钳记录。将电阻为 1～2.5 MΩ 的微量移液管充满 140 mmol/L KCl、0.5 mmol/L EGTA、5 mmol/L HEPES、3 mmol/L Mg-ATP 和 3 mmol/L Na-GTP 溶液,pH7.3,用葡萄糖调节至 315 mOsml/L。外部溶液含有 140 mmol/L NaCl,3 mmol/L KCl,2 mmol/L $MgCl_2$,2 mmol/L $CaCl_2$,10 mmol/L HEPES,pH7.3,用葡萄糖调节至 320 mOsm/L。在形成密封之前,移液管电位被调整为零;液体连接电位未被校正。在切换到电流钳模式之前,电容瞬变被取消,串联电阻(3～6 MΩ)补偿至 70%。使用 Clampex 8.1 软件从稳定静息电位小于－40 mV 的细胞中采集记录道,在 5 kHz 下过滤,在 20 kHz 下采样。当需要时,施加稳定的极化电流以设置－60 mV 的钳制电位。

结果

临床观察

该家族谱系包含 36 个成员(图 1);对 16 名具有红斑肢痛症表型的受试者(平均年龄 37 岁,范围 3～75 岁)进行了临床评估(10 名女性,6 名男性)。平均发病年龄 3 岁,4 例在婴儿期发病,6 岁时全部发病。所有受试者都有典型的红斑肢痛症症状,包括有灼烧痛和红斑发作,发病部位包括手(正反面)和脚(一直到或略靠近脚踝)。10 名受试者(63%)报告还涉及其他部位,包括面部、耳朵、肘部和膝盖;1 名受试者报告涉及阴道区域。11 人(69%)报告每天一次或多次发病;3 人(19%)报告每月多次发病。除 1 名受试者外的所有受试者(94%)都报告说,发病是由热引发的,并被冷改善。但是有 1 名受试者报告说,极端寒冷也会引起发病。

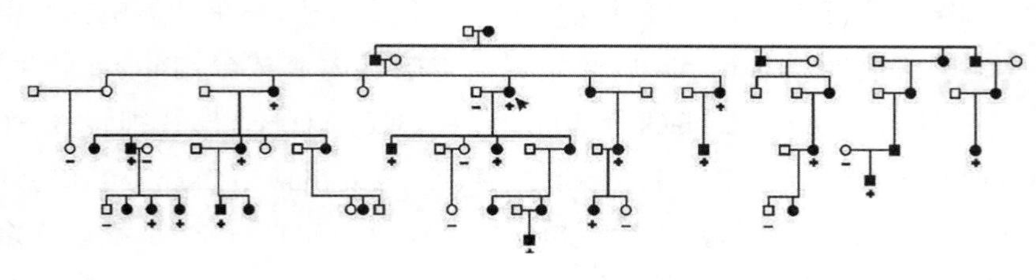

图 1　家族谱系

圆形表示女性,方形表示男性,箭头处表示先证者,黑色表示红斑肢痛症患者。＋表示携带有 T4393G 突变体杂合,－表示没有携带突变体

外显子 E23 的突变

从先证者和对照受试者的静脉血样本中分离得到基因组 DNA,以此作为模板来扩增 *SCN9A* 已知的所有外显子,并将其序列与Na_V1.7 cDNA 进行比对。先证者和对照受试者的模板产生相似的扩增子,并进行纯化和测序。序列分析确定了外显子 23(E23)中的 T 转变为 G,对应于参考序列的位置 4393(见补充材料)。该突变导致多肽链第 1449 处的苯丙氨酸(F)被缬氨酸(V)替代,此位点位于连接结构域Ⅲ和Ⅳ的胞外环 3 的 N 末端。在所有已知的哺乳动物钠通道中,F1449 位点都是高度保守的(图 2)。限制性内切酶消化分析(见补充材料)证实,17 个患病个体全部存在 F1449V 突变,而 5 个未患病的家庭成员、3 个未患病的配偶以及 100 个种族匹配的对照染色体中并不存在 F1449V 突变。所有家族成员的与疾病相关的 T4393G 突变由外显子 E23 的 DNA 测序所证实。

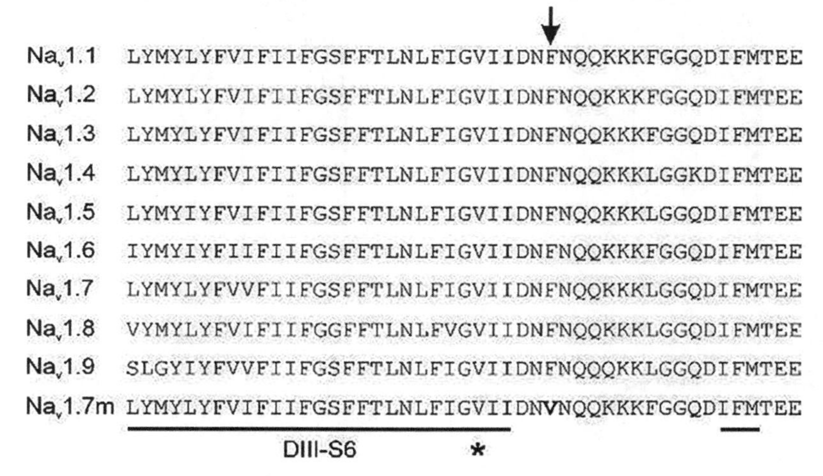

图 2　F1449(箭头处)位于 L3(结构域Ⅲ和结构域Ⅳ的连接环),在所有已知的钠通道中高度保守

下划线标注了 Na_V1.1 到 Na_V1.9 结构域 3 的第 6 个跨膜片段和 L3 的 N 末端,包含了 F1449V 的突变(Na_V1.7m)。星号表示 V1293 的位点,在骨骼肌疾病先天性副肌强直患者,该位点突变成异亮氨酸。快失活三肽(IFM)也用下划线标出。

电压钳分析

野生型 hNa_V1.7R 和 F1449V 突变型通道与 β1 和 β2 亚基一起在 HEK293 细胞中瞬时共表达(图 3A)。在 HEK293 细胞上,Na_V1.7 表现出的生物物理特性与其在 DRG 神经元上表现出来的相类似。我们使用从－100 mV 的去极化测试脉冲检查通道激活的电压依赖性。突变通道的激活电位比野生型通道低 5～10 mV(图 3B)。

与野生型通道[(−15.2±1.3)mV，$n=11$；$P<0.05$]相比，突变型通道F1449V的半激活电压（通过与Boltzmann函数拟合估算）显著地偏移到(−22.8±1.3)mV($n=12$)，这比先前描述的$Na_V1.7$突变体的偏移幅度小一些。用Hodgkin-Huxley函数拟合估算的激活时程，在野生型[τ=(482±25)μs]和F1449V突变型通道[τ=(431±17)μs]中没有显著差异。短暂激活通道（于−20 mV刺激0.5 μs）后，通过在不同电位激发尾电流来研究去激活动力学。结果发现，F1449V突变型通道在−100～−40 mV电位范围内的去激活没有改变（图3C），而先前描述的$Na_V1.7$突变体的去激活变慢。

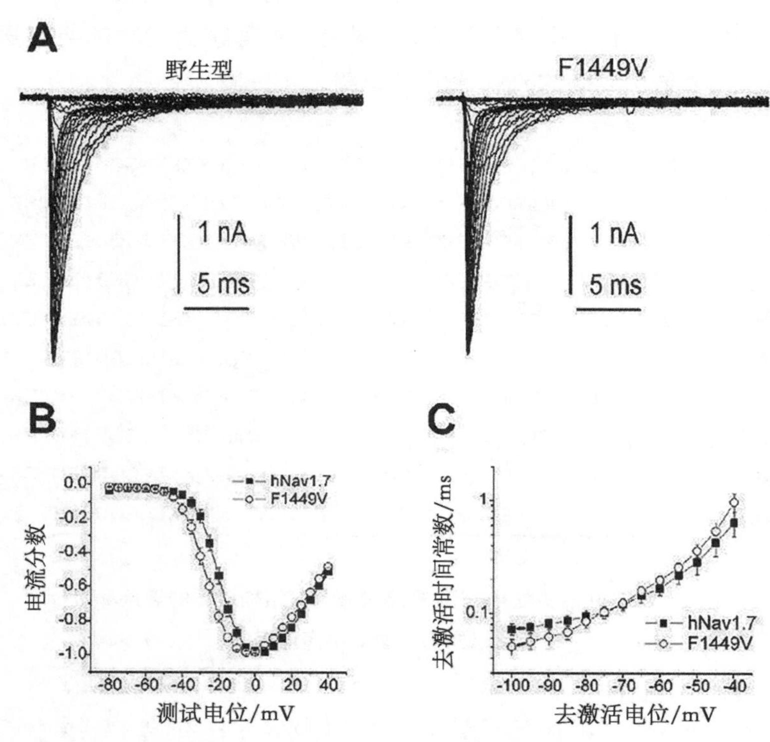

图3　$hNa_V1.7$的F1449V突变改变了通道的激活，而对去激活无影响

A：在表达野生型（左）或F1449V突变型通道（右）$hNa_V1.7$的HEK293细胞上记录的代表性电流轨迹。钳制电位为−100 mV，电流由50 ms，−80～+40 mV的测试脉冲记录。B：经标准化处理的野生型（实心方块；$n=11$）或F1449V突变型（空心圆；$n=12$）$hNa_V1.7$峰电流-电压关系曲线。C：野生型（实心方块；$n=8$）或F1449V突变型（空心圆；$n=7$）$hNa_V1.7$在−40～−100 mV复极化电压下尾电流去激活的时间常数。时间常数通过单指数方程对电流去激活进行拟合得到。误差线代表标准误。

F1449V突变型通道的稳态快失活略微趋于去极化（图4A）。野生型通道($n=$

16）使用 500 ms 预脉冲测量的 $V_{1/2}$ 分别为（−71.3±0.8）mV，而 F1449V 突变型通道（n=16；P<0.05）为（−67.0±1.4）mV。F1449V 突变型通道的稳态慢失活的电压依赖性趋于超极化（图 4B）。

在（−50～+40）mV 的整个电压范围内，F1449V 突变型通道的开放态失活的时间常数小于野生型电流（图 4C）。在 −10 mV 时，野生型通道电流的失活的时间常数为 τ=1.4±0.1 ms（n=7），F1449V 突变型通道电流的失活时间常数为 τ=（1.0±0.2）ms（n=8）。在 −80、−70 和 −60 mV 时，F1449V 突变型通道的关闭态失活的时间常数明显更小（P<0.05），表明其关闭态失活更快（图 4D）。F1449V 突变型通道的复活（从快失活中恢复）明显快于野生型通道（P<0.05；图 5A）。在 −70 mV时，野生型通道的复活时间常数（τ=89±14 ms，n=8）比 F1449V 突变型通道（τ=27±2 ms，n=8）大 3 倍。

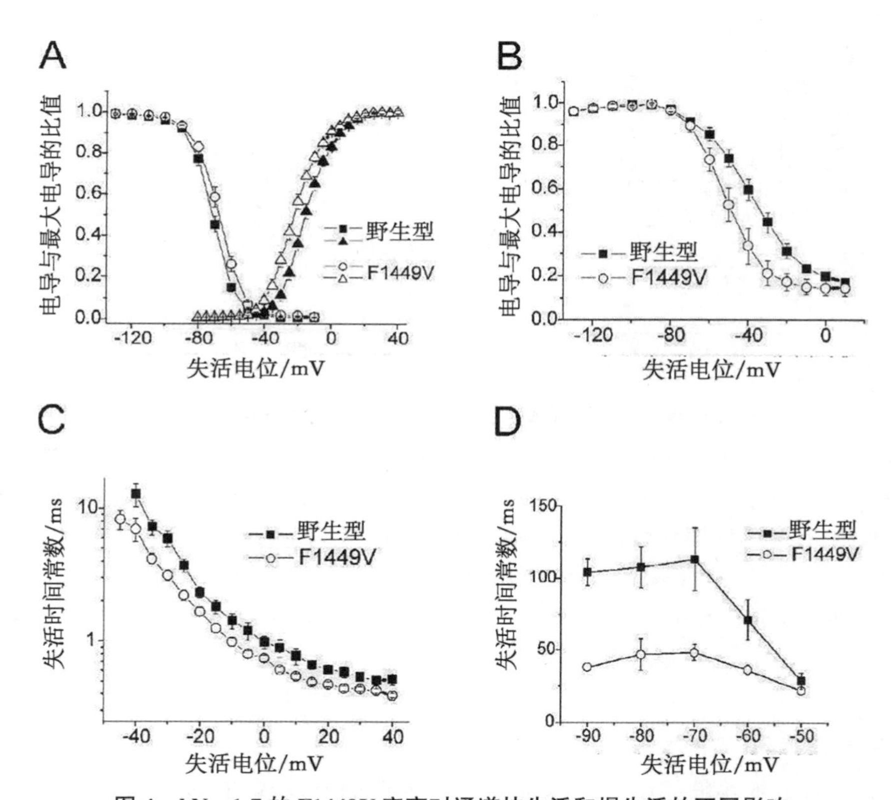

图 4　hNa$_V$1.7 的 F1449V 突变对通道快失活和慢失活的不同影响

A：野生型（实心方块；n=13）或 F1449V 突变型（空心圆；n=14）hNa$_V$1.7 的稳态失活的比较。在 500 ms 去极化预刺激之后，用 0 mV 激发电流。野生型（实心方块）或 F1449V 突变型（空心圆）hNa$_V$1.7 激活的电压依赖性。使用 Boltzmann 方程对图 3 数据进行拟合得到。B：hNa$_V$1.7 野生型（实心方块；n=4）或 F1449V 突变型通道(空心圆;$n=4$)的稳态慢失活比较。慢失活由 30 s 的预刺激产生,随后使用 100 ms,−120 mV 的脉冲使得快失活恢复,再用 20 ms,0 mV 的测试脉冲用来检测残余电流。C:野生型(实心方块;$n=7$)或 F1449V 突变型(空心圆;$n=8$)hNa$_V$1.7 的快失活动力学。电流激发方式如图 3A 所示,使用单指数方程拟合衰减相来计算失活时间常数。D:野生型(实心方块;$n=6$)或 F1449V 突变型(空心圆;$n=9$)hNa$_V$1.7 的关闭态失活发展的时间常数。细胞钳制于−100 mV,用−90～−50 mV 的失活电位预刺激,增加刺激时程,再使用 0 mV 的测试脉冲检测预刺激后的残余电流,由单指数方程拟合时间曲线获得关闭态失活发展的时间常数。F1449V 突变型通道的关闭态失活发展的时间常数比野生型更快。

对于−100～+20 mV 的慢(0.2 mV/ms)去极化下诱发的斜坡电流,F1449V 突变型通道[(0.4%±0.1%;$n=7$)]和野生型通道(0.4%±0.1%;$n=12$)之间没有显著差异(图 5B)。相反,与野生型通道相比,红斑肢痛症相关的 I848T 和 L858H 突变引起 hNa$_V$1.7 的斜坡电流明显更大。

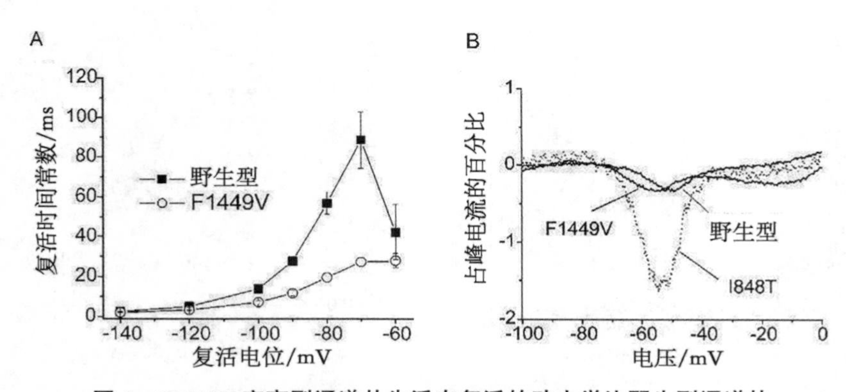

图 5　F1449V 突变型通道从失活态复活的动力学比野生型通道快

A:野生型(实心方块;$n=8$)或 F1449V 突变型(空心圆;$n=8$)hNa$_V$1.7 从失活态复活的时间常数与电压的关系。通过 20 ms,+20 mV 预刺激失活所有电流,然后使用复活电位(−140～−60 mV),并不断地增加复活时程,再用 0 mV 的测试脉冲测试。时间曲线经单指数函数拟合后,得到时间常数。最大的脉冲频率是 0.5 Hz。B:野生型或 F1449V 突变型 hNa$_V$1.7 通道的代表性斜坡电流轨迹。斜坡电流由 500 ms,从−100～0 mV 的斜坡去极化激发。先前的研究发现,I848T 突变型通道的斜坡电流幅度增加,而 F1449V 突变型通道并非如此。

电流钳分析

由于电压依赖性的改变可以降低动作电位的发放阈值,我们在小直径(<30 μm)DRG 神经元中(其中包括伤害感受器)表达野生型或 F1449V 突变型通道。转染 F1449V(−51.3±1.6 mV;$n=19$)突变型通道和野生型通道(−49.0±1.3 mV;$n=16$)的 DRG 神经元的静息电位相类似($P>0.05$)。为了消除细胞之间的差异,细胞被钳制在－60 mV。

$Na_V1.7$ 在 DRG 神经元电信号发生的早期很重要。$Na_V1.7$ 能够产生梯度去极化，这可能会增加阈下输入，从而使 DRG 神经元达到 $Na_V1.8$ 的激活阈值（$Na_V1.8$ 的激活阈值更高些），进而使 $Na_V1.8$ 开放并爆发全或无的动作电位。图 6A、B 和 E 显示了 F1449V 突变对神经元放电阈值的影响。图 6A 显示了表达野生型 $hNa_V1.7$ 的 DRG 神经元放电的代表性轨迹。采用 50～65 pA 注射电流诱发阈下反应，使细胞产生轻微去极化，但不会使膜电位达到－19 mV（一旦达到将触发动作电位的发放）。全或无动作电位的产生需要大于 130 pA 的刺激（此即该神经元的电流阈值）。相比之下，图 6B 显示了表达 F1449V 的一个 DRG 神经元的代表性反应，其在较低的电流阈值（60 pA）下就能产生动作电位。与野生型通道（124.1±7.4 pA；n＝16）相比，F1449V 突变型通道的电流阈值（产生全或无动作电位所需的电流）（93.1±12.0 pA；n＝19，$P<0.05$）显著降低（图 6E）。然而，发放全或无动作电位的起始电压在表达野生型（－21.4±0.9 mV；n＝16）或 F1449V 突变型通道（－22.5±1.4 mV；n＝19）的细胞中，并没有显著差异（$P>0.5$）。

约 50％未经任何处理的小直径 DRG 神经元，在持续刺激下会重复放电。与之相似，大多数表达野生型 $Na_V1.7$（16 个神经元中有 11 个；69％）或 F1449V 突变型通道（19 个神经元中有 12 个；63％）的神经元可以产生重复放电（图 6C 和 D）。图 6C 显示了一个表达野生型通道的代表性神经元的放电情况，该神经元在 950 ms，150 pA 的刺激下产生了 2 个动作电位。相比之下，相同的 150 pA 的去极化刺激诱发表达 F1449V 突变型通道的神经元的高频放电（图 6D）。100 pA 电流诱发表达野生型通道神经元的放电频率为 1.24±0.58 Hz（n＝11），而表达 F1449V 突变型通道的神经元的放电频率显著增加到5.34±1.21 Hz（n＝12；$P<0.01$）。在表达野生型和 F1449V 突变型通道的神经元注射 150 pA 电流诱发的放电频率分别为 3.03±0.75 Hz（n＝9）和 6.48±1.41 Hz（n＝12；$P<0.05$）（图 6F）。因此，表达 F1449V 突变型通道的细胞除了发放动作电位的电流阈值较低，其在不同刺激强度下的放电频率也较高。

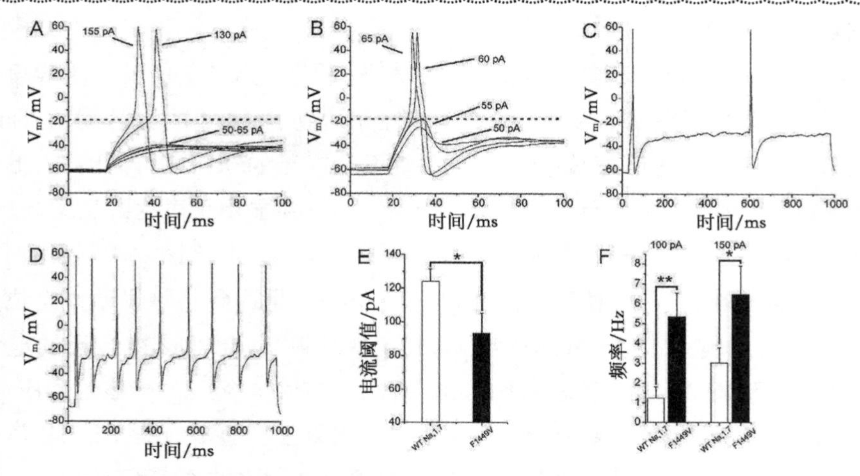

图 6　将 F1449V 突变型通道表达于小直径 DRG 神经元上，
使动作电位产生和重复放电的电流阈值降低

通过注入去极化电流激发动作电位，细胞膜电位钳制于－60 mV。A：表达野生型 $Na_V1.7$ 的细胞对50～65 pA 注入电流的阈下反应和由 130 pA(该细胞的电流阈值)和 155 pA 注入电流产生的全或无动作电位的代表性轨迹。B：相比之下，表达 F1449V 突变型通道的细胞注入 60 pA 可以激发动作电位，表明其电流阈值更低。A 和 B 中，神经元发放全或无的动作电位起始的电压(虚线处)并无差异。C 和 D 在同一个刺激强度下，表达 F1449V 突变型通道的细胞动作电位的发放频率高于表达野生型通道的细胞。C：表达野生型 $hNa_V1.7$的神经元(与 A 图为同一个神经元)在 150 pA，950 ms 刺激下发放 2 个动作电位。而表达 F1449V 突变型通道的神经元(与 B 图为同一个神经元)在同样的刺激下，激发了高频放电。E：与表达野生型 $Na_V1.7$ 的细胞(n＝16)相比，表达 F1449V 突变型通道的细胞(n＝19)表现出显著降低的电流阈值(＊P＜0.05)。F：与表达野生型 $Na_V1.7$ 的细胞(n＝11，9)相比，在 100 pA 或 150 pA 电流刺激下，表达 F1449V 突变型通道的细胞(n＝12)的发放频率显著增加(＊P＜0.05；＊＊P＜0.01)。

讨论

本研究阐明了在患有遗传性红斑肢痛症家族中，钠通道 $Na_V1.7$ 的基因发生了突变(1449 位的苯丙氨酸被缬氨酸替换，即 F1449V)。这一单个氨基酸残基的替换改变了 $hNa_V1.7$ 的生物生理学特性，降低了 DRG 神经元放电和高频放电的阈值。F1449 位于结构域Ⅲ和结构域Ⅳ之间的胞内连接环 L3 上，L3 有 11 个氨基酸残基，其 N-末端连接到快失活门 IFM(异亮氨酸-苯丙氨酸-蛋氨酸)基序上。F1449V 突变导致通道激活的电压依赖性产生约 8 mV 的超极化偏移，小于先前描述的红斑肢痛症 $hNa_V1.7$ 突变体 I848T 和 L858H 发生的 13～15 mV 的偏移。F1449V 突变也会在快失活产生约 4 mV 的去极化偏移，可能会增加近静息电位的可激活通道的比例。F1449V 突变型通道的激活和稳态失活之间的重叠增加，也可能增强窗口电流。这些变化都可能降低表达突变型通道的DRG伤害性感受神经元的发放阈值。电流钳记录显示,表达突变型通道的DRG神经元对梯度刺激的单次动作电位发放和高频放电的阈值较低。

F1449V突变也改变了$hNa_V1.7$通道的一些性质,增强的慢失活和加快的关闭态失活的速率可能会降低细胞的兴奋性。由于更慢的关闭态失活可产生更大的斜坡电流,F1449V突变可能会使斜坡电流减小。确实,红斑肢痛症相关的突变I848T和L858H会显著增加$hNa_V1.7$的斜坡电流,与之不同的是,F1449V突变型通道与野生型相比,其斜坡电流并无变化。

在已知的所有钠通道亚型中,结构域Ⅲ/S6和Ⅲ-Ⅳ的连接序列是高度保守的。该区域对通道的快失活至关重要,也和其他的与细胞兴奋性相关的遗传性疾病相关。与强直性肌病有关的骨骼肌钠通道($Na_V1.4$)的某些突变位点,恰好就位于上述区域内。与$hNa_V1.7$的V1444的位置相对应(距离F1449的N端方向5个氨基酸残基),$Na_V1.4$的V1293I的突变导致了有轻微症状差异的先天性副肌强直。$hNa_V1.4$中V1293I突变的功能改变与$hNa_V1.7$中F1449V突变的功能改变相类似。即两种突变均使通道激活向超极化方向移动,使通道失活向去极化方向移动,并加速通道失活后的复活进程。在肌肉兴奋性的模式中,V1293I的替代突变降低了动作电位产生的阈值并导致肌强直,而激活曲线偏移−6 mV是导致这种兴奋性增强的主要因素。然而,由$Na_V1.4$-V1293I突变产生的肌强直通常是由寒冷引发,而在大多数F1449V突变的红痛病患者中,降温反而可以减轻疼痛。

电流钳记录显示,在表达突变F1449V突变型通道的DRG神经元中,单个动作电位发放的电流阈值较低,对梯度刺激诱发的放电频率也较高。因此,尽管与先前描述的$Na_V1.7$的突变体相比,F1449V突变型通道表现出相对较小的激活电位偏移、未延长的去激活以及未增强的斜坡电流。F1449V的替代突变仍使DRG神经元产生功能获得性改变,与家族性红斑肌痛症为常染色体显性遗传相一致,并且我们发现患病的家庭成员是基因突变的杂合子。然而,电压记录中的拐点,即全或无动作电位的上升的起始电压(大约−20 mV),在表达野生型和F1449V通道的神经元中基本上是相同的。这可能反映了$Na_V1.7$作为"阈值通道"的作用,即它在更为超极化的电位下激活,从而将小的、慢的、低于动作电位阈值的去极化输入进行放大。事实上,DRG神经元动作电位的上升相的大部分钠电流由$Na_V1.8$所介导,而$Na_V1.8$的激活阈值接近于−20 mV。

本研究的结果表明,遗传性疼痛综合征(特指遗传性红斑肢痛症)中,钠通道的突变可以降低感觉神经元的放电阈值,并产生异常的重复放电。之前有两个研究发现，利多卡因和美西律治疗可以部分缓解红斑肢痛症患者的疼痛。另有一项针对 4 名患者的研究报道称，口服美西律治疗对疼痛的缓解至少可持续 2 年。本文对钠通道突变的鉴定及其在红斑肢痛症的病理生理学中的作用的研究结果，提示合理运用钠通道阻断剂对治疗遗传性红斑肢痛症可能有效。

致谢

我们要感谢 R. Blackman、S. Liu 和 X. Peng，他们提供了卓越的技术支持，还要感谢参与此项研究的家庭成员。这项工作得到了退伍军人事务部医学研究处和康复研究处的支持，并得到了国家多发性硬化学会、红痛病协会、美国瘫痪退伍军人和联合脊柱协会的资助。F.M.H.获得了 Paul Beeson 医师学者奖(美国老龄研究联合会)的支持。T.R.C.得到了印第安纳大学医学院的生物医学研究资助。

关于作者

Sulayman D. Dib-Hajj：耶鲁大学医学院神经病学系与神经科学与再生研究中心，纽黑文，康涅狄格州；康涅狄格州医疗系统退伍军人管理局，康复研究中心，西黑文，康涅狄格州

Anthony M. Rush：耶鲁大学医学院神经病学系与神经科学与再生研究中心，纽黑文，康涅狄格州；康涅狄格州医疗系统退伍军人管理局，康复研究中心，西黑文，康涅狄格州

Theodore R. Cummins：印第安纳大学医学院药理学和毒理学系，斯塔克神经科学研究所，印第安纳波利斯，印第安纳州

F. M. Hisama：耶鲁大学医学院神经病学系，纽黑文

S. Novella：耶鲁大学医学院神经病学系，纽黑文

L. Tyrrell：耶鲁大学医学院神经病学系与神经科学与再生研究中心，纽黑文，康涅狄格州；康涅狄格州医疗系统退伍军人管理局，康复研究中心，西黑文，康涅狄格州

L. Marshall：耶鲁大学医学院神经病学系，纽黑文

Stephen G. Waxman：耶鲁大学医学院神经病学系与神经科学与再生研究中心，纽黑文，康涅狄格州；康涅狄格州医疗系统退伍军人管理局，康复研究中心，西黑文，康涅狄格州

参考文献

[1] Akopian AN, Sivilotti L, Wood JN. 1996. A tetrodotoxin-resistant voltage-gated sodium

channel expressed by sensory neurons. Nature, 379: 257 - 262.

[2] Black JA, Cummins TR, Dib-Hajj SD, et al. 2002. Sodium channels and the molecular basis for pain. In: Malemberg AB, Chaplan SR, editors. Mechanisms and mediators of neuropathic pain. Basel: Birkhauser Verlag, 23 - 50.

[3] Blair NT, Bean BP. 2002. Roles of tetrodotoxin (TTX)-sensitive Na^+ current, TTX-resistant Na^+ current, and Ca^{2+} current in the action potentials of nociceptive sensory neurons. J Neurosci, 22: 10277 - 10290.

[4] Cummins TR, Howe JR, Waxman SG. 1998. Slow closed-state inactivation: A novel mechanism underlying ramp currents in cells expressing the hNE/PN1 sodium channel. J Neurosci, 18: 9607 - 9619.

[5] Cummins TR, Dib-Hajj SD, Waxman SG. 2004. Electro-physiological properties of mutant $Na_V1.7$ sodium channels in a painful inherited neuropathy. J Neurosci, 24: 8232 - 8236.

[6] Davis MD, Sandroni P. 2002. Lidocaine patch for pain of erythromelalgia. Arch Dermatol, 138: 17 - 19.

[7] Djouhri L, Newton R, Levinson SR, et al. 2003. Sensory and electrophysiological properties of guinea-pig sensory neurones expressing $Na_V1.7$ (PN1) Na^+ channel alphasubunit protein. J Physiol, 546: 565 - 576.

[8] Drenth JP, Finley WH, Breedveld GJ, et al. 2001. The primary erythermalgia-susceptibility gene is located on chromosome 2q31 - 32. Am J Hum Genet, 68: 1277 - 1282.

[9] Drenth JP, Michiels JJ. 1994. Erythromelalgia and erythermalgia: Diagnostic differentiation. Int J Dermatol, 33: 393 - 397.

[10] Finley WH, Lindsey JR, Jr, Fine JD, et al. 1992. Autosomal dominant erythromelalgia. Am J Med Genet, 42: 310 - 315.

[11] Green DS, George AL, Jr, Cannon SC. 1998. Human sodium channel gating defects caused by missense mutations in S6 segments associated with myotonia: S804F and V1293I. J Physiol, 510: 685 - 694.

[12] Herzog RI, Cummins TR, Ghassemi F, et al. 2003. Distinct repriming and closed-state inactivation kinetics of $Na_V1.6$ and $Na_V1.7$ sodium channels in mouse spinal sensory neurons. J Physiol, 551: 741 - 750.

[13] Klugbauer N, Lacinova L, Flockerzi V, et al. 1995. Structure and functional expression of a new member of the tetrodotoxin-sensitive voltage-activated sodium channel family from human neuroendocrine cells. EMBO J, 14: 1084 - 1090.

[14] Kuhnert SM, Phillips WJ, Davis MD. 1999. Lidocaine and mexiletine therapy for erythromelalgia. Arch Dermatol, 135: 1447 - 1449.

[15] Legroux-Crespel E, Sassolas B, Guillet G, et al. 2003. Treatment of familial

erythermalgia with the association of lidocaine and mexiletine. Ann Dermatol Venereol, 130: 429 - 433.

[16] Lossin C, Wang DW, Rhodes TH, et al. 1992. Amino acid residues required for fast Na^+-channel inactivation: Charge neutralizations and deletions in the III - IV linker. Proc Natl Acad Sci USA, 89: 10905 - 10909.

[17] Renganathan M, Cummins TR, Waxman SG. 2001. Contribution of Na_V 1.8 sodium channels to action potential electrogenesis in DRG neurons. J Neurophysiol, 86: 629 - 640.

[18] Rizzo MA, Kocsis JD, Waxman SG. 1994. Slow sodium conductances of dorsal root ganglion neurons: Intraneuronal homogeneity and interneuronal heterogeneity. J Neurophysiol, 72: 2796 - 2815.

[19] Sangameswaran L, Fish LM, Koch BD, et al. 1997. A novel tetrodotoxin-sensitive, voltage-gated sodium channel expressed in rat and human dorsal root ganglia. J Biol Chem, 272: 14805 - 14809.

[20] Toledo-Aral JJ, Moss BL, He ZJ, et al. 1997. Identification of PN1, a predominant voltage-dependent sodium channel expressed principally in peripheral neurons. Proc Natl Acad Sci USA, 94: 1527 - 1532.

[21] van Genderen PJ, Michiels JJ, Drenth JP. 1993. Hereditary erythermalgia and acquired erythromelalgia. Am J Med Genet, 45: 530 - 532.

[22] Waxman SG, Dib-Hajj S, Cummins TR, et al. 1999. Sodium channels and pain. Proc Natl Acad Sci USA, 96: 7635 - 7639.

[23] West JW, Patton DE, Scheuer T, et al. 1992. A cluster of hydrophobic amino acid residues required for fast Na^+-channel inactivation. Proc Natl Acad Sci USA, 89: 10910 - 10914.

[24] Yang Y, Wang Y, Li S, et al. 2004. Mutations in SCN9A, encoding a sodium channel alpha subunit, in patients with primary erythermalgia. J Med Genet, 41: 171 - 174.

第4章　狂飙突进

在首次报道了红斑肢痛症患者 $Na_V 1.7$ 基因突变的功能之后，我便收到了来自世界各地慢性疼痛患者的大量的电子邮件、信件和电话。其中，部分患者患有红斑肢痛症，亦有部分患者携带我们尚未知晓的 $Na_V 1.7$ 的基因突变，这是寻找疼痛基因的新线索。当然，也有咨询者恳求帮助，那些来自疼痛患儿父母的询问尤其令人动容。刚开始，我感觉自己就像无助地航行在一个风云突变的海域上。

我们一直在寻找自然界中罕见的 $Na_V 1.7$ 编码基因突变的案例，希望每一个新发现的基因错误都能带给我们新的启示。为此，我们不仅在北美，而且在欧洲和亚洲也建立了一个由医生和科学家组成的网络，以帮助我们从超过 20 亿人中筛选出最具启发意义的病例。每个新患者的调查都需要很长时间。我们需要分清轻重缓急，以便把重点集中到那些有希望发现新的疼痛基因突变的患者身上。因为每个突变的检测需要几个月的时间，所以我们实验室里的科学家们需要像钟表一样不停息地持续工作。Sulayman Dib-Hajj 负责一个由分子生物学家组成的研究团队，他们在实验室里小心翼翼地为每个突变重新构建 DNA 突变体，再由我们的生理学家进行后续的功能鉴定。例如，Han 等人在 2006 年发表的论文中报道了一个从父母正常的孩子身上发现的偶发性 $Na_V 1.7$ 的从头突变。毫无疑问，$Na_V 1.7$ 的诸多突变就是这样凭空产生的，而不是从父母那里遗传来的。

作为身处竞争性工作环境中的研究人员，我的研究团队为致力于“首次发现”以近似疯狂的速度推进工作。但在完成了对前四五个突变的分析后，我们的工作状态随即转换成了“匆忙”模式。每一个新突变都教会了我们一些新东西。2006 年，关于 S241T 突变的研究分析结果提示我们，突变中替代残基的大小对突变的致病性至关重要。不久之后，分子建模为我们呈现了一幅 4 个氨基酸环的立体影像。它们均位于通道孔的细胞质口充当门阀，致使通道稳定在关闭态。Cheng 等和 Han 等发表的 2 篇研究论文中报道的突变提示，突变导致的通道功能异化程度与疼痛感知触发的年龄有关，即产生大量超极化激活引起的突变可导致在婴儿期便诱发痛觉，而使通道电压依赖激活曲线轻微位移的突变导致痛觉发病年龄较晚。我们

随后发现的两种 $Na_V1.7$ 突变不仅会导致遗传性红斑肢痛，还会改变通道对特定药物的敏感性。这一发现为我们后续研发个性化的、基因组导向的疼痛药物治疗指明了方向。2011 年，我们发现了一种引起红斑肢痛症的突变，这种突变并不是由于错误的氨基酸取代正确的氨基酸，而是缺失了单个氨基酸残基。此外，研究发现，$Na_V1.7$ 编码基因的多态性或轻微的错误编码本身虽然不会导致疾病，但会增加神经损伤后发生神经性疼痛的风险。每一种基因的突变都向我们提供了疾病或通道的信息资料。同时，纵观整个突变群，我们有了一个更为开阔的视野：在所有案例中，过度活跃的 $Na_V1.7$ 通道可诱发疼痛，却没有引起癫痫发作，这个现象强力地支持了 $Na_V1.7$ 通道主要功能表达于外周神经系统而非大脑的观点。

在我们发现了遗传性红斑肢痛症相关的 $Na_V1.7$ 功能获得型突变后，英国伦敦大学的一个研究团队报道了另一组 $Na_V1.7$ 的功能获得性突变，诱发第二种与众不同的临床疾病，即阵发性极度疼痛症（paroxysmal extreme pain disorder，PEPD）。阵发性极度疼痛症，早期又称为家族性直肠疼痛障碍，其临床症状与遗传性红斑肢痛症迥然不同。这种突变很独特，因为它们通常不是通过异化通道的激活导致疼痛，而是通过延缓通道的失活过程（即刺激后的短暂时间内阻止通道失活化）引发疾病。弱化失活的过程可使更多的通道处于激活状态。针对阵发性极度疼痛症患者，较小的身体刺激，尤其是直肠附近的刺激，会引发难以忍受的直肠疼痛，并且疼痛会逐渐转移至眼睛和下颌周围等区域。这种特殊疼痛疾病的诱因尚不清楚，但钠通道阻断剂卡马西平通常对阵发性极度疼痛症患者有良好的治疗效果，这就要求临床医生能对这种疼痛患者有准确的诊断。

我们还了解到，虽然遗传性红斑肢痛症和阵发性极度疼痛症的临床症状存在明显差异，但它们存在内在关联。2008 年，我们报道了一个同时具有这两种疾病临床病症的患者。该患者的 $Na_V1.7$ 突变对通道的功能特性存在多种影响，包括红斑肢痛症相关突变导致的通道激活过程增强，以及阵发性极度疼痛症相关突变导致的失活过程的延缓特征。随后，我们相继报道了另外几个引起非典型红斑肢痛症的突变体。

遗传性红斑肢痛症和阵发性极度疼痛症都是“功能获得型突变”的生动案例，基因突变导致的钠通道功能的增强引起极度疼痛。2006 年，我们又发现了携带 $Na_V1.7$“功能缺失型突变”和“离子通道病相关的痛觉不敏感”患者。这些患者无法表达功能性 $Na_V1.7$ 通道，感觉不到疼痛。第一个患者是一名来自巴基斯坦部落的青少年，他以“街头表演”养活他的家庭。在表演中，他用刀片刺穿自己的四肢，他在滚烫的煤块上行走，却丝毫感觉不到疼痛。他的家族携带一种基因突变，导致无

法编码功能性的 Na_V1.7 通道。这个家庭人员经历过无痛的骨折、烧伤、拔牙和分娩。此外，我们还陆续报道了其他类似的家族，每个家族均携带一个导致无法编码功能性 Na_V1.7 通道的“无义”突变。这些家族的不同寻常之处在于，他们的问题不是疼痛感减弱，而是根本没有任何疼痛感。

这些人病源性“敲除”的突变提醒我们，在无法感知痛觉的情况下，患者不能像我们常人那样通过限制活动来保护自己。Na_V1.7 通道缺失的人，由于对疼痛缺乏敏感性，在骨折后，他们会继续踢足球，并累积多个未愈合的伤口。另外，Na_V1.7 通道也表达于嗅觉感觉神经元，对嗅觉感知至关重要。与此相对应的是，携带 Na_V1.7 基因“功能缺失”突变的患者也常伴有嗅觉缺失的现象。除此之外，正如之前所述，由于 Na_V1.7 通道在大脑中没有重要功能，“离子通道病-痛觉不敏感”的患者，并无其他脑功能障碍的迹象。

在第一个 Na_V1.7 突变被发现的两年后的 2006 年，我们已经能够将焦点从基因转移到变异的通道蛋白，以及负责痛觉信号传导的 DRG 神经元。目前，我们已经知道，Na_V1.7 的“功能获得型”突变导致 DRG 神经元超兴奋性，进而引起极度疼痛。此外，2006 年，我们又发现，Na_V1.7 的“功能缺失型”突变能够导致痛觉丧失。自此，我们已经深入理解了 Na_V1.7 的重要突变类型，包括“功能获得型”突变和“功能缺失型”突变。

参考文献

[1] Ahmad S, Dahllund L, Eriksson AB, et al. 2007. A stop codon mutation in SCN9A causes lack of pain sensation. Hum Mol Genet, 16(17): 2114 - 2121.

[2] Cheng X, Dib-Hajj SD, Tyrrell L, et al. 2011. Deletion mutation of sodium channel Na_V1.7 in inherited erythromelalgia: Enhanced slow inactivation modulates dorsal root ganglion neuron hyperexcitability. Brain, 134(Pt 7): 1972 - 1986.

[3] Cheng X, Dib-Hajj SD, Tyrrell L, et al. 2008. Mutation I136V alters electrophysiological properties of the Na_V1.7 channel in a family with erythromelalgia with onset in the second decade. Mol Pain, 4: 1.

[4] Choi JS, Zhang L, Dib-Hajj SD, et al. 2009. Mexiletineresponsive erythromelalgia due to a new Na_V1.7 mutation showing use-dependent current fall-off. Exp Neurol, 216(2): 383 - 389.

[5] Cox JJ, Reimann F, Nicholas AK, et al. 2006. An SCN9A channelopathy causes congenital inability to experience pain. Nature, 444(7121): 894 - 898.

[6] Estacion M, Dib-Hajj SD, Benke PJ, et al. 2008. Na_V1.7 gain-of-function mutations as a

continuum：A1632E displays physiological changes associated with erythromelalgia and paroxysmal extreme pain disorder mutations and produces symptoms of both disorders. J Neurosci，28(43)：11079－11088.

[7] Estacion M，Harty TP，Choi JS，et al. 2009. A sodium channel gene SCN9A polymorphism that increases nociceptor excitability. Ann Neurol，66(6)：862－866.

[8] Fertleman CR，Baker MD，Parker KA，et al. 2006. SCN9A mutations in paroxysmal extreme pain disorder：Allelic variants underlie distinct channel defects and phenotypes. Neuron，52(5)：767－774.

[9] Fertleman CR，Ferrie CD，Aicardi J，et al. 2007. Paroxysmal extreme pain disorder (previously familial rectal pain syndrome). Neurology，69(6)：586－595.

[10] Fischer TZ，Gilmore ES，Estacion M，et al. 2009. A novel $Na_V1.7$ mutation producing carbamazepine-responsive erythromelalgia. Ann Neurol，65(6)：733－741.

[11] Goldberg YP，MacFarlane J，MacDonald ML，et al. 2007. Loss-of-function mutations in the $Na_V1.7$ gene underlie congenital indifference to pain in multiple human populations. Clin Genet，71(4)：311－319.

[12] Han C，Rush AM，Dib-Hajj SD，et al. 2006. Sporadic onset of erythermalgia：A gain-of-function mutation in $Na_V1.7$. Ann Neurol，59(3)：553－558.

[13] Han C，Dib-Hajj SD，Lin Z，et al. 2009. Early-and late-onset erythromelalgia：Genotype-phenotype correlation. Brain，132(Pt 7)：1711－1722.

[14] Lampert A，Dib-Hajj SD，Tyrrell L，et al. 2006. Size matters：Erythromelalgia mutation S241T in $Na_V1.7$ alters channel gating. J Biol Chem，281(47)：36029－36035.

[15] Lampert A，O'Reilly AO，Dib-Hajj SD，et al. 2008. A pore-blocking hydrophobic motif at the cytoplasmic aperture of the closed-state $Na_V1.7$ channel is disrupted by the erythromelalgia-associated F1449V mutation. J Biol Chem，283(35)：24118－24127.

[16] Yang Y，Dib-Hajj SD，Zhang J，et al. 2012. Structural modelling and mutant cycle analysis predict pharmacoresponsiveness of a $Na_V1.7$ mutant channel. Nat Commun，3：1186.

Na_V1.7 钠通道：从分子到人类

Sulayman D. Dib-Hajj，Yang Yang，Joel A. Black，
Stephen G. Waxman

摘要

电压门控钠通道 Na_V1.7 主要表达于支配躯体和内脏的外周感觉神经元、嗅觉神经元以及交感神经节神经元中。Na_V1.7 在神经纤维末梢富集，对小的阈下去极化刺激进行放大，并作为“阈值通道”调节细胞的兴奋性。遗传学和功能学研究证实，Na_V1.7 是人类疼痛信号传递的主要贡献者。基于离子通道晶体结构的同源建模清晰地呈现了诱发疼痛的 Na_V1.7 突变体门控特性改变的原子水平的结构基础。

众所周知，电压门控钠通道对兴奋性细胞动作电位的产生至关重要。在哺乳动物中已鉴定了钠通道的 9 种 α-亚基（下文简称为钠通道），包括 Na_V1.1～Na_V1.9。这些亚型具有一个共同的整体结构基序（图 1），包含一条由 1 700～2 000 个氨基酸残基组成的长链多肽，并折叠成由 3 个连接环（L1～L3）连接的 4 个同源结构域（DⅠ～DⅣ），每个结构域包含 6 个跨膜片段（S1～S6）。最近研究报道了细菌钠通道同源四聚体的晶体结构，从原子水平解析了哺乳动物钠通道的结构，以及阐释了每个同源结构域的电压感受器（VSD，S1～S4）和孔区（PM，S5～S6）之间的相互作用。遗传学、结构生物学和功能学的诸多研究均表明，Na_V1.7 负责调节感觉神经元的兴奋性，是几种感觉模式的主要贡献者，并确定该钠通道亚型对人类疼痛病具有重要影响（见附录 1）。

所有 9 种钠通道亚型各自表现出不同的门控动力学和电压依赖的特性。它们在不同类型神经元中的特异性分布赋予了这些细胞独特的放电特征。钠通道与调节通道转运过程及门控特性的多种蛋白存在相互作用，从而使得钠通道特性以细胞特异性的方式受到调节。因此，只要有可能，我们就需要在天然的神经元背景下来研究通道的功能。举个例子，当表达于 DRG 神经元中时，致病性 Na_V1.7-G616R 突变体表现出异常的门控特性，但该突变体表达于 HEK293 细胞系中时，就没有出现这种现象。目前的技术手段已经可以将通道在外周神经元中进行表达和功能分析，而这更接近于通道存在的体内环境。

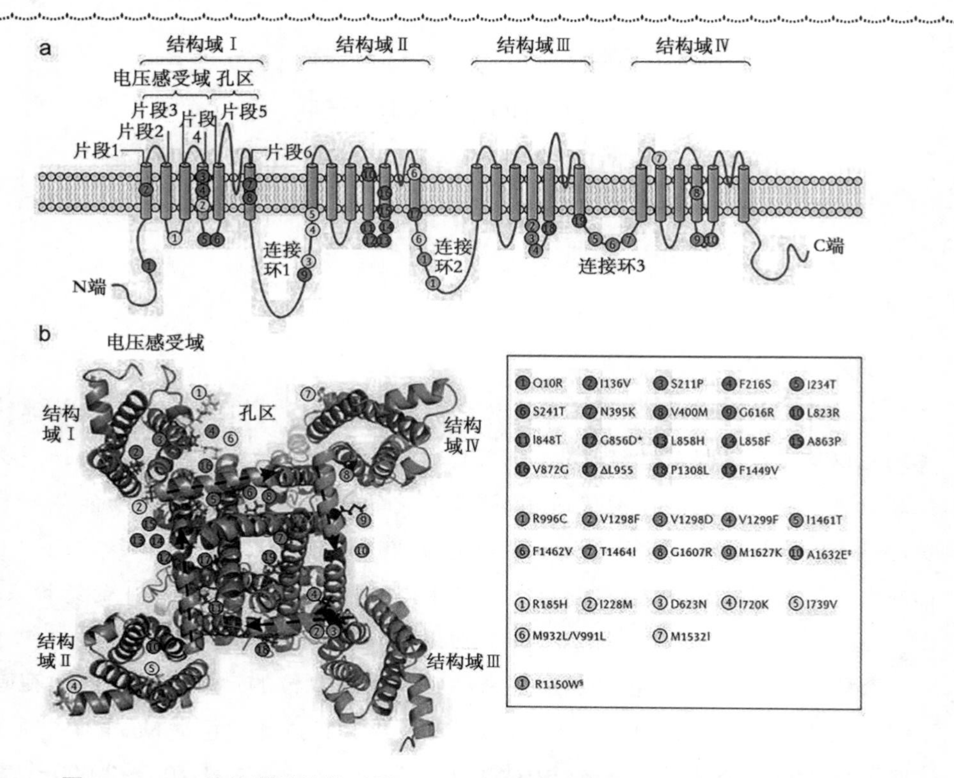

图 1　Na_V1.7 结构域的结构以及 Na_V1.7 相关疼痛障碍的特征性突变的定位

a：电压门控钠通道 α 亚基是一个长链多肽，折叠成 4 个同源结构域（DⅠ～DⅣ），每个结构域包括 6 个跨膜片段（S1～S6）。4 个结构域由 3 个连接环（L1～L3）连接。每个结构域中，S1～S4 片段组成电压感受区（VSD；S4，绿色，特征性地包含带正电荷的精氨酸和赖氨酸残基），S5～S6 片段和它们之间的胞外连接环组成孔区（PM）。钠通道的全长序列的线性模式图显示了遗传性红斑肢痛症（IEM；红色符号）、阵发性极度疼痛症（PEPD；灰色符号）和小纤维神经病变（SFN；黄色符号）相关的 *SCN9A*“功能获得型”突变所影响的氨基酸残基的位置。b：基于最近报道的细菌钠通道晶体结构建模的 Na_V1.7 的结构图（从膜内侧看）。该结构展示了中央负责离子转运的孔区和 4 个外围的电压感受区。膜去极化刺激通过 S4～S5 连接环传递至孔区，导致电压感受区的构象变化（箭头穿过螺旋）。在线性结构模型中，突变残基之间距离看似较远，在更具生物学相关性的三维折叠结构模型中，突变残基之间的实际距离则很近。*：携带这个突变的患者的临床症状与遗传性红斑肢痛症和小纤维神经病变患者一致。‡：携带这个突变的患者的临床表型和通道性质与遗传性红斑肢痛症和阵发性极度疼痛症患者一致。§：由单核苷酸多态性导致的氨基酸残基替换，在约 30% 的种族匹配的欧洲高加索人群中存在该残基替换，对照人口出现比率低。A 部分图片修改自©（2007）Elsevier Science，已授权。（请参考二维码彩图）

在人类，编码 Na_V1.7 通道的 *SCN9A* 基因的功能获得型突变可导致严重的神经病理性疼痛，反之，该基因的功能丧失型突变则导致患者痛觉的丧失。动物损伤

模型和表达人 $Na_V1.7$ 突变体影响神经元兴奋性功能学的研究为深入理解该通道在疼痛的病理生理学中的作用提供了机制上的见解。另有研究已经将 $Na_V1.7$ 与其他感觉模式联系了起来，其中包括嗅觉、咳嗽反射的传入分支以及酸感知。

在本综述中，我们论述了关于 $Na_V1.7$ 的功能和建模的研究进展。对阐明 $Na_V1.7$门控机制的结构-功能关系及其在正常生理和病理条件下影响神经元反应的机制，这些研究无疑提供了新的见解。此外，我们还探讨了靶向 $Na_V1.7$ 通道治疗疼痛的策略，并且提出了 $Na_V1.7$ 在疼痛信号传递中的未解疑题。

细胞与亚细胞的表达分布

$Na_V1.7$、$Na_V1.8$ 和 $Na_V1.9$ 等 3 种钠通道亚型主要表达于外周神经元。$Na_V1.7$ 最初在体感和交感神经节神经元中被检测到。此后，在肠肌神经元、嗅觉感觉神经元（OSNs）、内脏感觉神经元和平滑肌细胞中均被发现。$Na_V1.7$ 在大直径和小直径 DRG 神经元中均有表达（图 2），包括由功能确定的 Aβ-纤维和 C-纤维。$Na_V1.7$ 也是 OSNs 和结状神经节神经元中的主要的钠通道亚型，相当水平的 $Na_V1.7$ 在中枢神经系统中的表达还没有被检测到（参阅下文关于 $Na_V1.7$ 在癫痫中的讨论）。在某些非兴奋性细胞中也检测到了 $Na_V1.7$ 的表达，包括前列腺和乳腺肿瘤细胞、人红细胞前体细胞和免疫细胞。$Na_V1.7$ 和 $Na_V1.8$ 在损伤性感受神经元（即伤害性感受器）内均有较高水平的表达，两者的共表达模式具有重要的功能意义。最后，$Na_V1.7$ 存在于外周表皮内的游离神经末梢，以及中枢脊髓后角的浅层。$Na_V1.7$ 表达于神经末梢中（图 2），这一定位特征与其对微弱刺激的信号放大作用是一致的。

生物物理学特性

$Na_V1.7$ 介导快激活、快失活和慢复活（即从失活态恢复慢）的电流，可被nmol/L 浓度的河鲀毒素（TTX）阻断。$Na_V1.7$ 的慢复活特性使其非常适合介导 C-纤维的低频放电，但不太适合高频放电的神经元。重要的是，$Na_V1.7$ 的慢关闭态失活特性使通道在小的、慢的去极化刺激下诱发较大的斜坡电流。$Na_V1.7$ 放大阈下的刺激能力增加了神经元膜电位到达动作电位阈值的概率。因此，$Na_V1.7$ 被认为是一个阈值通道。$Na_V1.7$ 在 DRG 神经元中介导了由强去极化后的复极化所触发的复活电流。例如，复活电流主要贡献神经元（如小脑浦肯野神经元）的簇状放电。特定钠通道亚型介导的复活主要取决于细胞类型，同一种钠通道在某一类神经元可介导强劲的复活电流，但在另一类神经元中则可能不会产生这种电流。因此，$Na_V1.7$ 只在 DRG 神经元的一个亚群中才可产生复活电流，这一点并不奇怪。

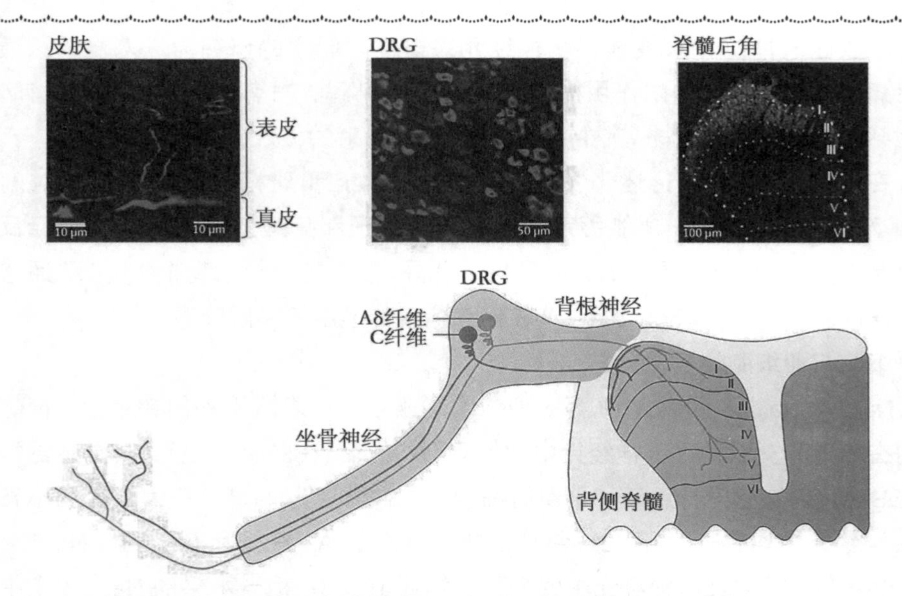

图 2　痛觉信号传递始于 DRG 神经元的外周分支末梢，其与脊髓后角的第二级神经元形成突触联系

依据胞体大小以及轴突髓鞘形成状态，DRG 神经元可被分为 3 类：大直径、厚髓鞘、快速传导的轴突（Aβ 纤维；为了简洁图中未显示）；中直径、薄髓鞘、中等传导速度的轴突（Aδ 纤维；蓝绿色）；小直径、无髓鞘、慢传导速度的轴突（C 纤维；红色）。DRG 神经元表达 5 种电压门控钠通道亚型，其中 Na_V1.7 表达于绝大部分小直径无髓鞘神经元和部分中、大直径有髓鞘的神经元（见中间的图；红色显示 Na_V1.7 阳性）。外部刺激（如热、机械或化学刺激）或损伤/炎症导致的介质（如细胞因子或营养因子）诱发的外周信号，经外周神经纤维末梢的特异性的 G 蛋白偶联受体、酸或配体门控离子通道所转导。梯度的发生器电位诱发的膜去极化被电压门控钠通道整合，达到阈值时，就会在神经末梢处激发动作电位，并向中枢传导。Na_V1.7 沿外周神经表达直至末梢端（左侧），对微小的去极化输入刺激进行放大。鉴于 Na_V1.7 主要表达于外周神经元，故被认为是外周型钠通道，Na_V1.7 同样表达于 DRG 神经元的中枢分支纤维及其位于脊髓后角内的突触前膜末梢（右侧）。此处的 Na_V1.7 能够促进神经冲动传导，或者神经递质（包括 P 物质、降钙素基因相关肽、谷氨酸）的释放。（请参考二维码彩图）

Na_V1.7 在多种感觉模式中的作用

痛觉

如上所述，Na_V1.7 在大直径和小直径 DRG 神经元中均有表达，包括 85%的伤害性感受器。这些观察结果及 Na_V1.7 作为阈值通道的特性提示，Na_V1.7 参与了疼痛信号的传递。最近，在人疼痛疾病中发现的 Na_V1.7 的功能获得型突变加强了 Na_V1.7 在疼痛信号传递中的核心地位。下文还将讨论 Na_V1.7 在病理性疼痛信号传递中的作用。

嗅觉

最初，研究发现，$Na_V1.7$ 基因敲除小鼠是新生期致死性突变，敲除 $Na_V1.7$ 的新生鼠表现出不进食的行为。随后，研究发现，携带纯合 *SCN9A* 基因无效突变的人的嗅觉丧失。这些发现提示了 $Na_V1.7$ 在嗅觉中的重要性。Nassar 等注意到，*Scn9a*$^{-/-}$ 幼鼠的胃内缺乏母乳。由于在该实验中，研究人员没有尝试主动喂食这些小鼠，因而推断 $Na_V1.7$ 突变导致的新生鼠致死现象，是由于嗅觉缺失而引起的吮吸进食能力的丧失。与该观察结果一致，$Na_V1.7$ 是啮齿动物突触前嗅感觉神经元(OSNs)的主要钠通道亚型。小鼠 OSNs 神经元 *Scn9a* 基因敲除可阻断气味诱导嗅小球僧帽细胞(odorant-induced synaptic transmission to mitral cells)的突触传递，最终导致小鼠的体重减轻。该结果提供了令人信服的证据，支持 $Na_V1.7$ 在嗅觉感知过程中的核心作用。

咳嗽反射

迷走神经性咳嗽分为两种类型：吸气引起的咳嗽和刺激或痒引起的咳嗽。吸气引起的咳嗽是由刺激触觉敏感的 Aδ-纤维引起的，甚至可能无意识地发生；而由刺激或痒引起的咳嗽由刺激 C-纤维诱发，包括酸性化合物，且只在动物清醒的时候发生。结状神经节神经元存在 TTX-S 和 TTX-R 钠电流，但是大鼠或豚鼠迷走神经的动作电位可以被 1 μmol/L TTX 完全阻断，提示 TTX-S 钠电流在咳嗽反射中扮演重要角色。新近的研究数据表明，豚鼠结状神经节大部分神经元的 TTX-S 钠电流几乎均由 $Na_V1.7$ 贡献，采用腺相关病毒(AAV)介导的短发夹 RNA(shRNA)敲低这类神经元的 $Na_V1.7$ 表达，可以显著增加基强度并减弱 Aδ-纤维和 C-纤维的放电。与上述结果一致，选择性地下调豚鼠结状神经节神经元 $Na_V1.7$ 的表达，可以抑制由柠檬酸(citric acid)引起的咳嗽，但不影响吸气的速率。然而，下调 $Na_V1.7$ 的表达是否对由吸气引起的咳嗽有类似的效果，仍有待深入研究。

酸感

尽管在裸鼹鼠的伤害感受器中存在瞬时受体电位通道香草酸亚家族成员 1 (TRPV1)，但这种动物在暴露于酸或辣椒素时却并不会产生疼痛相关行为。最近，这个谜题的答案已被揭晓。原来，裸鼹鼠体内表达的 $Na_V1.7$ 通道的外前厅存在一个氨基酸残基变异。在几乎所有哺乳动物 $Na_V1.7$ 同源序列中，DⅣ区域的 S5 和 S6 片段的胞外连接环上包含一个 KKV 三肽序列。裸鼹鼠和小蝙蝠的 $Na_V1.7$ 的这个三肽序列则分别被 EKE 和 EKD 所取代，因此缺乏酸诱导的疼痛相关行为。有趣的是，裸鼹鼠和小蝙蝠均生活在一个富集高浓度二氧化碳的大群落中，如此高浓度的二氧化碳会导致其他动物的组织酸化以及酸诱导的疼痛反应。相较之下，将人

$Na_V1.7$ 序列中的三肽序列替换为 EKE，能增强酸对通道的阻断作用，这与酸不能诱导裸鼹鼠伤害感受器发放动作电位的结果是一致的。另一个 TTX-S 钠通道$Na_V1.6$ 也在成年的损伤感受器中表达，其对应的三肽序列为 DKE，提示其对酸的敏感性可能高于 $Na_V1.7$。

在癫痫患者中的可能作用

一项研究报道，癫痫患者和 Dravet 综合征患者（人类孟德尔遗传在线数据库 OMIM ＃607208）携带多种 *SCN9A* 突变。该项研究中使用的对照人群中的等位基因突变频率为＞1%。尽管有研究观察到，其中一种 *SCN9A* 突变体敲入的小鼠出现癫痫发作的症状，但是 $Na_V1.7$ 在中枢神经系统神经元中的功能角色及其在癫痫病理生理学中的潜在作用尚未被证实。重要的是，携带与 Singh 等报道的相同 $Na_V1.7$ 突变体的小纤维神经病患者（SFN）以及携带与遗传性红斑肢痛（IEM，又称家族性红斑肢痛和遗传性红痛病；OMIM＃133020）相关的其他“功能获得型”的 *SCN9A* 突变的患者均未报道存在癫痫发作。因此，*SCN9A* 突变对癫痫的作用还没有完全被解析清楚。

$Na_V1.7$ 在疼痛中的作用

（1）$Na_V1.7$ 与获得性疼痛病。

$Na_V1.7$ 在疼痛信号的传递中扮演着重要角色。外周轴突的切断可产生神经瘤（neuroma），引起神经冲动的异位发放而导致自发性疼痛。运用 TTX 阻断 TTX-S 钠通道可缓解由轴突切断诱发的大鼠神经病理性疼痛的行为，提示 TTX-S 钠通道参与自发性疼痛的产生。虽然 TTX-S 钠通道亚型 $Na_V1.3$ 被认为与异位放电和自发性疼痛有关，但是研究发现，$Na_V1.7$ 和活化的丝裂原活化蛋白激酶 1（MAPK1，也被称为 ERK2）和 MAPK3（也被称为 ERK1）也在人和大鼠的神经瘤的神经纤维末梢定位、聚集。MAPK1 和 MAPK3 可磷酸化 $Na_V1.7$ 的 L1 区域的 4 个位点，导致钠通道的激活逐渐趋于超极化。$Na_V1.7$ 激活的超极化偏移程度则取决于磷酸化残基的数量。结合 MAPK1 和 MAPK3 对 DRG 神经元的促兴奋性作用，这些结果提示，$Na_V1.7$与神经损伤诱导的 DRG 神经元兴奋性升高有关。

组织发生炎症时，DRG 神经元 $Na_V1.7$ 的表达水平和 TTX-S 钠通道的电流密度均增加。$Na_V1.7$ 表达水平比相同条件下 $Na_V1.3$ 的表达上调得更为明显。在糖尿病大鼠中，DRG 神经元的 $Na_V1.7$ 表达水平也呈上调趋势，推测这一变化造成疼痛相关神经元的超兴奋性。$Na_V1.7$ 基因敲低/敲除的啮齿类动物的研究，进一步证实了 $Na_V1.7$ 直接引起病理性的 DRG 神经元超兴奋性产生的假设。敲低 $Na_V1.7$ 的基因表达可减轻完全弗氏佐剂(CFA)诱发的热痛觉过敏和糖尿病疼痛。在小鼠表达 $Na_V1.8$ 的DRG神经元中条件性敲除 $Na_V1.7$,可以缓解炎症或烧伤诱导的热疼痛,但不影响触诱发痛或痛觉过敏(即神经病理性痛)。但是,最近的一份报道指出,只有在DRG和交感神经元中的同时敲除 $Na_V1.7$,才可以缓解神经病理性痛(见附录2)。

(2) $Na_V1.7$ 与遗传性疼痛病。

家族性突变和疾病症状在一代以上产生了共分离,这为研究一个靶基因和一种疾病之间的直接关联提供了令人信服的证据。最近,有报道发现,*SCN9A* 的一个突变可引起 $Na_V1.7$ 通道促兴奋的功能改变,导致了一种家族性疼痛病的发生,该病遵循孟德尔遗传规律(称为遗传性钠离子通道病)。这一发现为该疼痛找到了病因,同时证实了 $Na_V1.7$ 在人类疼痛信号传递中的核心地位。同时,在遗传性红斑肢痛症和阵发性极度疼痛症(PEPD;先前称为家族性直肠疼痛;OMIM # 167400)的患者中,人们发现了显性遗传的 $Na_V1.7$ 的"功能获得型"错义突变。相比之下,隐性遗传的 *SCN9A* 基因的"功能性缺失型"突变与疼痛的失敏有关(CIP;OMIM # 243000)。这些"功能获得型"突变的功能特征的阐明提供了上述疼痛障碍疾病中导致DRG神经元兴奋性改变的病理生理学基础,从而建立了其与疼痛发生机制之间的联系。

遗传性红斑肢痛症患者的疼痛症状多发于脚和手,且通常出现在童年的早期。我们在研究中发现多个遗传性红斑肢痛症的家族携带 *SCN9A* 突变。在患病个体中这些突变可以与疾病相分离,为这些突变的致病性提供了强有力的遗传学证据(图1)。迄今为止,家族性遗传性红斑肢痛症的 *SCN9A* 的所有突变均导致 $Na_V1.7$ 的特性改变,包括通道激活的电压依赖性趋于超极化(图3a)、斜坡电流增加(图3b)以及去激活过程减慢。与遗传性红斑肢痛症相关的 *SCN9A* 突变可影响慢失活(图3c),因而增强DRG神经元的超兴奋性;而其他的非遗传性红斑肢痛症突变则增强慢失活,因而降低DRG神经元的兴奋性。

另一组 *SCN9A* 突变则是阵发性极度疼痛症致病的分子基础。阵发性极度疼痛症患者的直肠周围疼痛发病通常始于婴儿期,并伴有下半身、上半身或面部的皮肤潮红,呈花斑样,在不同的疼痛发作期这些症状在身体的左侧和右侧的交替出现。阵发性极度疼痛症相关的 *SCN9A* 突变与遗传性红斑肢痛症相关的 *SCN9A* 突变对 $Na_V1.7$ 门控特性的影响不尽相同。阵发性极度疼痛症相关的 *SCN9A* 突变使通道稳态快失活的电压依赖性趋于去极化(图3d)。此外,某些特定突变还可使通道失活不完全,从而产生持续钠电流(图3d,e)。阵发性极度疼痛症相关 $Na_V1.7$ 突变型通道的复活电流增大,而遗传性红斑肢痛症相关 $Na_V1.7$ 突变型通道则没有这个特性(图 3f)。

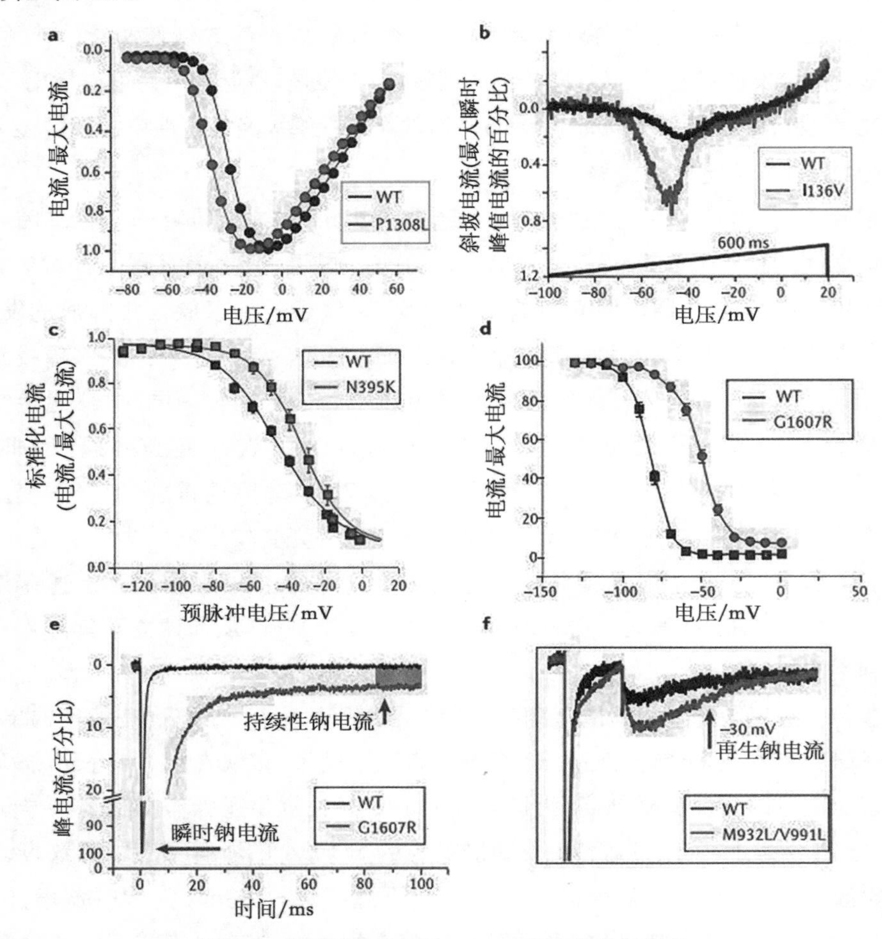

图 3　野生型和突变型 $Na_V1.7$ 的生物物理特性

a:遗传性红斑肢痛症(IEM)相关的 *SCN9A* 突变可使 $Na_V1.7$ 激活趋于超极化,致使突变型通道可以在更小的去极化刺激时开放。比较 WT-$Na_V1.7$ 和 $Na_V1.7$-P1308L 突变型通道的激活过程发现,后者的激活趋于超极化(−9.6 mV)。b:$Na_V1.7$ 的激活对小的、慢的去极化刺激进行放大,产生斜坡电流。与野生型 $Na_V1.7$相比,遗传性红斑肢痛症相关 I136V 突变体型通道介导的斜坡电流(以一步去极化刺激引出的峰钠电流进行标准化处理)显著增加。c:持续去极化刺激(>10 s)激活后,$Na_V1.7$ 的慢失活特性使通道不能再次开放。延缓通道慢失活的 *SCN9A* 突变(如 N395K 和 I739V)增加 DRG 神经元的放电频率。误差线代表标准误。d:相对短暂去极化刺激(100～500 ms)激活后,快失活使得 $Na_V1.7$ 通道不能再次开放。阵发性极度疼痛病(PEPD)相关 *SCN9A* 突变的显著特征是,引起快失活趋于去极化,致使在任何钳制电压下失活的通道数量更少,部分通道的失活受阻。阵发性极度疼痛症相关的 G1607R 突变体的快失活向去极化方向位移 −30 mV,且部分通道失活受阻(橙色阴影标示)。误差线代表标准误。e:野生型和 G1607R 突变型通道的标准化电流的轨迹,0 mV 去极化电压刺激引出瞬时钠电流($I_{Na\text{-}trans}$),突变型通道在去极化刺激最后 100 ms 存在持续性钠电流($I_{Na\text{-}per}$)成分(橙色阴影)。f:强去极化后的复极化刺激引出复活钠电流($I_{Na\text{-}res}$),在动作电位簇状发放中起作用。表达 M932L/V991L $Na_V1.7$ 突变型通道(来源于小纤维神经病的患者)DRG 神经元的复活钠电流增加。如文中所述,阵发性极度疼痛症和小纤维神经病变相关突变型通道所表现出慢的快失活、慢失活和复活电流,本图可视为这些变化的典型实例。(请参考二维码彩图)

到目前为止,研究发现,遗传性红斑肢痛症相关的 *SCN9A* 突变降低了 DRG 神经元的单个动作电位发放的阈值(图 4a-c),增加了放电频率(图 4d-f)。许多遗传性红斑肢痛症相关的 *SCN9A* 突变还导致静息膜电位趋于去极化。在细胞水平上,阵发性极度疼痛症相关的 $Na_V1.7$ 突变可以降低单个动作电位的阈值,增加 DRG 神经元的放电频率,但并不改变静息膜电位。需要强调的是,这类功能特性通常是在 DRG 神经元的胞体进行实验获得的。鉴于 $Na_V1.7$ 被认为是神经末梢的阈值通道,所以评估这些突变型通道的性质及其对神经末梢兴奋性的影响至关重要。最近,我们研究团队已着手解决这一问题。我们发现,DRG 神经突的静息电位接近 −60 mV,DRG 神经元细轴突的 $Na_V1.7$ 通道在这一电压条件下并不完全失活而处于可激活状态。此外,上述研究工作还表明,培养的 DRG 神经元动作电位的电发生是由 TTX-S 和 TTX-R 钠电流前后相继驱动的。

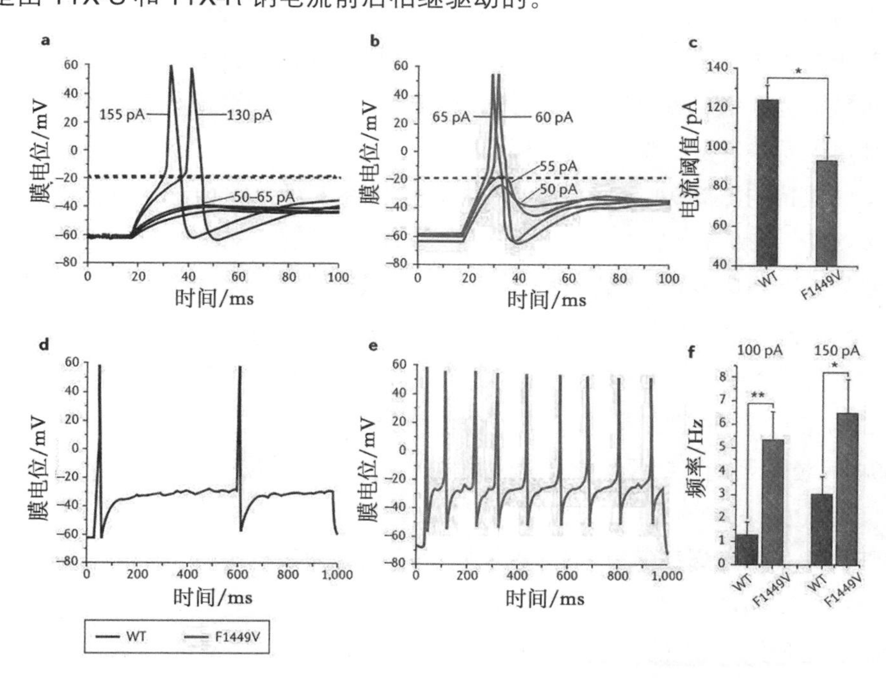

图 4　$Na_V1.7$ 的 F1449V 突变导致 DRG 神经元的超兴奋。

a、b:表达野生型 $Na_V1.7$ 或表达 $Na_V1.7$-F1449V 突变型通道(与遗传性红斑肢痛症关联)的小直径(<30

μm)DRG 神经元典型动作电位轨迹。表达突变型通道的神经元动作电位的阈值电流更小。c:与表达野生型 $Na_V1.7$ 的神经元相比,表达 F1449V 突变型通道的神经元的动作电位平均阈值显著降低(* $P<0.05$)。d、e:与表达 F1449V 变体神经元相比,150 pA/950 ms 电流刺激在表达野生型 $Na_V1.7$ 神经元上诱发的动作电位发放数量更少(a 和 b 中的细胞是相同的)。f:与表达野生型 $Na_V1.7$ 神经元相比,100 pA 和 150 pA(950 ms)电流刺激在表达 F1449V 变体神经元上诱发动作电位的发放频率显著增加(* $P<0.05$; * * $P<0.01$)。(请参考二维码彩图)

无家族病史的遗传性红斑肢痛症患者的 *SCN9A* 新发突变引起的 $Na_V1.7$ 功能改变与家族遗传性的突变相类似,可导致 DRG 神经元的超兴奋。但是,成年发病的遗传性红斑肢痛症患者的延迟疼痛发作的分子遗传学机制尚不清楚。与遗传性红斑肢痛症一致,无家族病史的阵发性极度疼痛症患者的 *SCN9A* 新发突变也已被鉴定,这些新发突变对 $Na_V1.7$ 门控特性的影响与家族性阵发性极度疼痛症相关突变相似,亦与这些突变的致病性相一致。

考虑到 $Na_V1.7$ 在大多数 DRG 神经元(图 2)和三叉神经节神经元中均有表达,遗传性红斑肢痛症和阵发性极度疼痛症患者的疼痛具有明显的时间清晰性和部位局限性。研究发现,既有遗传性红斑肢痛症症状,也有阵发性极度疼痛症状的一位患者携带 *SCN9A* 的突变 A1632E。该突变可以使通道激活趋于超极化,而稳态快失活趋于去极化。因此,与 $Na_V1.7$ 相关的遗传性红斑肢痛症和阵发性极度疼痛症或许可被视为是临床和生理学统一体(包括遗传性红斑肢痛症、阵发性极度疼痛症以及兼具这两种特征的疾病)的一部分。

隐性遗传的 *SCN9A* 无义突变或剪接缺陷的突变可导致 $Na_V1.7$ 相关的完全痛觉失敏(CIP)。携带杂合突变的父母无症状,这提示缺失 *SCN9A* 等位基因中的一个不会导致有临床表现症状。CIP 相关 $Na_V1.7$ 截短的片段不能组装成有功能的通道,也不能作为显性负性蛋白,表明 CIP 患者的携带杂合基因的父母具有正常的疼痛感觉。虽然 $Na_V1.7$ 相关 CIP 的首次病例报道来自有血缘关系的家庭,但后来的报道却均来自非血缘的婚姻家庭。这些结果提示,普通人群中携带非功能性 *SCN9A* 等位基因的人的概率高于最初报告中的预测。但是,健康人中既未见纯合无义突变,也未见复合的杂合无效突变的报道。CIP 患者的临床表现为,他们感觉不到任何形式的疼痛!但值得注意的是,他们没有表现出运动、认知功能、交感或胃肠功能的缺陷,并且有完好的感觉模式。不过也有例外,研究发现,有几例患者表现出嗅觉缺失;最近的一项研究还描述一个家族中有几例携带 *SCN9A* 无义突变的成员,患有 CIP 而且嗅觉正常。

虽然野生型 $Na_V1.7$ 仅需表达正常水平 50%的功能性蛋白(仅有一个正常功能

的等位基因)就足以维持正常的疼痛功能(即没有单倍体剂量不足的情况),但是维持正常疼痛所需的功能性 $Na_V1.7$ 的最低表达量,尚不清楚。有趣的是,我们在研究中发现 1 例不完全的 CIP 患者(患者具有部分痛觉)携带 *SCN9A* 复合杂合突变,包括影响 DⅣ 区域的 S5-S6 胞外连接环的错义突变(C1719R),以及外显子 17 (E17)的 5′端剪接供体的一个碱基对缺失。如同大多数的剪接位点突变一样,受损的剪接体位点可导致第 17 号外显子不能纳入,最终产生无功能的通道蛋白,这与患者感觉受损的表型相一致。该病例尚存的一些痛觉感知的结果提示,外显子 17 可能被成功却低效地纳入,而产生有功能的 $Na_V1.7$ 通道,但其表达水平尚不足以维持正常的全方位的疼痛感知。

SCN9A 相关疾病的正性症状(疼痛)或负性症状(痛觉丧失和嗅觉丧失)可以解释为,*SCN9A* 的"功能获得型"突变和"功能缺失型"突变对伤害感受器的不同影响。然而,*SCN9A* 的突变并不影响其他感觉的原因尚不明了。尽管超过 50% 的 Aβ 低阈值机械性感受器表达 $Na_V1.7$,但我们却发现 CIP 患者的神经传导、触觉和振动觉正常,提示这些神经元中表达的 $Na_V1.7$ 的功能是冗余的。相比之下,CIP 患者正常的本体感觉与肌肉传入神经中缺乏 $Na_V1.7$ 的表达是相一致的。但是,为什么 *SCN9A*"功能获得型"突变不会引起携带者的阳性症状(除疼痛外),例如使其成为"嗅觉超敏者",目前仍然未知。

$Na_V1.7$ 功能性突变作为风险因子

与"相同疾病,相同突变"的假说一致,$Na_V1.7$ 的 R1150W 突变体与痛觉增强有关。Estacion 等的研究表明,W1150 次等位基因存在于 30% 的欧洲白种人中。$Na_V1.7$ 的 W1150 突变体可诱导 DRG 神经元超兴奋性,提示该基因多态性的携带者可能更易患痛觉过敏。事实也确实如此,全基因组关联研究发现,R1150W 的基因多态性与骨关节炎、幻肢痛或腰神经根痛患者的痛感增强有关,且这种效应与 C 纤维的激活密切相关。

约 30% 的先天性小纤维神经病变患者携带 *SCN9A* 错义突变导致的功能失调的 $Na_V1.7$,但该突变在家族中可能不是全部遗传的。携带这些"功能获得型" $Na_V1.7$突变体的人对疼痛非常敏感,这与该通道表达于 DRG 神经元相一致。这些患者还会表现出严重的自主神经功能障碍,这与该通道表达于交感神经元的现象相一致。小纤维神经病变患者 $Na_V1.7$"功能获得型"突变表现为,快失活趋于去极化(图 3d)和(或)失活减慢(图 3c),或产生复活电流的细胞比例增加(图 3f)。然而,令人惊讶的是,携带 *SCN9A* 无效突变的患者并没有表现出自主神经系统缺陷,提示在交感神经中这个通道的功能是冗余的。

Na_V1.7 在脊髓后角中发挥功能吗?

基于 HEK293、DRG 神经元胞体以及计算机模拟的研究表明,作为在相对超极化电位条件下激活的阈值通道,Na_V1.7 可以在诱发动作电位的阈值之下,对小的、慢的去极化刺激进行放大。然而,这并不能解释即使在最强烈的刺激(如牙科手术或分娩)下 Na_V1.7 突变导致 CIP 患者完全没有痛觉的现象。有一种可能的理论是,在初级传入神经的中枢分支末梢表达的 Na_V1.7 可能参与了痛觉信号的突触传递(图 2)。

与该假设一致,Minett 等的研究发现,在小鼠 DRG 神经元敲除 Na_V1.7 后,刺激坐骨神经诱发 P 物质释放到脊髓,以及接受初级传入神经输入的广动力阈神经元的突触增强均减弱。Na_V1.7 的功能可能是促进外周损伤感受器的动作电位传导至中枢分支末梢的前端,或脊髓内的神经末梢。或者,Na_V1.7 可能参与了轴突末梢的神经递质释放的过程,而神经递质作用于第二级脊髓后角神经元。因此,我们推测表达在脊髓后角突触前末梢附近的 Na_V1.7 对神经递质(如 P 物质)的释放至关重要。如果上述推测是正确的,那么研发同时作用于外周和中枢的 Na_V1.7 的抑制剂对于临床治疗是必需的。

Na_V1.7 的结构特征

由于缺乏真核生物钠通道的高分辨率的晶体结构信息,我们还不能准确地理解致病性 *SCN9A* 突变的机制基础,以及精准研发针对神经超兴奋性疾病的小分子抑制剂。离子通道的高分辨率晶体结构的解析对我们全面地理解通道电压感受与通道激活与失活、离子选择性及其与药物相互作用之间的联系是必要的。目前,我们对这些通道特性的理解主要来自序列比对分析,以及标记通道的离子电导或荧光发射的功能分析数据。在确定了钾通道和最近的细菌钠通道的高分辨率晶体结构之后,原子水平的结构建模研究大大加深了我们对人源 *SCN9A* 突变的结构-功能关系的理解。下面将对此进行详细讨论。

钾通道和细菌钠通道的启示

钾离子通道的晶体学研究结果首次为揭示通道的离子选择性、通道门控以及电压传感器和孔区组分的耦合的结构基础提供了直接证据。这些研究还为通道不同门控机制的动力学和关键决定序列提供了有宝贵价值的参考。研究发现,鉴于细菌电压门控钠通道的同源四聚体各自拥有与真核生物钠通道同源的 6 次跨膜片段,所以其有助于生产足够多的通道蛋白用于结晶和高分辨率的结构研究。有趣的是,细菌的电压门控钠通道与人源钠通道的 DⅢ 区域极为相似。第一个被解析的高分辨率钠通道晶体结构(分辨率为 2.7 Å)的开放前构象来自布氏弓形杆菌(*Arcobacter butzleri*)的电压门控钠通道(Na_VAb)。该结构中的 S4 片段位于被激活的位置，但孔区细胞质末端的激活门处于关闭状态。该研究为解析钠通道的数个门控步骤提供了结构证据，并为疏水性阻塞孔道的小分子作用于通道提供了可能的路径。

真核生物钠通道是由4个结构域组成的多肽。4个结构域由不同长度和序列的胞质连接环连接(取决于钠通道家族的不同成员)。因此，真核生物钠通道与细菌同源四聚体钠通道之间，可能存在着细微但却重要的结构差异。因此，根据对称的同源四聚体的细菌钠通道的高分辨率晶体结构，来推断真核生物的单一多肽链、多结构域的钠通道亚型时，我们需要格外谨慎。此外，单个通道的突变应该以其自身的亚型做对照来进行功能评估。例如，与野生型通道相比，Na_V1.7的DⅠ区域S4～S5连接子上的S241L突变，导致通道在激活、稳态快失活和慢失活方面产生了明显的超极化。相比之下，Na_V1.4相应位置的单氨基酸被置换(即S246L)，却使通道的稳态快失活和慢失活趋于超极化，但对Na_V1.4的激活没有影响，这与Na_V1.7的S241L突变不同。因此，这为通道序列上保守残基的亚型特异性的作用提供了证据。

通道激活门的原子水平结构建模

通过基于链霉菌(*Streptomyces lividans*)钾通道KcsA的晶体结构的Na_V1.7孔区的同源建模，我们对Na_V1.7推定的激活门进行了鉴定。建模结果发现，每个孔区S6螺旋结构中靠近细胞质部分都有一个芳香族残基(DⅠ Y405、DⅡ F960、DⅢ F1449和DⅣ F1752)，推测这些芳香族残基可以在孔区胞质末端形成疏水环，由此使通道稳定在开放前状态。在这4个S6螺旋结构中的芳香族残基靠侧链之间的广泛的范德华力形成了能量稳定的聚集，同时还由于相邻芳香族残基的边-面相互作用而得到进一步的强化。推测疏水环会提高S6片段移动(打开通道孔区所必需)的能障，从而可以稳定通道的关闭或开放前状态。尽管Na_VAb晶体结构中狭窄胞质入口的激活门由4个蛋氨酸残基221(分别来自4个单体)组成，但基于Na_VAb晶体结构的Na_V1.7建模，与先前基于KcsA结构鉴定的激活门结构相同(图5)。

对在遗传性红斑肢痛症患者中发现的Na_V1.7的F1449V突变的功能研究为通道的疏水性阻断提供了证据。F1449V突变会降低Na_V1.7的激活阈值。由此推测，F1449V替换突变破坏了其与邻近芳香残基之间的相互作用，从而减少DⅢ区域S6螺旋移动的能障，从而易化其与孔区开放相关的弯曲运动。DⅢ区域S6螺旋移动的倾向性增加，最终可能会促进通道的激活。这种激活模式的支持证据，来自对内向整流钾通道(Kir)的研究。该通道也有类似的4个苯丙氨酸的疏水环。当用更

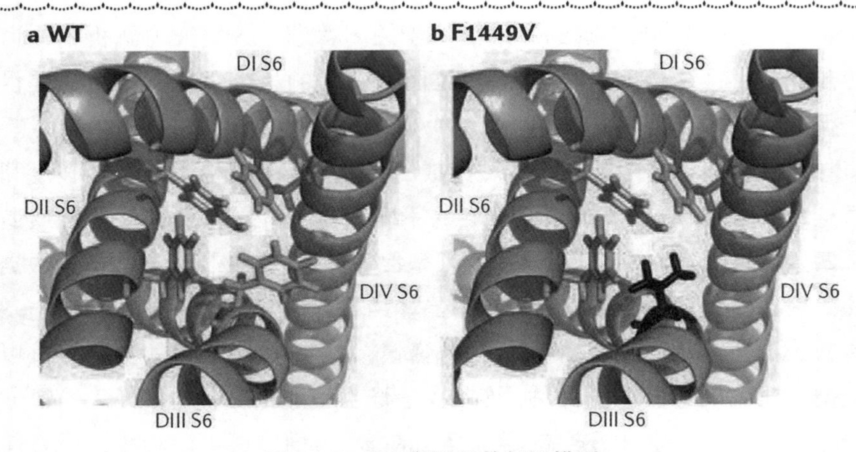

图 5　Na_V1.7 激活门的假设模型

图片呈现了基于细菌钠通道晶体结构建模的两个 S6 跨膜片段的折叠结构。每个 S6 片段的羧基端芳香残基以棒形显示，代表野生型（WT；a）Na_V1.7 和 F1449V 突变型通道（b）。每个 S6 片段胞质 C 末端芳香族残基装配，形成 Na_V1.7 的激活门。同源 DⅢ结构域的 F1449V 突变破坏了疏水环，致使通道的开放前状态失稳定。（请参考二维码彩图）

小的残基替换 Kir6.2 中 F168（对应于 Na_V1.7 的 F1449）更有利于通道的开放，而用芳香族氨基酸色氨酸取代 F168 则会保留野生型通道的功能。

根据电压门控离子通道的同源四聚体晶体结构（细菌钠通道和各种钾通道）对哺乳动物 Na_V1.7 进行多结构域的建模仍有局限性。我们关于 F1449V 突变对通道激活的功能研究，为这一局限性提供了指导性的证据。尽管之前构建的模型表明，Na_V1.7 S6 片段羧基末端的苯丙氨酸或酪氨酸残基稳定了通道的关闭或开放前状态，但功能分析提示，这些残基具有不同的作用。特别值得注意的是，DⅡ区域的 F960V 和 DⅢ区域的 F1449V 突变使通道激活显著超极化，但是DⅠ区域的 Y405V 和 DⅣ区域的 F1752V 突变却不改变通道的激活，提示真核生物钠通道 4 个同源（并非一模一样）结构域具有各自的功能。

神经元类型的依赖性

野生型钠通道或突变型钠通道的门控特性以细胞依赖性的方式受到调控，这种现象具有重要的临床意义。例如，复活钠电流只能在一部分转染 Na_V1.6 或 Na_V1.7的小直径 DRG 神经元中被记录到，不同亚群（肽能和非肽能）小直径 DRG 神经元 Na_V1.8 通道的慢失活特性受到差异性调控。又如，*SCN9A* 的单点突变（如 L858H 或 I739V）引起 DRG 神经元超兴奋性，但却会降低颈上节（SCG）神经元的兴奋性。Na_V1.7 的突变使 DRG 神经元和颈上神经节神经元的静息电位趋于去极化。

在颈上神经节神经元，该去极化导致其他所有钠通道亚型的失活和兴奋性的降低。DRG 神经元表达的 $Na_V1.8$ 对于去极化诱导的失活相对不敏感，导致这些神经元对去极化的反应变得超兴奋。上述这些数据表明，钠通道突变对不同神经元存在细胞类型依赖性的影响。

靶向 $Na_V1.7$ 治疗疼痛

$Na_V1.7$ 在人类痛觉传递中的作用已经非常明确，加之 $Na_V1.7$ 功能完全缺失的 CIP 患者并没有表现出严重的认知、心脏和运动等症状。这促使人们全力研发 $Na_V1.7$ 亚型特异性的抑制剂或调制剂来用于治疗疼痛。尽管科研工作者已经十分努力，但研究进展依旧缓慢。尽管如此，使用单一的钠通道广谱性阻断剂治疗遗传性红斑肢痛症患者有效的案例偶有报道。卡马西平对阵发性极度疼痛症患者治疗有效性的研究表明，研发抑制或调制 $Na_V1.7$ 的小分子来降低 DRG 神经元的兴奋性，有望缓解疼痛。利用对卡马西平有反应的遗传性红斑肢痛症相关的 $Na_V1.7$ 的 V400M 突变作为原子水平建模和热力学分析的“种子”，Yang 等成功预测了对卡马西平有反应的第 2 个遗传性红斑肢痛症相关突变，即 $Na_V1.7$-S241T，提示在将来，用药物基因组学指导治疗是有可能的。其他可选择的策略，包括：①研发针对钠通道亚型特异性的阻断剂或调节剂（在病理条件下通道门控状态发生差异化改变）；②研发不易穿过血脑屏障的化合物，以减少与中枢神经系统相关的不良反应；③采用基因治疗。

小分子阻断剂

研究报道了几种具有 $Na_V1.7$ 选择性的小分子抑制剂，并在动物模型上显示出缓解疼痛的效果。然而，这些报道缺乏在天然神经系统中选择性靶向人类钠通道亚型的验证资料。因此，我们应谨慎地对待这些化合物在动物疼痛模型中有效性的结果，因为这些结果可能源于其对任何一种神经元钠通道亚型的抑制作用。最近，有研究研发了一种对人源 $Na_V1.7$ 具有很强选择性的小分子阻断剂。这种口服药物可利用的化合物优先与处于慢失活态的钠通道结合，对 $Na_V1.7$ 的选择性明显高于其他电压门控钠通道亚型（10～900 倍），也高于钾通道和钙通道（1 000 倍）。这些性质暗示，这种小分子阻断剂未来有希望应用于临床研究。

通道门控状态依赖性的阻断剂

局部麻醉药、抗惊厥药和三环类化合物以使用依赖性的方式阻断钠通道，是目前用于神经性疼痛的一线治疗药物。但是，这些药物并不是钠通道亚型特异性的，且只能部分缓解疼痛，原因是这些药物对中枢神经系统相关不良反应（如头晕或镇静）而导致治疗受限。尽管存在这些限制，利多卡因衍生物和卡马西平对携带某些

SCN9A 突变的患者是有效的。这提示,研发出个性化的、基于基因组的疼痛治疗药物是完全可能的。

卡马西平对携带 *SCN9A* 突变的阵发性极度疼痛症患者具有良好的治疗效果,可抵消由突变导致的快失活过程减慢,从而减少这些突变引起的持续性电流。虽然药物治疗对大多数 $Na_V1.7$ 相关遗传性红斑肢痛症患者没有效果,但也有少数报道指出利多卡因、美西律或卡马西平可以控制疼痛症状。据报道,使用利多卡因或美西来汀单一疗法在治疗携带 $Na_V1.7$ V872G 突变患者的疼痛症状中获得成功,可能是由于利多卡因对突变型通道的使用依赖性阻滞效应的增强。另有报道显示,在使用卡马西平治疗后,携带 $Na_V1.7$ V400M 突变的遗传性红斑肢痛症家族中 3 名成员的疼痛症状得到控制。临床相关浓度的卡马西平预孵育 V400M 突变体,导致通道激活趋于去极化,使之恢复至野生型通道的电压水平。这一结果表明,卡马西平以变构方式作用于 $Na_V1.7$ 突变型通道,使其恢复到与野生型通道相似的开放前状态。

针对 $Na_V1.7$ delL955 突变的计算机模拟和功能鉴定的结果提示,增强 $Na_V1.7$ 的慢失活可以作为疼痛治疗的可选方案。抗癫痫药拉科酰胺是一种具有钠通道阻断活性的功能性氨基酸,在癫痫的动物模型和临床试验,在急性、炎性和神经病理性疼痛的动物模型,以及糖尿病神经病理性疼痛初期临床试验中,均显示出良好的治疗效果。拉科酰胺的阻断效应很特殊,因为它可以选择性增强电压门控钠通道的慢失活,包括 $Na_V1.3$、$Na_V1.7$ 和 $Na_V1.8$。有趣的是,当 $Na_V1.3$、$Na_V1.7$ 和 $Na_V1.8$ 处于失活状态时,拉科酰胺的抑制作用明显增强。这一特性意味着,与不依赖门控状态的电压门控钠通道阻断剂相比,拉科酰胺可能具有更好的安全性和更强的耐受性,原因在于它可能优先靶向去极化神经元中极度活跃的钠通道。虽然拉科酰胺还没有被批准用于治疗人类神经病理性疼痛,但靶向 $Na_V1.7$ 的慢失活态提供了一个可行的药物研发策略。

天然毒素

天然多肽毒素可能是钠通道亚型特异性抑制剂的宝库。因为这些毒素与通道的结合受到多个接触位点的调节,通道细微的序列变化可能对通道-毒素相互作用的亲和力产生深远的影响。芋螺的毒液是多肽毒素的储藏库,其中一些毒素具有钠通道亚型的选择性。然而,迄今为止,仅有芋螺毒素对 $Na_V1.7$ 亚型具有微弱的阻断作用。相比之下,狼蛛多肽毒素对 $Na_V1.7$ 亚型则表现出较好的选择性效应。例如,ProTxII 对 $Na_V1.7$ 的选择性是 $Na_V1.5$ 的 50 倍。虎纹捕鸟蛛神经毒素-Ⅰ和虎纹捕鸟蛛神经毒素-Ⅳ是 $Na_V1.7$ 和其他神经型 TTX-S 通道的强烈抑制剂,但对

$Na_V1.4$ 无效。将 $Na_V1.7$ 和 $Na_V1.4$ 之间的 DⅡ区域 S3～S4 连接环中的两个氨基酸残基交换，就逆转了虎纹捕鸟蛛神经毒素对这些通道的亲和力。此外，KIIIA（属μ-芋螺毒素亚家族）中的一个保守性电荷的置换，可导致 KIIIA 对 $Na_V1.7$ 亚型选择性高于 $Na_V1.2$ 和 $Na_V1.4$。因此，特异性设计靶向 $Na_V1.7$ 亚型的多肽毒素是切实可行的。

但是，口服多肽毒素的生物利用度是很低的，所以很难将其递送至神经末梢，这意味着它们作为治疗药物的前景有限。然而，环化修饰的芋螺毒素可以在不影响自身生物活性的情况下，增强其在体内的稳定性。如果这些分子可被机体有效利用，那么研发环化修饰的 $Na_V1.7$ 特异性多肽毒素作为潜在的镇痛药物。

基因治疗

病毒介导的基因治疗的研究进展，促进了一个治疗疼痛的Ⅰ期临床试验的启动。该试验运用一种单纯性疱疹病毒（HSV）载体将脑啡肽（preproencephalin/*PENK*）基因转染至人类 DRG 神经元。通过在局部疼痛综合征（如带状疱疹后遗神经痛或周围神经损伤）相关损伤或病变神经的投射区局部递送基因产物，可以靶向治疗特定区域的疼痛，从而减少全身性不良反应。动物研究为这一方法提供了实验证明，由 HSV 病毒载体递送的靶向 $Na_V1.7$ 的反义寡核苷酸可以减轻外周炎症疼痛以及糖尿病大鼠的疼痛。最近，我们运用非致病性 AAV 病毒载体递送 RNA 干扰分子（shRNA 用于基因敲低）成功地靶向干扰 DRG 神经元中的另一钠通道亚型 $Na_V1.3$。与其他病毒递送载体相比，这个递送载体的免疫反应较低，这提示了另一个具有相似的可行策略，即应用 AAV 递送靶向针对 $Na_V1.7$ 的 shRNA。

总结与展望

$Na_V1.7$ 是人类疼痛的关键参与者。在细胞水平上，$Na_V1.7$ 是神经元兴奋性的主要调节因子。在分子水平上，$Na_V1.7$ 是探究特定氨基酸残基影响通道门控机制的范式。对罕见的单基因遗传疾病遗传性红斑肢痛症、阵发性极度疼痛症和 CIP 的研究表明，$Na_V1.7$ 对人类的疼痛至关重要。对小纤维神经病变的研究表明，该通道在更常见的疼痛疾病中也发挥着重要作用。除了通过研究天然神经元的 $Na_V1.7$ 突变体解析疼痛的病理生理学机制，基于细菌钠通道或其他离子通道的晶体结构的突变体建模研究，也有助于推测 $Na_V1.7$ 的激活门控机制，并预测在同一结构域和不同结构域中，电压感受器和孔区片段的动态互作模式。在这些研究中，对自然发生的通道突变进行研究，可以提供给我们特别多的信息，因为我们已知它们对通道的门控特性有极大的影响。最后，$Na_V1.7$ 相对局限的表达模式，$Na_V1.7$ 在人类疼痛信号传递中的核心角色，以及 $Na_V1.7$ 完全缺失患者几乎没有认知、心脏、运动和感觉的障碍。这些都强烈表明,$Na_V1.7$ 是一个有效的、有吸引力的药物研发的靶标。同时,这些证据也支持单一靶向治疗对疼痛可能有疗效的观点。

然而,尽管我们在理解 $Na_V1.7$ 及其对多种感觉模式的作用方面取得了一些进展,但一些关键问题仍然没有解决。例如,尽管感觉神经元普遍表达 $Na_V1.7$,但为什么遗传性红斑肢痛症或阵发性极度疼痛症突变患者的疼痛出现的部位并不一致?为什么有些阵发性极度疼痛症患者的皮肤潮红会在身体两侧交替出现?为什么遗传性红斑肢痛症症状的发病年龄从婴儿期到成人期各不相同?为什么没有发现 CIP 患者试图恢复伤害性感受的代偿性改变的证据?除了错义替换、无义替换以及剪切位点的"功能缺失型"突变,$Na_V1.7$ 的同义突变、内含子插入或缺失是否会影响其剪接效率或 RNA 稳定性,从而导致疾病呢?在感觉和交感神经元的外周分支和中枢分支末梢,$Na_V1.7$在信号整合和传递中的不同贡献是什么?最后,为什么表达在 OSNs 神经元中的 TTX-S 电流(主要由 $Na_V1.7$ 所介导)与其表达在 HEK293 细胞及 DRG 神经元上的门控特性,存在着显著差异?针对上述问题及其他相关科学问题,无疑会在不久的将来得到解答。

附录 1 $Na_V1.7$ 是 OSNs 神经元钠电流的主要贡献者。$Na_V1.7$ 是表达在嗅觉感觉神经元(OSNs)的主要钠通道亚型。虽然 OSN 纤毛内精细的 Ca^{2+} 依赖和 Cl^- 依赖的信号放大系统,可以促进嗅觉发生器电位,但是 $Na_V1.7$ 在这些细胞中的高丰度表达及其对微弱去极化刺激的放大能力提示,$Na_V1.7$ 参与沿外周嗅觉神经轴突传递的动作电位发放的触发过程。小鼠和大鼠 OSNs 神经元存在 TTX-S 电流,与这些细胞高丰度表达 $Na_V1.7$ 相一致。有趣的是,这个 TTX-S 电流的激活和失活趋于超极化的特性,与表达于 HEK293、DRG 及大鼠天然 DRG 神经元的 $Na_V1.7$ 电流的特征不同。Ahn 等报道,源于小鼠 OSN 和 DRG 神经元组织的 $Na_V1.7$ 的 cDNA 序列完全一致。总之,上述结果提示,$Na_V1.7$ 的转录后调控或者与 OSN-特异性通道调节蛋白的相互作用,可能导致源于 OSNs 和 DRG 两类神经元的 $Na_V1.7$ 的门控性质的差异。

附录 2 交感神经元中的 $Na_V1.7$ 和痛觉信号传递。$Na_V1.7$ 在交感神经元电发生过程中的功能以及交感神经元在痛觉中的作用仍不清楚。虽然 $Na_V1.7$ 通常表达于交感神经元,$Na_V1.7$ 相关的完全痛觉失敏(CIP)的患者并没有交感神经系统缺陷,提示交感神经元中 $Na_V1.7$ 可能是冗余的。严重疼痛患者携带的"功能获得型"$Na_V1.7$ 突变,可以导致 DRG 神经元和交感神经元的静息膜电位趋于去极化,从而造成 DRG 神经元的超兴奋性以及交感神经元的兴奋性下降。结果提示，即使交感神经元的兴奋性下降，患者仍可能发生严重的疼痛。但是，小鼠模型研究表明，依赖于 $Na_V1.7$ 的感觉和交感神经元的功能特征均与痛觉的表型相关。Minett 等报道，如果仅敲除 DRG 神经元 *Scn9a* 基因（$Na_V1.7$ 编码基因）不会导致痛觉完全丧失，而敲除 DRG 神经元和交感神经元 *Scn9a* 基因基本可以模拟 CIP 患者的临床表征。因此，研究交感神经元 $Na_V1.7$ 的功能及其在痛觉信号传递过程中的角色，实有必要。

致谢

本实验室的工作得到了美国退伍军人事务部康复研究发展服务和医学研究服务以及红梅痛协会的资助。

关于作者

Sulayman D. Dib-Hajj：耶鲁大学医学院神经病学系与神经科学与再生研究中心，纽黑文，康涅狄格州；康涅狄格州医疗系统退伍军人管理局，康复研究中心，西黑文，康涅狄格州

Yang Yang：耶鲁大学医学院神经病学系与神经科学与再生研究中心，纽黑文，康涅狄格州；康涅狄格州医疗系统退伍军人管理局，康复研究中心，西黑文，康涅狄格州

Joel A. Black：耶鲁大学医学院神经病学系与神经科学与再生研究中心，纽黑文，康涅狄格州；康涅狄格州医疗系统退伍军人管理局，康复研究中心，西黑文，康涅狄格州

Stephen G. Waxman：耶鲁大学医学院神经病学系与神经科学与再生研究中心，纽黑文，康涅狄格州；康涅狄格州医疗系统退伍军人管理局，康复研究中心，西黑文，康涅狄格州

数据库

孟德尔人类遗传在线（OMIM）：http://www.ncbi.nlm.nih.gov/omim

更多信息

神经科学与再生研究中心，耶鲁大学医学院：http://medicine.yale.edu/cnrr

参考文献

[1] Catterall WA, Goldin AL, Waxman SG. 2005. Inter- national Union of Pharmacology. XLVII. Nomenclature and structure-function relationships of voltage-gated sodium

channels. Pharmacol Rev, 57: 397 - 409. [A general review on the sodium channel subfamily of voltage-gated ion channels.]

[2] Catterall WA. 2000. From ionic currents to molecular mechanisms: The structure and function of voltage-gated sodium channels. Neuron, 26: 13 - 25.

[3] Payandeh J, Scheuer T, Zheng N, et al. 2011. The crystal structure of a voltage-gated sodium channel. Nature, 475: 353 - 358. [The first description of a high- resolution crystal structure of a homotetrameric bacterial voltage-gated sodium channel.]

[4] Catterall WA. 2010. Signaling complexes of voltage- gated sodium and calcium channels. Neurosci Lett, 486: 107 - 116.

[5] Dib-Hajj SD, Waxman SG. 2010. Isoform-specific and pan-channel partners regulate trafficking and plasma membrane stability; and alter sodium channel gating prop- erties. Neurosci Lett, 486: 84 - 91.

[6] Leterrier C, Brachet A, Fache MP, et al. 2010. Voltage-gated sodium channel organization in neurons: Protein interactions and trafficking pathways. Neurosci Lett, 486: 92 - 100.

[7] Patino GA, Isom LL. 2010. Electrophysiology and beyond: Multiple roles of Na^+ channel β subunits in development and disease. Neurosci Lett, 486: 53 - 59.

[8] Cummins TR, et al. 2001. $Na_V1.3$ sodium channels: Rapid repriming and slow closed-state inactivation display quantitative differences after expression in a mammalian cell line and in spinal sensory neurons. J Neurosci, 21: 5952 - 5961. [This study documents the effect of cell back- ground on the biophysical properties of voltage-gated sodium channels and highlights the need to study these channels in their native cell types.]

[9] Choi JS, Dib-Hajj SD, Waxman S. 2007. Differential slow inactivation and use-dependent inhibition of $Na_V1.8$ channels contribute to distinct firing properties in $IB4^+$ and IB4 - DRG neurons. J Neurophysiol, 97: 1258 - 1265.

[10] Rush AM, et al. 2006. A single sodium channel muta-tion produces hyper- or hypoexcitability in different types of neurons. Proc Natl Acad Sci USA, 103: 8245 - 8250. [This study demonstrates that the distinct cellular responses of DRG neurons to expression of mutant $Na_V1.7$ channel depends on the presence or absence of another sodium channel, $Na_V1.8$.]

[11] Choi JS, et al. 2010. Alternative splicing may contribute to time-dependent manifestation of inherited erythro-melalgia. Brain, 133: 1823 - 1835.

[12] Dib-Hajj SD, et al. 2009. Transfection of rat or mouse neurons by biolistics or electroporation. Nat Protoc, 4: 1118 - 1126.

[13] Dib-Hajj SD, Cummins TR, Black JA, et al. 2010. Sodium channels in normal and pathological pain. Annu Rev Neurosci, 33: 325 - 347.

[14] Ahn HS, et al. 2011. $Na_V1.7$ is the predominant sodium channel in rodent olfactory sensory neurons. Mol Pain, 7: 32.

[15] Weiss J, et al. 2011. Loss-of-function mutations in sodium channel $Na_V1.7$ cause anosmia. Nature, 472: 186 - 190.

[16] Muroi Y, et al. 2011. Selective silencing of $Na_V1.7$ decreases excitability and conduction in vagal sensory neurons. J Physiol, 589: 5663 - 5676.

[17] Smith S, et al. 2011. The molecular basis of acid insensitivity in the African naked mole-rat. Science, 334: 1557 - 1560.

[18] Toledo-Aral JJ, et al. 1997. Identification of PN1, a predominant voltage-dependent sodium channel expressed principally in peripheral neurons. Proc Natl Acad Sci USA, 94: 1527 - 1532. [The first study to report the major cellular distribution of $Na_V1.7$.]

[19] Sage D, et al. 2007. $Na_V1.7$ and $Na_V1.3$ are the only tetrodotoxin-sensitive sodium channels expressed by the adult guinea pig enteric nervous system. J Comp Neurol, 504: 363 - 378.

[20] Kwong K, et al. 2008. Voltage-gated sodium channels in nociceptive versus non-nociceptive nodose vagal sensory neurons innervating guinea pig lungs. J Physiol, 586: 1321 - 1336.

[21] Holm AN, et al. 2002. Sodium current in human jejunal circular smooth muscle cells. Gastroenterology, 122: 178 - 187.

[22] Jo T, et al. 2004. Voltage-gated sodium channel expressed in cultured human smooth muscle cells: Involvement of SCN9A. FEBS Lett, 567: 339 - 343.

[23] Saleh S, Yeung SY, Prestwich S, et al. 2005. Electrophysiological and molecular identification of voltage-gated sodium channels in murine vascular myocytes. J Physiol, 568: 155 - 169.

[24] Djouhri L, et al. 2003. Sensory and electrophysiologi-cal properties of guinea-pig sensory neurones expressing $Na_V1.7$ (PN1) Na^+ channel α-subunit protein. J Physiol, 546: 565 - 576. [This study demonstrates the presence of $Na_V1.7$ in functionally identified nociceptors.]

[25] Felts PA, Yokoyama S, Dib-Hajj S, et al. 1997. Sodium channel α-subunit mRNAs I, II, III, NaG, Na6 and HNE (PN1) — different expression patterns in developing rat nervous system. Brain Res Mol Brain Res, 45: 71 - 82.

[26] Diss JK, et al. 2005. A potential novel marker for human prostate cancer: Voltage-gated sodium channel expression *in vivo*. Prostate Cancer Prostatic Dis, 8: 266 - 273.

[27] Fraser SP, et al. 2005. Voltage-gated sodium channel expression and potentiation of human breast cancer metas-tasis. Clin Cancer Res, 11: 5381 - 5389.

[28] Hoffman JF, Dodson A, Wickrema A, et al. 2004. Tetrodotoxin-sensitive Na^+ channels and muscarinic and purinergic receptors identified in human erythroid progenitor cells and red blood cell ghosts. Proc Natl Acad Sci USA, 101: 12370 - 12374.

[29] Kis-Toth K, et al. 2011. Voltage-gated sodium channel Na_V1.7 maintains the membrane potential and regulates the activation and chemokine-induced migration of a monocyte-derived dendritic cell subset. J Immunol, 187: 1273 - 1280.

[30] Djouhri L, et al. 2003. The TTX-resistant sodium channel Na_V1.8 (SNS/PN3): Expression and correlation with membrane properties in rat nociceptive primary affer-ent neurons. J Physiol, 550: 739 - 752.

[31] Persson AK, Gasser A, Black JA, et al. 2011. Na_V1.7 accumulates and co-localizes with phosphorylated ERK1/2 within transected axons in early experimental neuromas. Exp Neurol, 230: 273 - 279.

[32] Black JA, Frezel N, Dib-Hajj SD, et al. 2012. Expression of Na_V1.7 in DRG neurons extends from peripheral terminals in the skin to central preterminal branches and terminals in the dorsal horn. Mol Pain, 8: 82.

[33] Cummins TR, Howe JR, Waxman SG. 1998. Slow closed-state inactivation: A novel mechanism underlying ramp currents in cells expressing the hNE/PN1 sodium channel. J Neurosci, 18: 9607 - 9619. [This study shows that Na_V1.7 can produce a robust ramp current, suggesting that Na_V1.7 can amplify subthreshold depolarizations and act as a threshold channel.]

[34] Klugbauer N, Lacinova L, Flockerzi V, et al. 1995. Structure and functional expression of a new member of the tetrodotoxin-sensitive voltage-activated sodium channel family from human neuroendocrine cells. EMBO J, 14: 1084 - 1090. [The first report of the isolation and characterization of Na_V1.7 as a TTX-sensitive sodium channel.]

[35] Herzog RI, Cummins TR, Ghassemi F, et al. 2003. Distinct repriming and closed-state inactivation kinetics of Na_V1.6 and Na_V1.7 sodium channels in mouse spinal sensory neurons. J Physiol, 551: 741 - 750.

[36] Rush AM, Cummins TR, Waxman SG. 2007. Multiple sodium channels and their roles in electrogenesis within dorsal root ganglion neurons. J Physiol, 579: 1 - 14.

[37] Dib-Hajj SD, Cummins TR, Black JA, et al. 2007. From genes to pain: Na_V1.7 and human pain disorders. Trends Neurosci, 30: 555 - 563.

[38] Jarecki BW, Piekarz AD, Jackson JO, 2nd, et al. 2010. Human voltage-gated sodium channel mutations that cause inherited neuronal and muscle channelo-pathies increase resurgent sodium currents. J Clin Invest, 120: 369 - 378.

[39] Faber CG, et al. 2012. Gain of function Na_V1.7 muta-tions in idiopathic small fiber

neuropathy. Ann Neurol，71：26－39.［This study was the first to show that patients with idiopathic SFN can harbour $Na_V1.7$ variants；it also shows that these variants cause hyperexcitability of DRG neurons.］

［40］Raman IM，Bean BP. 1997. Resurgent sodium current and action potential formation in dissociated cerebellar Purkinje neurons. J Neurosci，17：4517－4526.［This study documents a state of open channel block，which permits the passing of a current upon hyperpolarization of the cell membrane to negative potentials immediately following a strong depolarizing pulse that fully activates and inactivates the channel.］

［41］Raman IM，Sprunger LK，Meisler MH，et al. 1997. Altered subthreshold sodium currents and disrupted firing patterns in Purkinje neurons of Scn8a mutant mice. Neuron，19：881－891.

［42］Cummins TR，Dib-Hajj SD，Herzog RI，et al. 2005. $Na_V1.6$ channels generate resurgent sodium currents in spinal sensory neurons. FEBS Lett，579：2166－2170.

［43］Nassar MA，et al. 2004. Nociceptor-specific gene deletion reveals a major role for $Na_V1.7$ (PN1) in acute and inflammatory pain. Proc Natl Acad Sci USA，101：12706－12711.［The first report showing that knockout of $Na_V1.7$ in DRG neurons impairs acute and inflammatory pain.］

［44］Goldberg Y，et al. 2007. Loss-of-function mutations in the $Na_V1.7$ gene underlie congenital indifference to pain in multiple human populations. Clin Genet，71：311－319.

［45］Nilsen KB，et al. 2009. Two novel SCN9A mutations causing insensitivity to pain. Pain，143：155－158.

［46］Undem BJ，Carr MJ. 2010. Targeting primary afferent nerves for novel antitussive therapy. Chest，137：177－184.

［47］Schild JH，Kunze DL. 1997. Experimental and modeling study of Na^+ current heterogeneity in rat nodose neurons and its impact on neuronal discharge. J Neurophysiol，78：3198－3209.

［48］Farrag KJ，Costa SK，Docherty RJ. 2002. Differential sensitivity to tetrodotoxin and lack of effect of prostaglandin E on the pharmacology and physiology of propagated action potentials. Br J Pharmacol，135：1449－1456.

［49］Park TJ，et al. 2008. Selective inflammatory pain insensitivity in the African naked mole-rat (Heterocepha-lus glaber). PLoS Biol，6：e13.

［50］Singh NA，et al. 2009. A role of SCN9A in human epilepsies，as a cause of febrile seizures and as a potential modifier of Dravet syndrome. PLoS Genet，5：e1000649.

［51］Drenth JP，Waxman SG. 2007. Mutations in sodium-channel gene SCN9A cause a spectrum of human genetic pain disorders. J Clin Invest，117：3603－3609.

[52] Devor M. 2006. Sodium channels and mechanisms of neuropathic pain. J Pain，7：S3－S12.

[53] Lyu YS，Park SK，Chung K，et al. 2000. Low dose of tetrodotoxin reduces neuropathic pain behaviors in an animal model. Brain Res，871：98－103.

[54] Black JA，Nikolajsen L，Kroner K，et al. 2008. Multiple sodium channel isoforms and mitogen-activated protein kinases are present in painful human neuromas. Ann Neurol，64：644－653. [This study demonstrates the presence of sodium channels $Na_V1.3$，$Na_V1.7$ and $Na_V1.8$，and activated MAPK1，MAPK3 and MAPK12 within blind axon terminals of painful human neuromas.]

[55] Stamboulian S，et al. 2010. ERK1/2 mitogen-activated protein kinase phosphorylates sodium channel $Na_V1.7$ and alters its gating properties. J Neurosci，30：1637－1647.

[56] Black JA，Liu S，Tanaka M，et al. 2004. Changes in the expression of tetrodotoxin-sensitive sodium channels within dorsal root ganglia neurons in inflammatory pain. Pain，108：237－247.

[57] Gould HJ. 2004. Ibuprofen blocks changes in $Na_V1.7$ and 1.8 sodium channels associated with complete Freund's adjuvant-induced inflammation in rat. J Pain，5：270－280.

[58] Chattopadhyay M，Mata M，Fink DJ. 2008. Continuous δ-opioid receptor activation reduces neuronal voltage-gated sodium channel（Na_V 1.7）levels through activation of protein kinase C in painfuldiabetic neuropathy. J Neurosci，28：6652－6658.

[59] Chattopadhyay M，Mata M，Fink DJ. 2011. Vector-mediated release of GABA attenuates painrelated behav-iors and reduces $Na_V1.7$ in DRG neurons. Eur J Pain，15：913－920.

[60] Yeomans DC. 2005. Decrease in inflammatory hyperalgesia by Herpes vector-mediated knockdown of $Na_V1.7$ sodium channels in primary afferents. Hum Gene Ther，16：271－277.

[61] Chattopadhyay M，Zhou Z，Hao S，et al. 2012. Reduction of voltage gated sodium channel protein in DRG by vector mediated miRNA reduces pain in rats with painful diabetic neuropathy. Mol Pain，8：17.

[62] Minett MS. 2012. Distinct $Na_V1.7$-dependent pain sensations require different sets of sensory and sympathetic neurons. Nature Commun，3：791. [This study suggests that knockout of $Na_V1.7$ in neurons from DRG and sympathetic ganglia is needed to attenuate neuropathic pain.]

[63] Shields SD. 2012. Sodium channel $Na_V1.7$ is essential for lowering heat pain threshold after burn injury. J Neurosci，32：10819－10832.

[64] Yang Y. 2004. Mutations in SCN9A，encoding a sodium channel α subunit，in patients with primary erythermalgia. J Med Genet，41：171－174. [This report identi-fies gain-of-function mutations in SCN9A in patients with IEM.]

[65] Fertleman CR. 2006. SCN9A mutations in paroxysmal extreme pain disorder：Allelic variants underlie distinct channel defects and phenotypes. Neuron，52：767 - 774. [This study identifies and characterizes gain-of-function mutations in SCN9A in patients with PEPD.]

[66] Cox JJ. 2006. An SCN9A channelopathy causes congenital inability to experience pain. Nature，444：894 - 898. [This study identifies and characterizes loss-of-function mutations in SCN9A that underlie CIP.]

[67] Sheets PL，Jackson Ii JO，Waxman SG，et al. 2007. Na_V1.7 channel mutation associated with hereditary erythromelalgia contributes to neuronal hyperexcitability and displays reduced lidocaine sensitiv-ity. J Physiol，581：1019 - 1031.

[68] Cheng X. 2011. Deletion mutation of sodium channel Na_V 1. 7 in inherited erythromelalgia：Enhanced slow inactivation modulates dorsal root ganglion neuron hyperexcitability. Brain，134：1972 - 1986.

[69] Fertleman CR. 2007. Paroxysmal extreme pain disorder (previously familial rectal pain syndrome). Neurology，69：586 - 595.

[70] Choi JS. 2011. Paroxysmal extreme pain disor-der：A molecular lesion of peripheral neurons. Nat Rev Neurol，7：51 - 55.

[71] Estacion M. 2008. Na_V1.7 gain-of-function mutations as a continuum：A1632E displays physiological changes associated with erythromelalgia and paroxysmal extreme pain disorder mutations and produces symptoms of both disorders. J Neurosci，28：11079 - 11088.

[72] Dib-Hajj SD. 2008. Paroxysmal extreme pain disorder M1627K mutation in human Na_V1.7 renders DRG neurons hyperexcitable. Mol Pain，4：37.

[73] Cheng X. 2010. Mutations at opposite ends of the DIII/S4 - S5 linker of sodium channel Na_V1.7 produce distinct pain disorders. Mol Pain，6：24.

[74] Vasylyev DV，Waxman SG. 2012. Membrane proper-ties and electrogenesis in the distal axons of small dorsal root ganglion neurons *in vitro*. J Neurophysiol，108：729 - 740.

[75] Han C，et al. 2009. Early-and late-onset inherited erythromelalgia：Genotype-phenotype correlation. Brain，132：1711 - 1722.

[76] Harty TP，et al. 2006. Na_V1.7 mutant A863P in eryth-romelalgia：Effects of altered activation and steady-state inactivation on excitability of nociceptive dorsal root ganglion neurons. J Neurosci，26：12566 - 12575.

[77] Ahmad S，et al. 2007. A stop codon mutation in SCN9A causes lack of pain sensation. Hum Mol Genet，16：2114 - 2121.

[78] Kurban M，Wajid M，Shimomura Y，et al. 2010. A nonsense mutation in the SCN9A gene

in congenital insensitivity to pain. Dermatology，221：179－183.

[79] Staud R，et al. 2011. Two novel mutations of SCN9A（$Na_V1.7$）are associated with partial congenital insensitiv-ity to pain. Eur J Pain，15：223－230.

[80] Reich DE，Lander ES. 2001. On the allelic spectrum of human disease. Trends Genet，17：502－510.

[81] Estacion M，et al. 2009. A sodium channel gene SCN9A polymorphism that increases nociceptor excitabil-ity. Ann Neurol，66：862 － 866. [This report identifies and characterizes a common variant of SCN9A that is associ-ated with pain.]

[82] Reimann F，et al. 2010. Pain perception is altered by a nucleotide polymorphism in SCN9A. Proc Natl Acad Sci USA，107：5148－5153.

[83] Estacion M，et al. 2011. Intra-and interfamily phenotypic diversity in pain syndromes associated with a gain-of-function variant of $Na_V1.7$. Mol Pain，7：92.

[84] Choi JS，Waxman SG. 2011. Physiological interactions between $Na_V1.7$ and $Na_V1.8$ sodium channels：A computer simulation study. J Neurophysiol，106：3173－3184.

[85] Doyle DA. 1998. The structure of the potassium channel：Molecular basis of K^+ conduction and selectivity. Science，280：69－77.

[86] Jiang Y. 2002. The open pore conformation of potassium channels. Nature，417：523－526.

[87] Long SB，Campbell EB，Mackinnon R. 2005. Crystal structure of a mammalian voltage-dependent Shaker family K^+ channel. Science，309：897－903.

[88] Ren D. 2001. A prokaryotic voltage-gated sodium channel. Science，294：2372－2375.

[89] Charalambous K，Wallace BA. 2011. NaChBac：The long lost sodium channel ancestor. Biochemistry，50：6742－6752.

[90] Lampert A，Dib-Hajj SD，Tyrrell L，et al. 2006. Size matters：Erythromelalgia mutation S241T in $Na_V1.7$ alters channel gating. J Biol Chem，281：36029－36035.

[91] Tsujino A. 2003. Myasthenic syndrome caused by mutation of the SCN4A sodium channel. Proc Natl Acad Sci USA，100：7377－7382.

[92] Lampert A. 2008. A pore-blocking hydrophobic motif at the cytoplasmic aperture of the closed-state $Na_V1.7$ channel is disrupted by the erythromelalgia-associated F1449V mutation. J Biol Chem，283：24118－24127. [An atomic structural modelling of $Na_V1.7$ based on the potassium channel KcsA crystal structure identifies a putative activation gate.]

[93] Burley SK，Petsko GA. 1985. Aromatic-aromatic interaction：A mechanism of protein structure stabilization. Science，229：23－28.

[94] Dib-Hajj SD. 2005. Gain-of-function mutation in $Na_V1.7$ in familial erythromelalgia

induces bursting of sensory neurons. Brain, 128: 1847 - 1854. [The first demonstration that a gain-of-function familial mutation in SCN9A renders DRG neurons hyperexcitable, thus providing the pathophysiological basis for pain in these patients.]

[95] Rojas A, Wu J, Wang R, et al. 2007. Gating of the ATP-sensitive K^+ channel by a porelining phenylalanine residue. Biochim Biophys Acta, 1768: 39 - 51.

[96] Han C. 2012. Functional profiles of SCN9A variants in dorsal root ganglion neurons and superior cervical ganglion neurons correlate with autonomic symptoms in small fibre neuropathy. Brain, 135: 2613 - 2628.

[97] Akopian AN, Sivilotti L, Wood JN. 1996. A tetrodotoxin-resistant voltage-gated sodium channel expressed by sensory neurons. Nature, 379: 257 - 262.

[98] Akopian AN. 1999. The tetrodotoxin-resistant sodium channel SNS has a specialized function in pain pathways. Nature Neurosci, 2: 541 - 548. [Together with reference 97, these studies were the first to identify and characterize $Na_V1.8$ from DRG neurons and demonstrates a role for this channel in pain.]

[99] Sangameswaran L. 1996. Structure and function of a novel voltage-gated, tetrodoxtoxin-resistant sodium channel specific to sensory neurons. J Biol Chem, 271: 5953 - 5956.

[100] England S, de Groot MJ. 2009. Subtype-selective targeting of voltage-gated sodium channels. Br J Pharma-col, 158: 1413 - 1425.

[101] Choi JS, et al. 2009. Mexiletine-responsive erythromelalgia due to a new $Na_V1.7$ mutation showing use-dependent current fall-off. Exp Neurol, 216:383 - 389.

[102] Fischer TZ. 2009. A novel $Na_V1.7$ mutation producing carbamazepine-responsive erythromelalgia. Ann Neurol, 65: 733 - 741. [This study identifies the SCN9A mutation V400M in patients who responded to treatment with carbamazepine, and demonstrates that this mutation increases responsiveness to carbamazepine without alter-ing the affinity of the channel to the drug.]

[103] Yang Y. 2012. Structural modelling and mutant cycle analysis predict pharmacoresponsiveness of a $Na_V1.7$ mutant channel. Nature Commun, 3: 1186. [Using V400M as a 'seed' SCN9A mutation, this atomic structural modelling and thermodynamic coupling analysis predicts and then confirms that a second SCN9A mutation, S241T, is responsive to carbamazepine.]

[104] Williams BS. 2007. Characterization of a new class of potent inhibitors of the voltage-gated sodium channel $Na_V1.7$. Biochemistry, 46: 14693 - 14703.

[105] London C. 2008. Imidazopyridines: A novel class of $hNa_V1.7$ channel blockers. Bioorg Med Chem Lett, 18: 1696 - 1701.

[106] Bregman H. 2011. Identification of a potent, state-dependent inhibitor of $Na_V1.7$ with

oral efficacy in the formalin model of persistent pain. J Med Chem, 54: 4427 - 4445.
[107] Chowdhury S. 2011. Discovery of XEN907, a spirooxindole blocker of $Na_V1.7$ for the treatment of pain. Bioorg Med Chem Lett, 21: 3676 - 3681.
[108] Chapman ML. 2012. Characterization of a novel subtype-selective inhibitor of human $Na_V1.7$ voltage-dependent sodium channels (PT 418). IASP 14th World Congress on Pain [online], http://www.abstracts2view.com/iasp/sessionindex.php.
[109] Rice AS, Hill RG. 2006. New treatments for neuro-pathic pain. Annu Rev Med, 57: 535 - 551.
[110] Dworkin RH. 2007. Pharmacologic management of neuropathic pain: Evidence-based recommenda-tions. Pain, 132: 237 - 251.
[111] Sindrup SH, Jensen TS. 2007. Are sodium channel blockers useless in peripheral neuropathic pain? Pain, 128: 6 - 7.
[112] Gerner P, Strichartz GR. 2008. Sensory and motor complications of local anesthetics. Muscle Nerve, 37: 421 - 425.
[113] Beyreuther B, Callizot N, Stohr T. 2006. Antinoci-ceptive efficacy of lacosamide in a rat model for painful diabetic neuropathy. Eur J Pharmacol, 539: 64 - 70.
[114] Beyreuther BK. 2007. Antinociceptive efficacy of lacosamide in rat models for tumor-and chemotherapy-induced cancer pain. Eur J Pharmacol, 565: 98 - 104.
[115] Hao JX, Stohr T, Selve N, et al. 2006. Lacosamide, a new anti-epileptic, alleviates neuropathic pain-like behaviors in rat models of spinal cord or trigeminal nerve injury. Eur J Pharmacol, 553: 135 - 140.
[116] Stohr T. 2007. Lacosamide, a novel anti-convulsant drug, shows efficacy with a wide safety margin in rodent models for epilepsy. Epilepsy Res, 74: 147 - 154.
[117] Doty P, Rudd GD, Stoehr T, et al. 2007. Lacosamide. Neurotherapeutics, 4: 145 - 148.
[118] Rauck RL, Shaibani A, Biton V, et al. 2007. Lacosamide in painful diabetic peripheral neuropathy: A phase 2 double-blind placebo-controlled study. Clin J Pain, 23: 150 - 158.
[119] Sheets PL, Heers C, Stoehr T, et al. 2008. Differential block of sensory neuronal voltage-gated sodium channels by lacosamide [(2R)-2-(acetylamino)-N-benzyl-3-methoxypropanamide], lidocaine, and carba-mazepine. J Pharmacol Exp Ther, 326: 89 - 99.
[120] Xu GY, Zhao ZQ. 2001. Change in excitability and phenotype of substance P and its receptor in cat Aβ sensory neurons following peripheral inflammation. Brain Res, 923: 112 - 119.
[121] Dworkin RH. 2010. Recommendations for the pharmacological management of neuropathic pain: An overview and literature update. Mayo Clin Proc, 85: S3 - S14.

[122] Wilson MJ. 2011. μ-Conotoxins that differen-tially block sodium channels $Na_V1.1$ through 1.8 identify those responsible for action potentials in sciatic nerve. Proc Natl Acad Sci USA, 108: 10302 - 10307.

[123] Lewis RJ, Dutertre S, Vetter I, et al. 2012. Conus venom peptide pharmacology. Pharmacol Rev, 64: 259 - 298.

[124] Dib-Hajj SD. 2009. Voltage-gated sodium channels in pain states: Role in pathophysiology and targets for treatment. Brain Res Brain Res Rev, 60: 65 - 83.

[125] Middleton RE. 2002. Two tarantula peptides inhibit activation of multiple sodium channels. Biochemistry, 41: 14734 - 14747.

[126] Smith JJ, Cummins TR, Alphy S, et al. 2007. Molecular interactions of the gating modifier toxin ProTx-II with $Na_V1.5$: Implied existence of a novel toxin binding site coupled to activation. J Biol Chem, 282: 12687 - 12697.

[127] Peng K, Shu Q, Liu Z, et al. 2002. Function and solution structure of huwentoxin-IV, a potent neuronal tetrodotoxin (TTX)-sensitive sodium channel antagonist from Chinese bird spider Selenocosmia huwena. J Biol Chem, 277: 47564 - 47571.

[128] Xiao Y. 2008. Tarantula huwentoxin-IV inhibits neuronal sodium channels by binding to receptor site 4 and trapping the domain II voltage sensor in the closed con-figuration. J Biol Chem, 283: 27300 - 27313.

[129] McArthur JR. 2011. Interactions of key charged residues contributing to selective block of neuronal sodium channels by μ-conotoxin KIIIA. Mol Pharmacol, 80: 573 - 584.

[130] Clark RJ, Akcan M, Kaas Q, et al. 2012. Cyclization of conotoxins to improve their biophar-maceutical properties. Toxicon, 59: 446 - 455.

[131] Fink DJ. 2012. Gene therapy for pain: Results of a phase I clinical trial. Ann Neurol, 70: 207 - 212.

[132] Samad OA. 2012. Virus-mediated shRNA knockdown of $Na_V1.3$ in rat dorsal root ganglion attenu-ates nerve injury-induced neuropathic pain. Mol Ther, 21: doi:10.1038/mt.2012.169.

[133] Firestein S. 2001. How the olfactory system makes sense of scents. Nature, 413: 211 - 218.

[134] Kaupp UB. 2010. Olfactory signalling in vertebrates and insects: Differences and commonalities. Nat Rev Neu-rosci, 11: 188 - 200.

[135] Rajendra S, Lynch JW, Barry PH. 1992. An analysis of Na^+ currents in rat olfactory receptor neurons. Pflugers Arch, 420: 342 - 346.

[136] Cummins TR, Dib-Hajj SD, Waxman SG. 2004. Electrophysiological properties of mutant $Na_V1.7$ sodium channels in a painful inherited neuropathy. J Neurosci, 24: 8232 -

8236. [The first demonstration that mutations in SCN9A from patients with IEM manifest gain-of-function attributes.]

[137] Blair NT, Bean BP. 2002. Roles of tetrodotoxin (TTX)-sensitive Na^+ current, TTX-resistant Na^+ current, and Ca^{2+} current in the action potentials of nociceptive sensory neurons. J Neurosci, 22: 10277 - 10290.

[138] Cummins TR, Waxman SG. 1997. Downregulation of tetrodotoxin-resistant sodium currents and upregulation of a rapidly repriming tetrodotoxin-sensitive sodium current in small spinal sensory neurons after nerve injury. J Neurosci, 17: 3503 - 3514.

[139] Elliott AA, Elliott JR. 1993. Characterization of TTX-sensitive and TTX-resistant sodium currents in small cells from adult rat dorsal root ganglia. J Physiol, 463: 39 - 56.

[140] Cheng X, Dib-Hajj SD, Tyrrell L, et al. 2008. Mutation I136V alters electrophysiological proper-ties of the $Na_V1.7$ channel in a family with onset of erythromelalgia in the second decade. Mol Pain, 4: 1.

[141] Han C. 2012. $Na_V1.7$-related small fiber neuropathy: Impaired slow-inactivation and DRG neuron hyperexcitability. Neurology, 78: 1635 - 1643.

第5章　凡事都有正反面

基因突变即单个基因发生改变，当突变改变基因产物导致疾病发生时，就称为“致病性”的突变。在人类基因组中，有超过 20 000 个基因。我们体内的每一个细胞都含有这 20 000 多个基因。然而，许多突变会选择性地影响某些组织或细胞类型，而其他的则不受影响。镰状细胞性贫血就是一个例子。在这种遗传性疾病中，*HBB* 基因的突变导致产生一种异常形式的 β-珠蛋白，β-珠蛋白是血红蛋白的一种成分，也是一种含铁的蛋白质。它将血液中的氧气从肺部输送到全身其他组织。血红蛋白只存在于红细胞中。这些细胞受 *HBB* 突变的影响很大，呈镰刀状，携氧能力下降，而体内其他类型的细胞则不受影响。然而，还有其他基因在多种细胞类型中表达，当这些基因突变时，每种细胞类型都处在风险之中。在随后发表的论文中说明了生物学中一个有趣的现象：单个突变在不同的细胞类型中可能有不同的作用。这种现象在某种程度上是“细胞背景”不同的结果。突变蛋白可能与 A 类细胞中的一组蛋白伴侣相互作用，而与 B 类细胞中的另一组蛋白伴侣相互作用，或者可能受 A 类细胞中一个生物过程的影响，而受 B 类细胞中另一个生物过程的影响。

Na_V1.7 钠通道在两种类型的外周神经元中高水平存在：支配身体的 DRG 感觉神经元，包括疼痛信号神经元和交感神经节神经元。交感神经节神经元位于脊柱两侧，是自主神经系统交感成分的最远端前哨。交感神经节神经元参与调节体内许多稳态机制，包括控制血管直径。

即使没有进入实验室，一个专业的观察者可能会得出自主神经功能会受到红斑肢痛症影响的结论，因为这种疾病中的疼痛发作伴随着皮肤的急剧变红。虽然在分子水平上没有证据，但红斑肢痛症的皮肤变红的现象已被其他人归因于血管异常或血管运动控制紊乱，即神经元（如控制皮肤血管宽度的交感神经节神经元）异常。事实上，一些不携带 Na_V1.7 突变的患者，由于血液紊乱而产生“继发性”红肿，如血小板异常而干扰血液循环，阿司匹林对这些患者抑制血小板的治疗效果好。

在 Rush 等人 2006 年发表的论文中，我们解决了这个问题。我们在遗传性红斑肢痛症的患者中进行鉴定，发现了 $Na_V1.7$ 突变，并评估了该突变对 DRG 神经元和交感神经节（颈上神经节）的神经元的影响。根据先前的研究，我们推测，突变会在 DRG 神经元内引起超兴奋性，但是在没有任何先前实验结果的情况下，我们不知道在交感神经节神经元中会发生什么。在本研究的最初部分，我们在 DRG 神经元中表达了 $Na_V1.7$ 突变通道，然后也在交感神经节神经元中进行了表达。在 DGR 神经元中，我们发现突变通道使静息膜电位去极化，这正是我们所期望的，因为突变使通道超极化激活。激活的变化增加了激活和失活之间的重叠，从而产生一种增强的持续电流，被电生理学家称为"窗口"电流。与疼痛信号神经元的异常放电是患者疼痛基础的观点一致。我们发现，该突变产生了 DRG 神经元的超兴奋性，表现为阈值降低（产生单个动作电位所需的电流量）以及响应分级阈上刺激放电速率的增加。

交感神经节神经元的实验结果与之截然不同。我们发现，正如预期的那样，该突变使交感神经节神经元的静息电位产生去极化。然而，令我们惊讶的是，我们观察到，突变并没有使这些细胞超兴奋，反而产生了相反的作用，通过增加阈值并降低对分级超阈值刺激的放电速度，降低了交感神经节神经元的兴奋性。多次重复实验，我们一次又一次地观察到，$Na_V1.7$ 突变通道在不同类型的细胞中可能有不同的功能效应。事实上，$Na_V1.7$ 突变通道在两种类型的神经元中产生了相反的作用。这两种神经元表达出疼痛信号感觉神经元的 $Na_V1.7$ 高兴奋性和交感神经节神经元的低兴奋性。

我们预测，突变通道对感觉神经节和交感神经节中神经元的行为可能有不同的影响。但我们没有预料到如此巨大的差别：单个突变在两种不同类型的神经元中具有完全相反的作用。当科学家观察到意外发现时，下一步就是问"为什么?"推测突变通道在每种特定细胞类型中的作用，这些细胞类型不仅仅存在 $Na_V1.7$ 突变通道，同时，存在特定细胞背景中的突变通道。我们检测了这两种类型细胞中不同类型钠通道的 mRNA 和蛋白质，以此反映每种类型神经元中存在的离子通道整体情况。这些分结果析表明，DRG 神经元表达 5 种类型的钠通道：$Na_V1.1$、$Na_V1.6$、$Na_V1.7$、$Na_V1.8$ 和 $Na_V1.9$，而交感神经节神经元表达了不同的钠通道集合：$Na_V1.3$、$Na_V1.6$ 和 $Na_V1.7$。

这是一个非常重要的区别，特别是因为突变体 $Na_V1.7$ 使细胞去极化。大多数钠通道被"灭活"或进入睡眠状态，因此长时间的去极化作用使它们无法正常运行。$Na_V1.8$ 钠通道（最初被称为 SNS，因为它是感觉神经元所特有的）有所不同。$Na_V1.8$存在于 DRG 神经元，但不存在于交感神经节神经元。与其他因去极化而沉默的钠通道不同，$Na_V1.8$ 具有相对抗灭活性。几年前，我们已经证明了 $Na_V1.8$ 的一个主要功能是支持高频放电，以响应其存在细胞的持续去极化。这些早期的结果表明，$Na_V1.8$ 存在于 DRG 神经元，但在交感神经节神经元中缺失，这可能是 $Na_V1.7$突变在这两种细胞中的不同作用的原因。我们开始验证图 5.1 所示的假设，即①$Na_V1.7$ 突变通道使交感神经节神经元和疼痛信号 DRG 神经元去极化；②由于这种去极化作用，交感神经节神经元内的钠通道失活，这些细胞更难产生动作电位，从而变得兴奋性不足；但是③由于疼痛信号 DRG 神经元内存在 $Na_V1.8$ 通道，并且没有因为去极化而失活，这些细胞不会变得低兴奋，相反，它们变得超兴奋，因为去极化使膜电位接近激活 $Na_V1.8$ 通道的阈值。根据这一假设，单个分子 $Na_V1.8$ 钠通道的存在与否，对确定神经元是否会因其内 $Na_V1.7$ 突变通道的表达而变得高兴奋性或低兴奋性至关重要。

我们通过如图 5.1 所示的实验验证了这个假设。在这个实验中，我们想知道，是否可以通过在交感神经节神经元中插入 $Na_V1.8$ 通道将其转化为具有与 DRG 神经元相似特性的细胞。在交感神经节神经元内插入 $Na_V1.8$ 基因和突变 $Na_V1.7$ 通道基因并不容易，但是 Sulayman Dib-Hajj 和我们的分子生物学团队在这项工作中取得了成功，新插入的基因在新的宿主细胞内产生了它们的通道。值得注意的是，我们确实发现，通过在交感神经节神经元内插入 $Na_V1.8$ 通道，可以将表达突变 $Na_V1.7$通道的神经元从低兴奋性转为高兴奋性。我们基本上已经阐明了单分子的 $Na_V1.8$，它在 $Na_V1.7$ 突变通道的两种细胞类型（存在 $Na_V1.7$）中的发挥相反作用。这些实验给了我们两个启示：①单个突变对不同类型神经元的放电特性有明显不同的影响；②$Na_V1.8$ 起着分子开关的作用，其存在与否决定了 $Na_V1.7$ 突变产生高兴奋性还是低兴奋性。

随后，还有更多的故事涌现。在与皮肤专家 Frank Rice 一起进行的研究中，我们发现，$Na_V1.7$ 也存在于血管肌细胞中，血管肌细胞形成皮肤内血管壁。在这些肌肉细胞中，不存在 $Na_V1.8$。我们假设使静息电位去极化的 $Na_V1.7$ 突变在这些血管肌细胞内产生低兴奋性，从而扰乱皮肤内的血流。我们目前正在验证这一假设，这将引入另一个因素，该因素可能导致红斑肢痛症患者四肢异常变红。

人们很少能确切地看到（诸如离子通道之类的）分子是如何相互作用的。Rush 等 2006 年发表的论文提供了一个团队如何进行工作的案例（结合了离子通道生物物理学、细胞电生理学和分子生物学），使我们能够在细胞环境中逐个分子地剖析突变离子通道是如何与细胞中其他离子通道相互作用的。

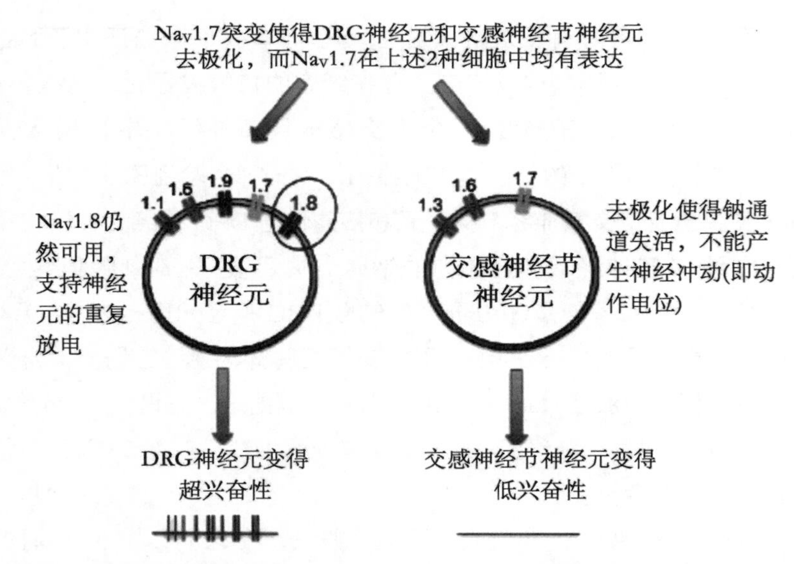

图 5.1　使静息膜电位去极化的 $Na_V1.7$ 突变在背根神经节(DRG)神经元产生高兴奋性和在交感神经节神经元产生低兴奋性

在表达 $Na_V1.7$ 突变的 DRG 神经元下方的动作电位活动增强，与交感神经节神经元的电沉默相反。(请参考二维码彩图)

参考文献

[1] Akopian AN，Sivilotti L，Wood JN. 1996. A tetrodotoxin-resistant voltage-gated sodium channel expressed by sensory neurons. Nature，379(6562)：257－262.

[2] Cummins TR，Waxman SG. 1997. Downregulation of tetrodotoxin-resistant sodium currents and upregulation of a rapidly repriming tetrodotoxin-sensitive sodium current in small spinal sensory neurons after nerve injury. J Neurosci，17(10)：3503－3514.

[3] Davis MD，Sandroni P，Rooke TW，et al. 2003. Erythromelalgia：Vasculopathy，neuropathy，or both? A prospective study of vascular and neurophysiologic studies in erythromelalgia. Arch Dermatol，139(10)：1337－1343.

[4] Drenth JP，van Genderen PJ，Michiels JJ. 1994. Thrombocythemic erythromelalgia，primary erythermalgia，and secondary erythermalgia：Three distinct clinicopathologic entities. Angiology，45(6)：451－453.

[5] Mork C，Kalgaard OM，Kvernebo K. 2002. Impaired neurogenic control of skin perfusion in erythromelalgia. J Invest Dermatol，118(4)：699－703.

[6] Renganathan M，Cummins TR，Waxman SG. 2001. Contribution of $Na_V1.8$ sodium channels to action potential electrogenesis in DRG neurons. J Neurophysiol，86(2)：629－640.

[7] Rice FL, Albrecht PJ, Wymer JP, et al. 2015. Sodium channel $Na_V1.7$ in vascular myocytes, endothelium, and innervating axons in human skin. Mol Pain, 11: 26.
[8] Rush AM, Dib-Hajj SD, Liu S, et al. 2006. A single sodium channel mutation produces hyper-or hypoexcitability in different types of neurons. Proc Natl Acad Sci USA, 103(21): 8245－8250.

同一个钠通道突变引起不同类型的神经元产生超兴奋性或者低兴奋性

Anthony M. Rush, Sulayman D. Dib-Hajj, Shujun Liu, Theodore R. Cummins, Joel A. Black, Stephen G. Waxman

摘要

通常,致病性的离子通道突变以产生神经元的超兴奋性或低兴奋性为特征。本研究表明,单个突变可以在一种神经元细胞类型中产生超兴奋性,而在另一种神经元细胞类型中产生低兴奋性。钠通道 $Na_V1.7$ 在感觉神经节和交感神经节神经元中正常表达。我们研究了与神经病理性痛(本文中特指红斑肢痛症)有关的 $Na_V1.7$突变在这两种细胞类型中产生的功能效应。虽然这种突变使上述两种神经元的静息膜电位去极化,但它导致感觉神经元产生超兴奋性,而使得交感神经元产生低兴奋性。可在去极化膜电位下激活的钠通道亚型 $Na_V1.8$ 选择性地表达在感觉神经元中,而非表达在交感神经元中。这是同一突变产生相反作用的主要决定因素。这些结果为红斑肢痛症患者的交感神经系统的功能障碍提供了分子学基础。此外,这些发现表明,同一个离子通道突变可在表达该通道的不同细胞类型中产生截然相反的作用。

前言

电压门控钠通道的突变与许多神经系统疾病有关,包括遗传性癫痫、肌肉疾病和遗传性红斑肢痛症。遗传性红斑肢痛症是一种常染色体显性遗传的神经病变,临床特征为轻度温热引起四肢远端的疼痛。最近的研究表明,在遗传性红斑肢痛症中,$Na_V1.7$ 发生了基因突变。钠通道 $Na_V1.7$ 在初级感觉神经,如损伤性 DRG 以及交感神经节,如颈上神经节(SCG)中优先高表达。迄今已经发现的 $Na_V1.7$ 的突变会导致通道生理学特征发生变化,包括激活趋于超极化,稳态失活趋于去极化,去激活的减慢以及慢的、小的去极化引起的斜坡电流的增加。所有这些都会增强 $Na_V1.7$ 通道对弱刺激的反应。在细胞功能水平上,其中 F1449V 突变已经在 DRG 神经元上进行了评估,结果显示,它引起了 DRG 神经元产生超兴奋性。$Na_V1.7$ 也存在于交感神经节神经元中,然而,$Na_V1.7$ 的突变对交感神经元功能的影响尚未被评估。

由于DRG神经元和颈上神经节神经元中表达有不同的钠通道亚型的组合，因此我们假设，即使相同的钠通道突变，也可能对这两种神经元类型的兴奋性产生不同的影响。为检验该假设，我们选取了第一个被鉴定的与红斑肢痛症相关的钠通道突变L858H进行研究。我们的研究结果表明，尽管L858H突变在两种细胞类型均引起静息膜电位(RMP)趋于去极化，但它使得DRG神经元产生超兴奋性，而使得颈上神经节神经元产生低兴奋性。我们还证明，这种突变之所以造成这种相反的功能效应，是由于另一种钠通道亚型$Na_V1.8$选择性地表达于DRG神经元，而非颈上神经节神经元。这些结果提示，在红斑肢痛症患者中已观察到交感神经的功能障碍，而$Na_V1.7$突变型通道可能在其中发挥作用。推而广之，这些观察结果表明，单个基因突变可以在表达该基因的不同类型神经元中引起截然相反的功能变化。

结果

L858H突变使静息膜电位去极化，降低DRG神经元发放动作电位的阈值

图1显示了$Na_V1.7$-L858H突变(L858H)对DRG神经元(一种表达$Na_V1.7$)的细胞类型动作电位发放阈值的影响。向表达野生型(WT)$Na_V1.7$的DRG神经元逐步输入电流产生了强的动作电位的超射(overshooting)。图1A中所示，一个代表性DRG神经元的静息膜电位约为51 mV，对50～130 pA的电流注入产生阈下的响应，并且需要≥135 pA的输入才能引发全或无的动作电位，且动作电位起始的电压阈值约为－15 mV。相比之下，一个代表性的表达L858H突变型通道的DRG神经元中，静息膜电位约为－46 mV，即向去极化移动约5 mV，这些细胞只需60 pA的更低的电流输入，就可以引起动作电位发放(图1B)。在所研究的全部细胞中，表达L858H突变型通道的DRG神经元的静息膜电位的均值(－44.9 ±1.1 mV，$n=25$)显著高于表达野生型$Na_V1.7$的神经元(－50.1±0.9 mV，$n=20$)($P<0.001$；图1C)。与野生型$Na_V1.7$(120.6±23.9 pA，$n=20$)相比，在表达L858H通道的细胞(69.2±9.8 pA，$n=25$)中，电流阈值显著降低了＞40%($P<0.01$)(图1D)。尽管存在静息膜电位的去极化和电流阈值的变化，但在表达野生型$Na_V1.7$(67.8±3.0 mV，$n=20$)或L858H突变型通道(64.4±2.6 mV，$n=20$)的细胞中，动作电位的超射并没有显著的差异($P>0.05$；图1E)。

L858H突变使得颈上神经节神经元的静息膜电位去极化，但增加其动作电位的阈值

已知，颈上神经节神经元也表达$Na_V1.7$。接下来，我们研究了L858H突变型通道在颈上神经节神经元中的功能作用。图2A显示了表达野生型$Na_V1.7$通道的代

表性颈上神经节神经元，静息膜电位约为 47 mV，15～20 pA 电流注入可以引发阈下的响应，需要≥25 pA 的电流注入来达到动作电位起始的电压阈值（约－20 mV），并触发全或无的动作电位发放。

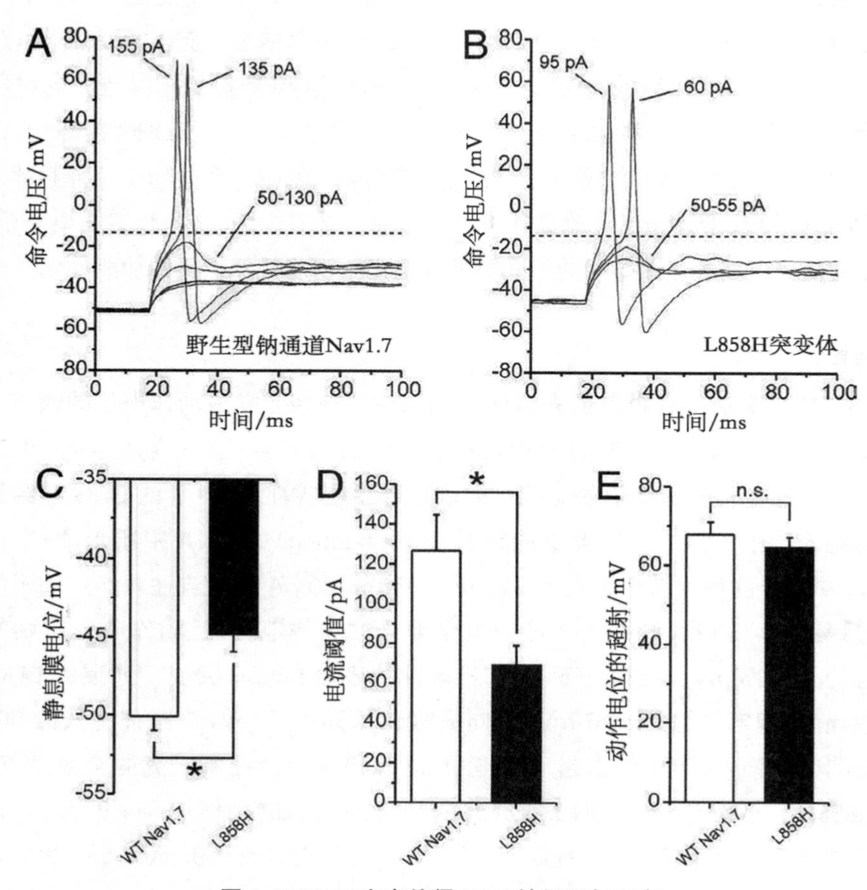

图 1　L858H 突变使得 DRG 神经元超兴奋

A 和 B 用静息膜电位的去极化电流注入小 DRG 神经元直径（直径≤25 μm）来激发动作电位。Vm：膜电位。A：表达野生型 Nav1.7 的细胞的代表性记录曲线显示，对 50～130 pA 电流注入产生阈下的响应，以及随后注入 135 pA（此神经元的电流阈值）和 155 pA 引起全或无的动作电位发放。B：相反，在表达 L858H 的细胞中，通过 60 pA 的电流注入引起动作电位。A 和 B 中神经元的全部或无动作电位的电压（大约 14.5 mV，虚线）相似。C：L858H 引起 DRG 神经元的静息膜电位趋于去极化。表达野生型 Nav 1.7 的 DRG 神经元的平均静息膜电位为－50.1±0.9 mV（n＝20），而表达 L858H 突变型通道的 DRG 神经元的静息膜电位有显著的去极化，为－44.9±1.1（n＝25）（* P＜0.001）。D：表达野生型 Nav1.7 通道的 DRG 神经元的动作电位放电的平均电流阈值为 120.6±23.9 pA（n＝20），而表达 L858H 突变体通道的神经元的平均电流阈值显著降低至 69.2±9.8 pA（n＝25）（* P＜0.01）。E：表达野生型 Nav1.7 通道的细胞（67.8 ±3.0 mV，n＝20）与表达

L858H 突变通道的细胞(64.4±2.6 mV，n=20；P＞0.05)相比，动作电位的超射并没有显著差异。动作电位起始的电压阈值也不变(野生型，14.5±1.2 mV，n=20；L858H，14.5±1.3 mV，n=25；P＞0.05)，n.s.：差异无统计学意义。

表达 L858H 通道的颈上神经节神经元中，静息膜电位去极化了约 5 mV，这与 DRG 神经元的情况相似。但是，L858H 突变对神经元兴奋性的影响却有显著差异。图 2B 显示了一个代表性的表达 L858H 突变型通道的颈上神经节神经元，其在＜70 pA 的电流注入下仅观察到阈下的响应，而这些电流输入在表达 Na_V1.7 野生型通道的颈上神经节神经元中足以引起动作电位。当输入 70 pA 电流达到阈值(约－16 mV)时，表达 L858H 突变型通道的颈上神经节神经元产生了动作电位的发放，但动作电位的超射大大降低。表达 L858H 通道的颈上神经节神经元的平均静息膜电位(－41.6±0.8 mV，n＝17)显著高于表达野生型 Na_V1.7 通道的细胞(－46.3±0.8 mV，n＝15)(P＜0.001；图 2 C)。在所研究的全部颈上神经节细胞中，表达 L858H 突变型通道(42.9±6.3 pA，n＝17)的细胞的电流阈值较野生型 Na_V 1.7 通道(22.7±3.6 pA，n＝15)显著提高了约 88%(P＜0.01)(图 2D)。如前所述，DRG 神经元表达 L858H 突变型通道后，动作电位的超射维持不变。与之相反，表达野生型通道(47.8±3.4 mV，n＝15)的颈上神经节神经元与表达 L858H 突变型通道(23.8±4.7 mV，n＝20)的颈上神经节神经元相比，动作电位的超射显著降低了约 50%(P＜0.001)(图 2E)。因此，表达 L858H 突变型通道的 DRG 神经元中引起单个动作电位发放的阈值降低，与之相反，表达 L858H 突变型通道对颈上神经节神经元具有相反的作用，即引起单个动作电位发放的阈值增加。

L858H 突变增强了 DRG 神经元的重复放电

先前的研究表明，在持续去极化刺激下，约 50% 的 DRG 神经元会重复放电。在本研究中，长时间刺激在表达野生型 Na_V1.7 的 DRG 神经元中产生两个或多个动作电位发放的占 65%(20 个中的 13 个)。图 3A 显示了一个代表性的 DRG 神经元，950 ms 的 100 pA 电流输入而激发了一个动作电位的发放，但是通过注入 250 pA 的电流可以激发更多个动作电位的发放(图 3)。表达 L858H 突变型通道的 DRG 神经元中，950 ms 的电流注入引发两个或更多的动作电位发放的神经元的占比较高(88%，即 24 个中的 21 个)。如图 3B 所示，表达 L858H 突变型通道的代表性的 DRG 神经元，100 pA 的电流输入引发 5 个动作电位的发放，比表达 Na_V1.7 野生型通道的神经元的频率更高。在所研究的全部 DRG 神经元中，与表达 Na_V1.7 野生型通道的 DRG 神经元相比，表达 L858H 突变型通道的神经元在 50～100 pA 的电流输入诱发动作电位的放电频率，分别增加了约 550%(P＜0.05)和约 280%

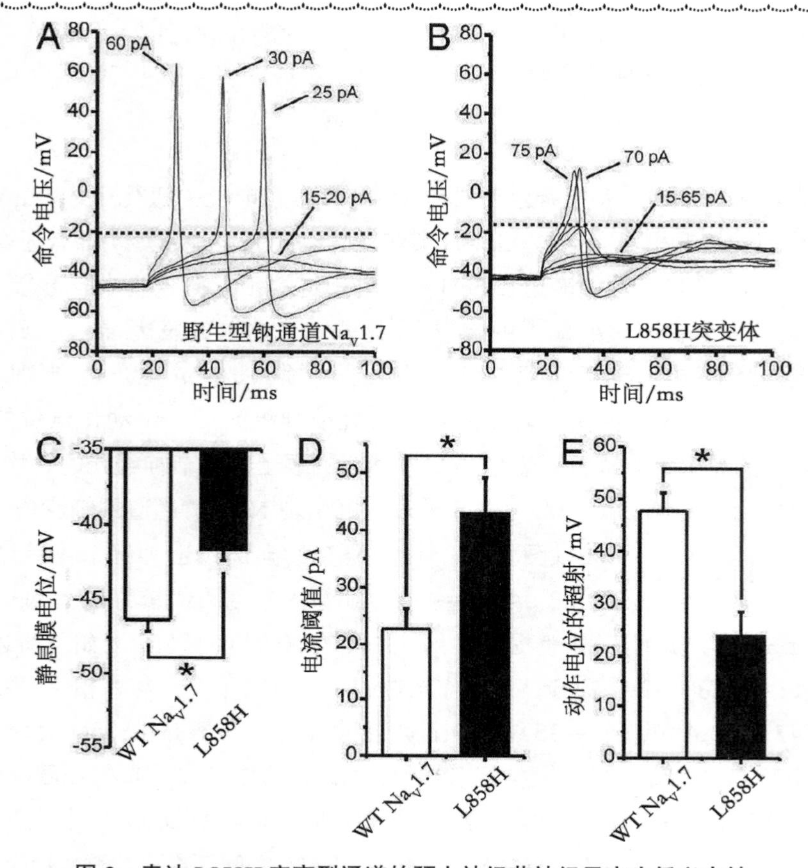

图 2　表达 L858H 突变型通道的颈上神经节神经元产生低兴奋性

A 和 B 用静息膜电位注入去极化电流诱发动作电位。A：表达野生型通道的细胞的代表性记录曲线显示，其对 15～20 pA 电流注入产生阈下的响应，以及随后通过≥25 pA 注入引起全或无的动作电位。B：相反，在表达 L858H 通道的细胞中，动作电位发放需要注入 70 pA 的电流。全或无动作电位发放的起始电压（虚线所示）并没有变化。C：表达 L858H 突变型通道使得颈上神经节神经元的静息膜电位向去极化偏移。表达野生型通道的颈上神经节神经元的静息膜电位平均为 46.3±0.8 mV(n=15)，而表达 L858H 突变型通道的颈上神经节神经元的静息膜电位显著趋于去极化，为 41.6±0.8(n=17)(P<0.001)。D：表达野生型通道的颈上神经节神经元动作电位放电的平均电流阈值为 22.7±3.6 pA(n=15)，而表达 L858H 突变型通道的神经元的平均动作电位阈值显著增加至 42.9±6.3 pA(n=17)(*P<0.01)。E：表达野生型通道的细胞(47.8±3.4 mV，n=15)与表达 L858H 突变型通道的细胞(23.8±4.7 mV，n=20)相比，动作电位的超射显著增大(*P<0.001)。动作电位发放的起始电压不变(野生型：23.1±1.2 mV，n=15；L858H：19.8±1.3 mV，n=17；*P>0.05)。

(P<0.05)(图 3C)。

L858H 突变减弱了颈上神经节神经元的重复放电

在长时间的刺激下，颈上神经节神经元也会重复放电，但就激活阈值而言，L858H 突变的效应在颈上神经节神经元中与其在 DRG 神经元中恰好相反。在表达野生型 $Na_V1.7$ 通道的颈上神经节神经元中，93%（14 个中的 13 个）在长时间的刺激下产生多个动作电位。图 3D 显示了表达野生型 $Na_V1.7$ 的代表性颈上神经节神经元，950 ms 的 40 pA 电流注入产生了 6 个动作电位的发放。有趣的是，当这个细胞被钳制在 −60 mV（一种逆转 L858H 的表达引起细胞膜去极化的处理方式）时，仍然可以激发多个动作电位的超射（图 3E），因此，该神经元激发重复的、完整的动作电位的内在能力并未受到损伤。与表达野生型 $Na_V1.7$ 的颈上神经节神经元相比，表达 L858H 突变型通道的颈上神经节神经元中，长时间刺激时产生 2 个或多个动作电位的神经元的占比降低（53%，15 个中的 8 个）。与表达野生型 $Na_V1.7$ 通道的颈上神经节神经元相比，950 ms 的 30 和 40 pA 电流输入时，表达 L858H 突变型通道的颈上神经节神经元的放电频率分别降低了 88%（$P<0.02$）和 72%（$P<0.03$）（图 3F）。鉴于在 91%（11 个中的 10 个）的测试细胞中，多个动作电位的发放可以通过将细胞膜钳制在 −60 mV 的超极化电位来恢复，所以，神经元重复放电的衰减似乎是由表达 L858H 引起细胞静息膜电位的去极化所致。

颈上神经节神经元表达 $Na_V1.7$，而非 $Na_V1.8$

由于 DRG 神经元表达 $Na_V1.8$ 和 $Na_V1.7$ 钠通道，所以这些细胞的动作电位的发生与 $Na_V1.7$ 和 $Na_V1.8$ 的相继激活有关。在正常情况下，颈上神经节神经元表达 $Na_V1.7$，但是颈上神经节神经元中表达的全部钠通道的亚型，尚未被阐明。因此，我们鉴定了表达于颈上神经节神经元中的钠通道亚型，并使用多重聚合酶联反应（PCR）和限制性内切酶多态性分析方法，将其与 DRG 神经元的情况进行了比较。对 DRG 的限制性分析结果（图 4A，泳道 1～9）显示，在 cDNA 库中存在 $Na_V1.1$（泳道 2）、$Na_V1.6$（泳道 6）、$Na_V1.7$（泳道 7）、$Na_V1.8$（泳道 8）和 $Na_V1.9$（泳道 9），这与之前的结果一致。相比之下，对颈上神经节组织的分析结果（图 4A，泳道 10～18）显示，在 cDNA 库中存在 $Na_V1.3$（泳道 13）、$Na_V1.6$（泳道 15）和 $Na_V1.7$（泳道 16）。使用亚型特异性抗体，我们通过免疫细胞化学方法证实了成年大鼠 DRG 和出生后第 2 天（P2）的大鼠 DRG 神经元中，表达 $Na_V1.7$（图 4Ba）和 $Na_V1.8$（图 4Bb）蛋白（图 4B，c 和 d）。与已发表的对颈上神经节神经元中钠电流的研究一致，我们观察到成年大鼠天然的颈上神经节神经元中表达 $Na_V1.7$（图 4C a），而不表达 $Na_V1.8$（图 4C b）。此外，在培养条件下，P2 大鼠颈上神经节神经元也不会诱导表达 $Na_V1.8$（图 4C c 和 d）。

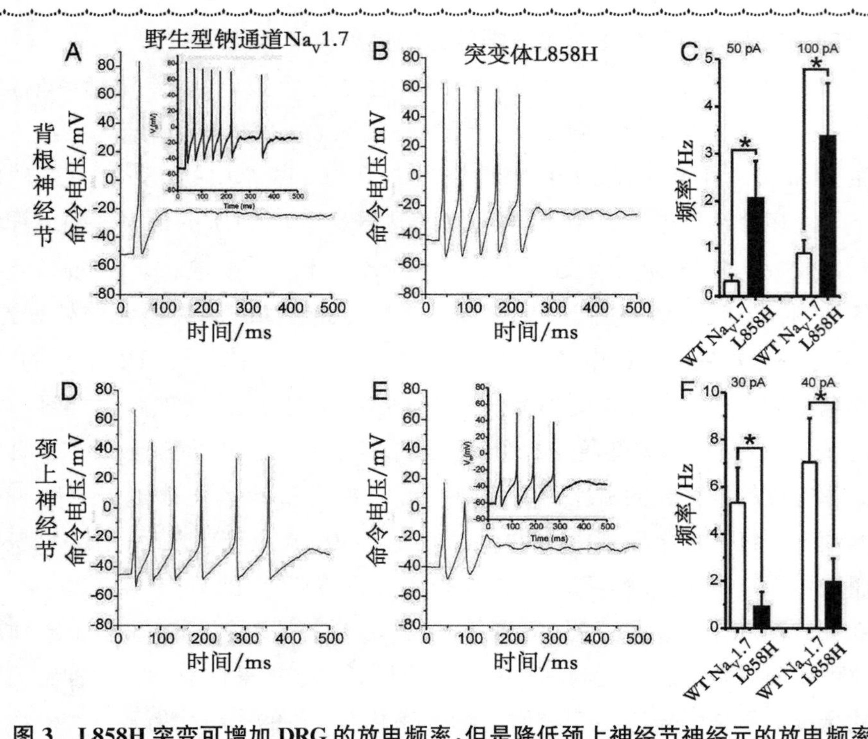

图 3　L858H 突变可增加 DRG 的放电频率，但是降低颈上神经节神经元的放电频率

A：表达野生型 $Na_V1.7$ 的代表性 DRG 神经元激发一个动作电位，以响应该神经元静息膜电位的 950 ms 输入(100 mA)(约 50 mV)。同一神经元响应 250 pA 刺激激发多个动作电位。B：表达 L858H 的代表性 DRG 神经元激发 5 个动作电位，以响应该神经元静息膜电位注入的 100 pA 电流(约 42 mV)。C：对于研究的整个 DRG 神经元群体，通过野生型通道转染后($n=20$)，由 50 pA 电流刺激引起的放电频率为 0.32±0.13 Hz，而经 L858H 转染后为 2.06±0.79 Hz($n=24$；$*P<0.05$)，野生型转染后 100 pA 刺激引起的放电频率为 0.89±0.28 Hz，L858H 转染后为 3.37±1.13 Hz($*P<0.05$)。D：表达野生型 $Na_V1.7$ 的代表性颈上神经节神经元响应静息膜电位的 950 ms，40 pA 输入(约 45 mV)激发了 6 个动作电位。E：响应静息膜电位注入的 100 pA 电流(约 40 mV)，表达 L858H 的代表性颈上神经节神经元仅激发两个动作电位。当细胞保持在 60 mV 以克服由 L858H 引起的静息膜电位的去极化时，相同刺激下产生了 4 个动作电位。F：对于所研究的整个颈上神经节神经元群体，通过野生型通道转染后($n=14$)，由 30-pA 刺激引起的放电频率为 5.33±1.5 Hz，而通过 L858H 通道转染后为 0.63±0.01 Hz($n=15$；$P<0.05$)。野生型转染后，由 40 pA 刺激引起的放电频率为 7.05±1.86 Hz，而 L858H 通道转染后为 1.96±1.0 Hz($*P<0.05$)。

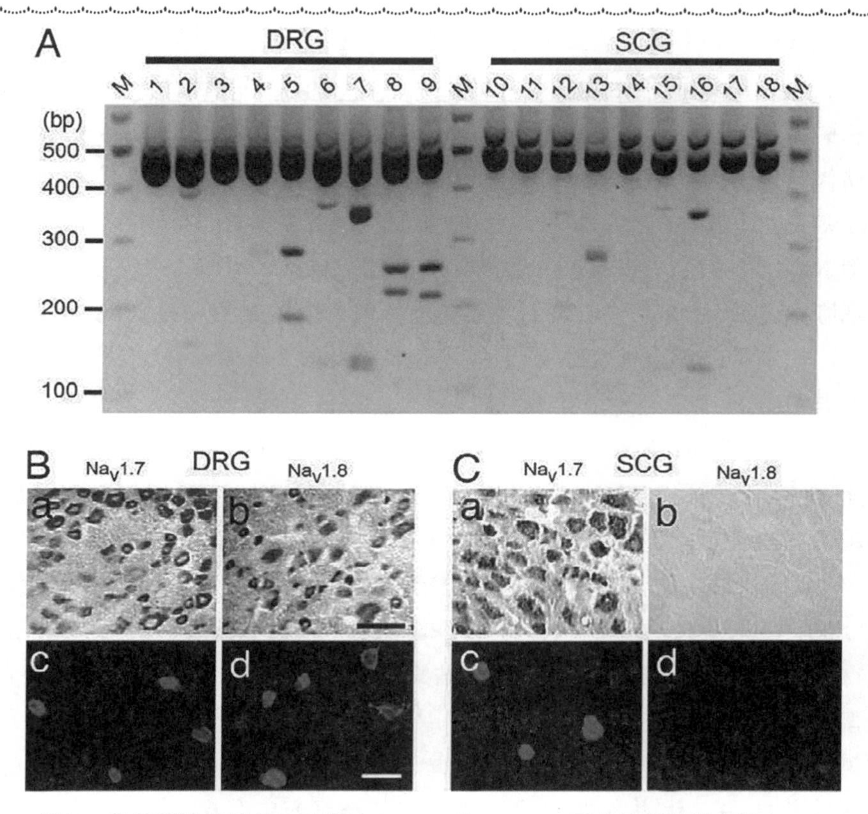

图 4　背根节神经元(DRG)表达 Na_V1.7 和 Na_V1.8；颈上神经节神经元(SCG)表达 Na_V1.7，但不表达 Na_V1.8

A：对来自成人 DRG(泳道 1、9)和颈上神经节(泳道 10、18)的钠通道结构域 1 的多重 PCR 扩增产物的限制性分析。M：100 bp 条带标记物。泳道 1 和 10 分别包含 DRG 和颈上神经节的扩增产物。泳道 2、9 和 11、18 显示了用 *Eco*R V、*Eco*N I、*Ava* I、*Acc* I、*Sph* I、*Bam*H I、*Afl* II 和 *Eco*R I 切割 DNA 的结果，这些 DNA 特异于亚基 Na_V1.1、Na_V1.2、Na_V1.3、Na_V1.5/1.9、Na_V1.6、Na_V1.7/1.8、Na_V1.8 和 Na_V1.9。泳道 2 和泳道 5～9 中的限制性产物显示 DRG 中存在 Na_V1.1、Na_V1.6、Na_V1.7、Na_V1.8 和 Na_V1.9，这与先前的结果一致。泳道 13、15 和 16 中的限制产物显示颈上神经节中存在 Na_V1.3、Na_V1.6 和 Na_V1.7。B 和 C 体内和培养的神经元中 DRG 和颈上神经节神经元中 Na_V1.7 和 Na_V1.8 通道的免疫染色。B：体内成年 DRG 神经元中存在 Na_V1.7(a)和 Na_V1.8(b)蛋白；Na_V1.7(c)和 Na_V1.8(d)蛋白存在于出生后第 2 天(P2)大鼠幼崽的培养 DRG 神经元中。C：在体内成人颈上神经节神经元中存在 Na_V1.7(a)，但不存在 Na_V1.8(b)。Na_V1.7(c)蛋白存在于来自 P2 新生大鼠的培养的颈上神经节神经元中，而非 Na_V1.8(d)。(比例尺＝50 μm)(请参考二维码彩图)

DRG 神经元中 Na_V1.8 的选择性表达(而非颈上神经节)，介导了 L858H 突变在这两种细胞类型中的相反作用

已有研究证明，表达 L858H 突变型通道在 DRG 神经元中产生超兴奋性，而在

颈上神经节神经元中产生低兴奋性。因此推测，这种差异至少部分是由于DRG神经元中表达$Na_V1.8$而颈上神经节神经元中不表达$Na_V1.8$造成的。$Na_V1.8$通道的激活和失活的电压依赖性呈去极化。因此，即使在去极化时，DRG神经元也可以发放动作电位。为了验证这一假说，通过在颈上神经节神经元中共表达$Na_V1.8$和L858H突变型通道，并观察其对神经元放电行为的影响。图5A显示了在分别表达野生型$Na_V1.7$（蓝色）、L858H（红色）和L858H加$Na_V1.8$（绿色）的代表性的颈上神经节细胞中，超阈值的动作电位的发放情况。与之前的结果一致，L858H突变型通道的表达使细胞的静息膜电位趋于去极化，并降低了动作电位的超射。然而，当$Na_V1.8$与L858H突变型通道共表达时，尽管L858H引起的细胞静息膜电位的去极化偏移仍存在，但动作电位的超射得到恢复。在所研究的细胞中，在表达L858H突变型通道的细胞（-40.5 ± 1.01 mV，$n=17$）中共表达$Na_V1.8$，细胞的静息膜电位仍然趋于去极化，偏移了约5 mV（41.6 ± 0.76 mV，$n=17$，L858H）（$P>0.05$；图5B）。然而，当$Na_V1.8$与L858H突变型通道共表达时，动作电位的发放阈值降低（$P<0.05$；图5C）。此外，当$Na_V1.8$与L858H突变型通道共表达时，动作电位的超射也得以恢复（$P<0.05$；图5D）。这些结果表明，$Na_V1.8$的存在与否是决定L858H突变型通道产生功能效应的主要因素。

讨论

钠通道$Na_V1.7$优先在DRG和颈上神经节神经元中富集表达。红斑肢痛症相关的突变L858H导致$Na_V1.7$中的结构域Ⅱ S4～S5连接环中的单个氨基酸被取代。实验表明，L858H突变在DRG神经元中产生超兴奋性（阈值降低，以及重复放电增强），在交感神经节神经元中产生低兴奋性（阈值升高，以及重复放电减弱）。上述观察结果为已报道的红斑肢痛症患者出现的交感神经功能障碍，提供了分子基础。而且，该研究结果提出了更具普遍意义的理论，即其他离子通道突变在正常表达该通道的不同细胞类型中，也可能产生截然不同的生理效应。尽管乍看起来，同一基因突变在不同类型的神经元中产生的相反的功能效应的现象，似乎是自相矛盾的，但研究证明，这是由不同的细胞背景引起的，包括两种类型神经元中其他离子通道的不同的表达谱。

L858H突变使得$Na_V1.7$通道的激活趋于超极化，去激活减慢，并增加了弱刺激诱发的通道斜坡电流。我们观察到，在DRG和颈上神经节神经元中，L858H突变均引起静息膜电位向去极化偏移约5 mV。与肌无力相关的肌肉钠通道$Na_V1.4$的邻近氨基酸残基的突变也产生了类似的去极化现象。对于$Na_V1.4$突变来说，对L858H突变型通道的电压钳分析预测，去极化可能是由于通道激活趋于超级化进

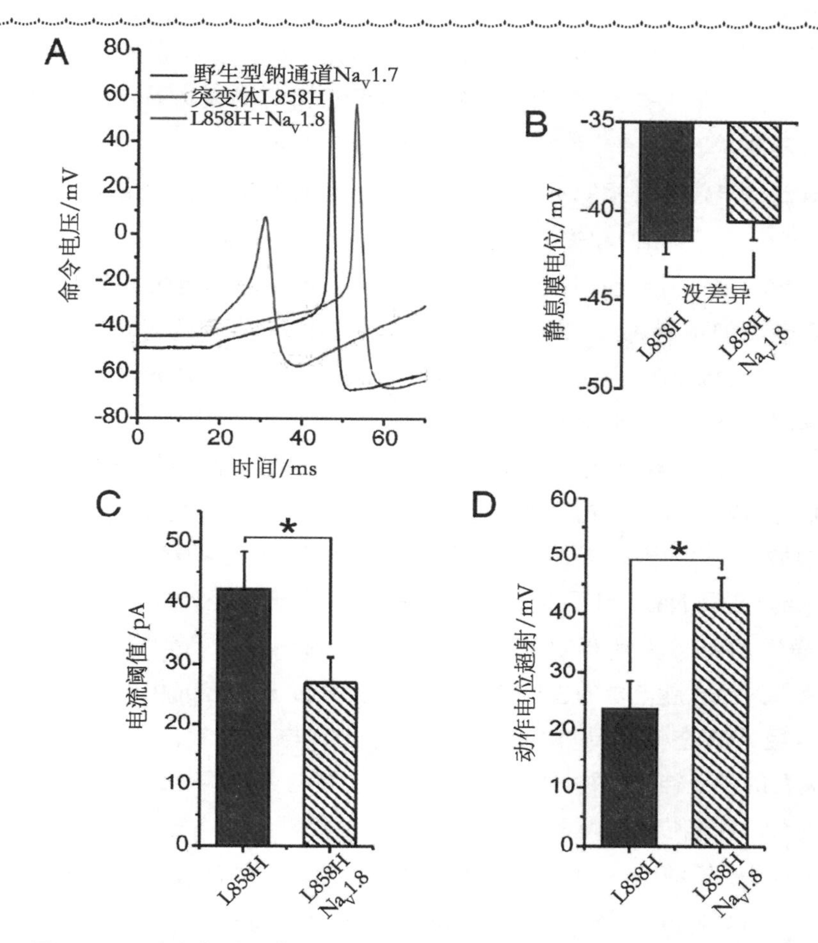

图 5　L858H 突变型通道和 Na$_V$1.8 通道的共表达使得颈上神经节神经元的动作电位发放的特性得以恢复

当 Na$_V$1.8 与 L858H 突变型通道共表达时，尽管 L858H 的表达仍然诱导细胞的静息膜电位趋于去极化，但电流阈值和动作电位的超射得以恢复。A：在转染野生型（蓝色）、L858H（红色）、L858H 加 Na$_V$1.8（绿色）通道的代表性的颈上神经节神经元记录的超阈值动作电位的发放情况。表达 L858H 突变型通道（−41.6±0.76 mV，n=17）的细胞的静息膜电位趋于去极化，而共表达 Na$_V$1.8 的细胞也产生类似的偏移（−40.5±1.01 mV，n=17）（P>0.05）。n.s.：无显著差异。C：仅表达 L858H 突变型通道时，神经元动作电位发放的电流阈值为 42.9±6.3 pA（n=17），而其与 Na$_V$1.8 共表达时则降至 26.8±4.3 pA（n=17）（*P<0.05）。D：当 Na$_V$1.8 与 L858H 突变型通道共表达（41.5±4.6 mV，n=17）时，表达 L858H 突变型通道的颈上神经节神经元的动作电位的超射显著增加（23.8±4.7 mV，n=17）（*P<0.05）。（请参考二维码彩图）

而增加的窗口电流所致，该电流存在于−80～−35 mV 之间，最大值在−60～−45 mV，这一数值接近静息膜电位。

笔者推测，L858H 突变之所以在 DRG 神经元中产生超兴奋性，而在颈上神经节神经元中产生低兴奋性，是因为 DRG 神经元中选择性表达 $Na_V1.8$ 而颈上神经节神经元不表达 $Na_V1.8$。大多数 DRG 损伤性感受神经元表达 $Na_V1.8$，而 $Na_V1.8$ 负责介导动作电位上升相的主要钠电流。因为与其他钠通道相比，$Na_V1.8$ 的激活（$V_{1/2}=-16\sim-21$ mV）和失活的电压依赖性（$V_{1/2}=-30$ mV）趋于去极化，所以 $Na_V1.8$ 可使 DRG 神经元在膜去极化时仍然能够产生动作电位并维持重复放电。这一发现使我们预测，$Na_V1.7$ 突变之所以产生 DRG 神经元的超兴奋性，是因为这些细胞也表达 $Na_V1.8$ 通道（由于其失活的电压依赖性趋于去极化，$Na_V1.8$ 通道在膜去极化时仍然可以被激活）。

在颈上神经节神经元中表达 L858H 突变型通道后，观察到了类似的静息膜电位的去极化（约 5 mV），但在这些神经元中，基因突变反而产生神经元的低兴奋性，即阈值增加、重复放电减弱和动作电位的振幅降低。颈上神经节神经元中表达有 $Na_V1.3$、$Na_V1.6$ 和 $Na_V1.7$（而非 $Na_V1.8$）（图 4）。由于神经元中 $Na_V1.3$、$Na_V1.6$ 和 $Na_V1.7$ 通道的稳态失活相对超极化（$V_{1/2}$ 在 $-65\sim-78$ mV），因此，我们预期 L858H 诱导的静息膜电位的去极化会使得颈上神经节神经元中的钠通道失活，从而导致神经元兴奋性和动作电位振幅的降低。与之一致的是，当我们将表达 L858H 突变的颈上神经节神经元钳制在比静息膜电位超极化的电位水平，神经元的兴奋性和动作电位的振幅均增加（图 3E）。

我们提出，在 DRG 神经元中，$Na_V1.8$（其激活和失活的 $V_{1/2}$ 趋于去极化）的选择性表达，导致 L858H 突变在 DRG 和颈上神经节神经元中产生相反的作用。为了验证上述假说，我们在正常情况下不表达 $Na_V1.8$ 的颈上神经节神经元中人为地表达 $Na_V1.8$。与此假说相一致，尽管 L858H 突变仍然使得细胞的静息膜电位趋于去极化，偏移了约 5 mV，由于 $Na_V1.8$ 与 L858H 突变型通道的共表达，使得细胞发放动作电位的阈值和振幅恢复到其表达野生型 $Na_V1.7$ 时的数值，从而阻止了在不表达 $Na_V1.8$ 的情况下 L858H 突变赋予颈上神经节神经元的低兴奋性。尽管我们不能排除这种可能性：即其他分子（例如钾通道）的差异表达也可能对 L858H 突变所致 DRG 和颈上神经节神经元的兴奋性的相反变化有额外的作用，但结果表明，$Na_V1.8$在 DRG 神经元中的选择性表达是造成这种影响的主要因素。

相同的钠通道突变可在正常表达该通道基因的一种神经元类型中产生超兴奋性，而在另一种神经元类型中产生低兴奋性。因此，鉴于通道突变对神经元功能的影响还取决于表达突变型通道的细胞类型，我们认为，仅仅基于基因突变对通道功能的影响来单向预测通道突变对神经元功能的影响是不可取的。推而广之，其他离子通道的突变(如其他钠通道亚型、钙通道或钾通道),对不同类型的细胞可能有不同的影响。

材料与方法

颈上神经节和 DRG 神经元的培养

如参考文献 33 中所述,我们从深度麻醉(氯胺酮/甲苯噻嗪,80∶10 mg/kg,腹腔注射)的 1~5 天大的 Sprague-Dawley 大鼠中分离了颈上神经节,并用冷的汉克斯平衡盐溶液(HBSS)(不含 Ca^{2+} 和 Mg^{2+})清洗,将它们在 37 ℃ 下于含有 0.2%胰蛋白酶(沃辛顿)的 HBSS(不含 Ca^{2+} 和 Mg^{2+})中孵育 40 min,在温的 Leibovitz's L-15 培养液(Invitrogen)中洗涤 2 次,然后用火焰抛光的巴斯德移液管在含有0.75 mg/mL BSA/胰蛋白酶抑制剂的 Leibovitz's L-15 培养液中将其研磨。通过低速离心沉淀颈上神经节细胞,重悬于改良的 Leibovitz's L-15 培养基中,该培养基中添加了1 μg/mL的神经生长因子(Alomone,耶路撒冷),5% 大鼠血清,38 mmol/L 葡萄糖,24 mmol/L 碳酸氢钠和青霉素/链霉素(50 U/mL),将其镀于预涂有聚(D-赖氨酸)/层粘连蛋白(BD Biosciences,Franklin Lakes,NJ)的 12 mm 圆形盖玻片上,并在37 ℃ 下 5% CO_2 中孵育。如参考文献 34 所述培养的年龄匹配动物的 DRG 神经元。

细胞培养免疫细胞化学

将培养的 DRG 和颈上神经节神经元依次在完全盐水溶液,0.14 mol/L Sorensen's 缓冲液含 4% 多聚甲醛(pH7.4)中孵育 10 min,PBS,阻断液(含有 5%正常山羊血清,2% BSA 和 0.1% Triton X-100 的 PBS)中孵育 30 min,以及和阻断液中的初级抗体[兔抗 Na_V1.7,6 μg/mL、兔抗 Na_V1.8,3.2 μg/mL(Alomone)] 在 4 ℃ 下过夜。第 2 天,我们依次在 PBS、山羊抗兔 IgG-Cy3 二级抗体(0.5 μg/mL,Amersham Pharmacia)和 PBS 中孵育盖玻片。将盖玻片用 Aqua Poly/Mount 固定在载玻片上,并用配备落射荧光镜的 Nikon E800 显微镜检查,使用 METAVUE 软件成像(通用成像,唐宁敦,PA)。

组织免疫细胞化学

将成年的 Sprague-Dawley 大鼠深麻醉(80 mg/kg 氯胺酮/10 mg/kg 甲苯噻嗪,腹腔注射),先后用 PBS 和 4% 多聚甲醛的 0.14 mol/L Sorensen 缓冲液灌注。切下颈上神经节和 DRG,用 PBS 冲洗,并在 4 ℃ 下于 PBS 中的 30% 蔗糖中冷冻保护过夜。将 DRG 和颈上神经节的冷冻切片(10 μm)依次在①含 5%正常山羊血清、2% BSA 和 0.1% Triton X-100 的 PBS 中孵育 30 min;②在 4 ℃ 下过夜的初级抗体

[兔抗 $Na_V1.7$,6 μg/ml(Alomone)和兔抗 $Na_V1.8$,0.3 μg/ml]。③PBS,6 次,每次 5 min;④山羊抗兔 IgG-抗体(1∶250);⑤PBS,6 次,每次 5 min;⑥抗生物素蛋白-辣根过氧化物酶(1∶250);⑦PBS,6 次,每次 5 min;⑧PBS 中 0.4%的二氨基联苯胺和0.003%的过氧化氢,持续 7 min;⑨含有 0.02%叠氮化钠的 PBS,并用水聚/悬液覆盖。

反转录-多重 PCR

使用 RNeasy 小型试剂盒(Qiagen,Valencia,CA),从成年 Sprague-Dawley 大鼠解剖的 L4～L5 DRG 和颈上神经节分离的总细胞 RNA 中合成了第一链 cDNA。在 cDNA 中扩增了钠通道模板的片段,使用 4 个正向和 3 个反向引物(F1～F4 和 R1～R3)通过多重 PCR 对 a-亚基结构域 1 中的高度保守序列进行聚合。通过用产生独特限制性产物的限制性内切酶消化 10 μl 最终体积中的多重扩增子的 1/20 来研究特定钠通道模板的存在。

DRG 和颈上神经节神经元的转染和电流钳记录

使用大鼠神经元核转染解决方案(Amaxa,盖瑟斯堡,马里兰州)和 5∶1 的通道/GFP 比率,用野生型河鲀毒素不敏感的 $Na_V1.7$ 或 L858H 突变体衍生物 7 转染了 DRG 和颈上神经节神经元,并在共转染测定中,结合 L858H 突变通道和野生型 $Na_V1.8$ 通道转染颈上神经节神经元。将转染的 DRG 和颈上神经节神经元在 Dulbecco 极限必需培养基(DMEM)(不含 Ca^{2+} 和 Mg^{2+})和 10%胎牛血清(FCS)(在 37 ℃下放置 5 min)中孵育,进行恢复,在常规培养基中稀释(DRG,DMEM/FCS;颈上神经节,改良的 Leibovitz's L-15),添加神经生长因子和神经胶质细胞源性神经营养因子(50 ng/ml),镀在预涂的 12 mm 圆形盖玻片上,并在 37 ℃的 5% CO_2 中孵育。

利用 Axopatch 200B 放大器(Axon Instruments,Union City,CA),在室温(21～25 ℃)下,在 24～60 小时内,从转染的具有强大 GFP 荧光的小直径(≤25 μm)DRG 或颈上神经节神经元中获得全细胞电流钳记录。移液管溶液含有 140 mmol/L KCl、0.5 mmol/L EGTA、5 mmol/L Hepes 和 3 mmol/L Mg · ATP(pH7.3),用葡萄糖调节至 315 mosmol/L。外部溶液含有 140 mmol/L NaCl、3 mmol/L KCl、2 mmol/L $MgCl_2$、2 mmol/L $CaCl_2$ 和 10 mmol/L Hepes(pH7.3),用葡萄糖调节至 310 mosmol/L。在密封形成之前,吸管电位设置为零,无需校正液结电位。在切换到电流钳位模式之前,取消容量瞬变,并对串联电阻(3～6 MΩ)进行了约 70%的补偿。使用 CLAMPEX 8.1 软件(Axon 仪器)从具有稳定静息膜电位的细胞(静息膜电位变化大于 10%的细胞除外)中采集记录道,以 5 kHz 的频率过滤,采样率为 20 kHz。通过记录注入超极化电流引起的电压变化来测量输入电阻，2组之间没有显著差异。在动作电位急剧上升开始时测量了动作电位阈值，并以5 pA为增量通过一系列从0～200 pa的去极化电流确定了电流阈值。通过记录持续(950 ms)注入去极化电流的反应来评估重复放电。

统计分析

数据表示为均值±标准误。通过使用Clampfit 8.2(Axon Instruments)和origin6.1(MicrocalSoftware，Northampton，MA)软件分析数据。统计显著性通过使用Student *t*-检验确定，假设数据集的表观高斯性质可以扩展到总体。

感谢

感谢Lynda Tyrrell、Rachael Blackman和Bart Toftness提供的技术帮助。这项工作得到了退伍军人事务部医学研究服务和康复研究服务的支持，并获得了国家多发性硬化症协会和红痛病协会的资助。

关于作者

Anthony M. Rush：耶鲁大学医学院神经病学系与神经科学与再生研究中心，纽黑文，康涅狄格州；康涅狄格州医疗系统退伍军人管理局，康复研究中心，西黑文，康涅狄格州

Sulayman D. Dib-Hajj：耶鲁大学医学院神经病学系与神经科学与再生研究中心，纽黑文，康涅狄格州；康涅狄格州医疗系统退伍军人管理局，康复研究中心，西黑文，康涅狄格州

Shujun Liu：耶鲁大学医学院神经病学系与神经科学与再生研究中心，纽黑文，康涅狄格州；康涅狄格州医疗系统退伍军人管理局，康复研究中心，西黑文，康涅狄格州

Theodore R. Cummins：印第安纳大学医学院药理学和毒理学系，斯塔克神经科学研究所，印第安纳波利斯，印第安纳州

Joel A. Black：耶鲁大学医学院神经病学系与神经科学与再生研究中心，纽黑文，康涅狄格州；康涅狄格州医疗系统退伍军人管理局，康复研究中心，西黑文，康涅狄格州

Stephen G. Waxman：耶鲁大学医学院神经病学系与神经科学与再生研究中心，纽黑文，康涅狄格州；康涅狄格州医疗系统退伍军人管理局，康复研究中心，西黑文，康涅狄格州

第6章　一窥究竟

想象一下，当你试图在一个全是人的房间里放入一个麦克风进行窃听，麦克风的推杆如同电线杆一般粗细，穿墙而入。虽然这门“倾听”的技术或许能让你听到一些嘈杂的声音，然而其中的信息却并不能代表那个房间里通常进行的事情。使用侵入式的麦克风会公然地扰乱任何谈话，这正是神经生理学家希望研究单个神经元细胞内电活动的细节时面临的挑战。这些细胞平均直径在30～40 μm，在很多情况下，它们的直径会小于20 μm，也就是1/50 mm，如同人类头发丝粗细的一小部分。更具挑战性的是，细胞的电信号如此微小，范围从最大不过十分之一伏到最小甚至小于千分之一伏(一节AAA电池电压的万分之一)，具体大小取决于人们想要记录的电活动的类型。

这些信号中最大的是“全或无”的动作电位，由任何一个神经元所产生的神经冲动。每个神经元都是通过产生动作电位与其他神经元交流。动作电位沿着神经元的轴突传播，最终抵达位于轴突末梢的突触。在这里通过一个被称为突触传递的过程，将信号传递给其他(“突触后的”)神经元。每个神经元的信息都是以其动作电位的速率和模式来编码的。早期的神经生理学家研发了记录大脑和脊髓中单个神经元动作电位的技术，使用不锈钢或钨制的微型电极，电极逐渐变细形成非常精细的针尖，尖端的绝缘范围在千分之几毫米内。这些电极被插入到大脑或者脊髓内，但是并没有进入神经元。因此，这些神经冲动记录时并没有真正刺穿或接触目标神经细胞。这样的配置就像紧挨着那间人满为患的房间放置麦克风，不过是放在房间外面。基于神经冲动的大小区分来自不同神经元或“单位”的神经冲动，离电极最近的神经元的信号最大。这种“单个单元记录”的方式对于研究人员来说很有启发意义，因为他们感兴趣的是，确定一个神经元在说什么。神经元动作电位的速率和模式就是它的信息内容。

神经元是如何产生信息的呢？为了产生一个神经冲动或动作电位，神经元使用了种类丰富、复杂而有序开放和关闭的离子通道，包括多种类型的钠通道及钾通道，某些神经元中还有一种或多种类型的钙通道。如果想了解神经元信号的分子基础，或者出于治疗目的想瞄准那些产生神经冲动活动的分子，就需要辨别这些不同类型的离子通道的活动。想象一下，试着在神经细胞的颤动中剖析一个特定的离子通道的作用。由于单个神经元就可能含有数十种离子通道，这就如同试图在显微镜下将某一个乐器的作用从一支管弦乐队演奏的音乐中分辨出来。那么，神经科学家怎样才能实现这一目标呢?

神经细胞的电活动由细胞膜上的离子通道产生，最准确的测量是评估跨细胞膜的电压或穿过细胞膜的电流。这些测量需要对细胞内外的电活动进行比较。但是如何记录单个神经细胞内的电活动呢?第一次记录神经纤维内部利用了枪乌贼的"巨"轴突，顾名思义，它们的直径将近 1 mm，是人类神经纤维直径的 50 倍。在 1940 年代后期，Hodgkin 和 Huxley 在剑桥大学成功地将细微导丝插入到枪乌贼的巨轴突中，并记录到了通过神经细胞膜产生动作电位的实际电流。这使他们能够预测神经细胞膜上钠通道的存在，并描述了钠通道的基本特性。一代代"轴突学家"传承追踪着这项开创性的工作。时至今日，依然有研究者继续将枪乌贼巨轴突作为研究模型。Hodgkin-Huxley 方程以枪乌贼巨轴突的记录为基础发展而来，已经演变成为现代神经生理学理论的基础。

枪乌贼的巨轴突和其他无脊椎动物的研究结果提供了关于神经细胞产生电信号过程的宝贵信息。尽管如此，神经学家还想知道包括哺乳动物在内的脊椎动物中神经细胞的这一产生信息的过程。在 1940 年代末，Ralph Gerard，芝加哥大学生理学系的医生兼研究者，研发了"尖头细胞内微电极"，将细微的玻璃毛细管抽拉成电极，电极逐渐变细使得尖端只有几微米。他用这些像小鱼叉一样的电极，直接刺入神经细胞记录它们的电活动。这个方法推动了重要的探索发现的快速进步。其中有很多开拓性的研究，如英国伦敦大学学院的 Bernard Katz 开创性地发现了单个神经元突触释放的微小的不连续的神经递质囊泡，作为信号分子作用于临近的神经细胞；John Eccles 在堪培拉的研究证明了兴奋性和抑制性突触可以共同冲击同一个接收神经细胞后者就像一个微型电脑芯片一样将它们整合在一起。第二代电生理学家使用细胞内微电极来记录多种类型神经元内的电活动。这些研究为我们提供了大量的神经生理学基础。然而，即使是精细打磨的细胞内微电极，也会穿破它所记录的神经元，往往会造成一些损伤，还可能扭曲信息。

在这样的背景下，在 1980 年代早期，德国的科学家 Erwin Neher 和 Bert Sakmann 和他们的同事研发了所谓"膜片钳"记录技术，用来研究神经细胞的电活动。他们创新性的方法，包括使用精细制作的玻璃微电级，并非刺穿神经元，而是与细胞膜融合，在融合部位形成了近乎完美的高电阻"千兆封接"。这使得对这些神经元内的电活动进行相对无创性、高保真度的记录成为可能。他们发明的膜片钳技术荣获了1991年诺贝尔生理学与医学奖。

这就带来了一个问题：如何才能以精确定量的方式研究一个突变离子通道对特定类型神经元功能的影响？有种方法是将突变离子通道的基因转染进培养感兴趣的神经元。膜片钳记录可以用于对转染突变通道的神经元和转染正常通道（基因学家称为“野生型”）的神经元进行一对一的比较，这样可以对比含突变通道和野生型通道的细胞的特性。这种方法可以提供用于定性或半定量评估突变通道对神经元放电的影响的翔实信息。然而，在这类实验中，转染通道的表达水平（每个细胞中产生的功能性离子通道的数量）难以精确控制。因此，不能保证转染细胞中突变通道的数量和密度与天然产生的神经元相似。另一种方法是利用基因敲除策略沉默一个特定的基因，由此含有目的通道的细胞就可以与不含这种通道的细胞进行比较。然而，这种方法也有局限性：它通常局限于研究那些最容易被敲除的小鼠细胞，同时该方法还将评估局限为“有或无”的比较。还有另一种可能的选择，记录天然携带这种突变的人类的神经元。这提出了一些挑战：在这个方法中，神经细胞必须从活人身上获得，这在伦理上是不可接受的。或许，细胞可以从身故的携带突变的人类身上获得，但是，为了维持脆弱的细胞并让它们内部的分子处于健康的状态，需要在死亡后数小时内完成尸检并将神经元取出、运送到研究实验室。这是一个巨大的挑战。

Vasylyev等的文章通过使用强大的“动态钳”技术解决了这个问题。动态钳结合了膜片钳记录的优点和强有力的计算机模拟方法。用它来研究精确校准过数量的人类$Na_V1.7$通道的作用，无论野生型还是突变型，将模拟的通道置于从大鼠或小鼠体内取出的真实健康的痛觉信号DRG神经细胞中。在这个方法的反复应用中，为了研究$Na_V1.7$的突变，首先使用一个膜片钳电极和灵敏的放大器来记录一个天然的、未受干扰的神经细胞的电流（其中包含$Na_V1.7$通道产生的电流）。然后，使用计算机算法减去正常$Na_V1.7$钠离子通道产生的电流，并通过电子方式将电流注入细胞，模拟精确定量的突变离子通道的活动，用以替代被删除的正常离子通道。

L858H突变发现于早期报道的一个遗传性红斑肢痛症患者。前期，使用传统的膜片钳方法来研究该突变对通道行为的影响。现在，为了想进一步了解该突变的临床效果，以及突变通道如何改变痛觉信号DRG神经细胞行为的细节。动态钳的竞争力能够精确地测定野生型、正常的$Na_V1.7$通道或突变$Na_V1.7$通道的数量，将其按顺序放入一个真正的痛觉信号神经元中。由此，提出这样一个问题：在一个

DRG 神经元中，如果移除其正常的 $Na_V1.7$ 通道，用精确定量的突变通道替换它们，会发生什么现象？

动态钳分析需要对 $Na_V1.7$ 通道进行建模。换言之，这就需要研发一个计算机程序精确地模拟通道的动态行为。因此必须回到实验室详细地评估通道在多种功能状态下的特性：

(1)静息态。

(2)临激活态。

(3)激活态。

(4)激活后失活态。

然后，用这些测量值建立了一个计算机程序，模拟了通道的特性。在家乡基辅 Bogomoletz 学院接受过高等数学训练的生物物理学家 Dmytro Vasylyev 花了几周时间构建模型并编写程序代码。该程序需要计算特定时间内由通道产生的电流，然后每隔 10 微秒(千万分之一秒)重新计算一次。总之，他的计算机必须以迭代的方式每十万分之一秒重复计算。这是对于一个神经元的真实时间，是一个巨大的计算挑战。但他坚持了下来，当这一切完成后，终于开始实验了。

首先，记录一个真实的细胞时，减去内源性 $Na_V1.7$ 通道产生的电流。然后，研究正常 $Na_V1.7$ 通道的存在如何改变 DRG 神经元的兴奋性。为了回答这个问题，使用计算机算法，从细胞中尽可能地移除了所有的 $Na_V1.7$ 通道，将精确定量的 $Na_V1.7$通道加回细胞中，这样我们就可以评估没有 $Na_V1.7$ 通道对细胞的影响，或者存在相当于实际 $Na_V1.7$ 含量的 20%、40%、60%、80%或者 100%时，对细胞的影响。这些实验结果显示 $Na_V1.7$ 通道以一种显著线性的方式增加细胞的兴奋性。$Na_V1.7$ 通道越多，细胞越易兴奋，$Na_V1.7$ 的数量与神经元阈值下降呈直线关系。线性关系分析表明，调控细胞内 $Na_V1.7$ 通道的数量可以精确地控制细胞的反应。这是体现神经元分子结构优雅性的一个很好的例子。DRG 神经元内 $Na_V1.7$ 通道的数量对这些细胞兴奋性的强烈影响也可能与疾病有关，因为感觉神经元在炎症和损伤时会产生额外的 $Na_V1.7$ 通道。

接下来，用动态钳探究了 $Na_V1.7$ 通道突变体的相关问题。例如，少量的突变通道会影响细胞表型吗？突变通道以与遗传红斑肢痛症患者相似的密度插入真实的细胞膜对细胞表型的影响有多大？在第 1 个问题中，“功能获得型”的变化增强了 $Na_V1.7$ 突变通道的活性，这种变化是如此强大，即使是少量的 $Na_V1.7$ 突变通道也会显著增加痛觉信号 DRG 神经元的兴奋性。关于第 2 个问题，突变通道在人体中的分布水平会对细胞产生更大的影响，使细胞更加活跃。这些实验清楚地显示，

突变 $Na_V1.7$ 通道，在生理相关水平的表达，产生持续性钠电流。钠电流虽然小，但已经足够去极化神经元和降低神经冲动(动作电位)产生的阈值。这说明通道突变如何导致了疼痛相关的 DRG 神经元的超兴奋性。

在完成对 $Na_V1.7$ 的动态钳研究后不久，Vasylyev 回到了基辅。但是，动态钳记录已经开始正常运行。几个月后，研究者使用这种方法学研究了人 $Na_V1.8$ 通道和人 $Na_V1.9$ 通道。这两个通道是 $Na_V1.7$ 的家族近亲。动态钳记录的结果呈现了关于这 3 个“外周”钠通道及其相关突变体的定量的、高分辨率的图像。

参考文献

[1] Cummins TR, Dib-Hajj SD, Waxman SG. 2004. Electrophysiological properties of mutant $Na_V1.7$ sodium channels in a painful inherited neuropathy. J Neurosci, 24(38): 8232 - 8236.

[2] Dib-Hajj SD, Choi JS, Macala LJ, et al. 2009. Transfection of rat or mouse neurons by biolistics or electroporation. Nat Protoc, 4(8): 1118 - 1126.

[3] Han C, Estacion M, Huang J, et al. 2015. Human $Na_V1.8$: Enhanced persistent and ramp currents contribute to distinct firing properties of human DRG neurons. J Neurophysiol, 113(9): 3172 - 3185.

[4] Huang J, Han C, Estacion M, et al., and the Propane Study Group. 2014. Gain-of-function mutations in sodium channel $Na_V1.9$ in painful neuropathy. Brain, 137(Pt 6): 1627 - 1642.

[5] Neher E, Sakmann B. 1992. The patch clamp technique. Sci Am, 266(3): 44 - 51.

[6] Prinz AA, Abbott LF, Marder E. 2004. The dynamic clamp comes of age. Trends Neurosci, 27(4): 218 - 224.

[7] Vasylyev DV, Han C, Zhao P, et al. 2014. Dynamic-clamp analysis of wild-type human $Na_V1.7$ and erythromelalgia mutant channel L858H. J Neurophysiol, 111(7): 1429 - 1443.

[8] Yang Y, Wang Y, Li S, et al. 2004. Mutations in SCN9A, encoding a sodium channel alpha subunit, in patients with primary erythermalgia. J Med Genet, 41(3): 171 - 174.

人类野生型与红斑肢痛症相关 L858H 突变型 $Na_V1.7$ 通道的动态钳记录分析*

Dmytro V. Vasylyev, Chongyang Han, Peng Zhao, Sulayman Dib-Hajj, Stephen G. Waxman

摘要

遗传性红斑肢痛症(IEM)是一种研究人类神经病理性疼痛的遗传学模型。在遗传性红斑肢痛症中鉴定的 $Na_V1.7$ 钠通道的功能获得型突变,强化了 $Na_V1.7$ 和疼痛之间的联系。迄今,鉴于 $Na_V1.7$ 突变对伤害性感受器的功能影响的评估一直依赖于对转染野生型或 $Na_V1.7$ 突变型通道的 DRG 神经元的电生理记录,无法精确定量 $Na_V1.7$ 通道的表达水平,所以,尚无法建立遗传性红斑肢痛症与伤害性感受器功能紊乱机制的联系。因此,本研究运用动态钳法分析了野生型 $Na_V1.7$ 和遗传性红斑肢痛症相关的 L858H 突变型通道在小直径 DRG 神经元中的作用。描述了初级伤害性感受神经元动作电位发放的电流阈值与野生型$Na_V1.7$的电导水平之间的功能联系,并且验证了表达生理相关水平 L858H 突变型通道电导所致神经元产生超兴奋性的基础。使用动态钳对表达生理水平的 L858H 突变型通道的 DRG 神经元进行建模研究,结果证明, L858H 突变致使通道产生一个显著增强的持续电流,导致神经元阈下去极化期间净钠离子的流入增大了 27 倍,甚至使得神经元在动作电位发放峰间净钠离子的流入增大得更多。这为 L858H 突变导致神经元的电流阈值降低以及动作电位发放概率的提高,提供了机制上的解释。这些结果首次揭示,DRG 神经元 $Na_V1.7$ 的电导水平与电流阈值之间呈线性相关。在 $Na_V1.7$ 突变型通道的生物物理学特性的改变与介导遗传性红斑肢痛症疼痛的伤害性感受器的超兴奋性之间,关于钠离子内流改变的实验观察确实提供了一种机制上的联系。

前言

电压门控钠通道(Na_V)高表达于初级伤害性感受器。在小直径 DRG 神经元的胞体和轴突末梢处,钠通道在阈下膜电位被激活,能够放大细胞膜对小的去极化刺

* 发表于 Journal of Neurophysiology, 111(7): 1429 - 1443, 2014.

激的响应。遗传性红斑肢痛症(IEM)作为第一个与钠通道有关的人类疼痛疾病,被广泛认为是研究神经病理性疼痛的遗传学模型。首次被鉴定的与遗传性红斑肢痛症相关的基因突变之一是 Na_V1.7 通道的 L858H 突变。当其表达在哺乳动物的异源表达系统中时,L858H 突变使通道激活向超极化偏移,并使得通道对慢且小的去极化反应时的电流幅度增大。我们在小直径 DRG 神经元中转染 L858H 和野生型 Na_V1.7 通道后,采用电流钳记录发现,L858H 突变使 DRG 神经元产生超兴奋性,其与红斑肢痛症患者表现出的疼痛严重程度相一致。

然而,关于 Na_V1.7 突变型通道的生物物理学性质的改变与携带这些突变型通道的初级伤害性感受器的超兴奋性之间机制的联系,目前尚未阐明。在本研究中,使用动态钳记录来调定 Na_V1.7 野生型和 L858H 突变型通道的电导水平,以便研究精确计算的、生理表达水平的钠通道电导对小 DRG 神经元兴奋性的影响。该方法允许在单细胞水平上从生理表达水平的范围内改变野生型和 L858H 突变型通道表达水平的比值。这一点之所以很重要,是因为尽管野生型和 L858H 突变型通道表达的确切比例尚不清楚,但有理由认为,在患病个体中,野生型和 L858H 突变的等位基因功能性表达的比例为1:1。利用动态钳发现,DRG 神经元的动作电位的电流阈值受 Na_V1.7 电导的调节,并呈明显的线性相关模式。此外,还将 L858H 突变型通道导入小直径 DRG 神经元中,动态钳分析结果表明,在神经元动作电位发放阈电位以下的膜电位范围内,该突变显著增加了通道的活性,产生了大的持续性电流,并使膜电位去极化。通过 L858H 突变型通道的钠离子内流,不仅在阈下的膜去极化期间增加,而且在动作电位的发放间隔期内也增加。针对处于生理相关范围的钠电导在小直径 DRG 神经元的观察,对理解野生型 Na_V1.7 在健康的 DRG 神经元中的作用,以及 L858H 突变型通道在介导疼痛的初级伤害性感受器超兴奋性中的作用从机理上提供了一个可量化的解释。

材料与方法

Na_V1.7 电压钳记录

本研究所用细胞为稳定表达人 Na_V1.7 通道的 HEK293 细胞系。用毛细玻璃管拉制电极(PG10165-4;世界精密仪器公司,萨拉索塔,佛罗里达),充满内液时电阻 1.5～2 兆 Ω。电极内液(mmol/L):140 CsCl,10 NaCl,0.5 EGTA,10 HEPES,3 MgATP,10 glucose,CsOH 调节 pH7.3。胞外溶液为 HBSS(14025;Invitrogen)(mmol/L):1.3 $CaCl_2$,0.5 $MgCl_2$,0.4 $MgSO_4$,5.3 KCl,0.4 KH_2PO_4,4.2 $NaHCO_3$,138 NaCl,0.3 Na_2HPO_4,5.6 葡萄糖,添加 15 mmol/L NaCl 至溶液渗透压 320 mmol/L。

根据尼赫测量电极和细胞外液间液接电位(+3.7 mV),没有补偿。全细胞电压钳记录采用 Axopatch 200B 放大器。电流经 10 kHz 低频滤波,采样频率为 100 kHz,通过 Digidata 1440A DAC 数模转换器,用 pCLAMP 10 软件数模转换并储存。串联电阻补偿为 80%～85%。电流-电压(I-V)和去活程序时采用-P/4 步骤以减去未补偿漏电流和电容电流。记录在室温(23～24 ℃)下进行。所有数据以均值±标准误表示。数据分析采用软件 pCLAMP 10 和 Origin8.5(OriginLab,北安普敦,MA)。

评估小直径 DRG 神经元中 Na_V1.7 对河鲀毒素敏感电流的影响

为了评估 Na_V1.7 对于河鲀毒素敏感(TTX-S)电流的影响,从野生型或 Na_V1.7 敲除(KO)小鼠(11～16 周龄)中分离 DRG 神经元,并按照前期描述培养。小 DRG 神经元(20～25 μm)培养 2～8 小时,在室温环境下(20～22 ℃),用 EPC10 放大器(HEKA 电子)进行全细胞电压钳记录,采用由 1.6 mm 外径的硼硅酸盐玻璃微管(世界精密仪器)制作的抛光电极(1～2 兆 Ω)。封接前电极电位调整为零,液接电位无须校准。串联电阻设为 80%～90%以最小化电压误差,线性漏电流和电容成分采用 P/6 方法减去。全细胞封接形成 5 min 后,用 PULSE 软件(HEKA 电子)采集电流数据,转码频率 50 kHz,滤波 2.9 kHz。电极内液含有(mmol/L):140 CSF,10 NaCl,1 EGTA 和 10 HEPES,CsOH 调节 pH 至 7.3,葡萄糖调节渗透压至 315 mOsmol。细胞外液含有(mmol/L):70 NaCl,70 氯化胆碱,3 KCl,1 $MgCl_2$,1 $CaCl_2$,20 TEACl,5 CsCl,1 4-AP,0.1 $CdCl_2$,10 HEPES,NaOH 调节 pH 至 7.31,渗透压 326 mOsmol。评估 TTX-S 钠电流幅值的两个程序如前所述。细胞先钳制在−80 mV,然后给予一个 500 ms 的去极化至−50 mV 的预刺激,在保持 Na_V1.8 电流不变的同时失活 TTX-S 钠通道,接着给予一系列去极化步阶刺激,刺激从−70～+20 mV(以 5 mV 为间隔递增)。显示出 Na_V1.9 电流的细胞不列入数据分析。第二个程序中,细胞钳制在−80 mV,然后给予一个 500 mm 的超极化至−120 mV 的预刺激,使得 TTX-S 钠通道从失活状态回复,全钠电流由一系列去极化步阶刺激诱导,刺激从−70～+20 mV(以 5 mV 为间隔递增)。这两个程序得到的电流相减获得 TTX-S 电流。

动态钳记录

DRG 神经元(胞体直径 21～26 μm;24.4±0.3 μm,n=25),来源于 0～5 天新生的 Sprague-Dawley 大鼠,原代培养 2～3 天。小 DRG 神经元以全细胞方式动态钳制,电极由玻璃微电极拉制(PG10165-4;世界精密仪器)。电极电阻 1.5～2 兆 Ω,

电极内液(mmol/L)140 KCl,3 MgATP,0.5 EGTA,5 HEPES,10 glucose,KOH 调节 pH 至 7.3(蔗糖调节渗透压至 325 mmol/L)。细胞外液为 HBSS(14025;Invitrogen)(mmol/L):1.3 $CaCl_2$,0.5 $MgCl_2$,0.4 $MgSO_4$,5.3 KCl,0.4 KH_2PO_4,4.2 $NaHCO_3$,138 NaCl,0.3 Na_2HPO_4,5.6 葡萄糖(蔗糖调节渗透压至 325 mmol/L)。电极和细胞外液间液接电位(+3.8 mV),没有补偿。用动态钳记录膜电压和电流,采用 MultiClamp 700B 放大器(Molecular Devices),界面软件 CED Power1401 mk Ⅱ DAI 和 Signal(剑桥电子设计,剑桥,英国),Digidata 1440A DAC 进行数模转换,经 pCLAMP 10 软件存于硬盘中。用电容中和和电桥平衡最小化电极电容和串联电阻对动态钳记录的影响。I-V 轨迹经 10 kHz 滤波,50 kHz 转码。串联电阻补偿为 80%~85%。全细胞电压钳记录,从钳制电位−50 mV 给予一个−10 mV 测试脉冲,诱导出内源性钠电流,测试脉冲前或加、或不加一个 0.5 秒、超极化至−100 mV 的预刺激,用于移除 TTX-S 通道的稳态失活状态。TTX-S 通道在−50 mV 大部分会失活,而 $Na_V1.8$ 在此电压下仍可以激活,因为 $Na_V1.8$ 的稳态失活趋于去极化。因此,为测量总 TTX-S 电流,我们使用了一种条件/减除程序,对数字减影后的电流轨迹峰电流进行评估,诱导电流轨迹的程序分别含有或不含预刺激。基于野生型和 $Na_V1.7$ 敲除的 DRG 神经元中测定的总 TTX-S 电流的幅值,分析评估了 $Na_V1.7$ 对于总 TTX-S 电流的影响。为了用动态钳记录估算 L858H 功能性表达水平对小直径 DRG 神经元兴奋性的影响,首先估算了内源性 $Na_V1.7$ 的电导,然后针对各种级别数量的内源性电导,分别用与之等量的 L858H 通道电导代替,由此通过动态钳操作实现了一个指定的替代率(SR),SR × g_{max}(L858H-野生型),g_{max}是最大 $Na_V1.7$ 内源性电导。

记录于室温(23~24 ℃)下进行。所有数据均以平均数±标准误表示。数据分析使用软件 pCLAMP 10 和 Origin 8.5。除非另有说明,假设总体均值存在显著性差异采用 Mann-Whitney 非参数检验验证($P<0.05$,$P<0.01$,$P<0.001$)。

$Na_V1.7$ 的动力学模型

采用 Hodgkin-Huxley 方程研发 $Na_V1.7$ 模型,$dm/dt=\alpha m(1-m)-\beta mm$;$dh/dt=\alpha h(1-h)-\beta_h h$,$m$ 和 h 是通道激活和失活变量,$\alpha(\beta)$分别为正向、反向速率常数。通道状态是独立的,它们之间存在一级反应。因此,通道激活和失活被认为是关闭态和开放态之间的转变过程,而通道失活和重构则被认为是静息态和失活态之间的转变过程。$Na_V1.7$ 通道稳态参数和动力学的获得,基于将电生理记录通过方程转换为各自电压下恰当的速率常数,方程为 $\alpha=m_\infty/\tau$,$\beta=(1-m_\infty)/\tau$。

这些反应速率常数按照Boltzmann方程拟合，形式为 $y=A2+(A1-A2)/\{1+\exp[(V-V_{1/2})/k]\}$，$V$ 是膜电压，$V_{1/2}$ 是最大反应速率一半时的电压，k 是斜率系数。根据公式 $m_\infty=\alpha/(\alpha+\beta)$ 和 $\tau=1/(\alpha+\beta)$，拟合结果被转换为稳态失活(激活)变量和失活(激活)时间常数。后一种曲线在实验数据中被放大，为速率常数的拟合步骤提供反馈。手动重复这个周期，直到实验数据达到最佳拟合。最后得到的野生型 $Na_V1.7$ 通道模型的速率常数如下：

$\alpha_m=10.22-10.22/\{1+\exp[(V+7.19)/15.43]\}$，$\beta_m=23.76/\{1+\exp[(V+70.37)/14.53]\}$；

$\alpha_h=0.0744/\{1+\exp[(V+99.76)/11.07]\}$，$\beta_h=2.54-2.54/\{1+\exp[(V+7.8)/10.68]\}$.

我们模拟了遗传性红斑肢痛症L858H突变，因为它已经在电压钳和电流钳水平上得到了很好的研究。研究主要关注突变通道激活的改变，因为所有的遗传性红斑肢痛症突变通道都存在激活的超极化转移。我们没有模拟慢失活，因为将刺激限制为串长1 s，频率10 Hz，这时慢失活的发展不明显。L858H $Na_V1.7$ 通道模型以如下方程描述：

$\alpha_m=9.1-9.1/\{1+\exp[(V+11.52)/22.49]\}$，$\beta_m=23.76/\{1+\exp[(V+87.6)/14.53]\}$；

$\alpha_h=0.0744/\{1+\exp[(V+99.76)/11.07]\}$，$\beta_h=2.54-2.54/\{1+\exp[(V+7.8)/10.68]\}$.

钠电流的描述为 $I_{Na}=g_{max}\times m\times h\times(V_m-E_{Na})$，$V_m$ 是膜电位，$E_{Na}=65$ mV为钠通道逆转电位。使用Origin8.5 LabTalk中自定义编写的程序计算了在10 μs精度内不同电压程序下诱导的电流。

无论是在LabTalk中计算出，或通过动态钳记录供应商提供的物理细胞模型获得，$Na_V1.7$ 响应方波测试脉冲的电流动力学及后续结果I-V曲线都是相同的。所有数据均以均数±标准误表示。数据分析使用pCLAMP 10和Origin 8.5软件。

结果

基于Hodgkin-Huxley方程的野生型 $Na_V1.7$ 通道动力学模型

基于钠通道的Hodgkin-Huxley方程动力学模型，描述了通道的动力学模型。该模型由通道的数个独立状态和各状态间的一级反应构成。通道的激活和失活被认为是通道关闭态和开放态之间的转变过程，而通道失活和再启动被认为是初始态(开放或关闭)和失活态之间的转变过程。

采用全细胞电压钳记录$Na_V1.7$通道的电流，获得通道的稳态及相关动力学参数。设定诱导程序为：在范围为－100～40 mV不同电压下，从钳制电位－100 mV起以5 mV步阶递增，先给予时长1 s的不同电压的预脉冲刺激，预脉冲刺激后紧接0 mV的测试电压（图1A）。以峰电流幅值与最大峰电流幅值的比值来计算稳态失活（h_∞）。稳态激活（m_∞）则由各自膜电压下$Na_V1.7$的电导$g = I_{peak}/(V_m - E_{Na})$与$Na_V1.7$最大电导$g_{max}$的比值来定义（图1A）。重组$Na_V1.7$的稳态关系由Boltzmann方程最佳拟合，设定参数如下：对于稳态失活（$n=8$），$V_{1/2}=-73.9$ mV，$k=6.2$ mV；对于稳态激活（$n=17$），$V_{1/2}=-20.4$ mV，$k=7.2$ mV。由模型的Boltzmann稳态拟合曲线可见：对于稳态失活，$V_{1/2}=-72.6$ mV，$k=5.7$ mV；对于稳态激活，$V_{1/2}=-20.4$ mV，$k=7.1$ mV（图1A）。因此，我们的模型可以准确地表述$Na_V1.7$通道的稳态性质。

$Na_V1.7$电流的激活呈现S形，并有明显的延迟（图1E、F），这表明，该通道在激活前经历了多次关闭态的转变。通道激活动力学的最佳描述为三次幂单指数方程（图1E）。通道的激活（图1B；$n=8$）由一系列电流轨迹来决定，电流轨迹的诱导测试电压的范围为－55～60 mV，从钳制电位－100 mV起以5～10 mV步阶递增。去激活的时间常数（图1B；$n=14$）由各自电流的部分轨迹（“尾电流”）进行单指数方程拟合决定，电流在不同的测试电压下（范围为－100～－20 mV）测得，而在测试电压前要先给一个0.5 ms、从钳制电位（－100 mV）跨到－10 mV的预刺激。电流下降相（幅值从90%到10%）由单指数方程拟合以获得通道失活的时间常数（图1C；$n=7$）。使用以下程序来评估通道再启动的动力学。首先，给予一个20 ms的、从钳制电位（－100 mV）跃到0 mV的测试电压，使通道失活，然后，在指令电压下施加一系列不同时程（从2～1 000 ms）的再启动的电压阶跃，紧接该步后再给予第二个20 ms、阶跃到0 mV的测试电压。第一个和第二个测试电压下峰电流幅值的比值，作图即为再启动步骤持续时间的函数。该函数以单指数方程拟合可以获得通道从失活态恢复的时间常数（图1C；$n=14$）。

在一个大的生理性膜电压范围内，鉴于计算模拟与实验得到的激活-去激活（图1B）和失活-再启动（图1C）的时间常数高度吻合，所以模型能够有效地描述通道的动力学。获得的Hodgkin-Huxley方程动力学变量m^3和h均为高度电压依赖性的亚ms级的激活动力学，进而得出一系列电压阶跃诱导的通道瞬时开放的概率（图1D）。模型准确地遵循由一系列去极化阶跃诱导出的$Na_V1.7$电流的动力学（图1F，G）。计算出的I-V曲线关系也显示，在一个大的生理性膜电压范围内，计算模拟和实验得到的数据依然高度吻合（图1H）。因此，可以利用此模型（野生型）及其衍生的 L858H 突变型通道，研究在生理和病理条件下 $Na_V1.7$ 通道参与调节神经元兴奋性的功能机制。

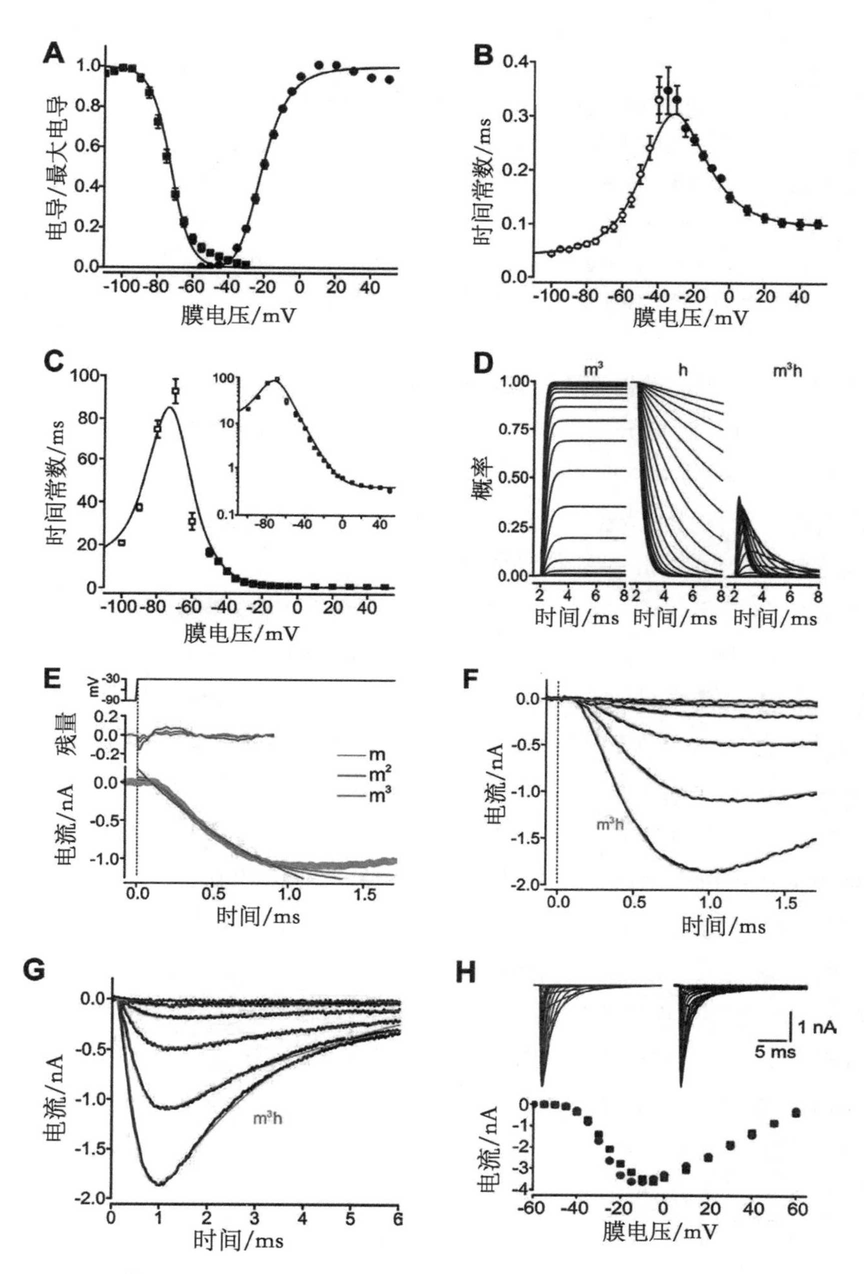

图 1　基于 Hodgkin-Huxley 方程的电压门控钠通道 $Na_V1.7$ 的动力学模型

A：$Na_V1.7$ 稳态失活（方形；$n=8$）和稳态激活（圆形；$n=17$）的电压依赖性电导/最大电导（G/G_{max}）。实线由以下方程导出：$h_{\infty}=\alpha_h/(\alpha_h+\beta_h)$；$(m_{\infty})^3=[\alpha_m/(\alpha_m+\beta_m)]^3$，$m$ 和 h 是通道激活和失活变量，α 和 β 是正向和反向速率常数(参见材料方法)。B：电压依赖性激活(实心圆；$n=8$)和去激活(空心圆；$n=14$)时间常数。$Na_V1.7$ 电流去活由单指数方程拟合，而通道激活则由 3 次方单指数方程拟合。C：失活(实心方形，$n=13$)和失活恢复(空心方形；$n=7$)时间常数由各自数据进行单指数方程拟合获得。嵌入图以数据和 log 形式的时间常数为坐标标尺作图。D：时间序列 m^3 和 h 变量，以及由此产生的开放概率(m^3h)获得于模型对一系列电压步阶的反应，步阶范围为 −60～40 mV，间隔 5 mV，钳制电位 −110 mV。E：−30 mV 测试电压(顶部)下，$Na_V1.7$ 电流的上升相(底部)进行不同幂次的单指数方程拟合。根据拟合曲线和电流轨迹未重合部分的残量(中间)，最佳拟合为 3 次幂单指数拟合。3 次幂单指数拟合的残量与背景噪声没有显著差异，因此 4 次幂单指数对拟合没有进一步提升。F，G：从 −50～−25 mV，间隔为 −5 mV 的测试脉冲诱导出的 $Na_V1.7$ 电流(黑色)，对应各自电压，覆盖 m^3h 模型(蓝色)。纵虚线表示刺激开始的时间。H：电流轨迹(顶部)和电流-电压(I-V)曲线(底部)为各自测试电压下的 $Na_V1.7$ 电流(黑色)和 m^3h 模型(蓝色)。(请参考二维码彩图)

$Na_V1.7$ 电导以线性相关模式调控动作电位产生的电流阈值

用动态钳进行定量分析，$Na_V1.7$ 通道功能所致钠电导的梯度增减对小直径 DRG 神经元兴奋性的影响。虽然能够将 $Na_V1.7$ 通道转染进 DRG 神经元用以研究该通道对神经元兴奋性的影响，但是上述转染的方法不能对 $Na_V1.7$ 的表达水平进行精确定量。因此，基于实验得到的 $Na_V1.7$ 门控特性和小直径 DRG 神经元中平均 70% 的 TTX-S 电流由 $Na_V1.7$ 贡献的假设，我们在 DRG 神经元中进行了动态钳记录。基于对 $Na_V1.7$ 敲除小鼠来源的小直径 DRG 神经元的总 TTX-S 电流的测量(图 2)估计，$Na_V1.7$ 贡献了 70% 的 TTX-S 电流。图 2A 分别展示了野生型和$Na_V1.7$ 敲除小鼠的 DRG 神经元上记录到的一系列 TTX-S 电流的轨迹。野生型小鼠的 DRG 神经元上记录得到的 TTX-S 钠电流的峰电流密度为(143 ± 17 pA/pF，$n=16$)。然而，$Na_V1.7$ 敲除小鼠的 DRG 神经元产生了明显变小的 TTX-S 钠电流，约为野生型小鼠 DRG 神经元 TTX-S 钠电流密度的 32%(46±9 pA/pF，$n=16$)(图 2B)。

利用 $Na_V1.7$ 模型的动态钳分析，研究了增加 $Na_V1.7$ 电导水平如何影响小直径 DRG 神经元兴奋性。动态钳分析使我们能够梯度增加细胞的 $Na_V1.7$ 电流，使注入的电导与预计的 $Na_V1.7$ 通道对 TTX-S 电流的贡献相匹配(假设每个细胞中总 TTX-S 电流的 70% 由 $Na_V1.7$ 所产生)。研究发现，电流阈值(能够引起钠通道激活的最小电流值)与 $Na_V1.7$ 电导的注入呈线性负相关($r^2=0.97$，电流阈值；$r^2=0.98$，阈值增量的改变)(图 3A，B)。当 $Na_V1.7$ 电导通过动态钳倍增，电流阈值从其初始值(426±82 pA，$n=9$)减少到了(310±65 pA，$n=9$)。因为小直径 DRG 神经元的电流阈值之间差异很大(9 个对照组神经元的电流阈值分别为 350、230、470、525、340、240、90、840 和 750 pA)，我们将 $Na_V1.7$ 通道电导对电流阈值的影响进行标准化处理，表达形式为：$100\%\times\Delta CT/CT_0$，$\Delta CT$ 是不同 $Na_V1.7$ 电导水平下电流

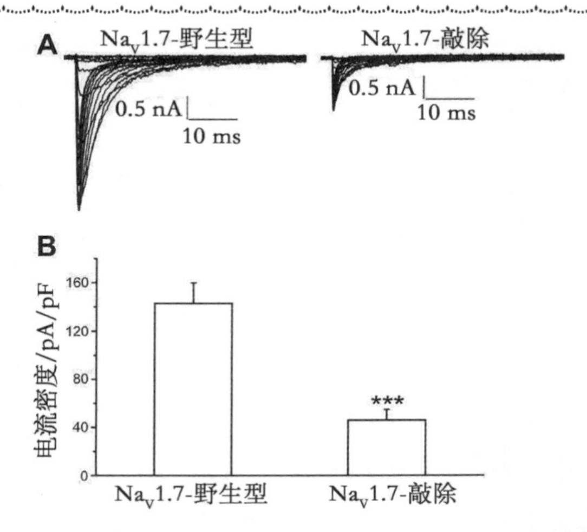

图 2　在小直径 DRG 神经元中，我们测试 Na_V1.7 对 TTX-S 钠电流的影响

A：代表型的 Na_V1.7 钠电流的 I-V 曲线，全电流轨迹分别记录于 Na_V1.7 野生型（WT）和 Na_V1.7 敲除（KO）小鼠的 DRG 神经元。B：与来源野生型小鼠的 DRG 神经元相比，来源 Na_V1.7 敲除小鼠的 DRG 神经元的 TTX-S 钠电流明显变小。（＊＊＊ $P<0.001$）

阈值的变化，CT_0 是天然的电流阈值。标准化的电流阈值变化从 −5.6%±0.8%（注入 12.5%的 Na_V1.7 电导）显著地减少到 −28.1%±3.5%（注入 100%的 Na_V1.7 电导）（Mann-Whitney，$P<0.001$）。重要的是，在表达天然水平的 Na_V1.7 的小直径 DRG 神经元中，当 Na_V1.7 电导加倍时，以等于电流阈值的电流进行刺激，并没有引起动作电位的发放（图 3 A，B）。额外注入 Na_V1.7 的电导也导致动作电位发放概率的增大（图 3C）。在对照细胞上，一串频率为 10 Hz、10 个、10 ms、强度为阈值水平的电流脉冲诱导细胞发放 1.7±0.3 个动作电位，而额外注入 12.5%、25%、50%和 100%的 Na_V1.7 电导后，细胞产生的动作电位的数目分别为 4.3±0.5（$n=8$；$P<0.01$），6.1±0.7（$n=8$；$P<0.01$），8.4±0.7（$n=8$；$P<0.001$）和 9.4±0.5（$n=8$；$P<0.001$）（图 3D）。

我们有理由认为，减少 Na_V1.7 的电导会降低神经元兴奋性。事实上，梯度增加负的 Na_V1.7 电导水平导致电流阈值呈线性增加（$r^2=0.99$）和动作电位发放的概率逐步降低（$r^2=0.98$）（图 4A，B）。施加一串频率为 10 Hz、10 个、1.5 倍电流阈值水平的电流脉冲可以诱导对照细胞发放 9.9±0.1 个动作电位，而通过动态钳减少 12.5%、25%、50%和 100% 的 Na_V1.7 电导后，细胞产生的动作电位数则分别为 9.4±0.4（$n=15$）、7.8±0.6（$n=15$；$P<0.001$）、5.3±1.7（$n=15$；$P<0.001$）和 2.0±1.0（$n=15$；$P<0.001$）（图 4，A，B）。同样的细胞，减少 12.5%、25%、50%和

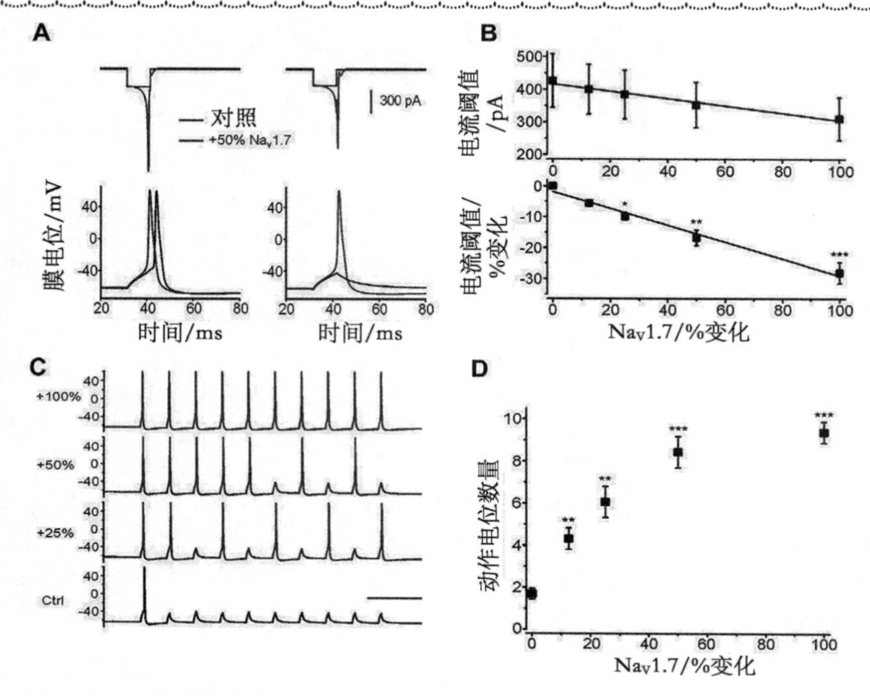

图 3　注入额外的 Na_V1.7 的电导能够降低动作电位产生的电流阈值，并增加动作电位的发放概率

A：10 ms 的测试脉冲(顶部)，强度为原始阈值，不注入额外电导(左)，注入额外的 50% 的 Nav1.7 电导(右)，各自引出动作电位发放(底部)。对照刺激和动作电位的轨迹用黑色表示，注入额外的 50% Nav1.7 电导后的动作电位用蓝色表示。B：电流阈值(顶部)和电流阈值变化(底部)的均值以注入额外的 Nav1.7 电导作函数(n=9)。实线为线性回归拟合的数据(r^2=0.97，顶；r^2=0.97，底)。底部的统计分析是在 12.5%时的阈值增量和各自的电导增量百分比之间进行。(* P<0.05，** P<0.01，*** P<0.001)。C：动作电位由时长 1 秒、频率为 10 Hz、强度为原始阈值水平(100%天然 Nav1.7 电导)的电流脉冲串(脉冲宽度 10 ms)诱导产生。注入额外的 Nav1.7 电导(表现为超过内源性 Nav1.7 电导的量)，在 Y 轴上标出。(标尺：200 ms)。D：以 C 中描述程序诱导产生的动作电位的平均数和动态注入额外的 Nav1.7 电导(n=8)为函数作图。(请参考二维码彩图)

100% Na_V1.7 电导后，电流阈值逐渐从 3.9±0.7 显著地分别增加到 9.4%±1.6%(n=13；P<0.01)、17.1%±2.3%(n=13；P<0.001)和 32.8%±3.4%(n=13；P<0.001)。因为 Na_V1.7 通道在 −55～−50 mV 开始激活(图 1A)，所以减少 Na_V1.7电导有可能导致阈下电压的钠电流减少，而降低净电流流入。因此，为了达到动作电位发放的阈值，需要增加刺激强度来补偿较低的钠离子电荷流入。采用动态钳测量了 DRG 神经元中 Na_V1.7 通道活性，结果支持了这一假设。Na_V1.7 通

道大约在－53 mV开始激活，在阈值电压－32 mV时达到峰值的62%，在－19 mV时达到峰值(图4C)。在这个实例中，由于从刺激开始到动作电位回射之间的时间间隔内，$Na_V1.7$ 通道的活动造成阈下电压下 $Na_V1.7$ 介导的钠离子流入约占总钠离子电荷的21%，(图4C)。随后，$Na_V1.7$ 通道迅速失活，所以在动作电位尖峰间隔期间并不存在由其介导的钠电流，这使得膜电位并不会回落到阈值水平(图4D，图5C)。在接近静息膜电位(图1C)的膜电压下，$Na_V1.7$ 通道相对慢的再启动动力学仍然允许通道在10 Hz刺激周期期间从失活态恢复，而没有造成失活通道的显著积累(图4D，底部)。这些数据提示，阈下膜电压下 $Na_V1.7$ 的活动驱动了动作电位产生的电流阈值的设定点。因此，调控动作电位的发放概率。

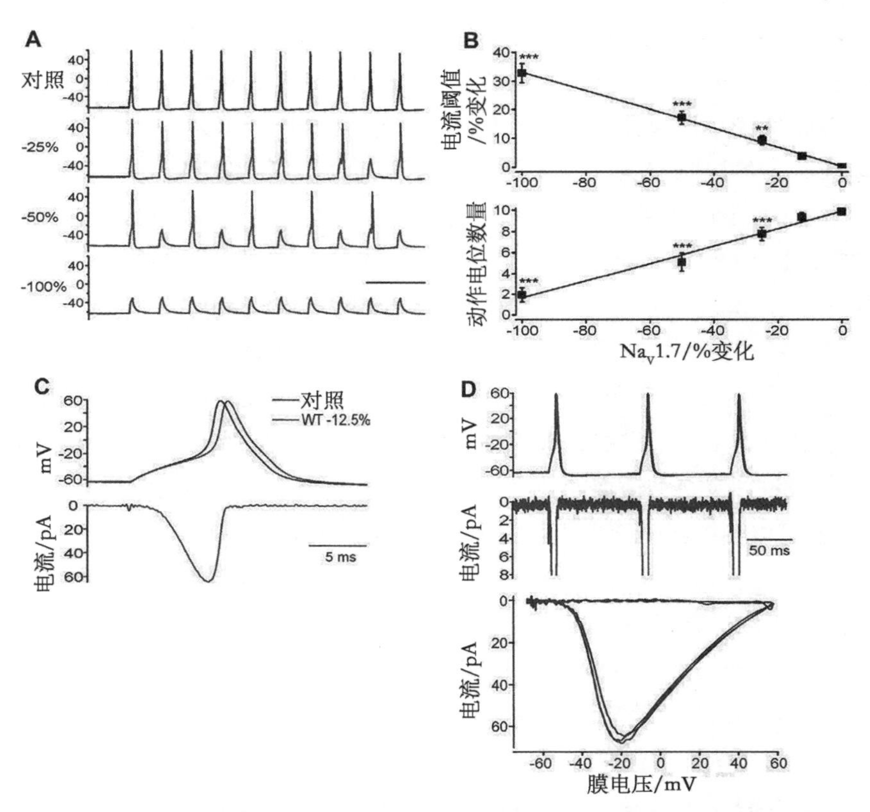

图4 减除 $Na_V1.7$ 电导提高动作电位产生的电流阈值，降低了动作电位的发放概率

A：分别在对照(黑色)和逐步减除 $Na_V1.7$ 电导后，10 ms长的电流脉冲、1.5倍原始阈值强度，在神经元诱导产生的动作电位。动态钳减去的 $Na_V1.7$ 电导(表现为少于内源性 $Na_V1.7$ 电导的量)，在 Y 轴上标出。(标尺：200 ms)。(B，顶部)：内源性 $Na_V1.7$ 电导各自比例的减少导致的电流阈值变化的均值($n=13$)。实线是数据的线性回归拟合($r^2=0.99$)。顶部的统计分析是在12.5%的阈值增量和各自电导增量百分比之间进行。(B,底部):以 A 中描述程序诱导产生的动作电位的平均数($n=15$)和动态减除的 $Na_V1.7$ 电导为函数作图。实线是数据的线性回归拟合($r^2=0.98$)。($**P<0.01$,$***P<0.001$)。C:动作电位(顶部)由 10 ms、1.5 倍阈值强度的电流刺激引起,对照(黑色),用动态钳减去 12.5% 的 $Na_V1.7$ 电导后(蓝色),各自的 $Na_V1.7$ 模型电流(底部)。D:对照(黑色)和动态钳减除内源性 $Na_V1.7$ 电导的 12.5%(中)后,由上述程序诱导的动作电位发放(顶部)。底部显示了重复放电时动态减去模型 $Na_V1.7$ 电导的 I-V 曲线相位图。注意,C 和 D 中显示的正向(向外)动态钳电流被翻转到 0 线以上,以方便在论文中对 $Na_V1.7$ 电流进行比较。(请参考二维码彩图)

在 DRG 神经元重复放电过程中,预计 $Na_V1.7$ L858H 突变型通道模型的活动增强

研究证明,人类 $Na_V1.7$ 的 L858H 突变与神经病理性疼痛综合征(如遗传性红斑肢痛症,IEM)有关。该 $Na_V1.7$ 突变使得通道的激活向超极化偏移,失活减慢,并导致慢且小的去极化刺激引起的电流幅度的增加。当在天然细胞环境中表达时,转染 L858H 突变型通道会使小直径 DRG 神经元超兴奋,这与静息膜电位趋于去极化和电流阈值的降低有关。为了更详细地研究 $Na_V1.7$-L858H 诱导神经元产生超兴奋性的机制,定量探究了用野生型 $Na_V1.7$ 电导梯度替代 L858H 突变体电导对小直径 DRG 神经元电兴奋性的影响。在缺乏实验数据的情况下,假设 DRG 神经元膜上野生型和 L858H 突变型通道的功能性表达水平是相同的。

首先,基于前期报告的数据,对野生型 $Na_V1.7$ 通道的动力学模型进行了适当修改,并构建了 L858H 突变型通道的 Hodgkin-Huxley 模型。调整了激活速率常数,来反映 L858H 突变型通道的稳态激活偏移 −14 mV 和去激活的改变(图 5B)。由此生成的 L858H 突变型通道动力学模型,出现了一个显著增加的窗口电流(一种持续的、小的可以使神经元膜去极化的内向钠电流;图 5B),并且 I-V 曲线有一个明显的左移,与文献报道的数据是一致的(图 5 A,B)。最大的稳态通道开放概率增加了 17 倍,从 −32.3 mV时的 9.5×10^{-5} 变为 −51.5 mV 时的1.6×10^{-3}(图 5B);当在静息膜电位(−64 mV)测量时,这一概率增加了 255 倍,从 3.8×10^{-6} 到 9.7×10^{-3}(图 5B)。从此以后,野生型和 L858H 通道的模型都是在 1 $\mu F/cm^2$ 的电容和 28 pF 的等电势球体的条件下计算,而电导密度设定为 0.029 S/cm^2。我们进一步研究了野生型和 L858H 突变型通道在响应电压指令时行为的变化。该电压指令的形状为先前记录于自发活动的小 DRG 神经元上的膜电位形式(图 5C,顶)。在动作电位发放尖峰之间(图 5C,左)以及发放动作电位期间(图 5C,右),野生型和 L858H 突变型通道均在斜坡样膜去极化的阈下水平激活。L858H 模型通道在 −62 mV 起始电压已经激活,产生了 −115 pA 的内向电流,而野生型通道在此电压下仅产生

−0.5 pA 的电流。在动作电位二次发放期间，L858H 突变型通道开始在回射−70 mV 时激活（−2 pA），而在−54 mV 时达到−209 pA，而野生型通道在−54 mV才开始激活（−2 pA）。在动作电位电压阈值（−33.5 mV）时，野生型通道的电流是−115 pA，而 L858H 突变型通道的电流是−657 pA。L858H 电流在−32.7 mV 达到峰值（−659 pA），而野生型电流在−2.9 mV 达到峰值（−320 pA）。在峰值后0.5ms（野生型）和1 ms（L858H），在动作电位超射（−56.8 mV）时的电流急剧下降到约−20 pA。L858H 通道这种活动模式导致了无论阈下膜电压（野生型，4.1×10^{-13} C，L858H，1.1×10^{-11} C）时，还是动作电位期间（野生型，2.8×10^{-13} C，L858H，7.7×10^{-13} C），钠离子内流均大幅增强。野生型和 L858H 通道活性的差异在动作电位的重复发放周期中，仍然保持不变（图 5C，D）。L858H 突变并不影响通道的稳态失活和失活的动力学。基于此，野生型和 L858H 突变型通道均显示出相似程度的使用依赖性的失活（图 5C，D）。

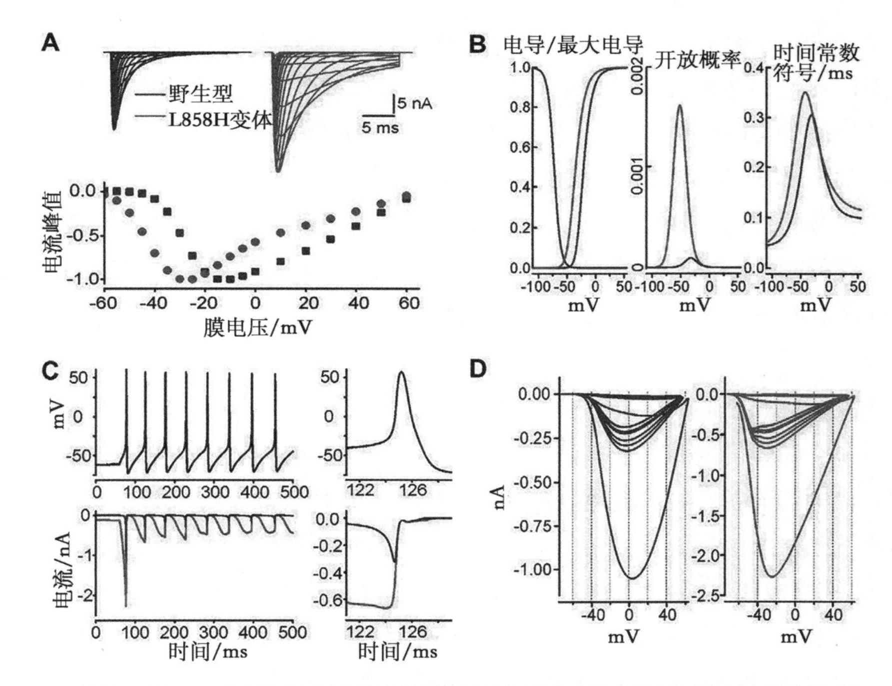

图 5　Na_V1.7-L858H 突变型通道的动力学模型，预测了 DRG 神经元重复放电时持续性钠电流（I_{Na}）的显著增强

A：从野生型（蓝色）和 L858H（LH；红色）Na_V1.7 通道模型获得标准化的 I-V 关系。呈现在顶部的是，用 $I_{Na}=g_{max}m^3h(V_m-E_{Na})$各自轨迹获得 I-V 图模型轨迹，其中 V_m是膜电压电位，$E_{Na}=65$ mV 是钠离子的逆转电位。B：野生型（蓝色）和 L858H（红色）Na_V1.7通道的动力学模型的稳态失活与稳态激活（左）、稳态的通道开放概率(Po;中间)和激活时间常数(τ;右图)。(C,顶部):显示一个自发活跃的小 DRG 神经元的重复放电的轨迹。在 $i=o$ 电流钳条件下(没有额外的注入电流),神经元自发地发放动作电位。注入一个小的 -50 pA的恒定电流用来阻止动作电位的发放。C 图顶部显示是在去除稳定的 -50 pA电流后记录的轨迹。(C,底部):野生型(蓝色)和 L858H(红色)$Na_V1.7$ 响应指令电压的模拟电流,指令电压的形状如图 C 顶部所示的动作电位形式。C 图顶部显示的电流钳记录,是从电穿孔转染野生型 $Na_V1.7$ 的原代培养的小直径 DRG 神经元上记录得到。D:展示在 C 图底部的野生型(蓝色)和 L858(红色)$Na_V1.7$ 电流的 I-V 相位图。两种模型均是在1 $\mu F/cm^2$ 电容及 28 pF 的等电势球体的条件下计算,电导密度设为 0.029 S/cm^2。(请参考二维码彩图)

在大范围的生理性膜电压下(包括在动作电位峰间间隔期、阈下水平去极化期和动作电位发放期),该模型预测 $Na_V1.7$-L858H 突变型通道的活性显著增强,从而增加了钠离子电荷的流入。

与之前发表的数据相一致,L858H 突变型通道的动力学模型,预测了 L858H 突变通道的表达应该会增强神经元的兴奋性。为了验证这一假设,使用动态钳记录评估了确定水平的 L858H 功能表达对小直径 DRG 神经元电兴奋性的影响。假定野生型和突变型通道的表达效率相等,*SCN9A* 的单个等位基因的突变,最大的可能性是使得受影响个体的感觉神经元的野生型和 L858H 突变型通道的表达比例为 1∶1。然而,野生型与 L858H 突变型表达的准确化学计量比,尚不清楚。因此,采用动态钳分析评估了梯度的 L858H 突变型通道电流替代野生型通道电流的效果。在设计大鼠 DRG 神经元实验时,首先估算了内源性的 $Na_V1.7$ 电导,然后用等量的 L858H 通道电导动态地梯度替代内源性的 $Na_V1.7$ 电导,进行动态钳操作 SR × g_{max}(L858H-WT)。

首先,检测 L858H 电流替代野生型电流(WT-to-L858H)对电流阈值的影响。先采用一个阈强度的 10 ms 电流脉冲在对照的 DRG 神经元中诱导动作电位(没有任何替代电流)(图 6A)。随后,L858H 电流替代野生型电流导致神经元在刺激期间的阈下电压产生了大量内向电流,动作电位产生的延迟也明显缩短了;动作电位的振幅[从去极化(上升相)的峰到超极化(下降相)的谷]没有影响,对照为 113.9 mV,而用 25% 的电流替代(用 25% L858H)时为 114.8 mV,用 50% 的电流替代(用 50% L858H)时为 112.6 mV。与此同时,动作电位上升的最大速率逐渐变小,对照组、25% 的电流替代和 50% 的电流替代分别为 114.2 mV/ms、109.5 mV/ms 和 96.1 mV/ms(图 6A 和 B)。这种动作电位上升速率的减速可能是由于静息膜电位去极化导致内源性通道额外失活的结果;但是不能排除如下的可能性:动作电位最大上升速率(20 mV;527 pA,25% 的电流替代和 385 pA,50% 的电流替代)相应的各自电压下，净电流（L858H-WT）的减少是一个原因（图 6B，右）。L858H 电流替代野生型电流的增量导致发放动作电位的电流阈值呈线性降低（r^2 =0.96，图 6C，顶部；r^2 =0.97，图 6C，底部）。12.5%、25%、50%和 100%的 L858H 电流替代野生型电流后，电流阈值从（668±142）pA（对照组，n=5），分别降至 598±188 pA、457±92 pA、328±53 pA 和 133±20 pA（n=5；P<0.05）（图 6C）。电流阈值的降低伴随着动作电位发放概率的提高（图 6 D）。施加一串频率 10 Hz、阈强度水平、10 个电流脉冲的刺激，诱导动作电位平均发放的数量，12.5%、25%、50%和 100%的 L858H 电流替代野生型电流后，对照组为 1.3±0.2，其他各组分别为 8.9±0.5、9.3±0.6、8.9±1.0 和 8.4±1.0（n=5；P<0.01）（图 6E）。

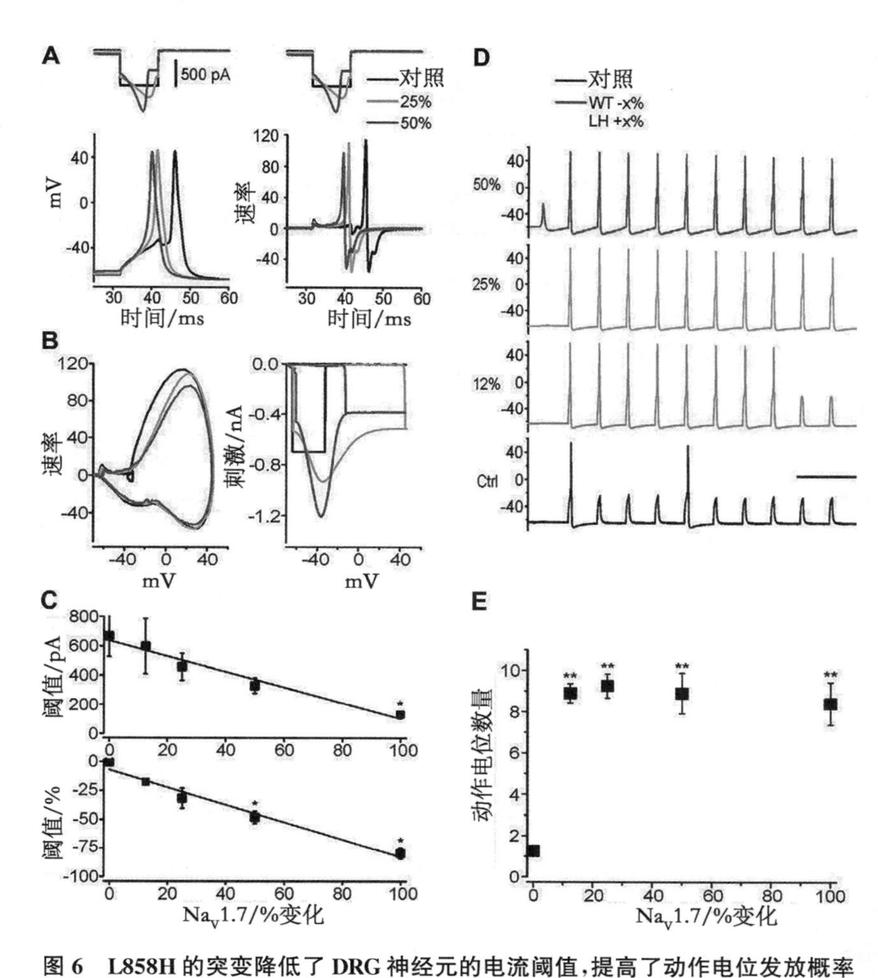

图 6　L858H 的突变降低了 DRG 神经元的电流阈值，提高了动作电位发放概率

A：对照组（黑色）、给予组 25%（绿色）和 50%（红色）的 L858H 电流替代野生型电流后，动作电位（底，左)由 10 ms(顶)阈强度的刺激诱导;各自动作电位变化率的轨迹如底部、右图所示。B:动作电位变化率的轨迹图(左)和记录的 L858H 电流替代野生型电流在增量水平的各自刺激轨迹(右);数据来源于 A 图所示的动作电位。C:动态钳记录的不同水平 L858H 电流替代野生型电流的 DRG 神经元,所获得的电流阈值(顶)和电流阈值的改变(底)。实线表示数据的线性回归拟合($n=5$;顶部,$r^2=0.96$;底部,$r^2=0.97$)。底部的数据分析是在 12.5%电导的阈值增量和各自电导增量百分比的阈值增量之间进行。(* $P<0.05$)D:对照组(黑色),L858H 电流替代野生型电流的电导替换的增量后(值显示在 y 轴左侧),动作电位由 10 Hz、10 ms、阈强度的电流脉冲诱导。(标尺:200 ms)E:在不同的 L858H 电流替代野生型电流的电导替换后,由 D 中所示程序诱导的平均动作电位的数量($n=5$)。(* * $P<0.01$)(请参考二维码彩图)

先前的研究表明,电流阈值的降低和动作电位发放概率的提高伴随着静息膜电位的去极化(图 7C)。本文的发现证实了之前的研究结果。在机制层面上,本研究结果进一步证明,静息膜电位的去极化是由接近静息膜电位的膜电压下 L858H 突变型通道产生的持续性"窗口电流"导致的(图 5B,中)。在一系列的其他实验中发现,鉴于增加或减少高达 100%的野生型 $Na_V1.7$ 的电导,没有明显影响 DRG 神经元的静息膜电位(记录到的静息膜电位在−65～−62 mV),所以野生型电流的替代(L858H-to-WT)对 DRG 神经元静息膜电位的影响是微不足道的。DRG 神经元的平均静息膜电位表示为(均值±标准误,$n=6$; $P>0.05$):对照组:−64±0.6 mV;在加上−100%、−50%、−25%、−12.5%、+12.5%、+25%、+50%和+100%的野生型电导后,神经元的平均静息膜电位分别为−63.5±0.8 mV、−63.8±0.7 mV、−64.0±0.5 mV、−63.6±0.6 mV、−63.6±0.6 mV、−63.7±0.7 mV、−63.9±0.8 mV 和−64.0±1.0 mV(图 7A 和 B)。与此相反,L858H 电流替代野生型电流使得静息膜电位显著地去极化,对照组:−63.4±0.6 mV;12.5%、25%、50%和 100%的 L858H 电流替代野生型电流后,分别变为−62.3±0.5 mV($n=6$;$P>0.05$)、−60.7±0.8 mV($n=6$;$P<0.05$)、−58.4±0.9 mV($n=6$;$P<0.01$)和−56.6±1.3 mV($n=6$;$P<0.01$)(图 7D)。

L858H 突变通过阈下膜去极化和动作电位间期增加钠离子内流进而增强 DRG 兴奋性

关于 L858H 突变型通道的模型,预测 DRG 神经元重复放电过程中在阈上电压和阈下电压下通道活性增强。结果发现,额外钠离子电荷的流入是促兴奋性的,即应该导致神经元的兴奋性增强。通过动态钳记录 DRG 神经元评估了两种模型(野生型和 L858H-WT)对 10 Hz、10 ms 的去极化刺激的响应,对这一假设进行验证。我们想对这两种通道活性模型对神经元兴奋性的影响,进行并行的定量比较。由于 12.5%的电流替代比率是研究得出的影响动作电位发放的最低限度,所以首先显示的数据是 12.5% 的额外野生型通道电导和各自 12.5% 的 L858H 电流替代野生型电流的电导。

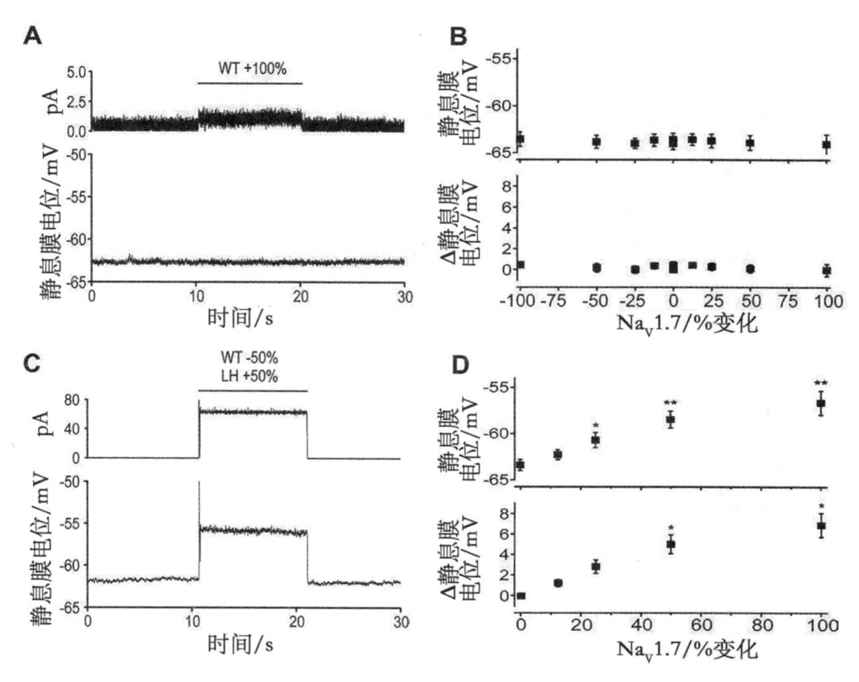

图 7　L858H 突变促使 DRG 神经元的静息膜电位向去极化偏移

A:动态钳记录 DRG 神经元静息膜电位(RMP)和野生型电流,分别是对照组和给予 100%野生型Nav1.7 电导组。B:平均静息膜电位($n=6$)(顶部)和静息膜电位变化(底部)与野生型 Nav1.7 电导增量值作加或减函数。C 和 D:数据描述类似于 A 和 B,静息膜电位数据来源于 WT-to-L858H 替换的响应(动态减去野生型电导,同时等量添加 L858H 电导)增量水平从 12.5%～100%($n=6$)。底部统计分析为 12.5% SR 时得到的静息膜电位变化和各自的电导 SRs 百分比之间。

我们发现,L858H 突变型通道在静息膜电位(－63.4 mV)时已经激活,产生的电流使得静息膜电位向去极化方向偏移约 1 mV(对照组为－63.4±0.6 mV,12.5% 的 L858H 电流替代野生型电流后为－62.3±0.5 mV($n=6$,$P>0.05$),但是静息膜电位有明显的去极化的趋势)。但是,我们没有检测到超出噪声的野生型电流,因此其对静息膜电位没有影响(对照组为－64±0.6 mV,注入额外的 12.5% 野生型电导后为－63.6±0.6 mV;图 8A-D)。野生型电流在－50.9 mV 时开始激活(－3 pA),在 12.4 mV 时达到最大幅值(－216 pA),这是一个远高于－40 mV 动作电位阈值的膜电压值。相比之下,L858H-WT 的净电流在静息膜电位(－63 mV)时已经激活(−21 pA),在−30.6 mV 时达到最大(−452 pA)。在动作电位峰值间期,L858H-WT 替代模型所产生的净电流从−69.5 mV 的−1 pA 逐渐增大至−64 mV 的−20 pA,导致膜电位呈慢的、斜坡状的去极化偏移(图 8D 和 E),而野生型模型检测不到超出噪声的电流(图 8B 和 E)。与野生型相比(pA * ms/nA,我们将电流电荷标准化为天然 $Na_V1.7$ 电流的振幅,以解释内源性 $Na_V1.7$ 电流水平的细胞间差异),L858H-WT 携带的净电荷明显更多:阈下去极化时为 6.6±1.2(野生型,$n=8$)对比 48±10(L858H,$n=5$;$P<0.01$);动作电位峰值间期为−0.2±0.32(野生型,$n=8$)对比 58.2±10.4(L858H,$n=5$;$P<0.01$);而其动作电位发放期的电流实际上小于突变体表达的细胞,12.6±6.3(L858H,$n=5$)对比野生型的 22±3.5($n=8$)。

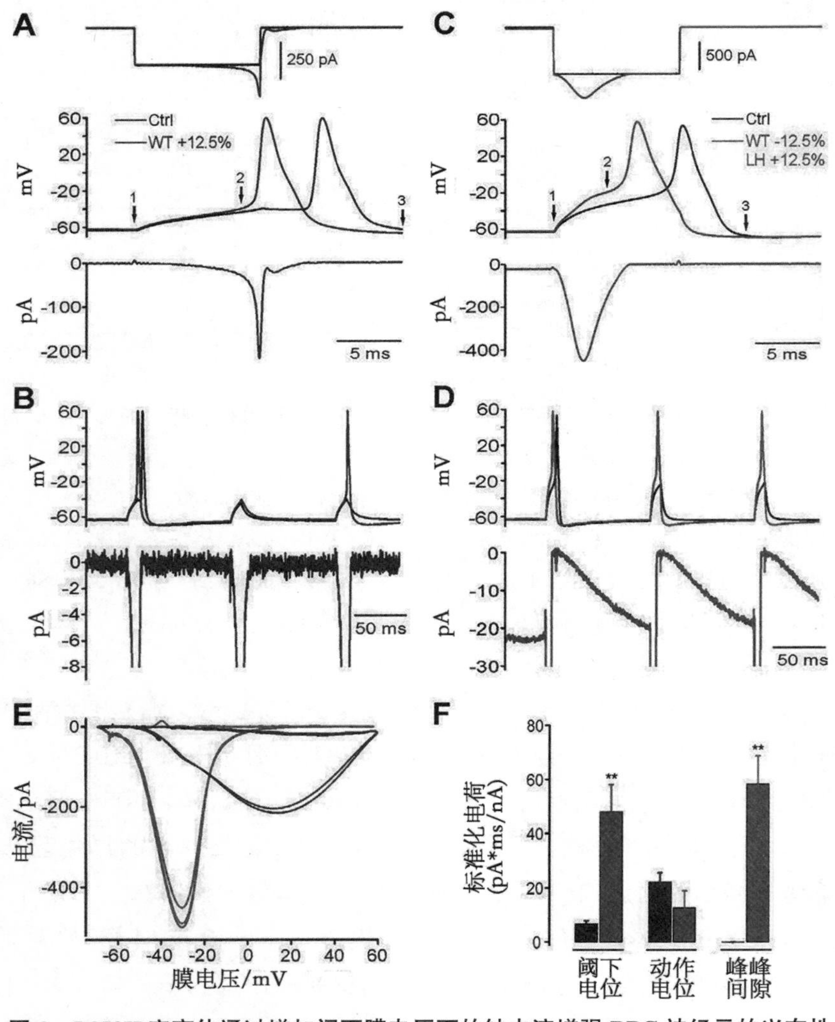

图 8　L858H 突变体通过增加阈下膜电压下的钠内流增强 DRG 神经元的兴奋性

A：10 ms 的阈强度电流脉冲刺激诱发的动作电位，对照组(黑色)和动态引入 12.5％的野生型通道电导(蓝色)。动作电位显示在顶部(刺激程序显示在动作电位的上面)，各自对应的 $Na_V1.7$ 电流显示在底部。B：10 Hz、10 ms 长、阈强度的一串电流脉冲诱导动作电位的重复发放(顶部)，对照组(黑色)和引入 12.5％的野生型电导后(蓝色)；额外 12.5％野生型电导后的动态钳记录结果显示在底部。C 和 D 与 A 和 B 中显示的是同样程序，但是将对照组(黑色)和动态钳替换 12.5％的野生型电导为 12.5％ L858H 突变型电导后获得的数据进行比较。E：图 B 和图 D 显示，在 12.5％野生型(蓝色)和 12.5％野生型替换为12.5％ L858H 后(红色)，动态钳记录 DRG 神经元的各自动作电位发放的 I-V 相位图。F：动态钳模式记录的模型钠电流，随后在 3 个不同的时间间隔进行整合：①从刺激开始到动作电位阈值(阈值是在动作电位的二阶微分改变其符号时所定义的)；A 和 C 中间隔从箭头 1 延长到箭头 2；②从阈值到超射；A 和 C 中间隔从箭头 2 到箭头 3；③从超射到下一次刺激开始。钠电荷(pA * ms)与利用电压钳测试于每一个 DRG 神经元获得的天然 $Na_V1.7$ 钠离子电流的峰值，进行标准化处理(见材料与方法)。数据显示的是，注入额外 12.5％的野生型电导时(n＝8，蓝色)和 12.5％的 L858H 电流替代野生型电流时(n＝5，红色)，模型通道的活性。(* * P＜0.01)(请参考二维码彩图)

这些数据显示，在阈下电压时 L858H 通道活性的大幅增加使得净钠离子内流显著放大，随后膜电位趋于去极化，电流阈值减小，进而导致动作电位的发放概率增加。仅仅细胞上的 12.5％的 $Na_V1.7$ 替代为 L858H 突变型通道(例如，突变型通道的表达水平甚至低于细胞中预期 1 个突变等位基因的表达水平)，就可以观察到明显的小直径 DRG 神经元兴奋增强。结果证明，这个突变通道对于伤害性感受器兴奋性的强烈作用。

最后，作为携带 L858H 突变的患者的伤害性感受器模型，*SCN9A* 的单个等位基因的突变可能导致野生型通道和 L858H 突变型通道表达的比例接近 1：1，我们评估了 50％的 L858H 电流替代野生型电流的作用。这个模型在静息状态产生了 －27±2 pA(n＝6)的持续性电流(图 9，A 和 B)，这使得静息膜电位向去极化平均偏移了5 mV，即对照组为－63.4±0.6 mV(n＝6；P＜0.01)；50％的 L858H 电流替代野生型电流后为－58.4±0.9 mV(图 7D 和图 9A、B)。在阈下膜电位时，注入去极化电流引起该电流的进一步激活，在刺激后的 2.7±0.4 ms 达到动作电位阈值前，达到峰值(－432±112，n＝6)，在随后的 3.6±0.7 ms 内迅速地衰减至基本为零的水平(图 9A)。由于 L858H-WT 模型的活性而引起的净电流流入在阈下去极化和动作电位期间，分别为 0.8±0.3 pC 和 0.3±0.2 pC(n＝6)(图 9C)。在第一个动作电位峰值间期，50％的 L858H 电流替代野生型电流导致的净电流产生了 2.9±0.5 pC 的电荷流入，导致了膜电位发生缓慢且斜坡样的去极化(图 9B 和 C)。我们发现，L858H 替换后钠离子内流的增加是小直径 DRG 神经元兴奋性增强的原因。而上述这些观察为解释突变通道的功能与携带 $Na_V1.7$-L858H 突变的患者介导疼痛的伤害性感受器超兴奋性，提供了机制上的联系。

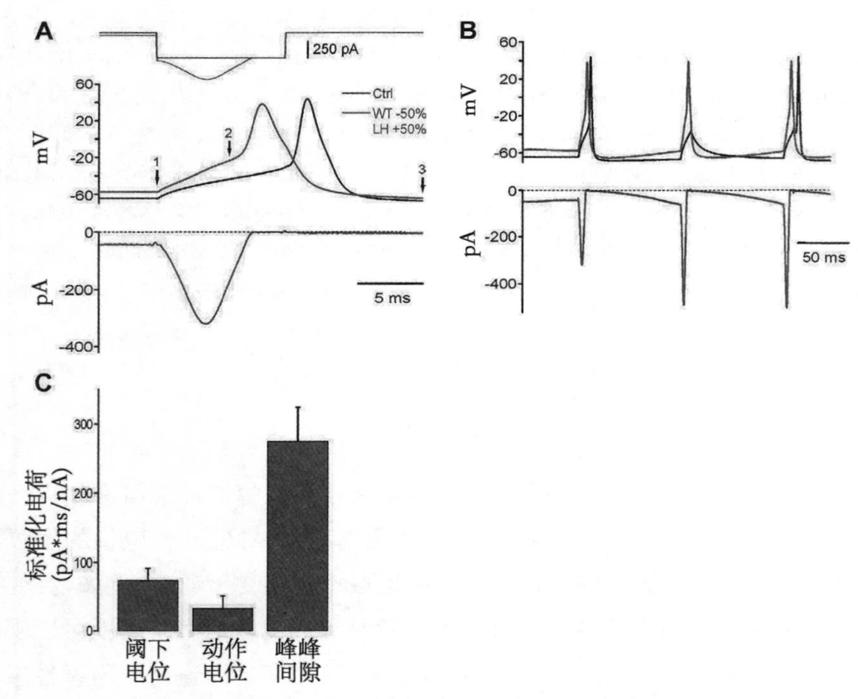

图 9 *SCN9A* 的单个等位基因的突变(L858H)在小直径 DRG 神经元中的功能评估

A：一个阈强度的电流脉冲诱导的动作电位的发放。对照组(黑色)和动态钳进行 50%的 L858H 电流替代野生型电流后(红色)。动作电位显示在顶部(刺激程序显示在动作电位的上方)，各自 $Na_V1.7$ 电流差异显示在底部。B：阈强度的 10 Hz 的电流脉冲(和图 A 中一样)的串刺激诱导的动作电位的重复发放，对照组(褐色)，50%的 L858H 电流替代野生型电流后(蓝色)；动态钳记录 50% L858H 电流替代野生型电流后显示在底部。C：动态钳 L858H-WT 模型电流，在 50%的内源性 $Na_V1.7$ 电导情况下，由 3 个不同时期进行整合：①从刺激开始到动作电位阈值(A 中箭头 1 到箭头 2)；②从阈值到超射(A 中箭头 2 到箭头 3)；③从超射到下一次刺激开始。钠电荷(pA * ms)天然 $Na_V1.7$ 钠离子电流峰值($n=6$)进行标准化处理。Kruskal-Wallis ANOVA 非参数检验分析 3 组数据，用于决定样本是否来源于不同组。(* * $P<0.01$)(请参考二维码彩图)

讨论

野生型大鼠 DRG 神经元的动态钳记录显示，增加 $Na_V1.7$ 电导密度降低了发放单个动作电位的阈值，增加了系列去极化刺激诱导动作电位的发放数量。我们的数据显示，功能性 $Na_V1.7$ 的电导和电流阈值(诱导出一个动作电位的最低刺激强度)之间呈线性负相关。与后者相一致，我们发现，$Na_V1.7$ 电导与动作电位发放概率之间存在直接的相关性。在额外增加 $Na_V1.7$ 电导的 0～25%范围内，$Na_V1.7$

电导与动作电位发放概率之间的关系也是线性相关的。在 50%～100% 水平达到饱和，至少部分是由于达到了刺激程序诱导可能的最多的动作电位的发放数量。

目前人们普遍认为，无论是在 DRG 神经元胞体，还是初级感觉神经元的轴突末梢，TTX-S 通道（包括 Na_V1.7 通道）具有阈下钠通道的功能，在阈下膜电压的情况下放大细胞膜对小的去极化刺激的反应。通常，人们采用 Na_V1.7 基因敲除的“全或无”的范式，对 Na_V1.7 通道的活性对神经元兴奋性和疼痛信号处理的功能性影响进行研究。通过对 DRG 神经元的计算机模拟，人们研究了 Na_V1.7 对 DRG 神经元兴奋性的功能作用，包括动作电位产生和动作电位重复发放的电流和电压阈值。然而，在 Na_V1.7 通道功能的定量研究中，鉴于动态钳记录的是天然的神经元的响应，也没有对哪些电导纳入计算机模拟作出假设，所以动态钳记录要优于计算机模拟。意外地观察到，当 Na_V1.7 在天然的 DRG 神经元背景中进行研究时，其以明显的线性方式调节动作电位的电流阈值的设定值：在 200% 的 Na_V1.7 电导范围内，增加或减少 Na_V1.7 电导（低至 12.5% 或高至 100%）产生了一个高度线性的梯度变化。研究发现，仅用 L858H 突变型通道替换 12.5% 的野生型通道，DRG 神经元就会产生超兴奋性。即使 L858H 表达在 HEK-293 细胞中后其电流密度降低 50%，本文的观察适用于伤害性感受器神经元，并预测 L858H 的表达可诱导 DRG 神经元产生超兴奋性。

在我们的刺激程序允许的范围内，Na_V1.7 也能够线性调节动作电位的发放概率。研究发现，Na_V1.7 在大鼠痛性神经瘤的神经末梢中异常积累，并且在炎症和糖尿病条件下，大鼠 DRG 神经元 Na_V1.7 表达水平和 TTX-S 电流密度增加。因此，本文的观察结果可能与获得性疼痛的病理生理学有关。然而，尽管之前体外膜片钳分析显示，小直径 DRG 神经元轴突的静息膜电位，以及分别由 Na_V1.7 和Na_V1.8介导的 TTX-S 和 TTX-R 电流在动作电位发放中的相继激活，与发生在DRG 神经元胞体的情况相类似，但是我们不能排除这样一种可能，即 Na_V1.7 在 DRG 神经元胞体与感觉轴突及其末端上的性质和功能作用，并不完全相同。

动态钳研究需要输入已被研究的通道动力学模型。最近，TTX-S 钠通道（包括 Na_V1.7 通道）的几种动力学模型也已被提出。这些模型基于 TTX-S 通道的稳态和动力学性质的实验数据。由于它们是在不同的研究中获得的，这些数据具有某种程度的差异性。这种差异性至少在一定程度上可归因于记录溶液和电压刺激程序的差异。TTX-S 通道记录通常使用基于氟化物的胞内溶液，这使得 Na_V1.7 通道稳态的电压依赖性和动力学参数发生偏移。同时，采用电流钳记录 DRG 神经元中动作电位的发放时，通常在生理相关的基于氯离子的胞内溶液中进行。基于与该模型相似条件下获得的电压钳记录的数据，以之建立 $Na_V1.7$ 通道的动力学模型是合理的。因此，研发一个重组 $Na_V1.7$ 通道的动力学模型，基础数据来源于电压钳记录，其所用胞内溶液与动态钳基本上相似。电压钳和动态钳电极内液的唯一区别是：氯化钾以 1∶1 的比例被氯化铯代替（见**材料与方法**）。我们还采用了相同的 Hanks 平衡盐溶液，简称 Hanks 液（HBSS）浴液用于电压钳和动态钳记录。此外，我们还对 $Na_V1.7$ 通道的激活动力学进行了详细的分析。虽然普遍接受 m^3 模型用于描述钠通道的门控，如乌贼巨轴突中、哺乳动物的骨骼肌中和哺乳动物的感觉神经元中，而在哺乳动物中枢神经元中建议使用 TTX-S 钠通道激活的 m^2 模型。与之前关于 TTX-S 钠电流的研究一致，研究发现重组 $Na_V1.7$ 通道的激活存在明显的延迟，表明在关闭状态之间存在多次 S 形转变，最好用 m^3 模型来描述通道激活动力学。

在 1 例遗传性红斑肢痛症患者中发现了 $Na_V1.7$-L858H 突变。随后的研究显示，L858H 突变使得 $Na_V1.7$ 激活向超极化偏移了 −13.5 mV，通道去激活减慢，增加了慢且小的去极化诱发的 $Na_V1.7$ 电流，其方式符合红斑肢痛症的表型。我们对 L858H 突变体的动力学进行建模，通过适当地调整野生型通道激活率常数来获得动力学和 I-V 关系的各自变化，使其与报道的重组野生型和 L858H 通道相似。根据模型预测，L858H 突变使得阈下膜电压下 $Na_V1.7$ 通道活性的增强。在响应一个指令电压（变化形状与自发放 DRG 神经元膜电压变化相似）刺激时，相比于野生型，细胞中仅有 12.5% 的通道替换为 L858H 突变型通道，就会导致阈下膜电压时的钠内流增加 27 倍，动作电位发放期间的钠内流增加 3 倍。在进行动态钳时，使用一个 10 ms 的去极化刺激诱导动作电位发放，阈下电压下 L858H 通道持续的活性在小的去极化中产生了＞600% 的额外钠内流，并导致在峰值间期出现了显著的钠内流（野生型：-0.2 ± 0.32；L858H：58.2 ± 10.4）。钠内流如此大量的增加是促兴奋性的，所以在实验中观察到动态钳引入 L858H 电导引起神经元超兴奋时，并不感到十分惊讶。在动态钳实验中，50% 的 L858H 电流替代野生型电流所产生的持续性电流使得静息膜电位平均向去极化偏移 5 mV，并导致了电流阈值平均降低了 51%，且没有改变动作电位的超射相。该持续性电流在阈下膜电位注入去极化电流时进一步激活，在动作电位阈值前达到峰值，然后在接下来的几毫秒（ms）内迅速下降到几乎为零的水平。L858H-WT 模型的净电荷流入在阈下去极化过程中大于在动作电位发放期间，在动作电位峰值间期产生了一个显著的电荷流入，驱动了一个慢的、斜坡样的膜电位的去极化。根据目前的研究结果，在本研究中发现，Rush 等描述的 L858H 突变之所以诱导静息膜电位趋于去极化，是由于窗口通道活动引起的持续性电流。通道稳态开放概率在静息膜电位(−63 mV)增加了255倍，从3.8×10^{-6}(WT)增加到9.7×10^{-3}(L858H)。内源性$Na_V1.7$通道的最大电导(参见材料方法与结果)为(317±68)nS($n=6$，野生型实验)和(354±64)nS($n=6$，L858H实验)。在动态钳记录的神经元，设定计算出的通道稳态打开的概率，在静息膜电位(−63 mV)下，分别注入额外的50%的电导产生的持续性电流，分别为0.08 pA(野生型)和22 pA(L858H)。

我们首次通过动态钳技术记录了在生理水平上的野生型和突变体$Na_V1.7$电导。结果表明，$Na_V1.7$能够线性调节小直径DRG神经元的电流阈值。观察还表明，小直径DRG神经元中L858H突变通道持续性的活性，放大了阈下膜电压下的钠离子内流，使得静息膜电位去极化，降低动作电位产生的电流阈值，进而在DRG伤害性感受神经元中产生超兴奋性。综上，这些发现建立了突变体$Na_V1.7$通道改变的生物物理特性与介导遗传性红斑肢痛症疼痛的伤害性感受器的超兴奋性之间的定量的机制联系

致谢

这项工作的部分经费来自研究与发展服务处和医学部，美国退伍军人事务部研究服务部给予的拨款。神经科学和再生研究中心由美国瘫痪退伍军人组织和耶鲁大学合作建立。

关于作者

Dmytro V. Vasylyev：耶鲁大学医学院神经病学系和神经科学与再生研究中心，纽黑文，康涅狄格州；退伍军人事务部康涅狄格州医疗保健系统和康复研究中心，西黑文，康涅狄格州

Chongyang Han：耶鲁大学医学院神经病学系和神经科学与再生研究中心，纽黑文，康涅狄格州；退伍军人事务部康涅狄格州医疗保健系统和康复研究中心，西黑文，康涅狄格州

Peng Zhao：耶鲁大学医学院神经病学系和神经科学与再生研究中心，纽黑文，康涅狄格州；退伍军人事务部康涅狄格州医疗保健系统和康复研究中心，西黑文，康涅狄格州

Sulayman Dib-Hajj：耶鲁大学医学院神经病学系和神经科学与再生研究中心，纽黑文，康涅狄格州；退伍军人事务部康涅狄格州医疗保健系统和康复研究中心，西黑文，康涅狄格州

Stephen G. Waxman：耶鲁大学医学院神经病学系和神经科学与再生研究中心，纽黑文，康涅狄格州；退伍军人事务部康涅狄格州医疗保健系统和康复研究中

心，西黑文，康涅狄格州

公开性原则

作者声明没有任何利益冲突，无论是经济上的，还是其他方面的利益冲突。

参考文献

[1] Ahn HS, Vasylyev DV, Estacion M, et al. 2013. Differential effect of D623N variant and wild-type $Na_V1.7$ sodium channels on resting potential and inter-spike membrane potential of dorsal root ganglion neurons. Brain Res, 1529: 165 - 177.

[2] Baranauskas G, Martina M. 2006. Sodium currents activate without a Hodgkin-and-Huxley-type delay in central mammalian neurons. J Neurosci, 26: 671 - 684.

[3] Black JA, Liu S, Tanaka M, et al. 2004. Changes in the expression of tetrodotoxin-sensitive sodium channels within dorsal root ganglia neurons in inflammatory pain. Pain, 108: 237 - 247.

[4] Black JA, Nikolajsen L, Kroner K, et al. 2008. Multiple sodium channel isoforms and mitogen-activated protein kinases are present in painful human neuromas. Ann Neurol, 64: 644 - 653.

[5] Blair NT, Bean BP. 2002. Roles of tetrodotoxin (TTX)-sensitive Na^+ current, TTX-resistant Na^+ current, and Ca^{2+} current in the action potentials of nociceptive sensory neurons. J Neurosci, 22: 10277 - 10290.

[6] Catterall WA, Goldin AL, Waxman SG. 2005. International Union of Pharmacology. XLVII. Nomenclature and structure-function relationships of voltage-gated sodium channels. Pharmacol Rev, 57: 397 - 409.

[7] Chanda B, Bezanilla F. 2002. Tracking voltage-dependent conformational changes in skeletal muscle sodium channel during activation. J Gen Physiol, 120: 629 - 645.

[8] Chattopadhyay M, Mata M, Fink DJ. 2008. Continuous delta-opioid receptor activation reduces neuronal voltage-gated sodium channel ($Na_V1.7$) levels through activation of protein kinase C in painful diabetic neuropathy. J Neurosci, 28: 6652 - 6658.

[9] Chattopadhyay M, Mata M, Fink DJ. 2011. Vector-mediated release of GABA attenuates pain-related behaviors and reduces $Na_V1.7$ in DRG neurons. Eur J Pain, 15: 913 - 920.

[10] Choi JS, Waxman SG. 2011. Physiological interactions between $Na_V1.7$ and $Na_V1.8$ sodium channels: A computer simulation study. J Neurophysiol, 106: 3173 - 3184.

[11] Coste B, Osorio N, Padilla F, et al. 2004. Gating and modulation of presumptive $Na_V1.9$ channels in enteric and spinal sensory neurons. Mol Cell Neurosci, 26: 123 - 134.

[12] Cummins TR, Dib-Hajj SD, Waxman SG. 2004. Electro-physiological properties of

mutant $Na_V1.7$ sodium channels in a painful inherited neuropathy. J Neurosci, 24: 8232 - 8236.

[13] Cummins TR, Howe JR, Waxman SG. 1998. Slow closed-state inactivation: A novel mechanism underlying ramp currents in cells expressing the hNE/PN1 sodium channel. J Neurosci, 18: 9607 - 9619.

[14] Cummins TR, Waxman SG. 1997. Downregulation of tetrodotoxin-resistant sodium currents and upregulation of a rapidly repriming tetrodotoxin-sensitive sodium current in small spinal sensory neurons after nerve injury. J Neurosci, 17: 3503 - 3514.

[15] De Col R, Messlinger K, Carr RW. 2008. Conduction velocity is regulated by sodium channel inactivation in unmyelinated axons innervating the rat cranial meninges. J Physiol, 586: 1089 - 1103.

[16] Dib-Hajj SD, Choi JS, Macala LJ, et al. 2009. Transfection of rat or mouse neurons by biolistics or electroporation. Nat Protoc, 4: 1118 - 1126.

[17] Dib-Hajj SD, Cummins TR, Black JA, et al. 2010. Sodium channels in normal and pathological pain. Annu Rev Neurosci, 33: 325 - 347.

[18] Estacion M, Han C, Choi JS, et al. 2011. Intra-and interfamily phenotypic diversity in pain syndromes associated with a gain-of-function variant of $Na_V1.7$. Mol Pain, 7: 92.

[19] Gurkiewicz M, Korngreen A, Waxman SG, et al. 2011. Kinetic modeling of $Na_V1.7$ provides insight into erythromelalgia-associated F1449V mutation. J Neurophysiol, 105: 1546 - 1557.

[20] Herzog RI, Cummins TR, Ghassemi F, et al. 2003. Distinct repriming and closed-state inactivation kinetics of $Na_V1.6$ and $Na_V1.7$ sodium channels in mouse spinal sensory neurons. J Physiol, 551: 741 - 750.

[21] Herzog RI, Cummins TR, Waxman SG. 2001. Persistent TTX-resistant Na^+ current affects resting potential and response to depolarization in simulated spinal sensory neurons. J Neurophysiol, 86: 1351 - 1364.

[22] Hille B. 1978. Ionic channels in excitable membranes: Current problems and biophysical approaches. Biophys J, 22: 283 - 294.

[23] Hodgkin AL, Huxley AF. 1952. A quantitative description of membrane current and its application to conduction and excitation in nerve. J Physiol, 117: 500 - 544.

[24] Kemenes I, Marra V, Crossley M, et al. 2011. Dynamic clamp with StdpC software. Nat Protoc, 6: 405 - 417.

[25] Kostyuk PG, Veselovsky NS, Tsyndrenko AY. 1981. Ionic currents in the somatic membrane of rat dorsal root ganglion neurons-I. Sodium currents. Neuroscience, 6: 2423 - 2430.

[26] Kouranova EV, Strassle BW, Ring RH, et al. 2008. Hyperpolarization-activated cyclic nucleotide-gated channel mRNA and protein expression in large versus small diameter dorsal root ganglion neurons: Correlation with hyperpolarization-activated current gating. Neuroscience, 153: 1008-1019.

[27] Kovalsky Y, Amir R, Devor M. 2009. Simulation in sensory neurons reveals a key role for delayed Na^+ current in subthreshold oscillations and ectopic discharge: Implications for neuropathic pain. J Neurophysiol, 102: 1430-1442.

[28] McCormick DA, Shu Y, Yu Y. 2007. Neurophysiology: Hodgkin and Huxley model—still standing? Nature, 445: E1-2; discussion E2-3.

[29] Meadows LS, Chen YH, Powell AJ, et al. 2002. Functional modulation of human brain $Na_V1.3$ sodium channels, expressed in mammalian cells, by auxiliary beta 1, beta 2 and beta 3 subunits. Neuroscience, 114: 745-753.

[30] Nassar MA, Stirling LC, Forlani G, et al. 2004. Nociceptor-specific gene deletion reveals a major role for $Na_V1.7$ (PN1) in acute and inflammatory pain. Proc Natl Acad Sci USA, 101: 12706-12711.

[31] Neher E. 1992. Correction for liquid junction potentials in patch clamp experiments. Methods Enzymol, 207: 123-131.

[32] Ogata N, Tatebayashi H. 1993. Kinetic analysis of two types of Na^+ channels in rat dorsal root ganglia. J Physiol, 466: 9-37.

[33] Persson AK, Black JA, Gasser A, et al. 2010. Sodium-calcium exchanger and multiple sodium channel isoforms in intraepidermal nerve terminals. Mol Pain, 6: 84.

[34] Persson AK, Gasser A, Black JA, et al. 2011. $Na_V1.7$ accumulates and co-localizes with phosphorylated ERK1/2 within transected axons in early experimental neuromas. Exp Neurol, 230: 273-279.

[35] Pinto V, Derkach VA, Safronov BV. 2008. Role of TTX-sensitive and TTX-resistant sodium channels in Aδ-and C-fiber conduction and synaptic transmission. J Neuro-physiol, 99: 617-628.

[36] Rush AM, Craner MJ, Kageyama T, et al. 2005. Contactin regulates the current density and axonal expression of tetro-dotoxin-resistant but not tetrodotoxin-sensitive sodium channels in DRG neurons. Eur J Neurosci, 22: 39-49.

[37] Rush AM, Cummins TR, Waxman SG. 2007. Multiple sodium channels and their roles in electrogenesis within dorsal root ganglion neurons. J Physiol, 579: 1-14.

[38] Rush AM, Dib-Hajj SD, Liu S, et al. 2006. A single sodium channel mutation produces hyper-or hypoexcitability in different types of neurons. Proc Natl Acad Sci USA, 103: 8245-8250.

[39] Saab CY, Cummins TR, Waxman SG. 2003. GTP gamma S increases $Na_V1.8$ current in small-diameter dorsal root ganglia neurons. Exp Brain Res, 152: 415 - 419.

[40] Samu D, Marra V, Kemenes I, et al. 2012. Single electrode dynamic clamp with StdpC. J Neurosci Methods, 211: 11 - 21.

[41] Sharp AA, O'Neil MB, Abbott LF, et al. 1993. Dynamic clamp: Computer-generated conductances in real neurons. J Neurophysiol, 69: 992 - 995.

[42] Sheets PL, Jackson JO 2nd, Waxman SG, et al. 2007. A $Na_V1.7$ channel mutation associated with hereditary erythromelalgia contributes to neuronal hyperexcitability and displays reduced lidocaine sensitivity. J Physiol, 581: 1019 - 1031.

[43] Toledo-Aral JJ, Moss BL, He ZJ, et al. 1997. Identification of PN1, a predominant voltage-dependent sodium channel expressed principally in peripheral neurons. Proc Natl Acad Sci USA, 94: 1527 - 1532.

[44] Vasylyev DV, Waxman SG. 2012. Membrane properties and electrogenesis in the distal axons of small dorsal root ganglion neurons *in vitro*. J Neurophysiol, 108: 729 - 740.

[45] Yang Y, Wang Y, Li S, et al. 2004. Mutations in SCN9A, encoding a sodium channel alpha subunit, in patients with primary erythermalgia. J Med Genet, 41: 171 - 174.

第三部分　追寻疼痛基因以外：拓宽视野

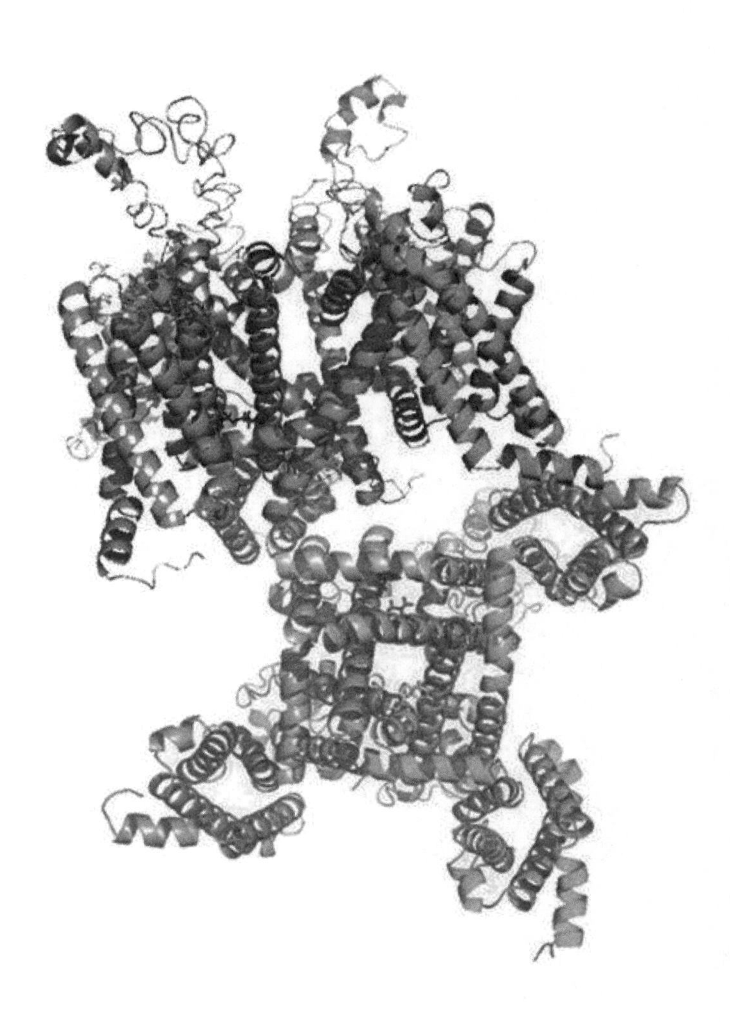

扫码可查看
本书中的彩图

第7章　扭曲的神经：凭空消失的神经节

“火人”综合征的患者非常罕见，神经病理性疼痛则不然，它通常与多种疾病相伴发生，如创伤性截肢、神经或神经根压迫，以及多种原因引起的外周神经病变。$Na_V1.7$ 作为遗传性红斑肢痛症的核心分子，在上述疾病中亦起着关键作用。

19 世纪著名内科医师、美国神经学协会的创始人之一 Silas Weir Mitchell，因为曾在南北战争战场上照料伤员，对军事历史学有着浓厚兴趣。当时，只有及时截肢才能治疗枪伤，而救护车的雏形（最初只是一辆运送伤员离开战区的马车）才刚刚出现。Michiel 专注于疼痛，被认为是红斑肢痛症（又称为 Michiel 氏病）的发现者，尽管他所描述的是没有家族史的患者。Michiel 对神经损伤性疼痛也有浓厚的兴趣，在其 1872 年撰写的《神经损伤及其后果》（*Injuries of Nerves and Their Consequences*）一书中，详细描述了这方面的内容。作为一名曾在战场上救治受伤士兵的临床医师，Michiel 意识到，创伤性肢体截肢必然伴随着神经损伤，以及随之而来的持久疼痛，不仅是保留残肢的疼痛，还有幻肢痛。幻肢症状源于神经系统，通常残留的手或脚的感觉代替失去的肢体，虽然客观不存在，但仍然能感觉到，它好像作为身体的一部分而存在，这种感觉是扭曲的，而且常伴随疼痛。Michiel 创造了“幻肢”这个术语，并记录了这种疼痛现象，他也意识到了高速子弹和枪击创伤引发慢性疼痛的可能性。

神经损伤后，外周神经中受损的神经纤维能够再生。如果受损伤神经的近端和远端无障碍地重新连接，再生的神经纤维可能会找到合适的外周组织，甚至形成新的神经支配，在神经受损区域重建感觉。然而，如果损伤部位有瘢痕组织，或者肢体严重遭受创伤或截肢，再生的神经纤维可能无法找到适当的外周组织，生成无用的发芽，由此形成的神经纤维束无法在外周重建连接。这些大量缠结的轴突末梢混杂着增生的结缔组织，被称为神经瘤。在实验性的神经瘤（实验动物）和人类神经瘤中，损伤的轴突是异常和异位的冲动产生的地方，这种冲动导致神经性疼痛。在人源性钠通道分子被克隆和测序之前，损伤性神经瘤的超兴奋性依赖于电压门控通道就已广为人知。而且，在钠通道分子被克隆和功能解析后，就有动物模

型实验证实了 $Na_V1.7$ 在许多类型的获得性神经性疼痛和炎症性疼痛中发挥重要作用。但是，人类神经瘤是怎样的呢？

2007 年，我开始与丹麦奥尔胡斯大学疼痛研究中心的两位疼痛研究专家 Lone Nikolajsen 和 Troels Jensen 以及他们的外科医生同事 Karsten Kroner 合作。在临床上收集保存完好的人类神经瘤组织，特别是收集经过临床诊断的患者神经瘤组织，困难重重。我与奥尔胡斯大学疼痛研究专家的合作，为我的实验室提供了经过临床研究的患者的组织样本。在一项合作研究中，我们检查了疼痛患者的神经瘤组织中的钠通道表达水平，其中包括一些创伤性截肢患者的标本。

本文所描述的每位患者均有典型的外周神经损伤。这些患者因药物治疗无效被转移至奥尔胡斯研究中心，并同意参加临床研究。在该研究中，患者神经瘤被手术切除以减轻疼痛。奥尔胡斯的研究人员仔细评估了每位患者的疼痛程度和类型。手术室内的外科医生取出神经瘤后，将其迅速小心地放入冰箱，并在 −80 ℃ 的温度下保存，航空快递时用干冰保存，从丹麦运到我们在耶鲁大学的实验室，随后进行组织切片及显微镜观察。我们使用能够特异性结合每种通道蛋白的抗体和显微镜下的荧光信号（指一种称为“免疫组织化学”的技术），评估多种钠通道亚型在这些来之不易的人类神经瘤轴突中的表达。研究显示，$Na_V1.7$ 和 $Na_V1.8$ 在人类疼痛神经瘤组织内高表达，这些高水平表达的通道可能导致损伤轴突的超兴奋性。几年后，我们运用膜片钳技术发现，这两种钠通道亚型中的任何一个表达水平轻微上调即可导致超兴奋性。有趣的是，我们还观察到神经瘤内损伤轴突中的促分裂原活化蛋白质（MAP）激酶即胞外信号调节激酶 1/2（ERK1/2）表达水平升高。ERK1/2 与 $Na_V1.7$ 相互作用，使其更加容易激活，这可能会放大神经瘤内累积表达的 $Na_V1.7$ 的功能。无论 MAP 激酶（MAPK）是否能增强 $Na_V1.7$ 的作用，我们的观察无疑提示 $Na_V1.7$ 是人痛性神经瘤的一个分子靶标。

这些观察结果可能有助于解释临床上的“幻肢”①现象。有一种理论认为，幻肢症源于大脑皮层的功能重组。截肢后，原来接受截肢部位信息的皮层的感觉输入被剥夺，皮层响应其他感觉信息输入，由此提供了已截断的肢体仍旧存在的错误信息。其他实验挑战了这一概念，并提出了异常疼痛信号源于外周的假设。例如，Vaso 等提供的数据支持上述假设，损伤前支配截肢的神经纤维产生异常电发放，导致外周到大脑的过度输入，引起幻肢痛。在一系列截肢患者中，他们将局麻药利多卡因（钠通道阻断剂）作用于轴突被切断的 DRG 神经元，可以迅速且可逆地消除

① “幻肢”临床上又称为体象障碍，主要指对身体各部位的存在以及空间位置和相互关系的认识发生障碍。

幻肢痛以及非疼痛的幻肢感觉。针对这些观察结果最简单的解释是，创伤性截肢时，外周神经纤维的末梢受损，受损神经细胞中的钠通道产生异常神经冲动，继而导致疼痛。我们对神经瘤内 $Na_V1.7$ 和 $Na_V1.8$ 异常积累的定量观察结果以及 Vaso 等的研究成果的学术意义是：将钠通道作为分子靶标，沉默钠通道有望减轻创伤性神经损伤诱发的疼痛。事实上，旨在“敲低”钠通道的基因治疗，已被证明可以减轻神经损伤诱发的大鼠实验性疼痛。人神经瘤中异常累积的 $Na_V1.7$ 和 $Na_V1.8$ 促使我们思考，靶向干预这些通道不仅可以在动物疼痛模型中缓解疼痛，也可以缓解人类神经损伤诱发的慢性疼痛。

当 Michiel 在美国内战战场上照顾受伤的士兵时，截肢是医生仅有的几个选择之一。现在，神经瘤外科切除术仍被用来缓解部分患者的疼痛。但是，神经瘤手术切除效果仍有争议。有一些意见认为，这种手术可以缓解疼痛，但不同患者的手术效果差异很大。我们研究的患者尽管尝试了多种药物治疗，但仍旧忍受着由神经瘤引起的顽固性剧烈疼痛。因此，作为我们研究神经瘤钠通道的依据，我们在丹麦的同事希望评估神经瘤切除手术的临床疗效。这些患者被提前告知，手术切除神经瘤是一种可能会减轻疼痛的试验性方案，但也存在疼痛恶化的风险。神经外科专家切除神经瘤后，对患者进行了 6 个月的随访，定期评估他们的疼痛。我们尝试根据临床症状或药物反应确定哪些患者手术效果良好，但没有发现任何良好的手术效果预测因素。我们发现，在 6 名患者中，只有 2 名患者的手术能长期缓解自发性疼痛。有趣的是，一名术后疼痛减轻的患者在手术后存在神经瘤切除前的不良反应。我们的研究结果可解释为，作为一种治疗策略，神经瘤的手术切除应该保留给那些对其他治疗没有反应的顽固性疼痛患者。然而，我们也注意到，手术切除神经瘤之前的不良反应在重新切除后并不能缓解疼痛。

总体而言，神经瘤手术切除的有限疗效确证了免疫组织化学研究的结论，即神经损伤和神经瘤形成触发了损伤神经细胞基因表达模式的改变，继而导致超兴奋性。这些结果表明，在神经损伤和神经瘤疼痛的缓解方面，分子靶向干预可能比手术更有效。目前，临床研究正在评估选择性阻断 $Na_V1.7$ 的新化合物，与 $Na_V1.7$ 协同介导高频放电的 $Na_V1.8$ 的阻断剂也值得期待。如果治疗由子弹或其他武器造成的穿透性创伤引发的疼痛不再需要外科医生的手术刀，而是通过靶向神经细胞内的小分子，那也许是一件具有讽刺意味的事情。这标志着从手术刀到亚显微的医学变革也是现代医学技术的变革，显然，这是我们努力的方向。

参考文献

[1] Amir R，Devor M. 1993. Ongoing activity in neuroma afferents bearing retrograde sprouts. Brain Res，630(1-2)：283-288.

[2] Black JA，Liu S，Tanaka M，et al. 2004. Changes in the expression of tetrodotoxin-sensitive sodium channels within dorsal root ganglia neurons in inflammatory pain. Pain，108(3)：237-247.

[3] Black JA，Nikolajsen L，Kroner K，et al. 2008. Multiple sodium channel isoforms and mitogenactivated protein kinases are present in painful human neuromas. Ann Neurol，64(6)：644-653.

[4] Burchiel KJ. 1988. Carbamazepine inhibits spontenous activity in experimental neuromas. Exp Neurol，102(2)：249-253.

[5] Chabal C，Russell LC，Burchiel KJ. 1989. The effect of intravenous lidocaine，tocainide，and mexiletine on spontaneously active fibers originating in rat sciatic neuromas. Pain，38(3)：333-338.

[6] Choi JS，Waxman SG. 2011. Physiological interactions between $Na_V1.7$ and $Na_V1.8$ sodium channels：A computer simulation study. J Neurophysiol，106(6)：3173-3184.

[7] Cummins TR，Sheets PL，Waxman SG. 2007. The roles of sodium channels in nociception：Implications for mechanisms of pain. Pain，131(3)：243-257.

[8] Devor M，Wall PD，Catalan N. 1992. Systemic lidocaine silences ectopic neuroma and DRG discharge without blocking nerve conduction. Pain，48(2)：261-268.

[9] Ducic I，Mesbahi AN，Attinger CE，et al. 2008. The role of peripheral nerve surgery in the treatment of chronic pain associated with amputation stumps. Plast Reconstr Surg，121(3)：908-914，discussion，915-917.

[10] Krishnan KG，Pinzer T，Schackert G. 2005. Coverage of painful peripheral nerve neuromas with vascularized soft tissue：Method and results. Neurosurgery，56(2 Suppl)：369-378，discussion，369-378.

[11] Matzner O，Devor M. 1994. Hyperexcitability at sites of nerve injury depends on voltage-sensitive Na^+ channels. J Neurophysiol，72(1)：349-359.

[12] Mitchell SW. 1872. Injuries of nerves and their consequences. Philadelphia：Lippincott.

[13] Mitchell SW，Morehouse GR，Kenn WW. 1864. Gunshot wounds and other injuries of nerves. Philadelphia：Lippincott.

[14] Nikolajsen L，Black JA，Kroner K，et al. 2010. Neuroma removal for neuropathic pain：Efficacy and predictive value of lidocaine infusion. Clin J Pain，26(9)：788-793.

[15] Ramachandran VS，Blakeslee S. 1998. Phantoms in the brain：Probing the mysteries of the human mind. New York：William Morrow.

[16] Rush AM, Cummins TR, Waxman SG. 2007. Multiple sodium channels and their roles in electrogenesis within dorsal root ganglion neurons. J Physiol, 579(Pt 1): 1-14.

[17] Samad OA, Tan AM, Cheng X, et al. 2013. Virus-mediated shRNA knockdown of Na_V1.3 in rat dorsal root ganglion attenuates nerve injury-induced neuropathic pain. Mol Ther, 21(1): 49-56.

[18] Stamboulian S, Choi JS, Ahn HS, et al. 2010. ERK1/2 mitogenactivated protein kinase phosphorylates sodium channel Na_V1.7 and alters its gating properties. J Neurosci, 30(5): 1637-1647.

[19] Vaso A, Adahan HM, Gjika A, et al. 2014. Peripheral nervous system origin of phantom limb pain. Pain, 155(7): 1384-1391.

[20] Vasylyev DV, Han C, Zhao P, et al. 2014. Dynamic-clamp analysis of wild-type human Na_V1.7 and erythromelalgia mutant channel L858H. J Neurophysiol, 111(7): 1429-1443.

人类痛性神经瘤表达多种钠通道亚型和丝裂原活化蛋白激酶

Joel A. Black，Lone Nikolajsen，Karsten Kroner，Troels S. Jensen，Stephen G. Waxman

摘要

研究目标:研究证明,尽管神经瘤中的轴突存在异常的自发性异位放电现象,但神经瘤患者疼痛的分子基础仍不十分清楚。电压门控钠通道对神经元的电生成和超兴奋性至关重要,所以我们检测了人痛性神经瘤中所有神经型电压门控钠通道亚型($Na_V1.1$、$Na_V1.2$、$Na_V1.3$、$Na_V1.6$、$Na_V1.7$、$Na_V1.8$ 和 $Na_V1.9$)的表达情况。此外,我们还检测了两种 MAP 激酶的表达,即激活的 p38 和 ERK1/2,已知这两种激酶与人神经瘤的慢性疼痛有关。**研究方法**:我们使用针对钠通道亚型 $Na_V1.1$、$Na_V1.2$、$Na_V1.3$、$Na_V1.6$、$Na_V1.7$、$Na_V1.8$、$Na_V1.9$ 以及激活的 p38 和 ERK1/2 的特异性抗体,运用免疫组织化学方法,借助共聚焦显微镜检测了对照组织和来源于 5 例有明确疼痛记录的患者的痛性神经瘤组织。**研究结果**:我们发现,在人痛性神经瘤远端轴突的钠通道亚型 $Na_V1.3$、$Na_V1.7$ 和 $Na_V1.8$ 表达上调。此外,在这些神经瘤内轴突中活化的 p38 和 ERK1/2 表达上调。**结论与讨论**:结果表明,多种钠通道亚型($Na_V1.3$、$Na_V1.7$ 和 $Na_V1.8$)以及活化的 p38 和 ERK1/2 在人痛性神经瘤组织中均有表达,提示这些分子可作为创伤性神经瘤疼痛治疗的潜在靶点。

创伤、截肢、压迫或外科手术引起的外周神经损伤能够导致产生痛性神经瘤、扭曲成团的轴突远端缠结以及结缔组织增生。在人类,这些神经瘤可以使人衰弱,引发剧烈慢性疼痛,而常规药物治疗无效。实验性神经瘤和人神经瘤中的轴突存在异常的自发放电,这被认为与神经病理性疼痛的产生有关,但是,痛性神经瘤产生超兴奋性的分子机制仍不清楚。

最近,人们聚焦于电压门控钠通道在神经病理性疼痛发病过程中的作用。目前已知有 9 种钠通道亚型,它们的氨基酸序列和生理功能各异。钠通道亚型 $Na_V1.3$、$Na_V1.7$、$Na_V1.8$ 和 $Na_V1.9$ 在神经系统中的生理特性和表达模式提示,它们可能在慢性疼痛中发挥重要功能。值得注意的是,成年大鼠背根神经节(DRG)神经元中的 $Na_V1.3$ 表达量极低,但外周 DRG 神经元轴突切断或投射区域发生炎症时,$Na_V1.3$ 的 mRNA 表达水平明显上调。$Na_V1.3$ 介导持续性钠电流,可放大静息膜电位附近的弱刺激诱发的去极化反应,从失活态快速恢复,因此当 $Na_V1.3$ 表达水平上调时会增加神经元的兴奋性。$Na_V1.7$ 在小的、慢的刺激(如发生器电位)下产生去极化反应,从而设置损伤感受器的增益。与其在损伤性感受中的重要角色一致,$Na_V1.7$在 85%的 DRG 损伤性感受神经元中表达,并定位于感觉神经纤维的末梢。$Na_V1.7$ 的“功能获得型”突变可诱发严重的慢性疼痛,反之,$Na_V1.7$ 的“功能缺失型”突变可导致人的痛觉失敏。$Na_V1.8$ 表达于 DRG 约 90%的 C-和 Aδ-损伤感受神经元,介导神经元动作电位上升相的大部分钠电流和去极化时神经元的重复发放。目前,已有两项工作验证了人神经瘤中 $Na_V1.7$ 和 $Na_V1.8$ 的表达,但是,在人神经瘤中的 $Na_V1.3$ 和其他钠通道亚型的表达仍未被报道。

在多种类型细胞中,MAPK 可将胞外刺激转化为胞内的翻译后和转录水平的反应。目前的证据提示,MAPK 信号通路激活是疼痛发生和持续的主要因素。有研究表明,激活的 MAPK 可以直接调控钠通道。例如,$Na_V1.6$、$Na_V1.7$ 和 $Na_V1.8$ 的激活可以被 MAPK 调控。然而,关于人痛性神经瘤中 MAPK 是否活化,目前尚不清楚。

尽管手术切除神经瘤治疗疼痛的临床效果尚存在争议,但在一些截肢患者中展现了良好的效果。这类神经瘤手术的目标之一,是将神经残端移到更深的位置,如果神经瘤重新生成(当然这是常有的事),就不会因为位于机体表面而容易受到机械刺激。在这项研究中,我们检测了来源于 5 例痛性神经瘤患者手术切除样本中的所有神经元钠通道亚型($Na_V1.1$、$Na_V1.2$、$Na_V1.3$、$Na_V1.6$、$Na_V1.7$、$Na_V1.8$ 和 $Na_V1.9$),激活的 p38 和 ERK1/2 的表达。我们证明,在对照组神经中检测不到 $Na_V1.3$,而在人痛性神经瘤中,$Na_V1.3$ 与 $Na_V1.7$ 和 $Na_V1.8$ 均出现表达累积现象。此外,我们还发现,大多数的人痛性神经瘤中都累积了活化的 p38 和 ERK1/2。这些结果确定了 $Na_V1.3$、$Na_V1.7$、$Na_V1.8$ 以及 p38 和 ERK1/2 可能是人痛性神经瘤的潜在治疗靶点。

病例和方法

病例

被批准参与这项研究的患者由于顽固性疼痛被其他医师转到奥尔胡斯大学医院的神经病理性疼痛诊所,患者已被诊断存在外周神经损伤和明显神经瘤。这些患者已经尝试了一系列药物治疗,包括三环类抗抑郁药和抗惊厥药,但大部分患者由于不良反应或缺乏治疗效果想停止用药。与一名手外科专家讨论后,我们决定手术切除神经瘤,患者同意参与该研究项目,同时患者的临床状况符合标准,包括触诊/叩诊神经瘤后引起严重疼痛。患者被提前告知切除神经瘤且将切除的神经残端埋入周围肌肉可能会缓解诱发痛,但也存在疼痛加剧的风险。本研究共纳入6例患者(表1)。患者被告知研究情况,并签署书面知情同意书。该议定书已获区域道德委员会批准(编号2006-0044;丹麦,奥尔胡斯)。

表1　患者的基本特征

患者编号	性别/年龄/年	疼痛原因/部位	损伤神经	神经瘤摘除时间	疼痛持续时间/月	自发痛(NRS,0～10):残肢/幻肢[a]	镇痛治疗
1	男/37	截肢(transmetacarpal)/右手第5指	尺骨神经	2003,2004	71	9.4/6.7	无
2	男/58	截肢/左手第4指	尺骨神经,正中神经	—	24	6.1/5.2	无
3	男/61	截肢/右手第2指	正中掌指固有分支	—	19	4.3/3.9	普瑞巴林
4	女/26	骨折,骨折后手术/右手腕关节	桡神经	2004	28	1	无
5	男/38	骨折,骨折后手术/左手腕关节	正中神经	—	82	5.3	氧可酮,布洛芬(伊布美汀)
6	女/57	截肢/右手第2指	正中神经	1994,1996	192	7.7/6.1	曲马朵,对乙酰氨基酚(扑热息痛)

[a]NRS = 数字评定量表(0 = 无痛;10 = 最严重疼痛)。
疼痛强度值:前7天每日疼痛评分的均值。

疼痛评估

研究期间,在手术前7天、手术后1个月、3个月和6个月,晚上记录疼痛强度,为期1周。采用数值评定量表,0为“无疼痛”,10为“可能出现的最严重疼痛”。截肢者同时记录残肢和幻肢疼痛;残肢痛被定义为残肢局部疼痛,幻肢痛定义为缺失肢体的疼痛。平均疼痛强度由前7日的疼痛评分计算出来(表2)。

表 2　术前 7 天、术后 1 个月、3 个月和 6 个月的疼痛评分（NRS：0～10）

患者编号	术前	术后 1 个月	术后 3 个月	术 6 个月	手术效果
1	9.4/6.7	9.6/7.3	9.7/6.6	9/6.7	↔
2	6.1/5.2	4.9/3.3	7.9/5.3	7/5.6	↓ →
3	4.3/3/9	1.7/2.7	2.1/2	2.1/3.1	↓
4	1	1.6	2.6	5.4	↑
5	5.3	4.4	4.1	ND	→
6	7.7/6.1	3.6/3	1.6/1.4	2.4/3	↓

疼痛强度（截肢患者的残肢/幻肢）为前 7 日的疼痛评分的均值。NRS：数字分级评分表（numeric rating scale，0 为“无疼痛”，10 为“可能出现的最严重疼痛”）。ND：没有记录。

神经瘤手术切除和样本处理

患者接受全身麻醉或腋窝臂丛神经阻滞，所有手术均由同一位手外科医生完成。手术方法如下：①手术前所有的皮肤瘢痕被重新打开并切除；②暴露神经损伤，小心切除软组织瘢痕；将神经束从瘢痕组织中移出，切除神经末梢的神经瘤；③游离的神经束包在一张 Divide®纸中，如果外科医生认为合适的话，这种纸可以作为黏附屏障用于防止关节附近区域的瘢痕粘连。神经瘤未使用利多卡因或类似药物局部麻醉。大多数病例中，在神经瘤附近约 2 cm 处切除一小块外观正常神经干作为来自同一患者神经瘤外的对照组织。

对照组和神经瘤组织取出后直接干冰冻存，在取出后 20 分钟内，组织被转移至冰箱，−80 ℃保存直到从丹麦运至康涅狄格州。在运输过程中，这些组织被冻存于干冰中。

免疫细胞化学

6 个对照组神经组织，以及取自 6 名患者的 9 个痛性神经瘤组织样本，冰冻切片 10 μm，并进行免疫细胞化学染色。对照组与神经瘤组织平行处理。对照组和神经瘤组织的冠状切片置于同一玻片上，4% 多聚甲醛（0.14 mol/L Sorensen 磷酸缓冲液，pH7.4）浸泡 5 min，PBS 漂洗，封闭液含有 5% 正常山羊血清的 PBS，0.1% Triton X-100（Sigma，圣路易斯，密苏里州），0.02% 叠氮化钠。室温孵育 30 min。4 ℃一抗孵育 24～48 h，包括兔抗 Na_V1.1（1∶100；Alomone，耶路撒冷，以色列），兔抗 Na_V1.2（1∶100，Alomone），兔抗 Na_V1.3（#16153；1∶500），兔抗 Na_V1.6（PN4；1∶100；Sigma），兔抗 Na_V1.7（Y083，1∶250；generated from rat a.a.sequence 514-532），兔抗 Na_V1.8（1∶200；Alomone），兔抗 Na_V1.9（#6464；1∶500），鼠抗-磷酸化

和抗非磷酸化神经微丝蛋白(1∶10 000;SMI 31 和 SMI 32;Covance,普林斯顿,新泽西州),豚鼠抗-Caspr(1∶2 000)。随后,切片经 PBS 洗涤,相应二抗 4 ℃孵育 12~24 h,包括羊抗小鼠 IgG Alexa Fluor 488 或 633;1∶1 000(Molecular Probes,尤金,俄勒冈州)、羊抗豚鼠 IgG Alexa Fluor 488(Molecular Probes)、羊抗兔 IgG Cy3(1∶2 000;Amersham,皮斯卡塔维,新泽西州)。PBS 洗涤,Aqua Poly mount(Polysciences,沃灵顿,宾夕法尼亚州)进行封片。

组织分析

为了验证对照组和神经瘤样本的钠通道抗原性。我们先在所有样本中运用抗体对 $Na_V1.6$ 和 Caspr 进行反应。$Na_V1.6$ 是郎飞结中的主要钠通道亚型、表达丰度高,Caspr 界定结旁区。在本研究中,结点无 $Na_V1.6$ 标记的样本(通过结旁区 Caspr 染色识别)不进行后续实验。依据这个标准,我们分析了取自 4 名患者的5~6 个对照样本以及 9 个来自 5 名患者(患者 1、2、3、5、6)的神经瘤样本的其中 7 个,应用 Nikon C1 共焦显微镜(Nikon USA,梅尔维尔,纽约州)采集对照和神经瘤组织样本染色图像。根据对照样本调整成像设置,神经瘤组织免疫标记成像设置与之相同。使用 Adobe Photoshop(Adobe Systems,山景城,加利福尼亚)合成和处理对照和神经瘤组织切片图像。

结果

6 名患者参与了本项研究,他们存在外周神经损伤诱发的神经性疼痛,药物无法完全控制,且有明显的神经瘤(表 1)。9 份神经末梢神经瘤样本和 6 份对照样本均取自这 6 名患者。所有神经瘤都是痛性的。运动虽加重这些患者的疼痛,但神经瘤近端刺激不能诱发 Tinel 征。3 名患者虽曾接受过神经瘤切除手术,但手术止痛效果是短暂的。本研究分析的痛性神经瘤均是药物治疗效果有限或无效的。

电压门控钠通道

在这项研究中,我们分析了来自 5 名患者均符合钠通道抗原性保存标准的 7 个痛性神经末梢神经瘤样本。如图 1 所示,神经丝蛋白阳性的轴突在神经干内平行分布,在整个神经瘤中呈无组织的形态,通常呈棒状。神经瘤内的轴突分为小束,由有髓纤维和无髓纤维组成。

人痛性神经瘤组织 $Na_V1.3$ 的表达上调

之前,大鼠实验性神经瘤的研究表明,$Na_V1.3$ 在轴突远端的残端富集表达。由于 $Na_V1.3$ 可以产生持续性电流和斜坡电流,以及它可以从失活态迅速恢复,因此,人们认为在受损神经元及其轴突中的 $Na_V1.3$ 有助于产生神经元的高反应性。本研究的关注点是,$Na_V1.3$ 是否在人痛性神经瘤内富集表达。在对照组神经中没有

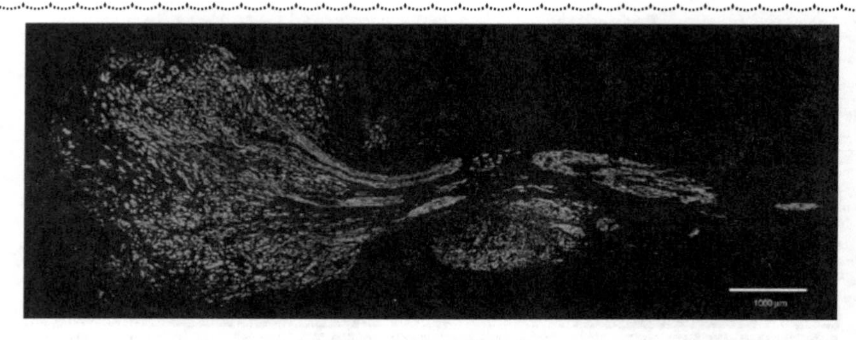

图 1　人痛性神经瘤

神经丝免疫标记的人痛性神经瘤组织切片低倍图片。神经干内神经丝蛋白阳性轴突（右侧）平行排列，神经瘤棒状神经末梢内轴突呈杂乱缠结状。（请参考二维码彩图）

检测到Na$_V$1.3的表达，但在 7 个神经瘤中有 4 个（约 60%）轴突中检测到 Na$_V$1.3 的表达。免疫荧光双标的实验显示，Na$_V$1.3 与神经丝存在共标，这与 Na$_V$1.3 在神经瘤轴突的富集表达相一致。Na$_V$1.3 定位于神经瘤轴突盲端，但似乎并未局限于轴突末梢，也普遍存在于更靠近神经瘤的轴突部位（图 2）。

人痛性神经瘤组织中的 Na$_V$1.7 和 Na$_V$1.8 的表达上调

与以前的实验观察结果一致，我们发现，与对照样本相比，痛性神经瘤轴突中的 Na$_V$1.7 和 Na$_V$1.8 免疫荧光强度显著增强（图 3）。检测的 7 份神经瘤样本均显示 Na$_V$1.7 免疫阳性增加的趋势，但是，仅有 3/7（43%）的神经瘤样本中观察到 Na$_V$1.8 免疫阳性增加的趋势。与正常人牙髓神经 Na$_V$1.8 定位于郎飞结相似，我们在对照组织的结区也检测到了 Na$_V$1.8 的免疫阳性信号（图 3，插图）；大约 50%（16/31）的结区显示 Na$_V$1.8 免疫阳性信号。痛性神经瘤组织的结区也检测到 Na$_V$1.8 的表达，其中 60%（21/35）的结区显示 Na$_V$1.8 免疫阳性信号。

人痛性神经瘤组织 Na$_V$1.1、Na$_V$1.2、Na$_V$1.6、Na$_V$1.9 表达不上调

对照神经组织和神经瘤组织中的 Na$_V$1.1 低表达，两者的表达水平无差异，且仅观察到背景水平的 Na$_V$1.2 免疫阳性信号（图 4）。神经瘤中检测到低水平的 Na$_V$1.9免疫阳性信号，其表达水平与对照神经相似（图 4）。对照神经和神经瘤的郎飞氏结均显示强烈的 Na$_V$1.6 的免疫阳性信号（图 5），免疫阳性信号强度无明显差异。对照神经和神经瘤中的无髓鞘轴突，均检测到 Na$_V$1.6 的微弱的免疫阳性信号，但强度无明显差异。

人类痛性神经瘤组织激活的 p38 和 ERK1/2 表达上调

MAPK 通路被认为与疼痛综合征的病理发展有关。此外，研究报道 p38 MAPK

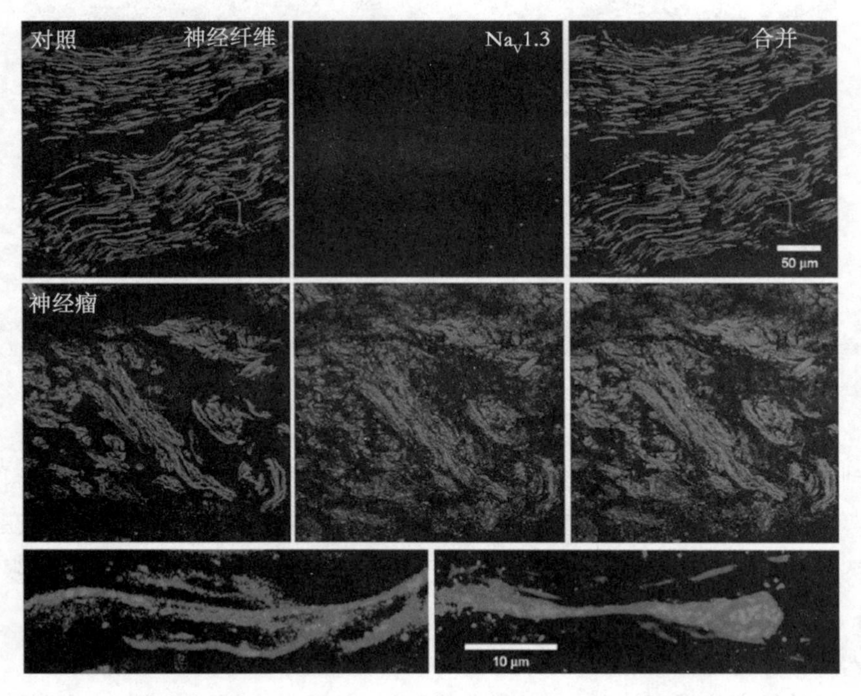

图 2　人痛性神经瘤 $Na_V1.3$ 富集。对照组织显示低水平的 $Na_V1.3$ 免疫反应

与对照相比，痛性神经瘤组织的 $Na_V1.3$ 免疫阳性反应（红色）增强。神经丝（蓝色）和 $Na_V1.3$（红色）的共定位（品红色）显示 $Na_V1.3$ 表达于轴突。放大图片倍数可见（底部），神经瘤内轴突（蓝色）呈现 $Na_V1.3$ 免疫阳性。$Na_V1.3$ 阳性定位于盲端轴突（底部，右图）。（请参考二维码彩图）

和 ERK1/2 能够调控钠通道。因此，我们想知道在人痛性神经瘤中，活化的 p38 和 ERK1/2 的表达是否上调。对照组中未检测到激活的 p38 或 ERK1/2。反之，神经瘤中出现明显活化的 p38 和 ERK1/2 的免疫阳性信号（图 6）。活化的 p38 或 ERK1/2 和神经丝的免疫荧光双标实验显示，活化的 MAPKs 表达于轴突。进一步研究发现，在轴突盲末梢检测到活化的 p38 和 ERK1/2（图 6，插图）。7 个神经瘤样本中的 4 个（4/7）都观察到了活化的 p38 和 ERK1/2 的表达累积现象，且 p38 和 ERK1/2 共同表达于同一神经瘤样本的概率是 3/7。

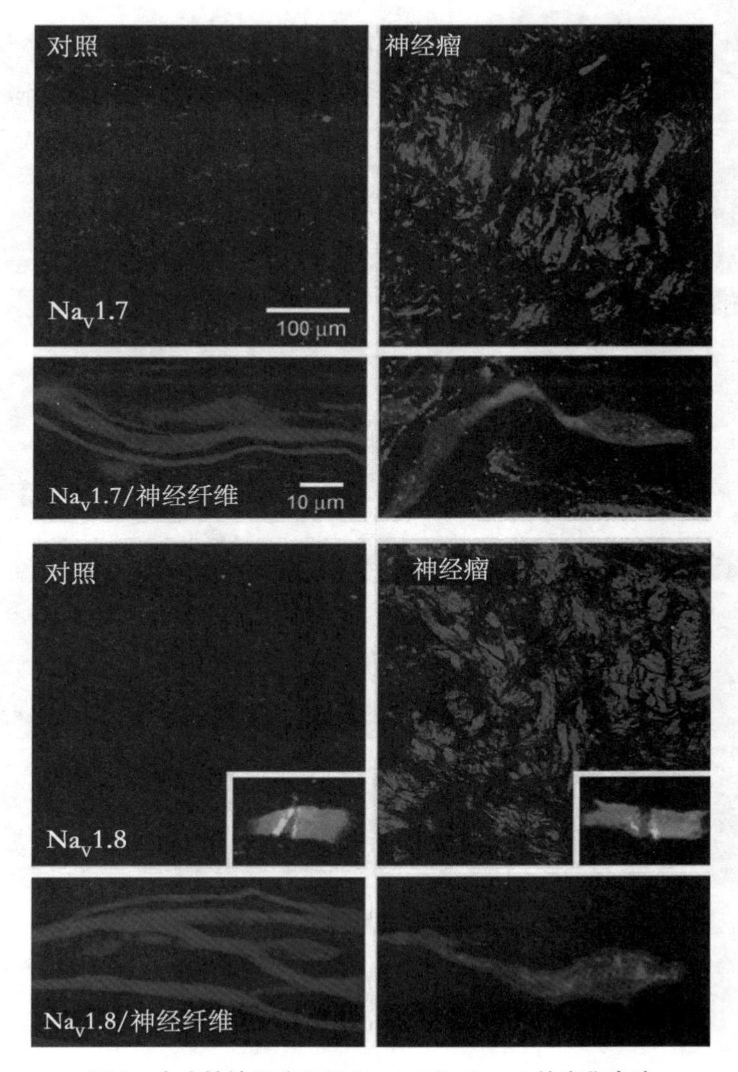

图 3 人痛性神经瘤组织 $Na_V1.7$ 和 $Na_V1.8$ 的富集表达

对照人神经组织显示低水平的 $Na_V1.7$ 和 $Na_V1.8$ 免疫反应。与对照组织相比,人痛性神经瘤组织的 $Na_V1.7$ 和 $Na_V1.8$ 的免疫反应增强(红色)。放大图片(插图)可见,$Na_V1.7$ 和 $Na_V1.8$ 的阳性标记(红色)显示在神经瘤组织盲端轴突(蓝色)(右下角显示 $Na_V1.7$ 和 $Na_V1.8$);品红色代表共标。(插图)$Na_V1.8$ 阳性标记(红色)显示在对照神经组织和神经瘤组织郎飞结(被 Caspr-阳性(绿色)的轴突边缘分隔)。(请参考二维码彩图)

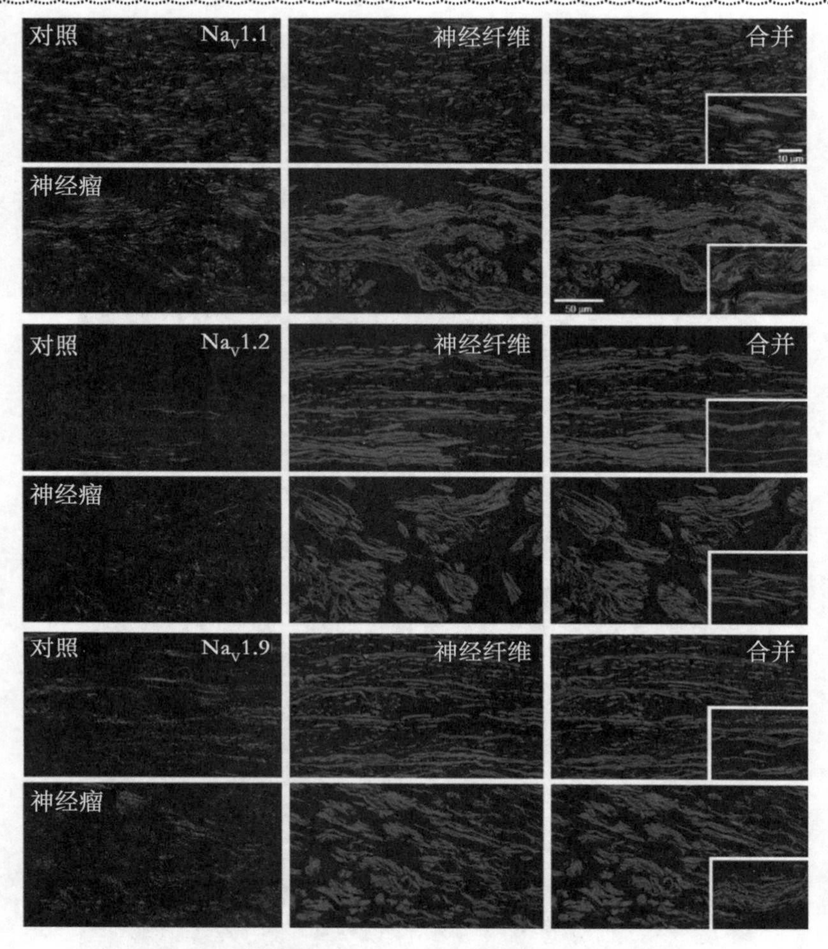

图 4　人痛性神经瘤组织无 $Na_V1.1$、$Na_V1.2$、$Na_V1.9$ 富集

对照和神经瘤组织切片经 $Na_V1.1$、$Na_V1.2$ 和 $Na_V1.9$ 亚型特异性抗体染色。对照和神经瘤组织切片显示低水平 $Na_V1.1$ 免疫反应、$Na_V1.9$ 免疫反应及背景水平的 $Na_V1.3$ 免疫反应。(请参考二维码彩图)

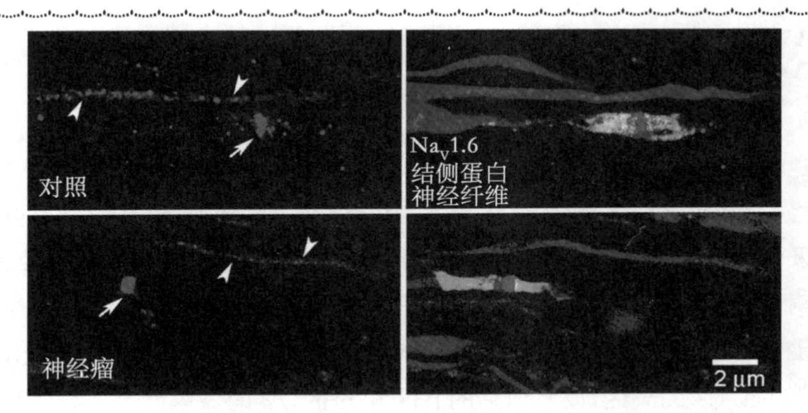

图 5　$Na_V1.6$ 在对照神经组织和神经瘤组织的郎飞结定位表达

对照神经组织和神经瘤组织切片免疫三标染色：$Na_V1.6$、神经纤维和结侧蛋白。左列图片显示 $Na_V1.6$ 信号（红色），右列图片显示 $Na_V1.6$（红色）、NF（蓝色）和 Caspr（绿色）的共标图片。对照神经组织和神经瘤组织切片中的郎飞结（箭头所示）均显示 $Na_V1.6$ 免疫阳性，无髓鞘轴突处 $Na_V1.6$ 免疫反应低。与对照神经组织相比，神经瘤组织无明显的 $Na_V1.6$ 富集现象。（请参考二维码彩图）

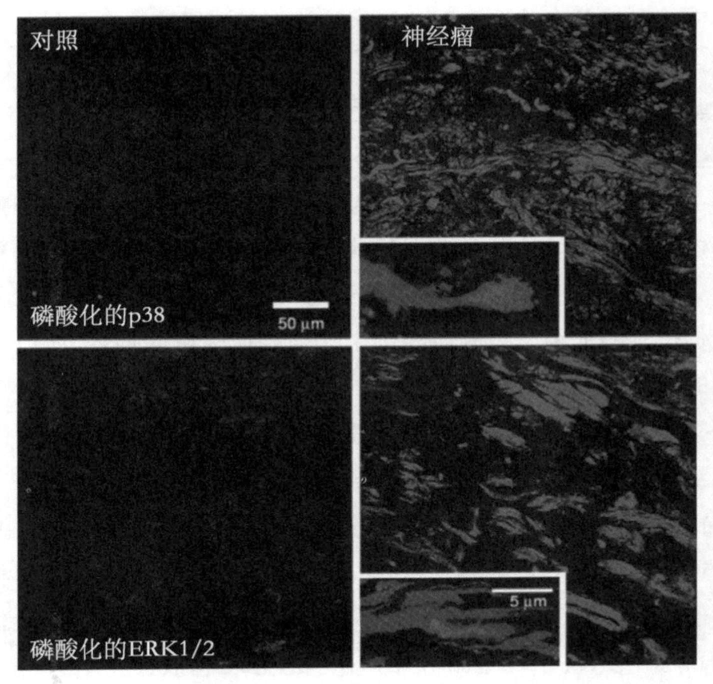

图 6　人痛性神经瘤组织丝裂原激活蛋白（MAP）激酶表达的累积

激活的 p38（磷酸化）和细胞外信号调节激酶 1 和 2（ERK1/2）在人对照样本中呈低表达。反之，与对照组比较，人痛性神经瘤样本中的 p38 和 ERK1/2 的免疫阳性反应增强。放大倍数后（插图）可见，激活的 p38

和ERK1/2定位于神经丝蛋白阳性(蓝色)轴突。在特定的切片,激活的p38在明显的轴突末梢球累积表达。(请参考二维码彩图)

讨论

神经损伤(包括截肢)相关疼痛的发生机制,尚不完全明了。现有证据提示,该过程涉及外周及中枢机制。虽然已知神经瘤的异常神经冲动可以诱发慢性疼痛,但我们对这种超兴奋性的分子基础尚未完全了解。本研究中,我们在人痛性神经瘤中检测了神经元型电压门控钠通道亚型$Na_V1.1$、$Na_V1.2$、$Na_V1.3$、$Na_V1.6$、$Na_V1.7$、$Na_V1.8$和$Na_V1.9$的表达,以及激活的p38和ERK1/2的表达情况。与之前报道一致,我们发现,与来自相同神经的对照组组织相比,人神经瘤中$Na_V1.7$和$Na_V1.8$的表达上调。此外,我们观察到了痛性神经瘤中$Na_V1.3$和活化MAPK的富集表达。目前证据强烈提示,钠通道和MAPK通路在神经性疼痛发生过程中扮演着重要角色。与对照组比较,神经瘤组织钠通道亚型$Na_V1.3$、$Na_V1.7$和$Na_V1.8$以及激活的p38和ERK1/2呈高表达,提示这些蛋白参与了与人神经瘤相关疼痛的发生过程。

本研究中检测的每个神经瘤都与疼痛有关。与神经瘤本身是异常神经冲动活动的部位相一致,6例患者中的3例(患者2、3和6)在术后第一次评估(1个月)时,疼痛程度在数字评分量表上降低1分或更多;这3例患者中的一位(患者2),疼痛随后复发,这与在更近部位的一个新神经瘤形成或超兴奋性发展相一致。6例患者中的3例(患者1、4和5)在神经瘤切除后疼痛没有得到缓解。我们没有发现任何特定钠通道亚型或MAPK的存在或缺失,与疼痛程度或对神经瘤切除反应之间的关联性。

尽管我们使用的神经组织取自靠近引起神经瘤区域的神经,所以存在逆行改变对照组织的可能性。但是我们要强调的是,我们利用这个组织作为对照使神经瘤内轴突和神经瘤外轴突的比较成为可能,这样一来几乎同时以相同的方式从同一患者获取组织。重要的是,我们发现,与近端组织相比,神经瘤中的$Na_V1.3$、$Na_V1.7$、$Na_V1.8$、活化的p38和ERK1/2的表达上调,然而,在近端组织中,我们的方法未检测到这些通道亚型和激酶。因此,尽管我们不能排除在神经瘤和神经更近端部分的其他通道亚型(如$Na_V1.1$或$Na_V1.2$)表达上调的可能性,但我们的结果显示,神经瘤内$Na_V1.3$、$Na_V1.7$、$Na_V1.8$和活化的p38和ERK1/2的富集高表达。

已有文献报道,在实验性神经瘤、人神经瘤以及外周神经病变和感觉异常的人中,存在异常的自发性动作电位发放。钠通道阻断剂,包括河鲀毒素、利多卡因和卡马西平,可抑制实验性神经瘤的自发电活动。这提示钠通道与异常的自发放电相关。

我们首次检测了人神经瘤中$Na_V1.3$的表达。$Na_V1.3$表达在半数以上的痛性神经瘤中均有明显上调。这些结果拓展了在实验性大鼠神经瘤中的研究结果，即在切断的大鼠坐骨神经远端残端$Na_V1.3$免疫阳性信号增加，以及外周神经干受损轴突中的$Na_V1.3$免疫免疫阳性信号增加。值得注意的是，我们在实验神经瘤中也观察到，与$Na_V1.3$相结合且可以增加膜通道密度的接触蛋白(contactin)的表达上调。$Na_V1.3$的多种特性可以导致神经元的超兴奋性，包括从失活态快速恢复，支持高频放电，产生持久电流，以及在小的、慢的去极化刺激下介导斜坡反应。$Na_V1.3$通道在人痛性神经瘤盲端轴突中的表达定位以及其独特的生理特性提示，该通道可能参与与慢性疼痛相关的异位放电的产生。我们在4/7的痛性神经瘤中检测到$Na_V1.3$的表达，至于$Na_V1.3$是否存在于其他3个神经瘤中，是否由于表达水平过低以至于不足以进行免疫细胞化学的检测，但却足以支持动作电位的生成，目前尚不得而知。

我们还观察到，与对照组织相比，人痛性神经瘤组织中钠通道亚型$Na_V1.7$和$Na_V1.8$的免疫阳性信号增加，$Na_V1.1$、$Na_V1.2$、$Na_V1.6$和$Na_V1.9$的免疫阳性信号不变。我们的观察拓展了之前对于人神经瘤中$Na_V1.7$和$Na_V1.8$累积的认知。有趣的是，Kretschmer和他的同事曾经报道，$Na_V1.7$在痛性神经瘤外周神经中的免疫阳性信号比其在非痛性神经瘤中的免疫阳性信号更强，但是在痛性和非痛性人舌神经瘤之间并没有差异。在我们的研究中，7个神经瘤样本均来自伴有疼痛的患者的上肢，这些样本中的$Na_V1.7$免疫阳性信号呈上调趋势。

痛性神经瘤组织中$Na_V1.7$的广泛表达，加上其电压依赖性和动力学特性表明，$Na_V1.7$在神经瘤相关的神经性疼痛中发挥主要作用。$Na_V1.7$在DRG神经元中高表达。其中，100%的C-损伤感受神经元和93%的Aδ-损伤感受神经元的$Na_V1.7$免疫反应阳性。$Na_V1.7$通道的慢关闭态失活和电压依赖性的特性，允许它们对较小的阈下去极化刺激产生较大的响应，由此该通道对损伤感受器具有增益效应。与人类疼痛障碍红斑肢痛有关的$Na_V1.7$点突变，导致通道激活电压依赖性趋于超极化并延缓去激活，然而，与阵发性极度疼痛障碍有关的$Na_V1.7$点突变，导致通道的失活减缓。有研究证明，$Na_V1.7$的“功能缺失型”突变能够导致人的痛觉失敏。这些观察结果有力地证实，$Na_V1.7$对人类痛觉感受至关重要；同时，还提示在与神经瘤相关的疼痛发生和(或)维持过程中，$Na_V1.7$在神经瘤的异常聚集发挥了作用。

$Na_V1.8$在神经瘤的聚集表达，也可以导致轴突的超兴奋性。DRG神经元$Na_V1.8$介导负责动作电位上升相大部分的内向钠电流。当神经元膜去极化时，

$Na_V1.8$参与介导神经元的高频放电。此外,在原本不表达 $Na_V1.8$ 的细胞中人为地表达 $Na_V1.8$,也可以显著地增加细胞的兴奋性。

MAPKs(丝裂原活化蛋白激酶)是丝氨酸/苏氨酸蛋白激酶家族成员,可以通过转录和翻译后修饰将胞外刺激转化为胞内反应。因为参与损伤性感受和痛觉敏化,MAPKs 受到人们的广泛关注。例如,ERK1/2 在炎症反应中起重要作用,损伤性刺激诱导 p38 的激活。最近的研究表明,钠通道是 MAPKs 的作用底物,MAPKs 可以调节钠通道活性。在 DRG 神经元中,激活的 p38 通过磷酸化 $Na_V1.8$ 显著增加 $Na_V1.8$ 的电流密度,由此可能增强细胞的兴奋性。也有资料表明,ERK1/2 通过磷酸化 $Na_V1.7$ 导致通道的激活向超极化方向移动,降低通道的激活阈值。综上,我们在痛性神经瘤中观察到了 $Na_V1.3$、$Na_V1.7$ 和 $Na_V1.8$ 的表达上调,以及激活的 p38 和 ERK1/2 的定位表达。结果表明,MAPKs 和至少 3 种钠通道亚型参与了神经瘤相关疼痛。我们的研究结果为研发亚型特异性的钠通道阻断剂治疗神经性疼痛,提供了潜在策略。同时,结果提示,MAPKs 与钠通道是治疗人类创伤性神经损伤所致的慢性疼痛的合适治疗靶点。

致谢

这项工作得到了医学研究和康复研究服务部、退伍军人事务部(S.G.W.)、红痛病协会(S.G.W.)、伦贝克基金会和丹麦研究理事会(K.K.,T.S.J.)的支持。神经科学和再生研究中心是美国瘫痪退伍军人协会和耶鲁大学联合脊柱协会的合作机构。我们感谢 S.Dib-Hajj 和 P.Zhaj 博士在设计和鉴定 $Na_V1.7$ 抗体方面的贡献。

潜在利益冲突:无。

关于作者

Joel A.Black:博士,耶鲁大学医学院神经学系和神经科学与再生研究中心;退伍军人事务康乃迪克州医疗系统康复研究中心,西黑文市,康涅狄格州

Lone Nikolajsen:医学博士,丹麦奥胡斯大学医院麻醉科;奥胡斯大学疼痛研究中心

Karsten Kroner:医学博士,丹麦奥胡斯大学医院骨科外科,丹麦奥胡斯

Troels S.Jensen:医学博士,DMSc,丹麦奥胡斯大学疼痛研究中心

Stephen G.Waxman:医学博士,耶鲁大学医学院神经学系和神经科学与再生研究中心;康涅狄格州纽黑文市;退伍军人事务部康涅狄格州医疗系统康复研究中心

参考文献

[1] Cravioto H, Battista A. 1981. Clinical and ultrastructural study of painful neuromas. Neurosurgery, 8: 181-190.

[2] Nystrom B, Hagbarth K. 1981. Microelectrode recording from transected nerves in amputees with phantom limb pain. Neurosci Lett, 27: 211-216.

[3] Devor M, Govrin-Lippmann R. 1983. Axoplasmic transport block reduces ectopic impulse generation in injured peripheral nerves. Pain, 16: 73-85.

[4] Burchiel KJ. 1984. Effects of electrical and mechanical stimulation on two foci of spontaneous activity which develop in primary afferent neurons after peripheral axotomy. Pain, 18: 249-265.

[5] Devor M. 2001. Neuropathic pain: What do we do with all these theories? Acta Anaesthesiol Scand, 45: 1121-1127.

[6] Amir R, Argoff CE, Bennett GJ, et al. 2006. The role of sodium channels in chronic inflammatory and neuropathic pain. J Pain, 7: S1-S29.

[7] Cummins TR, Sheets PL, Waxman SG. 2007. The roles of sodium channels in nociception: Implications for mechanisms of pain. Pain, 131: 243-257.

[8] Catterall WA, Goldin AL, Waxman SG. 2005. International union of pharmacology. XLVII. Nomenclature and structure-function relationships of voltage-gated sodium channels. Pharmacol Rev, 57: 397-409.

[9] Waxman SG, Kocsis JD, Black JA. 1984. Type III sodium channel mRNA is expressed in embryonic but not adult spinal sensory neurons, and is reexpressed following axotomy. J Neurophysiol, 72: 466-472.

[10] Black JA, Cummins TR, Plumpton C, et al. 1999. Upregulation of a silent sodium channel after peripheral, but not central, nerve injury in DRG neurons. J Neurophysiol, 82: 2776-2785.

[11] Black JA, Liu S, Tanaka M, et al. 2007. Changes in the expression of tetrodotoxin-sensitive sodium channels within dorsal root ganglia neurons in inflammatory pain. Pain, 108: 237-247.

[12] Cummins TR, Waxman SG. 1997. Downregulation of tetrodotoxin-resistant sodium currents and upregulation of a rapidly repriming tetrodotoxin-sensitive sodium current in small spinal sensory neurons after nerve injury. J Neurosci, 17: 3503-3514.

[13] Cummins TR, Aglieco F, Renganathan M, et al. 2001. Na_V1.3 sodium channels: Rapid repriming and slow closed-state inactivation display quantitative differences after expression in a mammalian cell line and in spinal sensory neurons. J Neurosci, 21: 5952-5961.

[14] Lampert A, Hains BC, Waxman SG. 2006. Upregulation of persistent and ramp sodium current in dorsal horn neurons after spinal cord injury. Exp Brain Res, 174: 660 - 666.

[15] Dib-Hajj SD, Cummins TR, Black JA, et al. 2007. From genes to pain: Na_V 1.7 and human pain disorders. Trends Neurosci, 30: 555 - 563.

[16] Waxman SG. 2006. Neurobiology: A channel sets the gain on pain. Nature, 444: 831 - 832.

[17] Djouhri L, Newton R, Levinson SR, et al. 2003. Sensory and electrophysiological properties of guinea-pig sensory neurones expressing Na_V1.7 (PN1) Na^+ channel alpha subunit protein. J Physiol, 546: 565 - 576.

[18] Toledo-Aral JJ, Moss BL, Koszowski AG, et al. 1997. Identification of PN1, a predominant voltage-dependent sodium channel expressed principally in peripheral neurons. Proc Natl Acad Sci USA, 94: 1527 - 1532.

[19] Waxman SG, Dib-Hajj S. 2005. Erythermalgia: Molecular basis for an inherited pain syndrome. Trends Mol Med, 11: 555 - 562.

[20] Cox JJ, Reimann F, Nicholas AK, et al. 2006. An SCN9A channelopathy causes congenital inability to experience pain. Nature, 444: 894 - 898.

[21] Ahmad S, Dahllund L, Eriksson AB, et al. 2007. A stop codon mutation in SCN9A causes lack of pain sensation. Hum Mol Genet, 16: 2114 - 2121.

[22] Goldberg YP, MacFarlane J, MacDonald ML, et al. 2007. Loss-of-function mutations in the Na_V1.7 gene underlie congenital indifference to pain in multiple human populations. Clin Genet, 71: 311 - 319.

[23] Djouhri L, Fang X, Okuse K, et al. 2003. The TTXresistant sodium channel Na_V1.8 (SNS/PN3): Expression and correlation with membrane properties in rat nociceptive primary afferent neurons. J Physiol, 550: 739 - 752.

[24] Renganathan M, Cummins TR, Waxman SG. 2001. Contribution of Na_V 1.8 sodium channels to action potential electrogenesis in DRG neurons. J Neurophysiol, 86: 629 - 640.

[25] Kretschmer T, Happel LT, England JD, et al. 2002. Accumulation of PN1 and PN3 sodium channels in painful human neuroma: Evidence from immunocytochemistry. Acta Neurochir (Wien), 144: 803 - 810.

[26] Bird EV, Robinson PP, Boissonade FM. 2007. Na_V 1.7 sodium channel expression in human lingual nerve neuromas. Arch Oral Biol, 52: 494 - 502.

[27] Seger R, Krebs EG. 1995. The MAPK signaling cascade. FASEB J, 9: 726 - 735.

[28] Obata K, Noguchi K. 2004. MAPK activation in nociceptive neurons and pain hypersensitivity. Life Sci, 74: 2643 - 2653.

[29] Cheng J-K, Ji R-R. 2008. Intracellular signaling in primary sensory neurons and persistent pain. Neurochem Res, 33: 1970 - 1978.

[30] Wittmack EK, Rush AM, Hudmon A, et al. 2005. Voltage-gated sodium channel $Na_V1.6$ is modulated by p38 mitogen-activated protein kinase. J Neurosci 25: 6621 - 6630.

[31] Stamboulian S, Choi J-S, Tyrrell LC, et al. 2008. The sodium channel $Na_V1.7$ is a substrate and is modulated by the MAP kinase ERK. Soc Neurosci Abstr, 466.20.

[32] Jin X, Gereau RW. 2006. Acute p38-mediated modulation of tetrodotoxin-resistant sodium channels in mouse sensory neurons by tumor necrosis factor-α. J Neurosci, 26: 246 - 255.

[33] Hudmon A, Choi J-S, Tyrrell L, et al. 2008. Phosphorylation of sodium channel $Na_V1.8$ by p38 mitogenactivated protein kinase increases current density in dorsal root ganglion neurons. J Neurosci, 28: 3190 - 3201.

[34] Koch H, Haas F, Hubner M, et al. 2003. Treatment of painful neu roma by resection and nerve stump transplantation into a vein. Ann Plast Surg, 51: 45 - 50.

[35] Krishnan KG, Pinzer T, Schackert G. 2005. Coverage of painful peripheral nerve neuromas with vascularized soft tissue: Method and results. Neurosurgery, 56: 369 - 378.

[36] Ducic I, Mesbahi AN, Attinger CE, et al. 2008. The role of peripheral nerve surgery in the treatment of chronic pain associated with amputation stumps. Plast Reconstr Surg, 121: 908 - 914.

[37] Black JA, Newcombe J, Trapp BD, et al. 2007. Sodium channel expression within chronic multiple sclerosis plaques. J Neuropathol Exp Neurol, 66: 828 - 837.

[38] Hains BC, Black JA, Waxman SG. 2002. Primary motor neurons fail to up-regulate voltage-gated sodium channel Na_V 1.3/brain type III following axotomy resulting from spinal cord injury. J Neurosci Res, 70: 546 - 552.

[39] Fjell J, Hjelmström P, Hormuzdiar W, et al. 2000. Localization of the tetrodotoxin-resistant sodium channel NaN in nociceptors. Neuroreport, 11: 199 - 202.

[40] Rush AM, Wittmack EK, Tyrrell L, et al. 2006. Differential modulation of sodium channel $Na_V1.6$ by two members of the fibroblast growth factor homologous factor 2 subfamily. Eur J Neurosci, 23: 2551 - 2562.

[41] Caldwell JH, Schaller KL, Lasher RS, et al. 2000. Sodium channel $Na_V1.6$ is localized at nodes of Ranvier, dendrites and synapses. Proc Natl Acad Sci USA, 97: 5616 - 5620.

[42] Peles E, Nativ M, Lustig M, et al. 1997. Identification of a novel contactin-associated transmembrane receptor with multiple domains implicated in protein-protein interactions. EMBO J, 16: 978 - 988.

[43] Henry MA, Sorensen HJ, Johnson LR, et al. 2005. Localization of the $Na_V1.8$ sodium

channel isoform at nodes of Ranvier in normal human radicular tooth pulp. Neurosci Lett, 380: 32 - 36.

[44] Ji R-R, Suter MR. 2007. p38 MAPK, microglial signaling, and neuropathic pain. Mol Pain, 3: 33 - 41.

[45] Nikolajsen L, Jensen TS. Phantom limb. 2006. In: McMahon SB, Kolzenburg M, eds. Wall and Melzack's textbook of pain. 5th ed. London: Churchill-Livingstone, 561 - 571.

[46] Rogers M, Tang L, Madge DJ, et al. 2006. The role of sodium channels in neuropathic pain. Semin Cell Dev Biol, 17: 571 - 581.

[47] Hains BC, Waxman SG. 2007. Sodium channel expression and the molecular pathophysiology of pain after SCI. Prog Brain Res, 161: 195 - 203.

[48] Wall PD, Gutnick M. 1974. Ongoing activity in peripheral nerves: The physiology and pharmacology of impulses originated from a neuroma. Exp Neurol, 43: 580 - 593.

[49] Ochoa JL, Torebjörk HE. 1980. Paraesthesiae from ectopic impulse generation in human sensory nerves. Brain, 103: 835 - 853.

[50] Norden M, Nystrom B, Wallin U, et al. 1984. Ectopic sensory discharge and paresthesiae in patients with disorders of peripheral nerves, dorsal roots and dorsal columns. Pain, 20: 231 - 245.

[51] Burchiel KJ. 1988. Carbamazepine inhibits spontaneous activity in experimental neuromas. Exp Neurol, 102: 249 - 253.

[52] Devor M, Wall PD, Catalan N. 1992. Systemic lidocaine silences ectopic neuroma and DRG discharge without blocking nerve conduction. Pain, 48: 261 - 268.

[53] Matzner O, Devor M. 1994. Hyperexcitability at sites of nerve injury depends on voltage-sensitive Na^+ channels. J Neurophysiol, 72: 349 - 359.

[54] Coward K, Aitken A, Powell A, et al. 2001. Plasticity of TTX-sensitive sodium channels PN1 and Brain III in injured human nerves. Neuroreport, 12: 495 - 500.

[55] Shah BS, Rush AM, Liu S, et al. 2004. Contactin associates with sodium channel $Na_V1.3$ in native tissues and increases channel density at the cell surface. J Neurosci, 24: 7387 - 7399.

[56] Waxman SG, Black JA, Kocsis JD, et al. 1989. Low density of sodium channels supports action potential conduction in axons of neonatal rat optic nerve. Proc Natl Acad Sci USA, 86: 1406 - 1410.

[57] Cummins TR, Howe JR, Waxman SG. 1998. Slow closed-state inactivation: A novel mechanism underlying ramp currents in cells expressing the hNE/PN1 sodium channel. J Neurosci, 18: 9607 - 9619.

[58] Herzog RI, Cummins TR, Ghassemi F, et al. 2003. Distinct repriming and closed-state

inactivation kinetics of $Na_V1.6$ and $Na_V1.7$ sodium channels in mouse spinal sensory neurons. J Physiol, 551: 741 - 750.

[59] Fertleman CR, Baker MD, Parker KA, et al. 2006. SCN9A mutations in paroxysmal extreme pain disorder: Allelic variants underlie distinct channel defects and phenotypes. Neuron, 52: 767 - 774.

[60] Renganathan M, Gelderblom M, Black JA, et al. 2003. Expression of $Na_V1.8$ sodium channels perturbs the firing patterns of cerebellar Purkinje cells. Brain Res, 959: 235 - 242.

[61] Rush AM, Dib-Hajj SD, Liu S, et al. 2006. A single sodium channel mutation produces hyper-or hypoexcitability in different types of neurons. Proc Natl Acad Sci USA, 103: 8245 - 8250.

[62] Chang L, Karin M. 2001. Mammalian MAP kinase signalling cascades. Nature, 410: 37 - 40.

[63] Ji R-R. 2004. Mitogen-activated protein kinases as potential targets for pain killers. Curr Opin Investig Drugs, 5: 71 - 75.

[64] Ji RR, Kawasaki Y, Zhuang ZY, et al. 2007. Protein kinases as potential targets for the treatment of pathological pain. Handb Exp Pharmacol, 177: 359 - 389.

[65] Dai Y, Iwata K, Fukuoka T, et al. 2002. Phosphorylation of extracellular signal-regulated kinase in primary afferent neurons by noxious stimuli and its involvement in peripheral sensitization. J Neurosci, 22: 7737 - 7745.

[66] Zhuang ZY, Xu H, Clapham DE, et al. 2004. Phosphatidylinositol 3-kinase activates ERK in primary sensory neurons and mediates inflammatory heat hyperalgesia through TRPV1 sensitization. J Neurosci, 24: 8300 - 8309.

[67] Mizushima T, Obata K, Yamanaka H, et al. 2005. Activation of p38 MAPK in primary afferent neurons by noxious stimulation and its involvement in the development of thermal hyperalgesia. Pain, 113: 51 - 56.

第8章 跨越国界

曾有坊间传言说，当Willie Sutton被问及为何要抢劫银行时，他的回答是："因为那里有钱啊。"总有人问我这样的问题，"你为何想要与欧洲和亚洲的研究人员一起合作攻关呢？""隔壁实验室就有相关的专家，为什么你还要舍近求远、奔波数千英里去寻求合作呢？"简言之，我的回答是："因为这样的合作是富有成效的。"但这也引发了另外一些问题：究竟怎样合作才是卓有成效的呢？又如何才能做到呢？

毫无疑问，科学研究的合作依赖于需求或机会。在生命的最后几年里，我的父亲曾试图靠服用阿片类药物缓解糖尿病造成的神经病理性疼痛，但效果并不理想。跟许多神经病理性疼痛患者一样，这些药物使父亲的感觉变得迟钝，但他所遭受的病痛仅略微缓解。当我设法减轻父亲遭受的疼痛时，我反复地被一个惊奇的事实所震撼：有些神经病变的患者遭受到难以忍受的疼痛，而另一些患者则仅表现出轻度的刺痛或类似电击样的感觉，并不严重，且无须药物治疗。这激发了我对寻找疼痛基因的强烈兴趣，并希望找到合适的患者进行研究。那时，我已经展开了对钠通道的研究。我期望或许通过阐明钠通道在不同患者的差异性作用，能够关闭产生疼痛的分子"机器"——钠通道。

外周神经病变患者的钠通道基因是否发生了突变呢？为了回答这个问题，我需要两组患者参与研究——患有外周神经病变且轻微疼痛或无疼痛的人和患有神经病变且严重疼痛的人。通过对比分析两组结果，我们希望可以再找到一个导致某些患者遭受疼痛折磨的基因，或者一个减轻疼痛的保护性基因。

当然，鉴于糖尿病的高发病率和常见的神经损伤并发症，我们不难找到糖尿病且伴有神经病变的患者。我询问了美国各地的全科医学、内分泌学及神经病学等方面的医生：他们是否可以帮我对这上述两组患者加以区分，以便分析其DNA，并探究钠通道的基因突变是否与患者的疼痛程度相关。我的设想是，与所有参与者成为正式的合作伙伴，一起共同努力。我的这一设想得到了各种不同的回应，当然有热情的响应。热情的响应是一回事，然而，为此付诸实际行动又是另一回事。多数的回应是："我非常乐意提供帮助，但我实在是太忙了。"例如，一位著名的糖尿病学专家尽管已经签署了一个合作项目，但他对后续研究计划的草案未做出任何回应。另一位神经病学家是我们的潜在的合作者，他已经同意给我们发送患者的DNA样本，我们也反复多次提醒他，但是至今我们仍未收到它。

那么，怎样才能促使合作成功呢？我想主要包括下面几点：共同目标、优势互补、专注力和一点运气。1967年和1968年，我在马萨诸塞州（Massachusetts）的伍兹霍尔（Woods Hole）海洋生物实验室攻读研究生的时候，就对上述前三点感触颇深。尽管那时人们尚未发现编码钠通道的基因，我也没有开始研究疼痛，但我已对团队合作极度重视。1986年，我搬到耶鲁大学后，我们依然高度重视团队合作。我常将讨论和设计研究方案的会议室戏称为“作战指挥部”。在伍兹霍尔时光过去了数十年后，我开启了疼痛基因的探寻之旅。

伍兹霍尔

伍兹霍尔村庄坐落在科德角底端的一个半岛上，是前往玛莎葡萄园岛（Martha's Vineyard）的轮渡起航的地方。但更重要的是，这里作为举世闻名的伍兹霍尔海洋研究所和海洋生物实验室（MBL，Marine Biological Laboratory）的所在地，让很多科学家心驰神往。海洋生物实验室是一个独具特色的科研机构。由于独特的合作精神以及聚集于此的大量海洋物种（如枪乌贼、海兔甚至龙虾等），20世纪60年代到70年代，来自世界各地的生物学研究人员每年的夏天都涌向这个海洋生物实验室。由于神经细胞体型较大，且神经回路相对简单，所以，这些海洋生物是理想的实验动物模型。每年6月份，数百名研究人员汇聚一堂，挤进海洋生物实验室所在的四栋大楼的小实验室，醉心于研究工作。庆幸的是，海洋生物实验室的一切都是那么的井井有条，没有文山会海，只有埋头研究。研究人员只需要签个名，并为工作场地支付合理的费用，便可将所需的设备搬进来，开展研究工作。

不得不说，伍兹霍尔是个随性洒脱的地方。研究人员可以在一个不到足球场一半大小的石滩上吃午餐。在这里，研究生的毛巾可能会不小心搭在了诺贝尔奖获得者的毯子上，大家可以随意一起喝啤酒或饮料。我和我的妻子在伍兹霍尔度过了婚后的第一个夏天。我们在一个聚会上举行了婚礼。这个聚会同时也举行了John Eccles爵士夫妇的婚礼。在这里举办的研讨会和正式讲座都提供大量的学术内容。其中，“周二晚间的唇枪舌剑”则是一个神经生理学的科学巨人之间相互交流的公共论坛，充满着火药味的激烈交锋。著名的神经科学家，如哈佛大学的Stephen Kuffler、哥伦比亚大学的Harry Grundfest和阿尔伯特·爱因斯坦大学的Mike Bennett等，先在这个开放的讲台上把别人的想法批驳得体无完肤后，再去当地的基德船长酒吧喝喝啤酒。就算是海洋生物实验室的走廊上或网球场上不期而遇的交流，也同样会迸发出思想的火花。在海洋生物实验室工作的科研人员都心知肚明，在8月下旬或9月初，他们就必须回国。时间不等人，研究人员必须通力合作在短期内争取尽可能大的研究突破。多年后，生理学家 Ann Stuart 恰如其分地将伍兹霍尔精神总结为“只管放手去做”。的确，这种合作方式非常奏效。

“作战指挥部”

1986年，我从斯坦福大学搬到了耶鲁大学。在耶鲁大学，我建立了一个由耶鲁大学、退伍军人事务部和美国瘫痪退伍军人事务部三方组成的研究中心。我们的总体目标是利用“分子生物学革命”的契机，探寻治疗人类神经系统疾病新方法。根据总体规划，该研究中心由多学科团队组建而成，汇聚了细胞和分子生物学家、神经生理学家、离子通道生物物理学家、药理学家、光学成像专家、疼痛研究人员和临床医生等多学科的研究人员。我们取得研究成果的关键之一，就是课题组内亲密无间的合作。

在研究中心，紧挨着我办公室有个房间，我把它戏称为“作战指挥部”，实际上就是一间两面都装有白板、长方形桌子周围摆放着6把椅子的小型会议室。在这里，我和同事们共同制定研究计划，设计实验策略，回顾分析数据，并讨论实验的进展、遇到的困难和预期结果。尽管我们的聪明智慧与参加伍兹霍尔“周二晚间的唇枪舌剑的科学家们无法相提并论，但我们的热情和直率有过之而无不及。“那是绝对行不通的！”“您还是先仔细考虑一下为好！”“除非您提出更好的解决方法，否则我们将永远完不成这个实验！”倘若在作战指挥部附近的大厅里有不明内情的人听到诸如此类的谈话，还以为里面的人在吵架呢。但是，我们并不是在吵架。坦率直白的讨论、一针见血的批评以及应对各种挑战的协作努力，共同推动了我们的研究进展。最终，我们团队的合作模式成为国际合作的楷模。

北京

2004年，我们在发表了关于红斑性肢痛症的论文之后不久，便启动了两项国际合作。其中一项是与中国的临床研究人员杨勇合作，另一项是与荷兰的研究人员 Joost Drenth 合作。我们希望，在罹患“火人”综合征患者样本中发现的 $Na_V1.7$ 的基因突变，可以作为“自然发生的基因突变”的实验模型。这将有助于我们了解 $Na_V1.7$ 究竟是如何引起疼痛的。当然，为了深入解析这个离子通道及其工作方式，我们希望研究尽可能多的突变类型。这两位医术精湛的临床医生，负责接受遗传性红斑肢痛症患者的转诊。

由于来自中国各地的患者都会被转诊至北京的医院进行诊断和治疗，因此，在杨勇医生所在医院的皮肤科，他很幸运地接收了一些罕见的病例，其中包括多种家族性皮肤疾病（包括一些疼痛疾病）。2004 年末，我们关于红斑肢痛症相关基因突变的功能谱的论文发表后不久，杨勇向我们发送了北京大学附属第一医院收治的一名 15 岁男孩的临床病例资料，并询问我们是否有兴趣共同研究分析孩子的病因。这个男孩患有足部灼烧痛，并且家族病史显示他有一位兄弟也罹患类似的疾病。几周后，杨勇发来的数据显示，这两个孩子的基因里存在我们从未发现过的突变位点。这一突变位点是 $Na_V1.7$ 通道 858 位点的亮氨酸被苯丙氨酸所替代（表示为 L858F）。我们对这一突变产生了浓厚的兴趣。我们的早期研究鉴定了另一个 L858H 突变型通道（即通道 858 位点处的亮氨酸被组氨酸所替代），氨基酸替代现象发生在通道的同一位点（即 L858）。因此，我们高度怀疑，858 位点的亮氨酸对 $Na_V1.7$ 发挥正常功能至关重要。

杨勇医生负责接诊携带基因突变的患者。我们则利用所擅长的专业知识和技能，揭示该基因突变的工作方式。在接收到杨勇发送来的 $Na_V1.7$ 突变的位点信息后，我们便可以在实验室中进行基因突变的功能分析。作为此次合作的一部分，杨勇还远赴重洋，花了几个月的时间与我们一道并肩工作。在这次访问期间，他的家人赴美和他团聚了一周的时间。期间，我带他们参观了纽黑文市。在耶鲁美术馆附近的一家商店，我买了冰淇凌蛋卷给大家吃。结果，弄得杨勇的 5 岁大的儿子和我的衬衫上都沾满了巧克力。

不仅如此，杨勇还希望让他的优秀研究生 Han 学习如何从生理学上分析 $Na_V1.7$突变型通道的功能，而我的实验室成为科学家的培训基地。Han 从北京启程前往纽黑文，在我的实验室工作了 7 个月。他对 L858F 突变型通道的分析表明，该位点氨基酸的取代增强了通道的活性。这项工作还表明，在某些患者中，亲代突变（在这种情况下是患者的父亲）可能会重新建立一个红斑肢痛症的家族。2006 年，我们与杨勇一起发表了这项成果，Han 则返回中国，在中国医学科学院完成了他的博士学位。但这还不是故事的结尾。2008 年，Han 作为博士后又回到我的实验室。他最初的计划是，和我一起工作几年后再回国。但世事难料，后来他和他的妻子决定留在美国。2011 年，他成为耶鲁大学的高级研究员。在我的实验室里工作了几年之后，Han 申请了美国绿卡获得了永久居留的身份。我很乐意为他写了推荐信，证明他擅长研究离子通道的独特技能。现如今，他已经成长为一位杰出的离子通道生物物理学家，并仍为我们研究团队的重要成员之一。

奈梅亨

2004 年，在我们的论文发表后不久，荷兰的医学研究人员 Drenth 也发表了两篇论文，其中描述了更多类型的 Na_V1.7 的突变所导致的红斑肢痛症。Drenth 是一位洞察力敏锐的内科医生，他曾在法国接受过遗传学方面的培训，并鉴定了多囊性肝病的致病基因，因阐明了肝脏、肾脏和胰腺疾病的遗传学基础而闻名于世。与我们的兴趣相关的是，他还是一名红斑肢痛症的研究专家。在他还是医学生的时候，Drenth 发表了红斑肢痛症的诊断分类以及某些药物诱发红斑性肢痛症发作的论文。他曾通过遗传关联性分析指出，一个特定染色体的位点上存在着红斑肢痛症的致病基因。Drenth 医生就职于荷兰拉德布堡大学医学中心（Radboud University Medical Center）。尽管他是胃肠病和肝脏病科的主任，其从事的专业领域与神经疾病相去甚远，但是，Drenth 的科室却吸引了整个欧洲红斑肢痛症患者前来求医问诊。

由于 Drenth 在治疗红斑肢痛症方面的经验，以及他在医学遗传学方面的专业素养，所以我们热切希望与他合作。恰巧，他与我们一样有合作的意向。2006 年，我们初次建立联系。之后不久，他第一次访问纽黑文市。在随后的几年中，我们在有限的预算下合作，共同研究了 Drenth 发来的欧洲各地的有趣案例，并在纽黑文市进行了基因突变的功能分析。我们的合作成果丰硕，每个发现都让我们了解有关 Na_V1.7 通道的新知识以及它可能出现的功能失调问题。其中，我们的一项合作研究揭示，钠通道的慢失活过程对红斑肢痛症的影响，即由于先前的活动而导致的长期沉默会逐渐抑制 Na_V1.7 钠通道的功能。来自 Drenth 的另一位患者携带的 Na_V1.7 的基因突变为我们提供了重要线索，解释了为什么遗传性红斑肢痛症通常在婴儿期或幼儿期开始发病，但在某些家族中发病较晚。合作研究让我们了解了可变剪接以及剪接异构体亚单位的作用，因为 Na_V1.7 基因在发育的不同阶段均存在转录表达。每个突变都告诉我们一些有关 Na_V1.7 的工作原理及其异常活动导致疼痛的信息。而且，Drenth 发来的每一个案例的基因突变都伴随着他专业的分析。十年前，Drenth 首次访问纽黑文市；十年后，他仍然是我的一位难得的科研合作者和朋友。

马斯特里赫特

2010 年夏天，我收到了来自荷兰马斯特里赫特大学的两位神经病学家 Faber Catharina 和 MerkiesIngemar Merkies 的电子邮件。他们在招募大量患者进行临床研究方面有着丰富的经验，而且他们还是外周神经疾病方面的专家。他们在给我的邮件中写道：

亲爱的 Waxman 教授：

我们是来自荷兰的马斯特里赫特大学医学中心的两位神经病学家，且对外周神经病变特别感兴趣。

我们已经拜读了您的研究论文，这些论文有助于我们提出一个遗传学的假设。在过去的3年中，我们成功地创建了一个包含60多个神经病患者的综合数据库，其中包含诸如疼痛和自主神经症状、皮肤活检结果[如表皮内神经纤维密度(IENFD)]、温度阈值测试、致残和生活质量评估等方面的数据。

我们认为，其中一些患者在 *SCN9A* 基因中有(新的)突变……根据这些发现，请问您是否对我们之间交流观点感兴趣，或者是否愿意进行科学合作……如果能够与您见面，我们将十分荣幸。并且我们非常希望可以去贵学院跟您当面交流。以下是我们暂时可以确定进行访问的时间段：7月16日～7月20日、9月25日～9月29日、10月18日～10月20日、10月25日～10月28日。

在此，我们首先感谢您的宝贵时间，并希望您有兴趣与我们见面一谈。

您忠诚的，

Catharina Faber

Ingemar Merkies

研究罕见疾病的科学家都希望，可以为更多常见疾病提供治疗经验。现在，Faber 和 Merkies 提出了一种新的见解，可以从一种罕见的遗传性疾病(遗传性红斑肢痛症)推广到一种常见的疾病，如痛性神经病变。

我只花了几分钟就迅速回信了：

亲爱的 Faber 和 Merkies 博士：

很高兴收到你们的来信。我们非常希望与你们合作。我认为我们可以从临床到分子和生物物理方面进行合作，就 $Na_V1.7$ 突变与神经病变之间的关系提出一个意义重大的故事。

关于您的问题：

是的，我们对交换想法和建立合作非常感兴趣。我们研究中心在突变型 $Na_V1.7$ 通道的分析和功能表征方面拥有独特的资源。每个突变的功能分析的工作量都是巨大的。因此，我们按感兴趣的顺序对突变进行优先排序。您收集的基因突变的患者，是否包括以下几种：①确诊且特征鲜明的小纤维神经病变(例如，

IENFD);②很强的家族病史,且突变与疾病分离(如果我们知道一个家庭中所有受影响的患者都携带该基因突变,则可以充分表明,该基因突变与疾病有关)。如果您可以将这些家族的历史和基因突变等信息提供给我们,我们可以将这些基因突变进行优先检测,让我们的生理学家和生物物理学家在您来访问之前进行研究,以便我们可以就最新研究数据进行讨论。

最后,我想说的是,我们非常欢迎您的到来……耶鲁大学位于纽黑文市……是个与欧洲的城市极为相似(相对于美国城市而言!),每年的这个时候都风景旖旎,气候宜人。

我期待着您的回音,并希望与您的会面。

Steve Waxman

早在2010年7月Faber和Merkies第一次访问纽黑文市之前,我们就清楚地意识到,我们两个课题组的合作将来一定会取得激动人心的成果。我们当时的研究团队成员,包括Sulayman Dib-Hajj、Mark Estacion、Chongyang Han、Jin Choi、Xiaoyang Cheng、Hye-Sook Ahn和Jianying Huang等几位科研人员,他们都才华卓著。在马斯特里赫特,Faber和Merkies建立了一个外周神经病变诊所,吸引了整个欧洲的患者前来就诊。我和Faber、Merkies认识到,我们已建立了富有成效的合作。但是,我的研究团队工作在纽黑文市,而Faber和Merkies工作和生活在3 000英里(约4 800千米)之外的荷兰。那么,我们之间的合作可以如期顺利进行吗?

Faber和Merkies在2010年访问时,我们交谈的第一部分内容就谈到了合作的办法。鉴于我们现有的人力资源足以去推动合作研究正常进行,所以我们决定利用现有的经费资源,而不用寻求额外的经费资助。一方面,我们在马斯特里赫特对患者进行临床研究;另一方面,我们随后在耶鲁大学对突变基因进行功能分析。尽管也许这是一个偶然,但我们所有人都践行了"只管放手去做!"的伍兹霍尔精神。值得注意的是,直至2010年8月下旬,马斯特里赫特和纽黑文市的两家研究机构终于达成了协议框架,这为我们的合作奠定了基础。

2010年,所谓的"转化研究"(translational research),是指将实验室研究和临床应用联系起来的研究。"转化研究"这一概念的提出,在整个生物医学界引起了轩然大波。与我们与Drenth和杨勇的远跨重洋的合作一样,马斯特里赫特大学和耶鲁大学的合作研究也是一个转化研究类型的课题,并整合了各自的优势:在欧洲马斯特里赫特,我们的研究内容包括高效的招募临床病例、定量的临床评估、外周神经病理学评估、计算机感觉定量测试、人体电生理学和临床遗传学；在纽黑文市，我们的研究内容则涉及分子和细胞生物学、离子通道生物物理学、细胞神经生理学、计算机建模和药理学。这次合作产出的成果远远超出了我们的预期。在马斯特里赫特，Faber 和 Merkies 及其同事们提供了 28 位已确诊为小纤维神经病变的“金标准”的患者，这使得他们甚至在这项工作初创时就做出了重大贡献。他们通过皮肤活检证明神经损伤，以及检测细微感觉缺陷的计算机分析，来对小纤维神经病变进行确诊。他们缜密的临床实验设计思路，在整个项目实施中都得到了完美体现。

随着研究工作的推进，我们通过电子邮件和电话保持密切联系。我们交流的唯一的规则是：尽量不要在大半夜吵醒对方！然而，至少有几次，我破坏了这条规则。例如，我曾经打电话给正在熟睡中的荷兰合作伙伴，大声宣布“我们成功了！”“患者××的突变使得 $Na_V1.7$ 通道的关闭状态不稳定！”我想，只有科学狂人接到这样的电话，才会高兴。这种狂热，让我回想起在伍兹霍尔时参加“周二晚间的唇枪舌剑 的论坛，想起回荡在耶鲁大学“作战指挥部”的激烈争辩。这伴随着我们取得的每一个进步。我们在交换讨论彼此的想法时，都力求把自己的论点讲得清楚明了。我们在电子邮件和电话讨论时，也会友好地问候对方的家人，或者有时调侃 Merkies 的高尔夫比赛(他坚称，这只是一个小球的物理学)。除此之外，我们的沟通几乎没有繁文缛节。关于进展的摘要和论文草稿从大西洋的一边发送到另一边，并满纸写着诸如“你又怎么知道？”“那完全没有意义！”或“要么提供强有力的证据，要么干脆删掉！”之类的犀利评论。有时，在评论中甚至附有“绝对不行！！”或许，只有当我们面对面交流时，当我们一同享用美食、卡布奇诺和美酒时，我们才可能对欠缺的社交礼仪稍许弥补。

在这 3 年之中，在先后入组的患者中，我们陆续发现了一系列与小纤维神经病变有关的 $Na_V1.7$ 的基因突变，每种突变都有其独特的临床意义。在这些讨论中，我们相继发表了一系列的研究论文。在这项工作中，我们实现了从研究一种罕见的疾病(指遗传性红斑肢痛症)到常见疾病(指小纤维神经病变)的飞跃，并发现了 $Na_V1.7$ 的基因突变在痛性神经病变中发挥着主要作用。

无论是杨勇、Drenth、马斯特里赫特的团队，还是我的团队，都不可能单枪匹马取得如此重大的科学发现。我们的团队合作愉快，卓有成效，而且十分团结。那么，究竟是什么因素促使合作顺利进行呢？我们是否必须跨越国界来寻求合作？当我写这本书时，我向我的荷兰同事提出了上述问题。Drenth 援引了我们优势互补的原则：“我们彼此都需要对方的帮助。”并且，他表示，很享受“不断地被催促”。

我想，除此之外，还从来没有人因为我的唠叨而感谢我吧！Faber 用一句荷兰谚语回答道："人们达成信任慢，而失去信任却快得很。"她又加以解释：这意味着，信任是弥足珍贵而又极度脆弱的，它会轻易消失。事实上，我们在建立合作之初，就避开了所有失信的可能。就算只取得了一点点经费，我们也会全部共同使用。我们没有文山会海，但可尽情畅所欲言，并迅速达成共识或者一致否决，将合作项目快速向前推进。这让我回想起了在伍兹霍尔"石滩"上的热情洋溢的讨论。在"石滩"上，来自世界各地的科学家们观看着落日美景，筹划着实验，然后带着"尽管放手去做"的至简理念，回到实验室付诸实施。

参考文献

[1] Ahn HS, Dib-Hajj SD, Cox JJ, et al. 2010. A new $Na_V1.7$ sodium channel mutation I234T in a child with severe pain. Eur J Pain, 14(9): 944 - 950.

[2] Ahn HS, Vasylyev DV, Estacion M, et al. 2013. Differential effect of D623N variant and wild-type $Na_V1.7$ sodium channels on resting potential and interspike membrane potential of dorsal root ganglion neurons. Brain Res, 1529: 165 - 177.

[3] Cheng X, Dib-Hajj SD, Tyrrell L, et al. 2011. Deletion mutation of sodium channel $Na_V1.7$ in inherited erythromelalgia: Enhanced slow inactivation modulates dorsal root ganglion neuron hyperexcitability. Brain, 134(Pt 7): 1972 - 1986.

[4] Choi JS, Boralevi F, Brissaud O, et al. 2011. Paroxysmal extreme pain disorder: A molecular lesion of peripheral neurons. Nat Rev Neurol, 7(1): 51 - 55.

[5] Choi JS, Cheng X, Foster E, et al. 2010. AlterNative splicing may contribute to time-dependent manifestation of inherited erythromelalgia. Brain, 133(Pt 6): 1823 - 1835.

[6] Cummins TR, Dib-Hajj SD, Waxman SG. 2004. Electrophysiological properties of mutant $Na_V1.7$ sodium channels in a painful inherited neuropathy. J Neurosci, 24(38): 8232 - 8236.

[7] Drenth JP. 1989. Erythromelalgia induced by nicardipine. BMJ, 298(6687): 1582.

[8] Drenth JP, Finley WH, Breedveld GJ, et al. 2001. The primary erythermalgia-susceptibility gene is located on chromosome 2q31-32. Am J Hum Genet, 68(5): 1277 - 1282.

[9] Drenth JP, Michiels JJ. 1990. Three types of erythromelalgia. BMJ, 301(6758): 985 - 986.

[10] Drenth JP, te Morsche RH, Guillet G, et al. 2005. SCN9A mutations define primary erythermalgia as a neuropathic disorder of voltage gated sodium channels. J Invest Dermatol, 124(6): 1333 - 1338.

[11] Estacion M, Dib-Hajj SD, Benke PJ, et al. 2008. $Na_V1.7$ gain-of-function mutations as a

continuum: A1632E displays physiological changes associated with erythromelalgia and paroxysmal extreme pain disorder mutations and produces symptoms of both disorders. J Neurosci, 28(43): 11079 - 11088.

[12] Estacion M, Han C, Choi JS, et al. 2011. Intra-and interfamily phenotypic diversity in pain syndromes associated with a gain-of-function variant of Na_V1.7. Mol Pain, 7: 92.

[13] Estacion M, Vohra BP, Liu S, et al. 2015. Ca^{2+} toxicity due to reverse Na^+-Ca^{2+} exchange contributes to degeneration of neurites of DRG neurons induced by a neuropathy-associated Na_V1.7 mutation. J Neurophysiol, 114(3): 1554 - 1564.

[14] Faber CG, Hoeijmakers JG, Ahn HS, et al. 2012. Gain of function Na_V1.7 mutations in idiopathic small fiber neuropathy. Ann Neurol, 71(1): 26 - 39.

[15] Han C, Hoeijmakers JG, Ahn HS, et al. 2012. Na_V1.7-related small fiber neuropathy: Impaired slow-inactivation and DRG neuron hyperexcitability. Neurology, 78(21): 1635 - 1643.

[16] Han C, Hoeijmakers JG, Liu S, et al. 2012. Functional profiles of SCN9A variants in dorsal root ganglion neurons and superior cervical ganglion neurons correlate with autonomic symptoms in small fibre neuropathy. Brain, 135(Pt 9): 2613 - 2628.

[17] Han C, Rush AM, Dib-Hajj SD, et al. 2006. Sporadic onset of erythermalgia: A gain-of-function mutation in Na_V1.7. Ann Neurol, 59(3): 553 - 558.

[18] Hoeijmakers JG, Han C, Merkies IS, et al. 2012. Small nerve fibres, small hands and small feet: A new syndrome of pain, dysautonomia and acromesomelia in a kindred with a novel Na_V1.7 mutation. Brain, 135(Pt 2): 345 - 358.

[19] Lauria G, Faber CG, Merkies IS, et al. 2012. Diagnosis of neuropathic pain: challenges and possibilities. Expert Opin Med Diagn, 6(2): 89 - 93.

[20] Michiels JJ, te Morsche RH, Jansen JB, et al. 2005. Autosomal dominant erythermalgia associated with a novel mutation in the voltage-gated sodium channel alpha subunit Na_V1.7. Arch Neurol, 62(10): 1587 - 1590.

[21] Persson AK, Liu S, Faber CG, et al. 2013. Neuropathy-associated Na_V1.7 variant I228M impairs integrity of dorsal root ganglion neuron axons. Ann Neurol, 73(1): 140 - 145.

第9章　从“斑马”到“马”

在教学医院的病房里，人们常听到这样的至理名言：“当你听到马蹄声时，要想到马。”这时，主治医生可能会补充说：“但是，不要把你的思想局限在斑马身上。”在上述这种情境中，“马”喻指人类的常见疾病，“斑马”喻指人类的罕见疾病。我们的研究表明，Na_V1.7 通道的功能获得性突变会引起患者罹患遗传性红斑肢痛症（IEM）。随后的研究发现，Na_V1.7 的其他功能获得性突变可导致患者的阵发性极度疼痛障碍症。结果表明，Na_V1.7 通道的过度活跃可导致剧烈疼痛的疾病。但是，如前所述，这些是上文提到类似“斑马”的罕见疾病。推而广之，我们不禁要问，阻断 Na_V1.7 通道可以缓解更多患者的慢性疼痛吗？

越来越多的证据表明，外周神经病变是疼痛的根源。例如，糖尿病导致的外周神经病变大约发生在 50% 的糖尿病患者中，并且通常会疼痛，而这无法通过现有药物加以缓解。用于治疗癌症的化疗会引发痛性神经病变。此外，带状疱疹病毒感染和某些炎症性疾病的并发症所导致的神经病变，也会引起剧烈的疼痛。在全世界范围内，数百万人遭受外周神经病变带来的疼痛折磨。

人类外周神经纤维包含大、中、小直径的轴突，而神经病变可以影响这些神经纤维中的任何一类。轴突包裹在坐骨神经等神经纤维中，负责将我们的体表以及各种器官的信息从外周传导到脊髓，并且它们的直径大小各不相同。其中，负责传导深层肌腱反射及肌肉张力信息的神经轴突直径约为 10 μm，而相较之下，传导疼痛信息的神经轴突直径要小得多，通常小于 1 μm（或 1/1 000 mm）。由于过于细小，人们对小直径轴突的研究较少。

小纤维神经病变是外周神经病变的一种形式，影响外周神经纤维内直径小、无髓鞘和薄髓鞘的轴突，当然也包括感觉神经纤维。我们现在知道，小纤维神经病变的临床表现以疼痛为主，常伴有灼痛感，一般首先发生在最长神经支配的区域。小纤维神经病变的患者通常会向医生抱怨脚或手灼痛。外周神经病变特有的“袜子-手套”的特征模式已经为医学生们所熟知。

据 Faber、Merkies 和他们的同事的估计，小纤维神经病变发病率约为 50/10

万(或1/2 000)。尽管在临床上,小纤维神经病变并非罕见疾病,但直到20世纪90年代,人们才将其视为一种常见的疾病类型。究其原因,在于过去很长时期内,医生很难确诊这种病患。单纯的小纤维神经病变主要影响的是外周神经纤维中的小直径神经轴突,而不影响负责深层肌腱反射和振动觉的大直径神经轴突。而医生在常规神经检查中往往评估的是后者的功能。一般情况下,神经科医生用锤子对患者进行反射功能的测试,而用音叉进行振动觉的测试。小纤维神经病变患者可能是其大直径神经轴突未受影响,尽管出现疼痛的症状,但他们并未表现出反射消失或振动觉的敏感性减弱等症状。正因为如此,小纤维神经病变患者的神经系统检查结果一般显示为正常。对于小纤维神经病变患者的疼痛主诉,鉴于医生无法检测到神经系统疾病的临床表征,所以在过去的临床诊断中,医生认为,患者的疼痛是无关紧要的,或纯粹是心理作用。

随着评估小神经纤维数量和健康状况的临床技术的飞速发展,将小纤维神经病变视为一种疾病的认知终于向前迈出了极为关键的一步。由约翰·霍普金斯大学领衔的一项突破性临床研究结果显示,绝大多数终止于皮肤内小神经纤维的末梢与产生它的背根神经节神经元的距离很远,可以通过对组织的显微镜活检进行评估。目前,一种临床上相对无创的皮肤活检方法是,使用一个小穿孔机从皮肤中取出一个直径3 mm的圆柱状样本,大约一个铅笔芯的大小。皮肤样本取出后,保存,切片,染色,然后在显微镜下观察。在显微镜下,人们可以对小神经纤维的数量进行计数,并与正常健康的对照组(通常是年龄和性别匹配的人)进行比较,从而可以评估神经纤维的损伤情况。鉴于受损的神经纤维可形成异常的球状肿胀,我们也可以此作为评估依据(见图9.1)。

人们使用计算机技术对受试者进行热或冷引起的疼痛敏感性定量评估。这种技术被称为“定量感觉测试”(QST),可以作为衡量小直径神经纤维健康状态的另一种方法。用于评估小神经纤维的皮肤活检方法和定量感觉测试技术的发展,使得基于可量化的客观指标对小纤维神经病变患者进行确诊成为可能。

从2010年夏天开始,我们对小纤维神经病患者中$Na_V1.7$的突变特征进行了研究。当时,我开始与马斯特里赫特大学的Faber和Merkies等进行合作。作为临床团队,这些外周神经病变的专家已经建立了一个痛性小纤维神经病变患者的队列研究项目。现如今,他们迫切想知道这些患者中是否存在致病性的$Na_V1.7$的基因突变。基于此种原因,我们一拍即合,很快就形成了一个合作协议框架。

我之所以对外周神经病变中的钠通道产生兴趣,部分是因为临床上这些患者手和脚的烧灼痛症状与遗传性红斑肢痛症患者的症状有某些相似之处。不可否

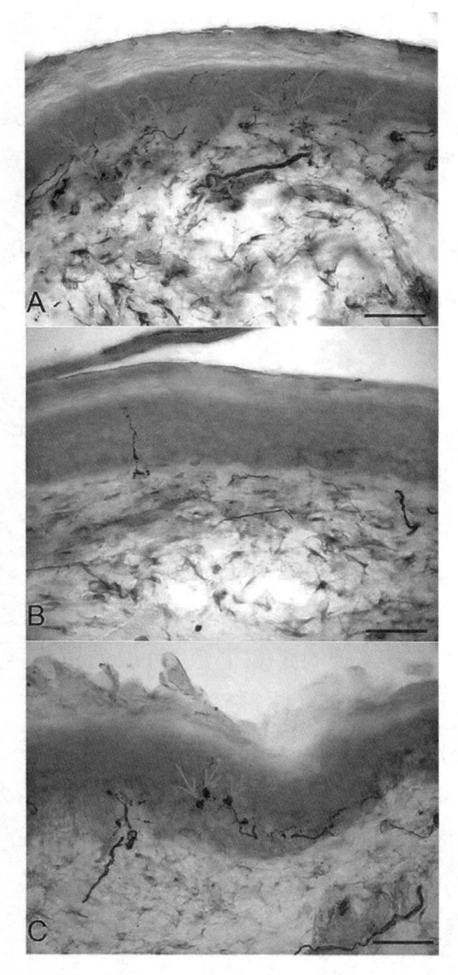

图 9.1　皮肤活检用于小纤维神经病变的诊断，以验明皮肤内神经纤维末梢的变性情况

A：显示了正常人的皮肤活检，其中可以看到皮肤内的多条神经纤维（绿色箭头）。B：显示了一位小纤维神经病变患者的皮肤活检，其中神经纤维末梢变性、缺失。C：显示另一位小纤维神经病变的患者的皮肤神经纤维的肿胀（绿色箭头）。这也是轴突变性前的形态学变化。（比例尺：50 μm）（请参考二维码彩图）

认，在一定程度上，我也受到了 20 年前 Peter Stys 在我实验室所做的研究工作的鼓动。当时，他只是一名研究人员，现在他是卡尔加里大学著名的神经科学教授。Stys 对大鼠视神经（该神经连接着眼睛和大脑）内的小轴突的研究结果证明，钠通道在轴突损伤中起重要作用。在多种形式的轴突损伤中，这些钠通道为胞外钠离子少量而持续地流入轴突提供了一条途径。结果就是，这种少量而持续的钠离子内流迫使一种被称为“Na^+-Ca^{2+} 交换体”(Na^+-Ca^{2+} exchanger)分子的反向运行。所谓的“Na^+-Ca^{2+} 交换体”，是指一种反向转运蛋白或“跷跷板”分子。顾名思义，通常情况下，它携带少量的钠离子从浓度较高的细胞外进入浓度较低的细胞内，在钠离子流入的同时将胞内钙离子泵出细胞外，从而将细胞内钙离子的浓度保持在较低水平，而无法激活对轴突有害的相关酶类。Stys 的实验结果表明，在视神经的轴突受到损伤之后，少量而持续的钠离子涌入轴突会增加对损伤易感的轴突中钠离子的浓度，进而迫使 Na^+-Ca^{2+} 交换体以反向模式工作，此时它不是泵出钙离子，反而是将钙离子泵入轴突内。进而，胞内钙离子浓度的过度升高激活对轴突有害的酶类，从而导致轴突变性(见图 9.2)。重要的是，早在 20 世纪 90 年代，我们与 Stys 共同完成的实验结果表明，阻断钠通道可以保护轴突，使轴突在遭受各种损伤后不会发生神经变性。这些早期的研究结果提示，钠通道是视神经(也属于脑神经之一)轴突损伤的关键因素。那么，在 20 年后的今天，我们顺理成章地提出这样一个问题：钠通道是否也在外周神经纤维的轴突损伤中起作用呢?

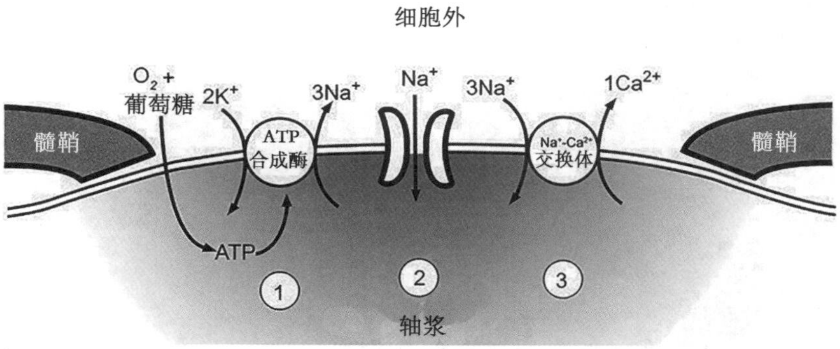

图 9.2　轴突变性

图中显示了在损伤的轴突中①储备能量的 ATP 如何被耗尽，从而导致了 ATP 合成酶的失效和离子梯度的崩溃；②钠离子如何通过钠通道进入轴突；③轴突内钠离子浓度的增加迫使 Na^+-Ca^{2+} 交换体反向运作，将过量有害的钙离子泵入轴突内。

我实验室的研究人员 Joel Black 已经证明，皮肤的外周神经末梢中的小神经纤维含有 $Na_V1.7$ 通道(见图 9.3A)。在我实验室工作的另一个名叫 AnNa-Karin Persson 的瑞典疼痛研究人员观察到，皮肤中的小神经纤维含有 Na^+-Ca^{2+} 交换体，且与 $Na_V1.7$ 位于同一区域(见图 9.3B)，这引起了我的注意。如图 9.4 所示，我实验室中的 Dymtro Vasylyev 能够熟练使用微电极直接记录小神经纤维的电活动，这是一项极具挑战性的研究工作。这些记录结果表明，$Na_V1.7$ 通道不仅存在于这些微小的轴突中，而且还组装到了轴突的细胞膜中，从而发挥钠通道的正常功能。

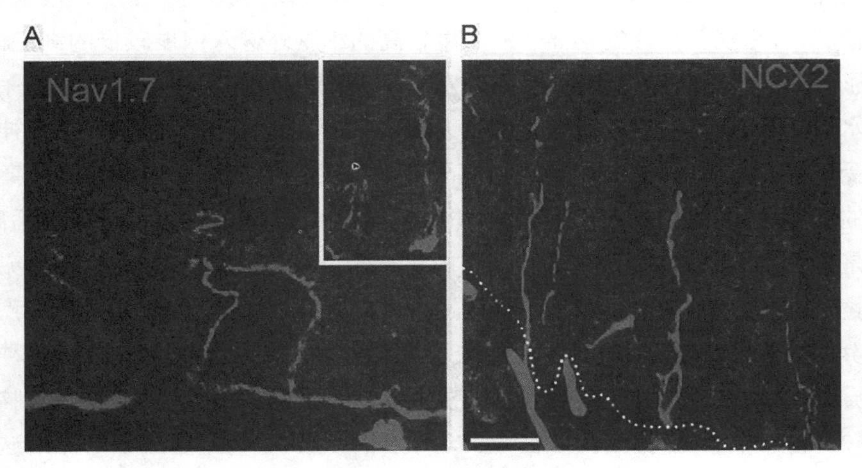

图 9.3　皮肤神经纤维

A：显微镜照片展示皮肤内的小直径神经纤维，其中红色表示 Nav1.7。比例尺：20 微米。B：显微镜照片展示皮肤中的小神经纤维，其中红色表示 Na^+-Ca^{2+} 交换体（NCX2）的存在。（比例尺：20 μm）（请参考二维码彩图）

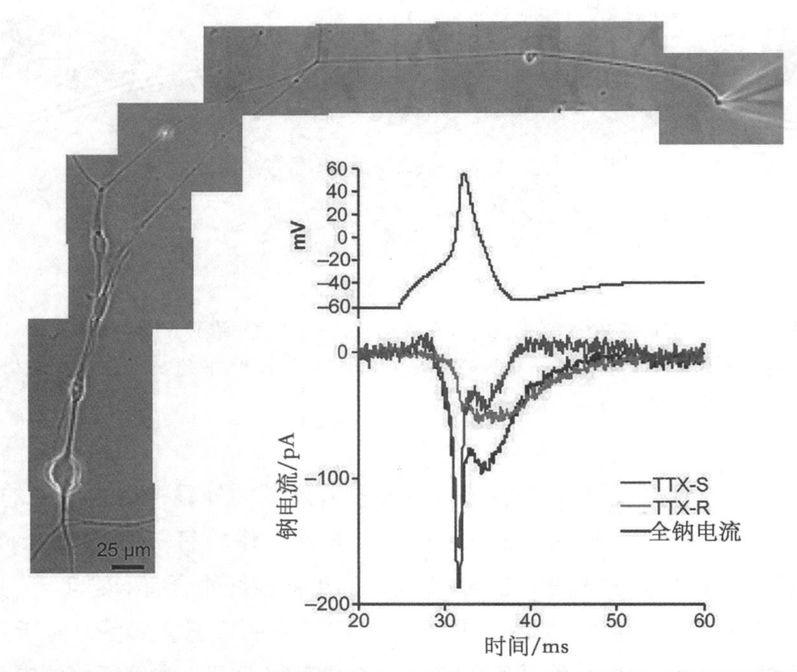

图 9.4　在组织培养中，对 DRG 神经元延伸的直径约 1 μm 的小神经纤维进行膜片钳记录

显微镜照片显示电极与神经纤维接触的位置（右上）。上方曲线显示了来自该神经纤维的神经冲动（即动作电位)。下方曲线显示了由 $Na_V1.7$ 产生的钠电流(蓝色轨迹),$Na_V1.8$ 通道产生的钠电流(红色轨迹),这些电流构成动作电位的基础。黑色轨迹表示 $Na_V1.7$ 和 $Na_V1.8$ 的总电流。(请参考二维码彩图)

此外,小直径神经纤维的另一个特征,也引起了我的强烈兴趣。我们和其他实验室的早期研究结果表明,小直径神经轴突对钠通道活性的细微变化特别敏感。这些研究表明,小直径轴突可以响应细微的刺激而产生放电,或者,由于钠通道数量或功能的细微变化而产生变性。神经科学家将其归因于小神经纤维具有的所谓的“高输入阻抗”的特征。我们可以打个比方,来帮助理解输入阻抗对轴突的影响。譬如,吹哨子对不同大小的房间的影响。若在大礼堂里,哨声可能会消失或被掩盖。相反,若在一个小房间里,哨声不仅可以被听到,而且甚至可能会产生回声并干扰人们谈话。就像在一个小房间里哨声可以产生举足轻重的影响一样,我们知道,细小的神经纤维对钠通道活性的变化(即使是很小的变化)非常敏感。基于这种原因,我认为,即使是轻微的钠通道过度活化也会对小直径的神经轴突产生巨大的影响。

现在,通过与 Faber 和 Merkies 的携手合作,我想明确回答一个问题,即$Na_V1.7$ 的基因突变是否会导致外周神经病变的发生。尽管 Faber 和 Merkies 坚称自己“只是一名临床医生”,但我认为,这无疑会低估他们对整个团队工作的重要贡献。在招募了一组 248 名被诊断为疑似小纤维神经病变的患者后,他们的工作就此开始了。疼痛是这些患者最常见的症状,就算轻微触摸床单,也使他们疼痛万分。我们从招募的患者中筛选出小纤维神经病变的患者入组,他们的非遗传致病因素的可能性低,也排除了存在潜在疾病(例如,糖尿病)、已知的产生外周神经病变的药物不良反应、炎症性疾病或其他已知伴有神经病变的其他疾病。入组的 63 例患者全部出现小纤维神经病变,且没有明显的潜在疾病。

最终,这些患者中有 44 名同意参与研究。这反映了 Faber 和 Merkies 医生与患者建立了紧密的医患联系。但是,在球传到我的场地之前,我们还需要对患者进行再次筛选。为了确定任何钠通道的特定突变是否都具有致病性,我的实验室需要进行大量的钠通道功能分析工作。因此,我们决定将研究重点放在已经通过最严格的标准确诊为小纤维神经病变患者上。为此,在获得患者知情同意后,Faber 和 Merkies 通过皮肤活检和 QST 检测了所有 44 例小纤维神经病变患者。其中,28 例患者的测试结果是异常的,他们使用严格的诊断标准,为我们提供了“金标准”的队列研究对象,这些患者患有明显的、活检证实的小纤维神经病变,表现为疼痛且无明显的非遗传因素。值得注意的是,在这 28 名患者中有 8 名患者携带 $Na_V1.7$

的基因突变，占比接近30%。

某些患者的$Na_V1.7$基因突变具有致病性，以某种方式改变了钠通道的功能而致病，而其他突变不影响钠通道的功能且在临床上无关紧要。我们面临的重大挑战在于，确定这些$Na_V1.7$的基因突变是否具有重要的功能。乍听起来，8个突变可能并不算一个很大的数目，但对8个突变型钠通道的功能分析却是一项异常艰巨的任务。对每个突变型钠通道的功能分析，我们都需要合成含该突变的$Na_V1.7$基因，然后在实验室中将此DNA转染进细胞。细胞在无菌组织培养皿中生长并表达突变型通道后，我们使用膜片钳技术进行电压钳记录，以评估突变对钠通道功能的影响。我们还决定通过记录电流钳评估每个突变型通道，以便检查突变型通道对痛觉神经元功能的影响。对于8个基因突变中的每一种功能分析，都需要一个团队进行深入研究。该团队组成需要一名经验丰富的电生理学家领衔，分子生物学技术人员负责合成突变基因，组织培养技术人员负责准备体外培养用于表达突变型通道的DRG神经元。我们从一开始就心知肚明，就算实验一切顺利，对每个突变型通道的分析可能需要三四个月的时间之久！可想而知，如果没有团队的通力合作，则所需的时间要长得多。

我决定对整个电生理团队进行战略部署，以完成所有8个突变型钠通道的功能分析。研究团队由5名技能娴熟的电生理学博士担当。他们在钠通道方面都有厚实的专业知识，并且配置了必要的技术支持人员。看起来，这就像是一个高赔率的赌博。毫无疑问，这个项目将从我们大团队的其他研究项目中抽调出宝贵的人力和物力。确实，如果我们的实验没有达到预期目标，那么我们超过6名成员及数年的辛苦，就会付诸东流。

在接下来的几个月时间里，我们废寝忘食地忙碌着。我们团队的成员每天都在对8个突变型通道进行复杂地测量分析，并取得了相关实验数据。我们几乎每天也都会在“作战指挥部”开会，汇报研究进展情况。根据对钠通道分子结构以及位于通道蛋白跨膜片段外的被取代氨基酸残基位置的了解。我们猜测，基因突变会引起钠通道功能的相应细微的变化。事实证明，情况确实如此。这意味着，我们只有通过进行大量的分析，才能检测出突变型通道结构上的微小、但功能上重要的变化。与此同时，马斯特里赫特大学的合作人员不厌其烦地询问我们的研究进展，“您最近有何发现吗？”“那D623N的突变呢？”这无形中也增强了我们研究的紧迫感。然而，我不认为他们很唠叨烦人。正好相反，我们倒觉得是，荷兰的合作伙伴们正在为我们呐喊助威呢！

转眼几个月过去了，我们的工作进展出奇地顺利。来自第一个、第二个、第三个突变型通道的实验数据被送到"作战指挥部"。并且,这些实验数据为我们展现出了一幅令人惊叹不已的画面。钠通道的某些基因突变影响了通道的所谓"慢失活"的过程。该过程实质上是钠通道在长时间去极化后,在不可操作状态下的失活。钠通道的其他基因突变会轻度影响通道的慢失活过程和快失活过程。钠通道的"快失活"过程,是指钠通道在短暂的去极化后,暂时将通道锁定在不可操作状态。钠通道还有另一种基因突变会使复活钠电流增强。所谓的"复活钠电流",是指持续去极化结束时的复极化所触发的额外钠电流。所有这些基因突变的共同点是,每个突变都显著增强了钠通道的活性,以促进神经元的超兴奋性。

我们一旦将 $Na_V1.7$ 突变型通道表达在 DRG 神经元(它们通常包含感觉神经元)中,每种突变型通道都会导致神经元产生超兴奋性。神经元超兴奋性的主要表现为,电流阈值降低(这使神经元更容易兴奋)和刺激诱发的放电频率升高。对外周神经病变的患者来说,即使轻触也能引起疼痛的现象,屡见不鲜,而这些结果,为我们理解上述现象提供了分子学基础。值得一提的是,钠通道的某些突变使得 DRG 神经元产生了异常的自发放电现象。这就完美地解释了为什么在没有明显外部刺激的情况下患者也会出现自发性疼痛。显然,这让我们的研究假说更加完整。因此,我们通过对一个相对常见的疾病(小纤维神经病变)的研究,最终证实了 $Na_V1.7$ 在疼痛中发挥重要作用。

在最初的"金标准"队列中,我们对 28 例痛性小神经病变患者的研究结果显示,$Na_V1.7$ 的功能获得性突变约占 28%。后续,马斯特里赫特大学对超过 100 名的小神经病变患者的更大规模队列进行了随访研究,他们纳入的患者主要根据临床诊断标准进行确诊,但未经活检标本的证实。尽管结果显示携带 $Na_V1.7$ 突变的患者约为 15%,但他们再次证实,小神经病变患者存在 $Na_V1.7$ 的基因突变。当我与马斯特里赫特大学的合作者讨论此问题时,我们推测这个歧异可能归因于在更大的患者人群中囊括了一些无神经病变或轻度神经病变的患者,而在这些患者没有通过皮肤活检来确诊。到目前为止,且不论确切的百分比如何,我们已经证实,在相当多的神经病理性疼痛(一种相对常见的疾病)患者中存在 $Na_V1.7$ 的功能获得性突变。在我们 2012 年的结果发表之后,我们还陆续发表了一系列与痛性神经病变相关的 $Na_V1.7$ 的其他功能获得性突变的论文。

那么,如果外周神经病变患者没有携带 $Na_V1.7$ 突变,那么他们又是如何致病的呢?为了回答这个问题,我们首先在这些患者的基因组 DNA 中,寻找另一种表达于外周神经系统的钠通道 $Na_V1.8$ 的突变。在这项研究中,我们找到了 104 例未发现 $Na_V1.7$ 突变的痛性神经病变患者人群。在这 104 例患者中,我们发现有 9 例

患者存在 $Na_V1.8$ 突变，共计 7 种不同的突变类型。根据这些突变类型对钠通道结构的影响，我们利用计算机算法预测了这些突变对钠通道功能的潜在影响。结果表明，其中有 3 种突变可能具有致病性。我们通过电压钳和电流钳评估这些突变型通道的功能，结果发现，其中 2 个突变可增强钠通道对去极化的反应，并在 DRG 神经元中产生超兴奋性。随后，我们研究了另外 2 种来自神经痛患者的 $Na_V1.8$ 突变，发现这些基因突变也会引起通道的功能获得性改变，并导致 DRG 神经元产生超兴奋性。

在与欧洲合作伙伴们一起进行的其他研究中，我们还探讨了在没有 $Na_V1.7$ 或者 $Na_V1.8$ 突变的痛性外周神经病变患者中，是否可能存在 $Na_V1.9$（外周神经系统第 3 个钠通道）的基因突变。在这项研究中，我们评估了 344 例神经痛且无 $Na_V1.7$ 或 $Na_V1.8$ 突变的患者，并在该通道保守的跨膜区域中发现了 $Na_V1.9$ 的 4 个突变。这些突变的生物物理效应十分有趣。正常的 $Na_V1.9$ 通道在激活和失活之间显示出很大的重叠是不寻常的。这种重叠的结果是，$Na_V1.9$ 通道产生"窗口电流（一种持续的、小的可以使神经元膜去极化的内向钠电流）"。在撰写本书时，我们正在对疼痛性神经病患者的 $Na_V1.9$ 突变进行功能分析。迄今为止，我们已经从神经痛患者中发现了 3 个 $Na_V1.9$ 突变。它们会改变通道门控特性，增加窗口电流，使 DRG 神经元膜去极化，从而使它们产生超兴奋性。目前的研究结果解释了这部分患者经历的疼痛。此外，我们还研究了一位痛觉缺失患者携带的 $Na_V1.9$ 的突变。有趣的是，在这种情况下，突变型通道门控特性的巨大变化会导致窗口电流的增加，使 DRG 神经元彻底去极化，导致这些细胞中的钠通道失活，从而使它们失去产生神经冲动（动作电位）的能力。这些研究结果解释了患者痛觉失敏的现象。总的来说，这些研究表明，尽管不如 $Na_V1.7$ 的突变那么常见，$Na_V1.8$ 和 $Na_V1.9$ 的基因突变也会导致疼痛信号传导的异常。

我们的这些发现最终或许可以应用于临床治疗。目前，选择性阻断周围钠通道（$Na_V1.7$、$Na_V1.8$ 和 $Na_V1.9$）的新药物正在紧锣密鼓地研发。其基本思想是，由于 $Na_V1.7$、$Na_V1.8$ 和 $Na_V1.9$ 在大脑中并不发挥实质性作用，所以从理论上讲，对这些外周型钠通道的选择性阻断并不会影响脑。因此，$Na_V1.7$、$Na_V1.8$ 或 $Na_V1.9$ 亚型特异性阻断剂有望缓解疼痛，且不会产生"中枢"不良反应，例如，复视、失去平衡、精神错乱或嗜睡。而且，由于不作用于大脑，因此，这些作用于外周钠通道的阻断剂可能也不会产生药物成瘾性。$Na_V1.7$ 阻断剂的研发进度最快。如本书第 11 章所述，目前我们最期待的是，$Na_V1.7$ 阻断剂治疗疼痛的早期临床试验的结果。

当然，我们这些观察结果还提示，这些研究可能有助于我们了解导致外周神经病变中神经轴突变性的机制。对在轴突损伤中起关键作用的特定分子的鉴定,可能为预防或延缓轴突的变性,从而停止或延缓外周神经病变的进展提供治疗的基础。在思考外周神经病变中轴突的损伤机制时,我们借鉴了先前关于视神经内轴突变性的研究结果。已知小的疼痛信号轴突会在 $Na_V1.7$ 附近表达 Na^+-Ca^{2+} 交换体,因此我们推测,就像我们 1992 年在视神经上的研究结果一样,经由 $Na_V1.7$ 突变型钠通道进入轴突的钠离子浓度的增加,极可能会通过 Na^+-Ca^{2+} 交换体的反向工作引起钙离子内流。为了对这个假设进行验证,我们建立了一个组织培养模型,利用该种模型可以研究突变 $Na_V1.7$ 钠通道对 DRG 神经元轴突的影响。这些研究结果表明,与转染正常野生型通道的类似神经元相比,转染 $Na_V1.7$ 突变型通道的 DRG 的轴突长度减少。这表明,突变的 $Na_V1.7$ 通道可能会损害这些轴突的完整性。为了验证这一假设,我们提出了一个问题,就转染了 $Na_V1.7$ 突变通道的轴突而言,钠通道阻断剂能否产生轴突保护效应,并防止其长度的减少呢?我们决定利用卡马西平(一种钠通道阻断剂)进行检测,结果发现,它确实对轴突有保护作用。此外,我们还评估了一种反向 Na^+-Ca^{2+} 交换体的药理学阻断剂的作用,发现它可以保护表达突变型通道的 DRG 神经元轴突产生的损伤,提示它对轴突也具有保护作用。

当然,在我们面前还有更多的未知领域需要探索。我们对于外周神经病变的很多机制仍不太清楚。举个例子,“为什么大多数患者出现外周神经病变的问题总是在成年以后?”对此,我们仍然没有明确答案。鉴于外周神经病变患者终其一生都会携带 $Na_V1.7$ 相关的基因突变,因此,外周神经病变中的轴突损伤可能是通过“多重打击”的过程而逐渐累积的。也就是说,钠通道突变可能与其他因素(遗传因素、表观遗传因素或环境因素)一起随时间逐渐累积推动轴突的变性过程。举例来说,作为一种细胞器,线粒体的主要功能是作为细胞的能量发生器。我们最近的观察结果表明,随着年龄的增长,线粒体也会受到损伤并发生功能障碍,并且受损线粒体数量不断增加、累积,与 $Na_V1.7$ 通道的功能增加结合,从而最终引发轴突变性。早在 1976 年,当我还在做博士后的时候,我使用了当时可用的计算方法证明,在不同时间发生的对神经纤维的多重累积性的损伤可以解释神经纤维的长度决定性的损伤。我们的实验结果表明,在组织培养条件下,钠通道确实参与线粒体损伤引起的 DRG 轴突的变性,这些结果为轴突损伤的“多重打击”假说提供了重要支持,该机制涉及线粒体的功能障碍和 $Na_V1.7$ 的功能获得性的突变。这项工作还正在紧锣密鼓地推进中。这些观察结果提出了这样一种可能性,即我们在将来可能据此设计一种神经保护策略来延缓或防止外周神经病变中产生的轴突变性。

"火人"综合征的患者非常罕见。在临床医生的眼中,这些患者是患有罕见疾病的"斑马"。但是基于对少数人的研究让我们了解到 $Na_V1.7$ 是疼痛的主要参与者,并帮助我们发现了 $Na_V1.7$ 在较为常见的外周神经病变中的普遍性作用。较常见的外周神经病变的患者被比喻成"马",每天在世界各地的医院里都能够看到他们的身影。我们就是在这些罕见的"火人"综合征的患者体内 DNA 信息的指引和帮助下,对"其余人"所患的一般疾病的发病机制才有所了解。

参考文献

[1] Bakkers M, Merkies IS, Lauria G, et al. 2009. Intraepidermal nerve fiber density and its application in sarcoidosis. Neurology, 73(14): 1142 - 1148.

[2] Black JA, Frezel N, Dib-Hajj SD, et al. 2012. Expression of $Na_V1.7$ in DRG neurons extends from peripheral terminals in the skin to central preterminal branches and terminals in the dorsal horn. Mol Pain, 8: 82.

[3] Cummins TR, Dib-Hajj SD, Waxman SG. 2004. Electrophysiological properties of mutant $Na_V1.7$ sodium channels in a painful inherited neuropathy. J Neurosci, 24(38): 8232 - 8236.

[4] Dib-Hajj SD, Rush AM, Cummins TR, et al. 2005. Gain-of-function mutation in $Na_V1.7$ in familial erythromelalgia induces bursting of sensory neurons. Brain, 128(Pt 8): 1847 - 1854.

[5] Donnelly DF. 2008. Spontaneous action potential generation due to persistent sodium channel currents in simulated carotid body afferent fibers. J Appl Physiol, 104(5): 1394 - 1401.

[6] Estacion M, Han C, Choi JS, et al. 2011. Intra-and interfamily phenotypic diversity in pain syndromes associated with a gain-of-function variant of $Na_V1.7$. Mol Pain, 7: 92.

[7] Estacion M, Vohra BP, Liu S, et al. Ca^{2+} toxicity due to reverse Na^+-Ca^{2+} exchange contributes to degeneration of neurites of DRG neurons induced by a neuropathy-associated $Na_V1.7$ mutation. J Neurophysiol, 114(3): 1554 - 1564.

[8] Faber CG, Hoeijmakers JG, Ahn HS, et al. 2012. Gain of function $Na_V1.7$ mutations in idiopathic small fiber neuropathy. Ann Neurol, 71(1): 26 - 39.

[9] Faber CG, Lauria G, Merkies IS, et al. 2012. Gain-of-function $Na_V1.8$ mutations in painful neuropathy. Proc Natl Acad Sci USA, 109(47): 19444 - 19449.

[10] Fertleman CR, Baker MD, Parker KA, et al. 2006. *SCN9A* mutations in paroxysmal extreme pain disorder: Allelic variants underlie distinct channel defects and phenotypes. Neuron, 52(5): 767 - 774.

[11] Gorson KC, Ropper AH. 1995. Idiopathic distal small fiber neuropathy. Acta Neurol Scand, 92(5): 376 - 382.

[12] Han C, Hoeijmakers JG, Ahn HS, et al. 2012. Na_V1.7-related small fiber neuropathy: Impaired slow-inactivation and DRG neuron hyperexcitability. Neurology, 78(21): 1635 - 1643.

[13] Han C, Hoeijmakers JG, Liu S, et al. 2012. Functional profiles of *SCN9A* variants in dorsal root ganglion neurons and superior cervical ganglion neurons correlate with autonomic symptoms in small fibre neuropathy. Brain, 135(Pt 9): 2613 - 2628.

[14] Han C, Vasylyev D, Macala LJ, et al. 2014. The G1662S Na_V1.8 mutation in small fibre neuropathy: Impaired inactivation underlying DRG neuron hyperexcitability. J Neurol Neurosurg Psychiatry, 85(5): 499 - 505.

[15] Han C, Yang Y, de Greef BT, et al. 2015. The Domain II S4-S5 linker in Na_V1.9: A missense mutation enhances activation, impairs fast inactivation, and produces human painful neuropathy. Neuromolecular Med, 17(2): 158 - 169.

[16] Herrmann DN, Griffin JW, Hauer P, et al. 1999. Epidermal nerve fiber density and sural nerve morphometry in peripheral neuropathies. Neurology, 53(8): 1634 - 1640.

[17] Hoeijmakers JG, Faber CG, Lauria G, et al. 2012. Small-fibre neuropathies-advances in diagnosis, pathophysiology and management. Nat Rev Neurol, 8(7): 369 - 379.

[18] Hoeijmakers JG, Han C, Merkies IS, et al. 2012. Small nerve fibres, small hands and small feet: A new syndrome of pain, dysautonomia and acromesomelia in a kind red with a novel Na_V1.7 mutation. Brain, 135(Pt 2): 345 - 358.

[19] Holland NR, Crawford TO, Hauer P, et al. 1998. Small-fiber sensory neuropathies: Clinical course and neuropathology of idiopathic cases. Ann Neurol, 44(1): 47 - 59.

[20] Huang J, Han C, Estacion M, et al, and the Propane Study Group. 2014. Gain-of-function mutations in sodium channel Na_V1.9 in painful neuropathy. Brain, 137(Pt 6): 1627 - 1642.

[21] Huang J, Vanoye CG, Cutts A, et al. 2017. Sodium channel Na_V1.9 mutations associated with insensitivity to pain dampen neuronal excitability. J Clin Invest, 127(7):2805 - 2814.

[22] Huang J, Yang Y, Zhao P, et al. 2013. Small-fiber neuropathy Na_V1.8 mutation shifts activation to hyperpolarized potentials and increases excitability of dorsal root ganglion neurons. J Neurosci, 33(35): 14087 - 14097.

[23] Kennedy WR, Wendelschafer-Crabb G. 1999. Utility of the skin biopsy method in studies of diabetic neuropathy. Electroencephalogr Clin Neurophysiol, 50(Supplement): 553 - 559.

[24] Lacomis D. 2002. Small-fiber neuropathy. Muscle Nerve, 26(2): 173 - 188.

[25] McArthur JC，Stocks EA，Hauer P，et al. 1998. Epidermal nerve fiber density：Normative reference range and diagnostic efficiency. Arch Neurol，55(12)：1513－1520.

[26] McCarthy BG，Hsieh ST，Stocks A，et al. 1995. Cutaneous innervation in sensory neuropathies：Evaluation by skin biopsy. Neurology，45(10)：1848－1855.

[27] Persson AK，Black JA，Gasser A，et al. 2010. Sodium-calcium exchanger and multiple sodium channel isoforms in intra-epidermal nerve terminals. Mol Pain，6：84.

[28] Persson AK，Kim I，Zhao P，et al. 2013. Sodium channels contribute to degeneration of dorsal root ganglion neurites induced by mitochondrial dysfunction in an in vitro model of axonal injury. J Neurosci，33(49)：19250－19261.

[29] Persson AK，Liu S，Faber CG，et al. 2013. Neuropathy-associated $Na_V1.7$ variant I228M impairs integrity of dorsal root ganglion neuron axons. Ann Neurol，73(1)：140－145.

[30] Peters MJ，Bakkers M，Merkies IS，et al. 2013. Incidence and prevalence of smallfiber neuropathy：A survey in the Netherlands. Neurology，81(15)：1356－1360.

[31] Rolyan H，Liu S，Hoeijmakers JG，et al. 2016. A painful neuropathyassociated $Na_V1.7$ mutant leads to time-dependent degeneration of small-diameter axons associated with intracellular Ca^{2+} dysregulation and decrease in ATP levels. Mol Pain，12.

[32] Stys PK，Ransom BR，Waxman SG. 1992. Tertiary and quaternary local anesthetics protect CNS white matter from anoxic injury at concentrations that do not block excitability. J Neurophysiol，67(1)：236－240.

[33] Stys PK，Waxman SG，Ransom BR. 1992. Ionic mechanisms of anoxic injury in mammalian CNS white matter：Role of Na^+ channels and Na^+-Ca^{2+} exchanger. J Neurosci，12(2)：430－439.

[34] Vasylyev DV，Waxman SG. 2012. Membrane properties and electrogenesis in the distal axons of small dorsal root ganglion neurons in vitro. J Neurophysiol，108(3)：729－740.

[35] Walk D，Wendelschafer-Crabb G，Davey C，et al. 2007. Concordance between epidermal nerve fiber density and sensory examination in patients with symptoms of idiopathic small fiber neuropathy. J Neurol Sci，255(1－2)：23－26.

[36] Waxman SG，Black JA，Kocsis JD，et al. 1989. Low density of sodium channels supports action potential conduction in axons of neonatal rat optic nerve. Proc Natl Acad Sci USA，86(4)：1406－1410.

[37] Waxman SG，Brill MH，Geschwind N，et al. 1976. Probability of conduction deficit as related to fiber length in random-distribution models of peripheral neuropathies. J Neurol Sci，29(1)：39－53.

原发性小纤维神经病变患者携带的$Na_V1.7$的功能获得性突变*

Catharina G. Faber, Janneke G. J. Hoeijmakers, Hye-Sook Ahn, Xiaoyang Cheng, Chongyang HanJin-Sung Choi, Mark Estacion, Giuseppe Lauria, Els K. Vanhoutte, Monique M. Gerrits, Sulayman Dib-Hajj, Joost P. H. Drenth, Stephen G. Waxman, Ingemar S. J. Merkies

摘要

研究目的:无明显诱因的小纤维神经病变(SFN)经常发生,但是对于原发性小纤维神经病变(I-SFN)患者,目前尚无系统的遗传学研究。我们试图对活检证实为原发性小纤维神经病变的患者进行*SCN9A*基因突变的筛查,以鉴定原发性小纤维神经病变的遗传基础。*SCN9A*基因编码电压门控钠通道$Na_V1.7$,其优先在外周小直径神经轴突中表达。

研究方法:接收可能的原发性小纤维神经病变转诊患者。这些患者符合2∶2小纤维神经病变的相关症状,正常肌强度、腱反射、振动感觉和神经传导研究的标准,并且表皮内神经纤维密度(IENFD)降低以及定量感觉检测(QST)异常和无小纤维神经病变潜在病因。对这些患者进行临床评估和筛选*SCN9A*突变并进行功能分析。

研究结果:对符合原发性小纤维神经病变严格标准(包括IENFD和QST异常)的28例患者进行了*SCN9A*基因分析。在这28例经活检证实为原发性小纤维神经病变的患者中,发现8例携带*SCN9A*突变。功能分析揭示了突变通道中的多重获得性功能改变;每种突变都使DRG神经元超兴奋。

研究意义:我们首次发现,符合原发性小纤维神经病变严格标准的患者中有28.6%(28个中的8个)存在$Na_V1.7$钠通道的功能突变。该突变使DRG神经元超兴奋。这些结果表明,$Na_V1.7$突变在神经系统疾病中的作用比之前在罕见遗传综合征研究所认为的更为广泛,并提示原发性小纤维神经病变的病因学基础,即功能突变的钠通道在小直径外周轴突中的表达增加可能导致这些纤维变性。

---

* 发表于《神经病学年报》[Ann Neurol, 71(1):2012,26 - 39]。有关其他支持信息,请参见本文的在线版本(doi:10.1002/ana22485)。

小纤维神经病变(SFN)是一种较常见的薄髓鞘和无髓鞘神经纤维疾病,最近被认为是一种独特的临床综合征。小纤维神经病变通常以成年期发病的神经性疼痛发作为主,临床常表现为烧灼感以及自主神经系统障碍。通常,医生根据临床表现对单纯的小纤维神经病变进行诊断,包括小直径神经纤维受到影响而大直径纤维的功能不受影响(力量、腱反射和振动觉表现为正常)以及正常的神经传导检测(NCS),并通过表皮内神经纤维密度(IENFD)的降低或定量感觉测试(QST)的异常得到证实。尽管人们对诱发小纤维神经病变的潜在病因,诸如糖尿病、糖耐量降低、法布里病、腹腔疾病、结节病、人类免疫缺陷病毒感染(HIV)以及其他可医治的系统性疾病等,已经进行了深入的研究,然而,依然无法确定病因的先天性小纤维神经病变(I-SFN)患者的比例,有研究认为其比例很高(不同的研究显示从24%～93%不等)。先前的研究发现,小神经纤维的"烧灼足"综合征表现为常染色体显性遗传病的特性。这提示,原发性小纤维神经病变可能是一种遗传病。然而,目前人们尚未发现,与成年发病的原发性小纤维神经病变患者有关的特定的基因或基因突变。

电压门控钠通道 $Na_V1.7$ 优先在背根神经节、交感神经节神经元及其轴突中富集表达,并在接近静息电位的小去极化作用下开放。研究发现,编码 $Na_V1.7$ 的 *SCN9A* 基因的功能获得性突变导致遗传性红斑肢痛症(IEM)和阵发性极度疼痛症(PEPD),其基本特征就在于DRG神经元的超兴奋性。此外,$Na_V1.7$ 功能丧失型突变与痛觉不敏感的离子通道病有关。但是,我们尚不清楚钠通道的基因突变与轴突变性有无直接关系。鉴于 $Na_V1.7$ 优先表达于外周小直径轴突,所以,我们在临床活检确诊的原发性小纤维神经病变患者队列研究中探寻是否可以发现 *SCN9A* 基因的突变。

我们的结果首次证明,有相当比例的原发性小纤维神经病变患者携带有钠通道 $Na_V1.7$ 的基因突变。这些发生错义突变的 $Na_V1.7$ 钠通道,优先在外周神经轴突中表达,并使DRG神经元产生超兴奋性。人们原以为 $Na_V1.7$ 突变仅在罕见的遗传型神经元超兴奋性综合征中发挥作用。本研究则强调,$Na_V1.7$ 的基因突变在神经系统疾病中发挥的作用要更为广泛。这与先前的观点有明显不同。

患者和方法

患者纳入/排除标准:预选

为了招募一组原发性小纤维神经病变患者,我们首先评估了2006—2009年间在马斯特里赫特大学医学中心神经科门诊接受SSF临床诊断的年龄≥18岁的患者，并排除了其中经过全面检查后，存在具体病因的原发性小纤维神经病变患者。所有具有原发性小纤维神经病变临床诊断的患者均被邀请参加本研究。入组的合格标准为力量、腱反射和振动感均正常；神经传导检测正常；并且存在以下至少 2 种症状：足部灼烧痛、触碰诱发痛、疼痛和（或）温度感缺失、眼睛或嘴巴干涩、直立性头晕、胃肠功能紊乱（便秘/腹泻/胃轻瘫）、泌尿系统疾病、出汗改变（多汗/少汗症）、起居问题和（或）视力模糊、阳痿、射精或滑液减少、潮热以及心悸。排除标准包括大直径神经纤维受损的症状或体征（肌肉无力、振动觉丧失、无反射/反射不足），神经传导检测异常以及存在病史或筛查确诊可导致小纤维神经病变的疾病（包括糖尿病、糖耐量降低、高脂血症、肝/肾/甲状腺功能障碍、单克隆丙种球蛋白病、结缔组织疾病、结节病、干燥综合征、淀粉样变性病、法布里病（α-半乳糖苷酶，女性结合使用 *GLA* 基因测序）、乳糜泻、HIV、酗酒、血色病、抗磷脂综合征、维生素 B_6 中毒和神经毒性药物（如化疗药物）。患者未筛查与遗传性感觉和自主神经病变相关的突变，这些疾病通常具有早期发病和与我们的原发性小纤维神经病变患者队列不同的临床特征。并且，患者未筛查外周蛋白（peripherin）的抗体，该抗体最近被发现与小纤维神经病变有关。

最终选择的活检和 QST 确诊的小纤维神经病变患者

在最初被临床诊断为疑似小纤维神经病变的 248 例患者中，有 44 例符合纳入/排除标准，并接受了皮肤活检和 QST 检查。有 28 人符合严格的原发性小纤维神经病变标准（即与正常值相比，IENFD 的降低和 QST 异常）。经活检证实的所有 28 例原发性小纤维神经病变患者均进行了 *SCN9A* 基因分析。我们发现这 28 例原发性小纤维神经病变患者中的 8 例携带 *SCN9A* 基因突变（图 1）。

临床特征

皮肤活检

在脚踝外侧上方 10 cm 处，进行皮肤穿孔取活检标本。标本在4 ℃下用 2% 多聚甲醛-高碘酸钠固定，冷冻保护，并在切片（50 μm）之前在冷冻保护溶液（20% 甘油）中于 −80 ℃保存。用多克隆兔抗 PGP9.5 的抗体（Ultraclone；Wellow，Isle-of-Wight，UK）进行免疫染色，通过显微镜观察[奥林巴斯（Tokyo，日本）BX50，PlanApo 的油镜 ×40/数值孔径（NA）= 1.0]，在 3 个切片中的每一个切片上对穿过真皮-表皮交界处的单个神经纤维的数量进行了计数和观察分析。我们用线性定量的方法对表皮内神经纤维密度与正常对照（可用的年龄和性别调整的标准值）进行比较。

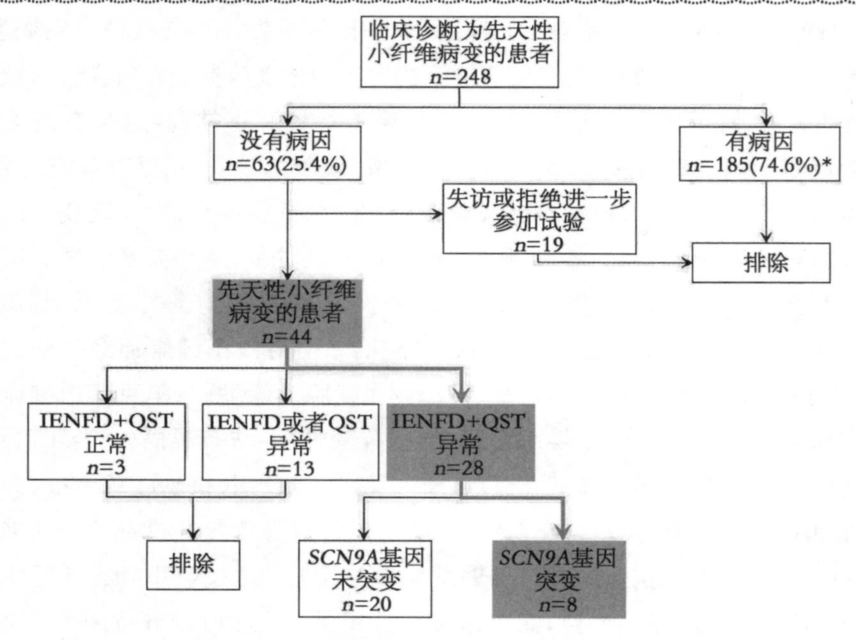

图 1　小纤维神经病变患者 *SCN9A* 基因分析

* 已确定的小纤维神经病变病因：结节病，$n=150$；药物治疗，$n=9$；血色素沉着症，$n=5$；糖尿病，$n=4$；甲状腺功能障碍，$n=4$；酗酒，$n=4$；丙种球蛋白相关疾病，$n=3$；高胆固醇血症，$n=2$；维生素 B_6 中毒，$n=1$；莱姆病，$n=1$，韦格纳肉芽肿病，$n=1$；抗磷脂综合征，$n=1$。马斯特里赫特大学医学医院是荷兰结节病的转诊中心。IENFD：表皮内神经纤维密度；QST：定量感觉测试。

QST

QST 是根据先前的指南使用 TSA-2001（Medoc，Ramat-Yishai，Israel）进行的，通过变温器使用上升/下降（暖/冷）的温度斜坡刺激，评估了双脚背侧和脚底的阈值。热痛的感觉也得到了检查。将结果与报告的标准值进行比较。当 Z 值超过 2.5 时，则认为测量异常。如果极限值法和水平值法的结果都异常，则将感觉模态判定为异常。

小纤维神经病变症状清单调查问卷

确认小纤维神经病变症状清单调查问卷（SIQ）包含的 13 个问题[出汗异常、腹泻、便秘、排尿问题（如尿失禁）、眼睛和（或）口腔干燥、直立性头晕、心悸、潮热、腿部皮肤敏感、足部灼烧痛，不能忍受接触床单和不宁腿；每个都有 4 个响应选项：0＝绝不，1＝有时，2＝经常，3＝总是]源自 SIQ 和复合自主神经症状量表。

神经性疼痛量表/视觉类比疼痛量表

神经病理性疼痛量表(NPS)用于评估神经性疼痛，从 0(无疼痛)到 10(可想象的最强烈疼痛)，每一项总分为 10 分。视觉模拟疼痛评分量表(VAS)的范围，从 0(无疼痛)到 100(最严重的疼痛)。

***SCN9A* 基因突变分析**

外显子筛选

使用 Puregene 基因组 DNA 分离试剂盒(Gentra-Systems，Minneapolis，MN)从 300 μl 全血中提取基因组 DNA。如前所述，扩增并测序互补 DNA 中所有编码外显子和侧面内含子序列，以及编码 5' 和 3' 非翻译序列的外显子。使用 Alamut 突变注释软件(Interactive-Biosoftware，Rouen，France)对测序的基因组序列与参考 $Na_V1.7$ cDNA(NM_ 002977.3)进行比对，识别变异序列。筛选了来自 100 个健康的荷兰(白种人)个体(共 200 条染色体)的 DNA 对照组中的所有新突变。

功能分析

先前的研究表明，分析 $Na_V1.7$ 突变对通道功能(电压钳)和 DRG 神经元放电特性(电流钳)具有重要影响。5 名电生理学家使用之前发表的电压钳和电流钳记录对转染了野生型 $Na_V1.7$ 或突变通道的 HEK293 细胞与 DRG 神经元中的 7 个突变进行了多模式分析。为了减少固有的培养差异和克服从多只动物收集并培养数月的 DRG 神经元的实验结果合并在一起导致的误差，将每个突变体与同期对照进行比较(野生型 $Na_V1.7$ 在相同条件下由同一电生理学家制备、转染和记录的培养细胞中表达)。先前的研究表明，某些 $Na_V1.7$ 突变在不同细胞系(如 HEK293 细胞)中表达后不会产生功能变化。但在 DRG 神经元中表达后会产生功能变化，这种变化由于轴突出增生而导致电压钳难以测量，但是通道是在原代细胞状态下表达。因此，在与 β-1 和 β-2 亚基一起转染 HEK293 细胞后进行电压钳分析，或者，如果未在该细胞中检测到生物物理变化，则对成熟的小(直径$<$30 μm)DRG 神经元进行电压钳分析。如果在激活、快失活、慢失活或斜坡电流中未发现变化，则如上文所述，评估产生复活钠电流的细胞的比例(已发现一些 $Na_V1.7$ 突变导致复活钠电流的幅度会增加)。转染 DRG 神经元后，进行电流钳分析。

研究设计

该研究得到了耶鲁大学和马斯特里赫特大学医学中心医学伦理委员会的批

准。我们对研究的各方面都进行了阐述,并在研究前获得了患者的知情同意书。患者在接受检查后,以随机顺序完成了 SFN-SIQ、NPS 和 VAS。该研究完成时间为 2008 年 12 月至 2011 年 3 月。IENFD 的标准值是在较早的研究中获得的。

数据分析

临床特征数据分析方法如下。使用 PulseFit 8.74(HEKA Electronics, Lambrecht,Germany)或 ClampFit(Molecular Devices,Sunnyvale,CA)和 Origin8.1 分析电生理学数据(Microcal,Northampton,MA),以均值±标准误差表示。统计学显著性分析采用不成对的 Student t 检验(除复活电流外的电压钳实验;除发放频率和自发放电活动外的电流钳实验)、Mann-Whitney 检验(放电频率)或两比例 z 检验(产生复活钠电流或自发放电活动的细胞比例的比较)。

结果

患者的选择和 *SCN9A* 分析

在 248 名被临床诊断为小纤维神经病变并经过筛查的荷兰患者中,我们发现了 185 例患者存在明确病因,19 例患者失访或拒绝参与试验。44 例符合纳入/排除标准,进行皮肤活检和 QST 测试。该组中的 28 名荷兰白种人患者符合原发性小纤维神经病变的严格标准(即与年龄和性别调整后的规范值相比,IENFD 降低,加上 QST 异常且无明显病因),并接受了 *SCN9A* 基因分析(见图 1 和图 2,补充图)。

经活检证实,在这 28 例为原发性小纤维神经病变的患者中,有 8 名(28.6%)患者的 *SCN9A* 基因有突变(见表 1 和图 2)。每个样本都是错义突变(在 2 位无关患者中 c.554G>A,p.R185H; c.1867G>A,p.D623N; c.2215A>G,p.I739V; c.2159T>A ,p.I720K; c.4596G>A,p.M1532I; c.2794A>C,p.M932L + c.2971G>T,p.V991L;c.684C>G,p.I228M),并且患者的突变是杂合的。在对照组中(来自 100 名健康的荷兰白种人的 DNA,共 200 条染色体),我们未发现这些突变的存在。

具有 *SCN9A* 基因突变的 8 例患者与无 *SCN9A* 突变的 20 例患者相比,临床特征相似(见表 2)。在此,我们介绍这 8 例携带 *SCN9A* 基因突变的原发性小纤维神经病变患者的临床特征。

一般特征

这 8 名 *SCN9A* 突变患者的平均年龄为 32.4 岁(标准差为 20.7;中位数为23.5;

范围为 14～68 岁；4 名女性，4 男性）。患者症状的平均持续时间为 14.5 年（标准差为 16；范围 1～37）。在 3 名患者的家庭成员中也有类似的症状，但无法获得详细的信息。5 例患者无明显的家族史（见表 1）。20 例无 *SCN9A* 突变的患者的平均年龄为 42.7 岁（标准差为 15.4；中位数为 44；范围为 7～67 岁；11 位女性，9 位男性）。

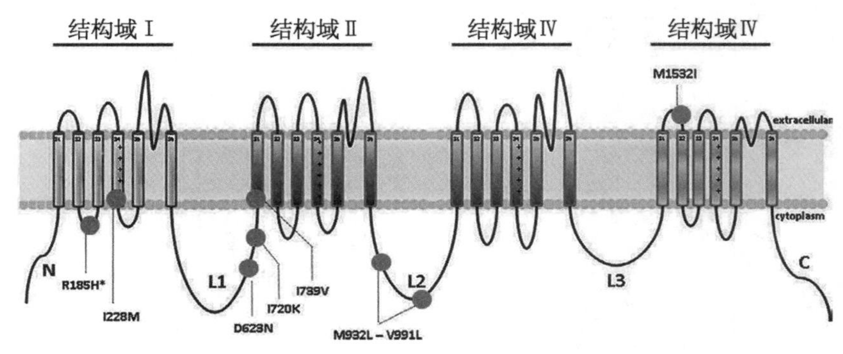

图 2　Na_V1.7 基因突变示意图

在原发性小纤维神经病变(I-SFN)患者中，我们发现 Na_V1.7 的基因突变的位置。其中，有 2 例患者携带 R185H 型基因突变。(请参考二维码彩图)

表 1 将获得的 QST 得分与亚尼茨基（Yarnitsky）和斯普雷彻（Sprecher）报道的标准值进行比较。如果极限值法和水平值法的结果均为异常，则将感觉方式判定为异常。

表 1　小直径神经纤维病变和 SCN9A 突变患者的临床描述

患者	转诊年龄（年龄/性别）	发病年龄	起始症状+发病位置	后续症状	热致痛/冷缓解	家族史	用药	IENFD(相应标准值)	QST 损伤形式		SCN9A 突变状态
									手部	足部	
1	54/男性	24	手脚疼痛以及感觉异常	52 岁:足部灼烧痛,脚底有触电感并发红;↑影响锻炼及行走	否/否	兄弟*有类似症状;祖父(已故)无痛烧伤并且行走困难	无效,普瑞巴林和阿米替林	1.0/mm (≥3.2/mm)	暖-右,冷-右,暖-左,冷-左	暖-右,冷-右,热痛-右 暖-左,冷-左,热痛-左	c.554G>A(R185H)
2	63/女性	23	脚、小腿和手刺痛	2 个月后:足部持续剧痛;偶有:口干及直立性头晕	否/否	父亲有类似症状	对乙酰氨基酚,抗惊厥药,抗抑郁药,美西汀,阿片类药物均无缓解	4.9/mm (≥6.7/mm)	暖-左,冷-左	暖-右,冷-右,暖-左,冷-左	c.554G>A(R185H)

（续表）

患者	转诊年龄（年龄/性别）	发病年龄	起始症状＋发病位置	后续症状	热致痛/冷缓解	家族史	用药	IENFD（相应标准值）	QST 损伤形式		SCN9A 突变状态
									手部	足部	
3	63/女性	22	肌肉痛持续至今	58 岁：严重的灼烧痛，最初脚底痛，后来手脚均痛；61 岁：部分皮肤发红，眼干口干，直立性眩晕；62 岁：头皮接触痛和灼烧感，口唇及躯干灼烧痛	是/否	姊妹（78 岁）有相同症状	普瑞巴林和度洛西汀的药效有所缓解	2.8/mm（≥3.3/mm）	—	冷-右 冷-左	c.1867G>A（D623N）

（续表）

患者	转诊年龄（年龄/性别）	发病年龄	起始症状+发病位置	后续症状	热致痛/冷缓解	家族史	用药	IENFD（相应标准值）	QST 损伤形式		SCN9A 突变状态
									手部	足部	
4	51/女性	14	灼痛，潮热，面部，小腿和脚部瘙痒	抱怨↑锻炼后需要降温↓；口干、眼干、视物模糊、直立性头晕、交替便秘/腹泻、多汗、心悸、间歇性吞咽困难；手部发红； 49 岁：关节及肌肉疼痛	是/是	父亲（已故）、姊妹*以及两个儿子有相似症状	阿米替林缓解	3.4/mm（≥4.1/mm）	暖-左，	暖-左，冷-左，	c.2215A>G(I739V)
5	39/女性	37	全身刺痛	2 个月后：脚/小腿烧灼痛，而后小臂灼烧痛；双足麻木；足多汗，口干，阵发性腹泻，视力模糊	否/否	亲属正常	普瑞巴林没有效果	4.5/mm（≥4.7/mm）	暖-左，	暖-右，暖-左，	c.2159T>A(I720K)

（续表）

患者	转诊年龄（年龄/性别）	发病年龄	起始症状+发病位置	后续症状	热致痛/冷缓解	家族史	用药	IENFD（相应标准值）	QST损伤形式		SCN9A突变状态
									手部	足部	
6	70/女性	68	肌肉痛持续至今	足部刺痛且发红，并缓慢向小腿、手和小臂进展	否/否	亲属正常	普瑞巴林没有效果	2.3/mm（≥2.7/mm）	暖-右，暖-左	冷-右冷-左	c.4596G>A（M1532I）
7	22/女性	16	脚、小腿灼烧痛	抱怨↑运动和站立困难；直立性头晕、口干、眼干、便秘；为这些症状寻求精神治疗	是/否	亲属正常	加巴喷丁无法缓解	4.0/mm（≥5.4/mm）	—	暖-左，	c.2794A>CM932L和c.2971G>T（V991L）

（续表）

患者	转诊年龄（年龄/性别）	发病年龄	起始症状+发病位置	后续症状	热致痛/冷缓解	家族史	用药	IENFD（相应标准值）	QST 损伤形式		SCN9A 突变状态
									手部	足部	
8	51/女性	32	冷热引起牙齿及下颌剧痛，有时向颞下颌关节辐射；眼后疼痛	多次拔牙无法缓解疼痛；运动引起肌痛，持续5－6天；冷导致痛↑，暖导致痛↓（夏季较好）；脚部偶尔肿胀；35岁后：胃痉挛腹泻；数年间：口干，眼干，尿感减退，间歇性犹豫	否/否	姐姐患有风湿性关节炎，手部灼烧痛	服用对乙酰氨基酚后可忍耐；抗抑郁药和非甾体抗炎药无效	1.6/mm（≥3.2/mm）	—	暖-右，冷-左，	c.684C>G（I228M）

↓：减少；↑：增加；*：拒绝参加；F：女性；IENFD：表皮内神经纤维密度；L：左；M：男性；NSAID：非甾体类抗炎药；QST：定量感觉测试。

表 2　*SCN9A* 新突变患者的小纤维神经病变症状问卷调查结果

患者	突变	出汗	腹泻	便秘	排尿问题	眼干	口干	直立性眩晕	心悸	潮热	皮肤感觉过敏	足部灼烧痛	床单不耐受	不宁腿
1	R185H	0[a]	0[a]	0[a]	0[a]	0[a]	0[a]	0[a]	0[a]	0[a]	1[b]	2[b]	3[b]	3[b]
2	R185H	0[a]	0[a]	0[a]	0[a]	0[a]	1[b]	1[b]	0[a]	0[a]	3[b]	3[b]	2[b]	2[b]
3	D623N	0[a]	1[b]	1[b]	0[a]	1[b]	2[b]	2[b]	2[b]	0[a]	2[b]	2[b]	2[b]	2[b]
4	I739V	3[b]	2[b]	1[b]	2[b]	2[b]	3[b]	1[b]	1[b]	3[b]	2[b]	2[b]	2[b]	2[b]
5	I720K	3[b]	1[b]	0[a]	1[b]	1[b]	2[b]	0[a]	0[a]	1[b]	2[b]	1[b]	1[b]	1[b]
6	M1532I	0[a]	0[a]	0[a]	0[a]	1[b]	0[a]	1[b]	1[b]	0[a]	3[b]	3[b]	1[b]	3[b]
7	M932L + V991L	1[b]	0[a]	2[b]	1[b]	1[b]	1[b]	0[a]	1[b]	1[b]	1[b]	2[b]	0[a]	0[a]
8	I228M	1[b]	3[b]	1[b]	2[b]	2[b]	3[b]	1[b]	1[b]	2[b]	2[b]	2[b]	1[b]	1[b]

a 缺少与小纤维神经病变相关的症状(得分 0)。

b 存在与小纤维神经病变相关的症状,强度可变(得分 1:有时存在;得分 2:经常出现;得分 3:总是存在)。

临床表现

疼痛

所有8例患者主诉均有疼痛症状。6位患者(1号～5号及8号患者)视觉模拟评分(VAS)评分为＞50,5位患者(2号～6号)在10个神经病理性疼痛量表(NPS)问题中至少有7个得分为＞5,表明疼痛严重。疼痛的强度和标准因人而异。携带c.554G＞A,p.R185H突变的2例患者(1号和2号患者)的疼痛强度和性质均不相同。与2号患者相比,1号患者的疼痛较轻。

大多数患者疼痛始于远端肢体(脚和手)。但是,3号患者(c.1867G＞A,p.D623N)和5号患者(c.2159T＞A,p.I720K)最初是全身肌肉疼痛,然后发展为远端肢体疼痛。8例患者中有3例因体温升高而疼痛加重,而其他5例患者则没有。1例患者可通过降温减轻疼痛,其他7例则不行。疼痛的8号患者(c.684C＞G,p.I228M)最初是由冷和热引起的牙齿或下巴的剧烈疼痛,以及双眼后的疼痛,但多次拔牙并没有缓解疼痛。随后,发展为肌痛,降温会加重疼痛,升温可以缓解疼痛,这种疼痛在轻度运动后持续5～6天,并且伴随间歇性的脚肿胀。疼痛使他无法正常工作。

自主神经功能障碍

8例患者中有7例的自主神经功能障碍。在5例患者中,存在9种SFN-SIQ自主神经疾病中的6种或更多。体位性头晕、心悸、眼睛/口干较常见(见表2)。自主神经功能障碍在4号患者(c.2215A＞G, p.I739V)和8号患者(c.684C＞G,p.I228M)中最为突出(请参阅表1)。4号患者出现口/眼干、视物模糊、体位性头晕、交替性便秘/腹泻、多汗症、心悸、潮热和吞咽困难,随后出现广泛的关节/肌肉疼痛。8号患者已有35年的胃痉挛/腹泻的病史,口/眼睛干,几年来的尿意减少或排尿犹豫。

2例R185H突变患者中,1例无自主神经症状,2例自主神经症状不明显(见表2)。

IENFD和QST检测结果

与年龄和性别匹配的对照组相比,所有8位*SCN9A*突变患者的IENFD降低到5%(见表1)。补充图1显示了8号患者的IENFD的结果与年龄和性别匹配的对照对象。

在QST上,有5例患者显示异常的冷热感觉,1例患者显示异常的热感觉,2

例显示异常的冷感觉。1 例患者存在热痛不敏感(见表 1)。与手(48 个感觉指标中的 10 个，占 20.8%)相比，足部有更多的异常(所测 48 种感觉指标中的 21 种，占 43.8%)。

Na_V1.7 突变的功能表征

对原发性小纤维神经病变患者的突变通道进行电压钳分析。结果表明，它们均为功能获得性突变，并破坏了慢失活(p.I720K、p.M1532I、p.I228M、p.I739V)，去极化慢速失活和快失活(p.D623N)或增强的复活钠电流(p.M932L/V991L、p.R185H)。这些突变都没有表现出遗传性红斑肢痛症的超极化激活、增强的斜坡电流特性或阵发性极度疼痛症相关的 Na_V1.7 突变的不完全快失活的特性。目前的电流钳分析表明，所有 7 个突变都使 DRG 神经元产生超兴奋。在此，我们提出了 3 个具有代表性的原发性小纤维神经病变突变通道的功能分析谱，其他 4 个突变的功能分析都得到了相似的结果(结果未发表)。

I720K：慢失活受损和 DRG 神经元的超兴奋性

电压钳分析结果表明，在 HEK293 细胞中表达的 I720K 突变型通道的慢失活受到影响(见图 3C)。与转染野生型通道的 HEK293 细胞相比，转染 I720K 突变型通道细胞的电流密度[野生型：(375±68)pA/pF，$n=18$；I720K：228±35 pA/pF，$n=22$]、半激活电压($V1/2$ 表示电压中点)[野生型：(−26.6±1.6)mV，$n=12$；I720K：−25.8±0.9 mV，$n=13$]、半快失活电压[野生型：(−80.4±1.5)mV，$n=13$；I720K：−79.1±1.1 mV，$n=13$]和斜坡电流[野生型：(0.8%±0.2)%，$n=9$；I720K：0.7%±0.1%，$n=10$]均无显著差异。I720K 突变型通道慢失活过程受损，其慢失活的半失活电位向去极化方向移动[野生型：(−73.2±2.4)mV，$n=6$；I720K：−64.4±1.5 mV，$n=7$；$P<0.05$；见图 3c]。慢失活受损增加了从正电位到 −100 mV 时(也包含了 DRG 神经元静息电位附近的电位)可激活的通道的数量。

表达 I720K 突变型通道使 DRG 神经元产生超兴奋，而对 DRG 神经元的功能有显著性影响(见图 3)。I720K 突变型通道使 DRG 神经元的静息膜电位向去极化方向移动[野生型：(−55.8±1.7)mV，$n=26$；I720K：−48.7±1.9 mV，$n=29$；$P<0.05$]。I720K 突变型通道增加了 DRG 神经元的兴奋性，对 500ms 的电流刺激的电流阈值降低了 43%[野生型：(237±28)pA，$n=26$；I720K：134±30 pA，$n=29$；$P<0.05$]。在时程 500 ms、100～600 pA 强度的去极化刺激下，表达 I720K 突变型通道的 DRG 神经元诱发动作电位的数量显著增加。转染野生型通道的 28 个细胞中有

2 个(7%)产生自发放电,而转染 I720K 突变型通道的 38 细胞中有 9 个产生自发放电(24%)。结果显示,表达 I720K 突变型通道的 DRG 神经元产生的自发放电的细胞比例有增加的趋势,但没有统计学意义($P=0.075$)。转染 I720K 突变型通道的细胞的平均自发放电频率为 2.6±0.5 Hz($n=9$)。在整个 30 秒的记录期间,在9 个自发放电的细胞中,以>1Hz 的频率持续放电的细胞有 4 个。

D623N:快失活和慢失活受损及 DRG 神经元的超兴奋

D623N 突变型通道在 HEK293 细胞中表达后未出现门控异常,但当在 DRG 神经元中表达后电压钳评估时却显示:快失活和慢失活受损(见图 4A - C)。野生型通道和 D623N 突变型通道的电流密度[野生型:(407±90)pA,$n=12$;D623N:474±121 pA,$n=10$],半激活电压[野生型:(−26.9±2.0)mV,$n=12$;D623N:−26.4±2.3 mV,$n=10$]和斜坡电流[野生型:(2.6±0.4)%,$n=15$;D623N:2.1%±0.3%,nn $=17$]没有显著差异。D623N 突变型通道的快失活[野生型:(−76.7±1.4)mV,$n=13$;D623N:−72.2±1.2 mV,$n=13$;$P<0.05$]和慢失活的半失活电压[野生型:(−69.6±1.4)mV,$n=12$;D623N:−64.3±2.0 mV,$n=11$;$P<0.05$]向去极化方向偏移(见图 4B,C)。快失活和慢失活受损会增加可用于激活的通道数量。

电流钳记录显示,D623N 突变型通道使 DRG 神经元产生超兴奋,并在 25%的神经元中产生了异常的自发放电(见图 4)。D623N 使 DRG 神经元的静息膜电位产生向去极化方向偏移[野生型:(−55.0±1.5)mV,$n=29$;D623N:−45.5±1.5 mV,$n=27$;$P<0.01$],对时程为 200 ms 的电流刺激,其电流阈值降低了 51%[野生型:(256±28)pA,$n=29$;D623N:125±19 pA,$n=27$;$P<0.01$]。D623N 显著增加了 500 ms 的去极化刺激(范围从 100~275 pA)引起的动作电位数量。D623N 使转染该突变通道的 DRG 神经元的自发放电细胞的比例增加:转染野生型通道 30 例细胞中有 1 例(3%),而转染突变型通道的 36 个细胞中有 9 个(25%);$P<0.05$)。用 D623N 转染的细胞中自发活动的平均频率为 2.4±0.6 Hz($n=9$);在整个 30 秒的记录期间,在 9 个自发放电的细胞中,以>1 Hz 的频率持续放电的细胞有 4 个。

M932L /V991L:复活钠电流增加和 DRG 神经元的超兴奋

M932L/V991L 突变体通道在 DRG 神经元中表达后通过电压钳进行了评估(见图 5A - D),结果显示,该突变体增强了复活钠电流的产生。HEK293 细胞和 DRG 神经元中的 M932L/V991L 突变通道的电压钳位分析显示,突变对激活、快失活、慢失活、斜坡电流或去激活均无显著影响。电流密度($n=32$；M932L/V991L：541±86 pA/pF，$n=23$)，半激活电压[野生型：(−20.2±0.6)mV，$n=16$；M932L/V991L：−20.4±1.2 mV，$n=11$]，半快失活电压[野生型：(−68.5±0.6)mV，$n=26$；M932L/V991L：−68.5±0.6 mV，$n=17$]，半慢失活电压[野生型：(−66.1±1.0) mV，$n=24$；M932L/V991L：−63.8±1.7 mV，$n=16$]，斜坡电流[野生型：(1.61±0.16)%，$n=19$；M932L/V991L：1.85%±0.27%，$n=14$]和去激活(于−100 mV～−50 mV 范围内间隔 5 mV 进行测量，结果显示无显著差异)，转染野生型和 M932L/V991L 突变型通道的 DRG 神经元之间，均没有显著性差异。然而，与表达野生型通道的细胞(11 个细胞中的 1 个，占 9%；见图 5D)相比，表达 M932L/V991L 的 DRG 神经元产生复活钠电流的比例更高些(10 个细胞中有 5 个，占 50%；$P<0.05$)，这种变化可能导致产生重复的放电。

电流钳记录结果显示，M932L/V991L 通道突变使 DRG 神经元产生超兴奋。表达 M932L/V991L 的 DRG 神经元静息电位显著去极化[野生型：(−56.9±1.9)mV，$n=20$；M932L/V991L：−49.8±1.6 mV，$n=23$，$P<0.01$]，阈值显著降低[野生型：(250±23)pA，$n=20$；M932L/V991L：145±22 pA；M932L/V991L，$n=23$，$P<0.01$](见图 5)。与表达野生型的细胞相比，表达 M932L/V991L 通道的细胞在 50～300 pA 范围内的所有刺激强度下，由 500ms 的去极化刺激引起的动作电位数量均增加。M932L/V991L 产生了自发激发的细胞比例增加的趋势：用突变型通道转染的细胞中 27 个细胞中有 4 个(15%)，相对于野生型通道转染的 20 个细胞中有 0 个(0%)，这个趋势没有达到统计学意义($P=0.072$)；转染 M932L/V991L 的细胞中，自发活动的平均频率为 2.0±0.3 Hz，在 30 秒的记录期间内，所有4 个自发放电的细胞以>1 Hz 的平均频率持续放电。

讨论

尽管进行了详细的临床评估，但很大比例的小纤维神经病变患者(不同研究系列中，从 24%～90%)的潜在病因未被发现。在这项研究中，28 例(28.6%)经皮肤活检和 QST 证实的患者中有 8 例(28.6%)原发性小纤维神经病变是 *SCN9A* 基因的错义突变，该基因编码电压门控钠通道 $Na_V1.7$，它存在于外周小神经纤维中。电生理学分析结果表明，$Na_V1.7$ 的突变属于功能获得性突变，并表明突变具有使 DRG 神经元产生超兴奋的共同特征。

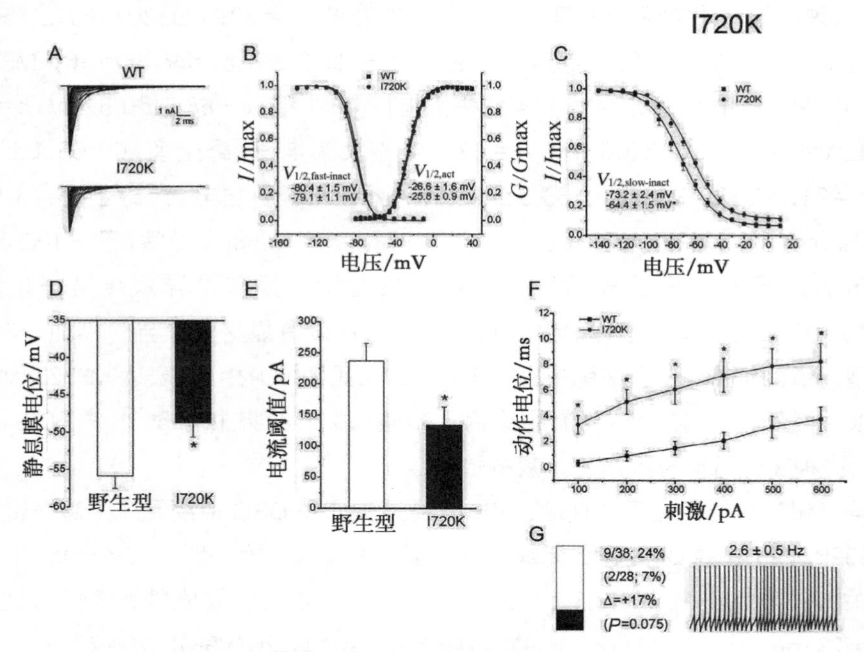

图 3　I720K 突变的电生理分析

A:从表达野生型(顶部)或 I720K(底部)的 HEK 293 细胞记录的典型电流轨迹,由－80～40 mV 的电压阶跃(100 ms)以 5 mV 的增量从－120 mV 的钳制电位中诱发。B:野生型(黑色方块)和 I720K(红色圆圈)的激活和稳态快失活。使用一系列从－140～－10 mV 的 500ms 预脉冲,然后使用－10 mV 的测试脉冲检测了快失活。左图:野生型(黑色)和 I720K(红色)的半快失活电压。右插图:野生型(黑色)和 I720K(红色)的半激活电压。C:野生型(黑色方块)和 I720K(红色圆圈)的稳态慢失活。在 30 秒钟的－140～10 mV 的预脉冲后,随后使用 100 ms,－120 mV 电位的脉冲消除快失活,使用 20ms 的脉冲至－10 mV 评估慢失活。插图:半慢失活电压(野生型:黑色; I720K:红色); * $P<0.05$。D:表达野生型(255.8±1.7,$n=26$)或 I720K(248.7±1.9,$n=29$)的 DRG 神经元的静息膜电位(RMP); * $P<0.05$。E:表达野生型(237±28,$n=26$)或 I720K(134±30,$n=29$)的 DRG 神经元对 500ms 刺激的电流阈值; * $P<0.05$。F:在 100～600 pA 范围的电流刺激下,比较表达野生型和 I720K 的 DRG 神经元的平均放电频率; * $P<0.05$。G:柱状图显示表达 I720K(红色)和野生型通道(黑色)的 DRG 神经元的自发放电的细胞比例;条形图右侧的数字表示野生型(下方括号中的值)和 I720K(上方的值)的均值。右侧记录为表达 I720K 的典型 DRG 神经元自发放电(10 秒);轨迹上方的数字表示自发动作电位频率,以平均±标准误的形式表示。$V_{1/2}$表示电压中点,I/Imax 表示快失活、慢失活的标准化电流,G/Gmax 表示激活的标准化电导。(请参考二维码彩图)

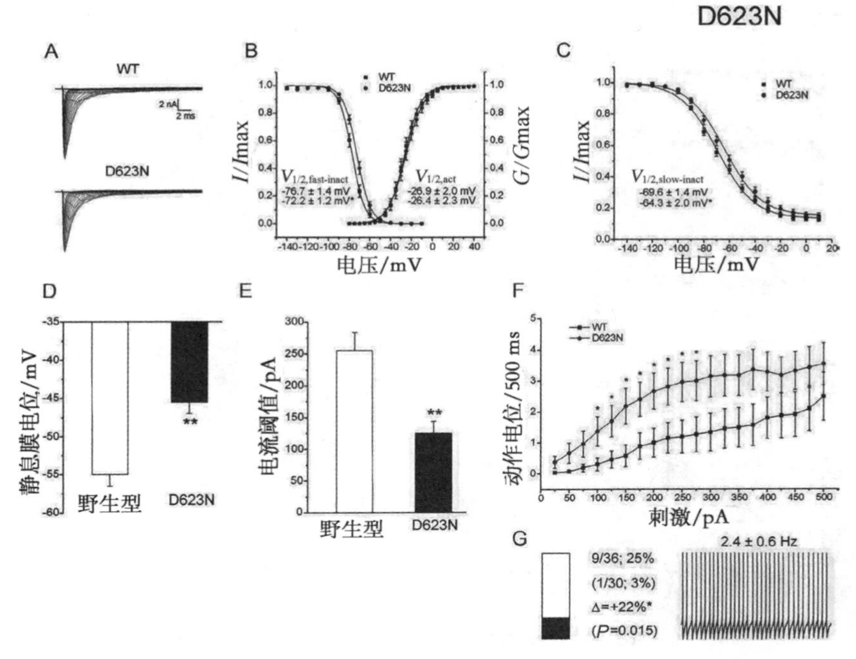

图 4 D623N 突变的电生理分析

A:从表达野生型(顶部)或D623N(底部)的DRG神经元记录的代表性电流迹线,由钳制电压从−80～40 mV的电压阶跃(100ms)以5 mV的增量诱发电位为−100 mV。B:野生型(黑色方块)和D623N(红色圆圈)的激活和稳态快速灭活。使用一系列从−140～−10 mV的500 ms预脉冲,然后是测试脉冲至−10 mV的快失活进行了检查。左插图:野生型(黑色)和D623N(红色)的快速灭活(*V*1/2,快速作用)的中位值。右插图:野生型(黑色)和D623N(红色)激活的中位值(*V*1/2,act)。C:野生型(黑色方块)和D623N(红色圆圈)的稳态慢失活。在30秒的预脉冲至−140～10 mV的电位后,再使用20 ms的脉冲至−10 mV评估慢失活,然后再将100ms的脉冲至−120 mV的电位消除快失活。插图:慢失活的中位值(*V*1/2,缓慢起作用)(野生型:黑色; D623N:红色); * $P<0.05$。D:表达野生型(255.0±1.5,$n=29$)或D623N(245.5±1.5,$n=27$)的DRG神经元的静息膜电位(RMP); * * $P<0.01$。E:表达野生型(256±28,$n=29$)或D623N(125±19,$n=27$)到200 ms刺激的DRG神经元的当前阈值; * * $P<0.01$。F:注入25～500 pA范围内的电流,表达野生型和D623N的DRG神经元的平均放电频率的比较; * $P<0.05$。G:柱状图显示表达D623N(红色)和野生型通道(黑色)的DRG神经元的自发激发细胞的比例;条形图右侧的数字表示野生型(括号中的下限值)和D623N(上限值)的均值; * $P<0.05$。右边的记录显示了表达D623N的代表性DRG神经元的自发放电(10秒);轨迹线上方的数字表示自发动作电位频率的均值±标准误。$V_{1/2}$代表电压中点,I/I_{max}表示规范化电流,G/G_{max}表示快速活化、慢失活和活化的标准化电导。(请参考二维码彩图)

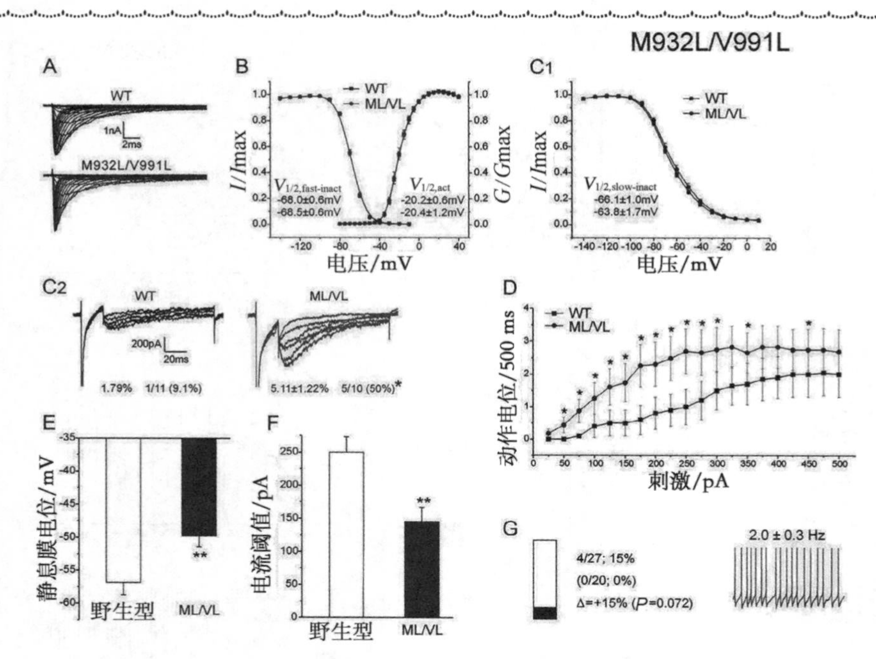

图 5 M932L/V991L 突变的电生理分析

A:从表达野生型(顶部)或 M932L/V991L(底部)的 DRG 神经元记录的代表性电流轨迹(除另有说明外,默认与图 3 和 4 相同)。B:野生型(黑色方块)和 M932L/V991L(ML/VL;红色圆圈)的激活和稳态快失活。插图分别显示了野生型(黑色)和 M932L/V991L(红色)的半快失活电压($V_{1/2}$,fast inact)和半激活电压($V_{1/2}$,act)。C:野生型(黑色方块)和 M932L/V991L(红色圆圈)的稳态慢失活。插图:慢失活的中位值(V1/2,慢失活)(野生型:黑色; M932L/V991L:红色)。D:从表达野生型(左)或 M932L/V991L(右)的 DRG 神经元记录的复活钠电流。使用两步刺激的方案评估复活钠电流,该方案首先将膜去极化至+30 mV 持续 20 ms,随后,使用步阶刺激将膜电位超极化以激发复活钠电流,时程为 100 ms,范围从 0～−80 mV,步阶 25 mV,最后回到钳制电位−100 mV。电流幅度[使用+30 mV 去极化引起的峰电流将复活钠电流标准化)(左)和产生复活钠电流的细胞比例(右)显示在轨迹下方;* $P<0.05$]。E:表达野生型(256.9±1.9 mV,$n=20$)或 M932L/V991L(249.8±1.6 mV,$n=23$)的 DRG 神经元的静息膜电位(RMP);* * $P<0.01$。F:表达野生型(250±23 pA,$n=20$)或 M932L/V991L(145±22 pA,$n=23$)DRG 神经元在 200 ms 刺激下的电流阈值;* * $P<0.01$。G:表达野生型和 M932L/V991L 的 DRG 神经元平均放电频率的比较,电流输入范围从 25～500 pA;* $P<0.05$。H:柱状图显示表达 M932L/V991L 的 DRG 神经元的自发放电细胞的比例(红色);条形图右侧的数字表示野生型(括号中的下限值)和 M932L/V991L(上限值)的均值。$P=0.072$。右边的记录显示了表达 M932L/V991L 的代表性 DRG 神经元的自发放电(10 秒);曲线上方的数字显示自发动作电位频率的均值±标准误。$V_{1/2}$表示电压中点,I/I_{max}表示快失活、慢失活的标准化电流,G/G_{max}表示激活的标准化电导。(请参考二维码彩图)

我们发现,28.6%的原发性小纤维神经病变患者携带 Na_V1.7 的功能获得性的突变。该结论基于对 28 名符合诊断标准的荷兰白种人患者的分析结果,这些标准包括无既往病史或筛查后未发现导致小纤维神经病变的已知病因，以及 QST 异常和皮肤活检 IENFD 的减少对小纤维神经病变的诊断。这些患者来自一个 248 人的患者群体，这些患者被转诊到一个学术医疗中心进行临床诊断。研究排除了转诊到学术医学中心所固有的任何选择偏见，以及我们对纳入/排除标准引入的任何偏见。该偏倚产生了符合严格的原发性小纤维神经病变诊断标准的 28 名患者的研究队列。我们认为这些样本可能代表了一般的荷兰白种人的小纤维神经病变患者。尽管没有其他明显的临床特征，但是携带 *SCN9A* 突变患者的症状发作年龄比没有携带 *SCN9A* 突变的患者年轻些(无统计学显著性)。

先前的研究表明，*SCN9A* 基因的突变与遗传性红斑肢痛症(IEM)有关。遗传性红斑肢痛症是一种罕见的遗传性疾病，以远端灼烧痛和阵发性极度疼痛症为特征，以会阴、眼周和下颚周围疼痛为特征。我们的一些小纤维神经病变患者也报告说，脚和手有灼烧感，或者眼睛和下巴周围疼痛。然而，尽管有明显的相似性，我们的患者仍表现出典型的小纤维神经病变的临床特征，并且与原型遗传性红斑肢痛症和阵发性极度疼痛症的患者在许多方面有所不同：①小纤维神经病变中的自主神经功能障碍很常见，在小纤维神经病变中出现严重的自主神经症状。几乎所有患者均出现严重的自主神经症状。除了皮肤发红外，遗传性红斑肢痛症中的自主神经症状并不明显。②在我们的原发性小纤维神经病变患者中，疼痛的位置和发作及相关主诉遍布全身，而在遗传性红斑肢痛症中，疼痛主要发生在远端四肢。在患者 3(D623N)中，早期肌肉疼痛先于远端疼痛发生，而患者 5(I1720K)早期全身疼痛，而患者 8(I228M)早期下颌疼痛较严重。③虽然遗传性红斑肢痛症的特征是受损区域出现红斑，但我们的患者中有一半未显示此征象。④我们的患者没有表现出遗传性红斑肢痛症特有的升温疼痛加剧和降温疼痛缓解的现象。8 例患者中有 5 例因升温而疼痛，而 7 例患者没有因降温而缓解。患者 8 报告说，降温增加了症状，而温暖减轻了症状。⑤我们分析的 $Na_V1.7$ 突变没有表现出遗传性红斑肢痛症突变的超极化激活和增强的斜坡响应特征或阵发性极度疼痛症突变的不完全快失活[17]特征。目前的结果表明，与遗传性红斑肢痛症和阵发性极度疼痛症不相关的 $Na_V1.7$ 突变在原发性小纤维神经病变患者中占很大比例。

$Na_V1.7$ 优先在 DRG 和交感神经节神经元及其轴突中表达，包括小直径(＜0.5 μm)的皮内轴突末梢，并与其他钠通道亚型($Na_V1.6$/$Na_V1.8$/$Na_V1.9$)和 Na^+-Ca^{2+} 交换体共定位。小的去极化刺激打开 $Na_V1.7$ 通道，并产生钠离子电流接近的静息电位，从而使神经元更接近其他钠通道亚型的激活电位。我们在小纤维神经病变患者中发现，$Na_V1.7$ 突变导致慢失活功能以及去极化快失活、慢灭活或增强的复活钠电流受损。每种突变都使 DRG 神经元产生超兴奋性。

已有研究证明,钠通道的活性可通过钙流入轴突中导致钠离子和钙离子的反向交换来触发轴突变性,而轴突的钠离子交换超出了钠离子的输出能力。无髓神经轴突变性已在低氧性神经病中阐述,我们的一些患者描述的远端疼痛与在慢性高原病中外周神经 Na/K 腺苷三磷酸酶水平低相关的肢端感觉非常相似。尽管没有理由相信我们所描述的患者全身性缺氧,但 Na^+ 内流会向神经元和神经元生理活动施加能量负荷,而突变的 $Na_V1.7$ 通道活性的增加将对的存在 NCX 小直径皮内轴突产生特别大的影响。因为它们具有高的表面体积比和输入电阻、单位长度的低电容以及更短的波长。与在原发性小纤维神经病变中的作用一致,钠通道在生理频率下的动作电位活动可导致轴突对原本可逆的代谢损伤更敏感,并可能导致这些轴突的变性,而钠通道阻断剂可以使这些变性减弱。

综上,我们证实了编码 $Na_V1.7$ 钠通道的 *SCN9A* 基因发生错义突变,相当比例(28.6%)的活检和 QST 证实的原发性小纤维神经病变患者发生错义突变,并表明这些突变使 DRG 神经元产生小轴突超兴奋。在小直径轴突中表达 $Na_V1.7$ 和 NCX 可能导致这些纤维变性,以响应 $Na_V1.7$ 突变所产生的功能变化,如前文所述。

我们的结果表明,这些突变可能导致与通道病相关的小纤维神经病变的进展。对于排除其他原因的小纤维神经病变患者,尤其是发病年龄较小的患者,可以考虑进行 *SCN9A* 基因分析。在治疗方面,现有的非特异性钠通道阻断剂,可用的 $Na_V1.7$选择性阻断剂和 NCX2(钠离子/钙离子交换蛋白 2)抑制剂可以作为能减缓或阻止原发性小纤维神经病变轴突变性的潜在治疗方法。

致谢

这项工作得到了马斯特里赫特大学医院(CGF)的 Profilerings-finds 的部分支持,以及退伍军人事务部和红斑性肢痛症基金会的康复研究服务和医学研究服务的资助。神经科学与再生研究中心是美国瘫痪退伍军人与耶鲁大学的合作机构。我们感谢 D. M. L. Merckx、R. te Morsche、L. Tyrrell、L. Macala、P. Zhao, 和 P. Shah 的无私帮助。

参考文献

[1] Holland NR, Crawford TO, Hauer P, et al. 1998. Smallfiber sensory neuropathies: Clinical course and neuropathology of idiopathic cases. Ann Neurol, 44: 47-59.

[2] Gorson KC, Ropper AH. 1995. Idiopathic distal small fiber neuropathy. Acta Neurol Scand, 92: 376-382.

[3] Stewart JD, Low PA, Fealey RD. 1992. Distal small fiber neuropathy: Results of tests of

sweating and autonomic cardiovascular reflexes. Muscle Nerve, 15: 661-665.

[4] Low PA. 1997. Clinical autonomic disorders: Evaluation and management. 2nd ed. Philadelphia, PA: Lippincott-Raven.

[5] Lacomis D. 2002. Small-fiber neuropathy. Muscle Nerve, 26: 173-188.

[6] Devigili G, Tugnoli V, Penza P, et al. 2008. The diagnostic criteria for small fibre neuropathy: From symptoms to neuropathology. Brain, 131: 1912-1925.

[7] Tesfaye S, Boulton AJ, Dyck PJ, et al. 2010. Diabetic neuropathies: Update on definitions, diagnostic criteria, estimation of severity, and treatments. Diabetes Care, 33: 2285-2293.

[8] Lauria G. 2005. Small fibre neuropathies. Curr Opin Neurol, 18: 591-597.

[9] BeDNArik J, Vlckova-Moravcova E, Bursova S, et al. 2009. Etiology of small-fiber neuropathy. J Peripher Nerv Syst, 14: 177-183.

[10] Stogbauer F, Young P, Kuhlenbaumer G, et al. 1999. Autosomal dominant burning feet syndrome. J Neurol Neurosurg Psychiatry, 67: 78-81.

[11] Toledo-Aral JJ, Moss BL, He ZJ, et al. 1997. Identification of PN1, a predominant voltage-dependent sodium channel expressed principally in peripheral neurons. Proc Natl Acad Sci USA, 94: 1527-1532.

[12] Rush AM, Dib-Hajj SD, Liu S, et al. 2006. A single sodium channel mutation produces hyper-or hypoexcitability in different types of neurons. Proc Natl Acad Sci USA, 103: 8245-8250.

[13] Persson AK, Black JA, Gasser A, et al. 2010. Sodiumcalcium exchanger and multiple sodium channel isoforms in intra-epidermal nerve terminals. Mol Pain, 6: 84.

[14] Cummins TR, Howe JR, Waxman SG. 1998. Slow closed-state inactivation: A novel mechanism underlying ramp currents in cells expressing the hNE/PN1 sodium channel. J Neurosci, 18: 9607-9619.

[15] Dib-Hajj SD, Cummins TR, Black JA, Waxman SG. 2010. Sodium channels in normal and pathological pain. Annu Rev Neurosci, 33: 325-347.

[16] Dib-Hajj SD, Rush AM, Cummins TR, et al. 2005. Gain-of-function mutation in $Na_V1.7$ in familial erythromelalgia induces bursting of sensory neurons. Brain, 128: 1847-1854.

[17] Fertleman CR, Baker MD, Parker KA, et al. 2006. *SCN9A* mutations in paroxysmal extreme pain disorder: Allelic variants underlie distinct channel defects and phenotypes. Neuron, 52: 767-774.

[18] Cox JJ, Reimann F, Nicholas AK, et al. 2006. An *SCN9A* channelopathy causes congenital inability to experience pain. Nature, 444: 894-898.

[19] Reilly MM. 2007. Sorting out the inherited neuropathies. Pract Neurol, 7: 93-105.

[20] Chamberlain JL, Pittock SJ, Oprescu AM, et al. 2010. Peripherin-IgG association with neurologic and endocrine autoimmunity. J Autoimmun, 34: 469 - 477.

[21] Lauria G, Hsieh ST, Johansson O, et al. 2010. European Federation of Neurological Societies/Peripheral Nerve Society Guideline on the use of skin biopsy in the diagnosis of small fiber neuropathy. Report of a joint task force of the European Federation of Neurological Societies and the Peripheral Nerve Society. Eur J Neurol, 17: 903 - 912, e44 - e49.

[22] Bakkers M, Merkies IS, Lauria G, et al. 2009. Intraepidermal nerve fiber density and its application in sarcoidosis. Neurology, 73: 1142 - 1148.

[23] Shy ME, Frohman EM, So YT, et al. 2003. Quantitative sensory testing: Report of the Therapeutics and Technology Assessment Subcommittee of the American Academy of Neurology. Neurology, 60: 898 - 904.

[24] Reulen JP, Lansbergen MD, Verstraete E, Spaans F. 2003. Comparison of thermal threshold tests to assess small nerve fiber function: Limits *vs*. levels. Clin Neurophysiol, 114: 556 - 563.

[25] Yarnitsky D, Sprecher E. 1994. Thermal testing: Normative data and repeatability for various test algorithms. J Neurol Sci, 125: 39 - 45.

[26] Hoitsma E, Drent M, Verstraete E, et al. 2003. Abnormal warm and cold sensation thresholds suggestive of small-fiber neuropathy in sarcoidosis. Clin Neurophysiol, 114: 2326 - 2333.

[27] Suarez GA, Opfer-Gehrking TL, Offord KP, et al. 1999. The Autonomic Symptom Profile: A new instrument to assess autonomic symptoms. Neurology, 52: 523 - 528.

[28] Galer BS, Jensen MP. 1997. Development and preliminary validation of a pain measure specific to neuropathic pain: The Neuropathic Pain Scale. Neurology, 48: 332 - 338.

[29] Maxwell C. 1978. Sensitivity and accuracy of the visual analogue scale: A psycho-physical classroom experiment. Br J Clin Pharmacol, 6: 15 - 24.

[30] Drenth JP, te Morsche RH, Guillet G, et al. 2005. *SCN9A* mutations define primary erythermalgia as a neuropathic disorder of voltage gated sodium channels. J Invest Dermatol, 124: 1333 - 1338.

[31] Klugbauer N, Lacinova L, Flockerzi V, et al. 1995. Structure and functional expression of a new member of the tetrodotoxin-sensitive voltage-activated sodium channel family from human neuroendocrine cells. EMBO J, 14: 1084 - 1090.

[32] Han C, Dib-Hajj SD, Lin Z, et al. 2009. Early-and late-onset inherited erythromelalgia: Genotype-phenotype correlation. Brain, 132: 1711 - 1722.

[33] Cummins TR, Rush AM, Estacion M, et al. 2009. Voltage-clamp and current-clamp

recordings from mammalian DRG neurons. Nat Protoc，4：1103 - 1112.

[34] Dib-Hajj SD，Choi JS，Macala LJ，et al. 2009. Transfection of rat or mouse neurons by biolistics or electroporation. Nat Protoc，4：1118 - 1126.

[35] Jarecki BW，Piekarz AD，Jackson JO，et al. 2010. Human voltage-gated sodium channel mutations that cause inherited neuronal and muscle channelopathies increase resurgent sodium currents. J Clin Invest，120：369 - 378.

[36] Drenth JP，Waxman SG. 2007. Mutations in sodiumchannel gene *SCN9A* cause a spectrum of human genetic pain disorders. J Clin Invest，117：3603 - 3609.

[37] Michiels JJ，te Morsche RH，Jansen JB，et al. 2005. Autosomal dominant erythermalgia associated with a novel mutation in the voltage-gated sodium channel alpha subunit $Na_V1.7$. Arch Neurol，62：1587 - 1590.

[38] Stys PK，Waxman SG，Ransom BR. 1991. Na^+-Ca^{2+} exchanger mediates Ca^{2+} influx during anoxia in mammalian central nervous system white matter. Ann Neurol，30：375 - 380.

[39] Garthwaite G，Goodwin DA，Batchelor AM，et al. 2002. Nitric oxide toxicity in CNS white matter：An *in vitro* study using rat optic nerve. Neuroscience，109：145 - 155.

[40] Malik RA，Masson EA，Sharma AK，et al. 1990. Hypoxic neuropathy：Relevance to human diabetic neuropathy. Diabetologia，33：311 - 318.

[41] Appenzeller O，Thomas PK，Ponsford S，et al. 2002. Acral paresthesias in the Andes and neurology at sea level. Neurology，59：1532 - 1535.

[42] Ames A，III. 2000. CNS energy metabolism as related to function. Brain Res Brain Res Rev，34：42 - 68.

[43] Waxman SG，Black JA，Kocsis JD，et al. 1989. Low density of sodium channels supports action potential conduction in axons of neonatal rat optic nerve. Proc Natl Acad Sci USA，86：1406 - 1410.

[44] Donnelly DF. 2008. Spontaneous action potential generation due to persistent sodium channel currents in simulated carotid body afferent fibers. J Appl Physiol，104：1394 - 1401.

[45] Smith KJ，Kapoor R，Hall SM，et al. 2001. Electrically active axons degenerate when exposed to nitric oxide. Ann Neurol，49：470 - 476.

[46] Kapoor R，Davies M，Blaker PA，et al. 2003. Blockers of sodium and calcium entry protect axons from nitric oxide-mediated degeneration. Ann Neurol，53：174 - 180.

神经病相关的 $Na_V1.7$ 变异 I228M 损害背根神经节神经元轴突的完整性*

Anna-Karin Persson，Shujun Liu，Catharina G. Faber，Ingemar S. J. Merkies，Joel A. Black，Stephen G. Waxman

小纤维神经病（SFN）的特征是小直径外周神经轴突和表皮内神经纤维（IENF）受到损伤。尽管对小纤维神经病变中 IENF 丧失的潜在机制了解甚少，但据可信数据表明，它是由轴突变性和再生能力降低引起的。最近，在约 30%的先天性小纤维神经病变患者中发现了钠通道 $Na_V1.7$ 的功能获得性突变体，可增加放电频率和背根神经节（DRG）神经元的自发放电。在本研究中，为了确定这些通道变异是否会损害轴突完整性，我们研发了一种 DRG 神经突长度的体外测定方法，并研究了 3 个小纤维神经病变相关变异 $Na_V1.7$ 通道，包含 I228M、M932L/V991L（ML/VL）和 I720K，用于体外 DRG 神经突。培养 3 天后，转染 I228M 通道的 DRG 神经元与野生型通道相比，神经突长度减少了约 20%。用 ML/VL 和 I720K 变体转染的 DRG 神经元后结果显示，神经突长度有缩短的趋势。通过使用依赖性钠通道阻断剂卡马西平和反向 Na^+-Ca^{2+} 交换体的阻断剂改善了 I228M 诱导的神经突长度缩短。这些体外观察结果支持了 I228M 变异 $Na_V1.7$ 通道对先天性小纤维神经病变中感觉轴突再生和（或）变性的贡献的观点，并表明增强的钠通道活性和反向的钠钙交换可有助于缩短 S228 周围感觉轴突的长度。

小纤维神经病变（SFN）的特征是无髓鞘和稀髓鞘的外周纤维受到损伤，表皮内神经纤维（IENF）丢失。IENF 被认为具有动态可塑性，尽管小纤维神经病变中潜在 IENF 的耗竭机制尚不完全清楚，但现有数据表明，轴突变性和轴突再生能力的降低，均发挥了重要作用。

被传统观点归为先天性的小纤维神经病变病例中，其发病的根本原因尚无法确定。Faber 等证实，小直径外周神经轴突和 IENF 可以表达电压门控钠通道 $Na_V1.7$。近期，在约 30%的活检证实为先天性小纤维神经病变的患者中发现了功能获得性 $Na_V1.7$ 突变体（单个氨基酸取代）。对这些 $Na_V1.7$ 变异体通道的膜片钳研究表明，其生物物理特性发生了改变，从而导致通道水平上的功能获得和自发放

---

* 发表于《神经科学年报》[Ann Neurol，73(1)：140－145，2013]。其他支持信息可在本文的在线版本(doi：10.1002/ana.23725)中找到。

电，并使得DRG神经元的诱发放电频率增加。这会导致自发性和诱发性疼痛的产生。然而，对于先天性小纤维神经病变中轴突损伤和IENF丧失的分子基础知之甚少。

IENF除表达$Na_V1.6$、$Na_V1.7$、$Na_V1.8$和$Na_V1.9$外，还表达Na^+-Ca^{2+}交换体2（NCX2）。在表达变异$Na_V1.7$通道的轴突中，Na^+内流增加可能会通过反向（从Ca^{2+}进口）Na^+-Ca^{2+}交换触发钙流入IENF及其小直径的母轴突，特别是它们的短长度常数和高的体积比。在这里，我们建立了一个组织培养模型，可以评估小纤维神经病变相关变体$Na_V1.7$通道对DRG神经元的体外影响。我们证明了减少变种I228M通道的DRG神经突的长度减少。我们还显示了一种依赖于使用的钠通道阻断剂，以及对反向（Ca^{2+}-输入-Na^+-Ca^{2+}交换体的操作）具有保护性作用。这些观察结果表明，与小纤维神经病变相关的$Na_V1.7$功能获得性变异体可通过涉及钠通道活性和反向Na^+-Ca^{2+}交换的级联作用，损伤感觉轴突的再生和/或变性。

材料与方法

质粒构建、DRG神经元的分离、培养和转染方法已在之前进行了描述，并在补充材料中进行了详细介绍。补充材料2中描述了活细胞成像和轴突长度定量的方法。

结果

小纤维神经病变相关的$Na_V1.7$突变体可减少DRG轴突的长度

为了研究小纤维神经病变相关$Na_V1.7$通道变异体对原代感觉神经元轴突的影响，我们在体外转染了$Na_V1.7$野生型和I228M突变的DRG神经元，获得M932L/V991L（ML/VL）、I720K[与绿色荧光蛋白（GFP）共转染以鉴定转染的细胞]。有代表性的10×10视野编辑图像所示，转染3天后，培养物中含有大量GFP阳性神经元，胞体和轴突中均具有稳定的GFP信号（见图1A）。放大后的图1B显示了野生型、I228M、ML/VL和I720K转染的神经元。

从野生型、I228M、ML/VL和I720K转染的神经元的大视野图像中，计算平均总轴突长度/神经元数。与用野生型通道转染的神经元相比，表达I228M的神经元的轴突长度约减少了20%（$P<0.05$）（见图1C；野生型：1 483个神经元，来自$n=25$个大视野图像；I228M：1 436个神经元，来自$n=25$个大视野图像）。转染I720K转染的神经元长度分别下降了7%和6%，但没有统计学意义（见图1C；ML/VL：2 333个神经元，$n=30$；野生型：2 394个神经元，$n=29$；I720K：1 522个神经元，$n=24$；野生型：1 285个细胞，$n=24$）。

I228M 通道不会导致 DRG 神经元死亡

为了确定 I228M 通道除了减少轴突长度以外是否还诱导了 DRG 神经元的细胞死亡，我们在转染野生型或 I228M 3 天后，使用同型二聚体 1 作为死亡/濒死细胞的标记，评估了神经元的生存力。在被转染的神经元(转染后 1 天被 GFP 信号识别)，经历 3 天的培养后，培养基内仍存在 99%的表达野生型通道的神经元和 98%的表达 I228M 的神经元(见图 2)。这表明在该细胞中表达 I228M 通道的神经元当轴突长度显著缩短时，体外模型不会在短时间内(培养 3 天内)对细胞死亡敏感。

钠通道阻断剂卡马西平保护表达 I228M 的神经突，但对含野生型通道的神经突起无作用

为了确定是否可通过阻断钠通道活性来缓解转染 I228M 的神经元轴突长度的缩短，将培养物用剂量依赖性钠通道阻断剂卡马西平(CBZ)10 mol/L 处理 3 天，这个浓度的卡马西平在先前中枢神经系统(CNS)轴突缺氧损伤时发挥了保护作用。卡马西平治疗 3 天后，与平行培养中未处理的神经元相比，I228M 转染的神经元的轴突长度增加(见图 3A；左)。与未处理的神经元相比，转染 I228M 的神经元经卡马西平处理后平均总长度/神经元数约增加了 25%(见图 3A；右上)，以及经过卡马西平处理的轴突的长度接近表达野生型通道的神经元。作为另一个对照，我们评估了卡马西平对转染野生型通道的神经元的影响；10 mol/L 卡马西平不会改变野生型转染的神经元的轴突长度(见图 3A；右下)。这个现象支持了卡马西平通过阻断 I228M 通道活性过高保护作保护轴突长度的结论。

反向的 Na^+-Ca^{2+} 交换减少转染 I228M 神经元的轴突长度

轴突 Na^+ 内流的增加已被证明会触发 Na^+-Ca^{2+} 交换体的反向运转，导致轴突内 Ca^{2+} 超载和轴突功能障碍，损伤中枢神经系统和外周神经系统。为了研究反向 Na^+-Ca^{2+} 交换是否影响转染 I228M 神经元的轴突长度缩短，我们在室温下用 0.5 μmol/L 的 KB-R7943 处理了培养物，这个浓度可抑制 NCX 的反向运行但不促进正常运行。经过 3 天的处理后，与未处理的转染 I228M 的细胞相比，转染 I228M 的神经元的轴突明显增长(见图 3B；左)。经 I228M 转染的神经元的平均总轴突长度/神经元的定量结果显示，与未经处理的经 I228M 转染的神经元相比，KB-R7943 治疗可增加约 25%(见图 3B；右上)。我们还评估了 KB-R7943 对转染野生型无突变通道的神经元的影响，作为另一个对照。野生型转染的神经元对 KB-R7943 处理和未处理的培养物显示出相似的平均总轴突长度/神经元(见图 3B；右下)。

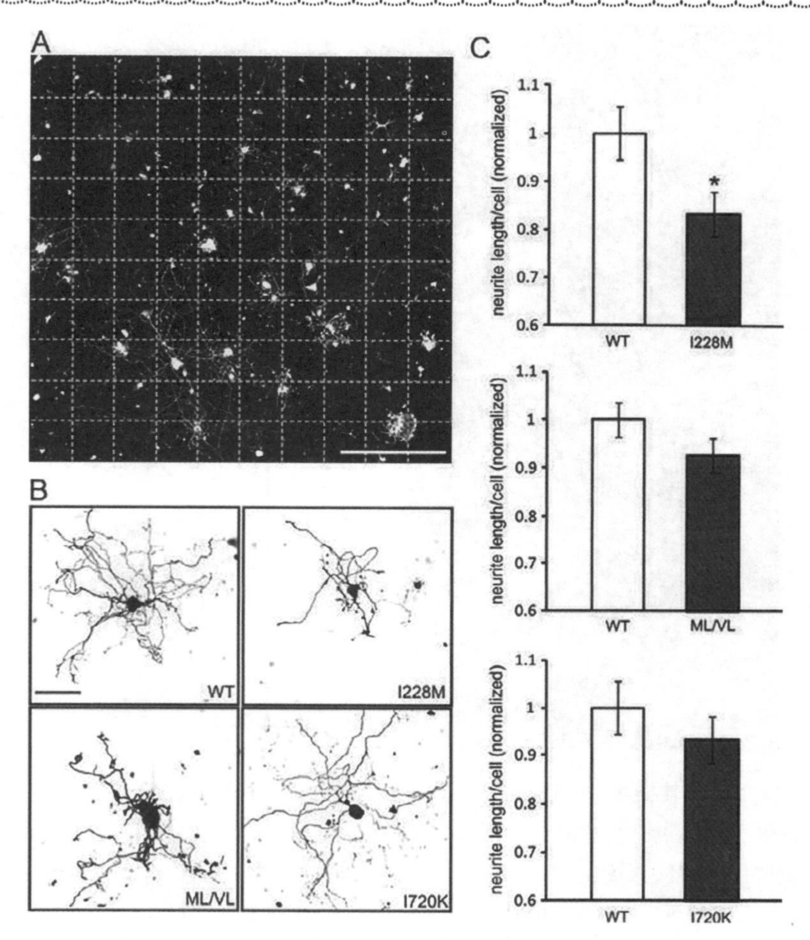

图 1　表达 Na_V1.7 野生型和 I228M、M932L/V991L(ML/VL)和 I720K 通道的神经元的轴突长度

A:由 Na_V1.7 野生型+绿色荧光蛋白(GFP)转染 3 天后的 DRG 培养物的 10×10 视野组合图像,GFP 信号为白色。虚线区分各个视野捕获。比例尺:1 000 μm。B:转染 Na_V1.7 野生型,I228M、ML/VL 和 I720K 构建体的单个神经元增加放大倍数后的图像表明,转染 I228M 的神经元与转染野生型的神经元相比轴突长度缩短。(标尺:250 μm)C:从大视野图像计算出的总轴突长度/神经元数量,并针对每种情况取均值。图中呈现了表达野生型通道的神经元轴突与通道突变体 I228M、ML/VL 和 I720K 之间的成对比较。将数据参考野生型值进行标准化,并以均值±标准误形式表示。(* $P<0.05$)

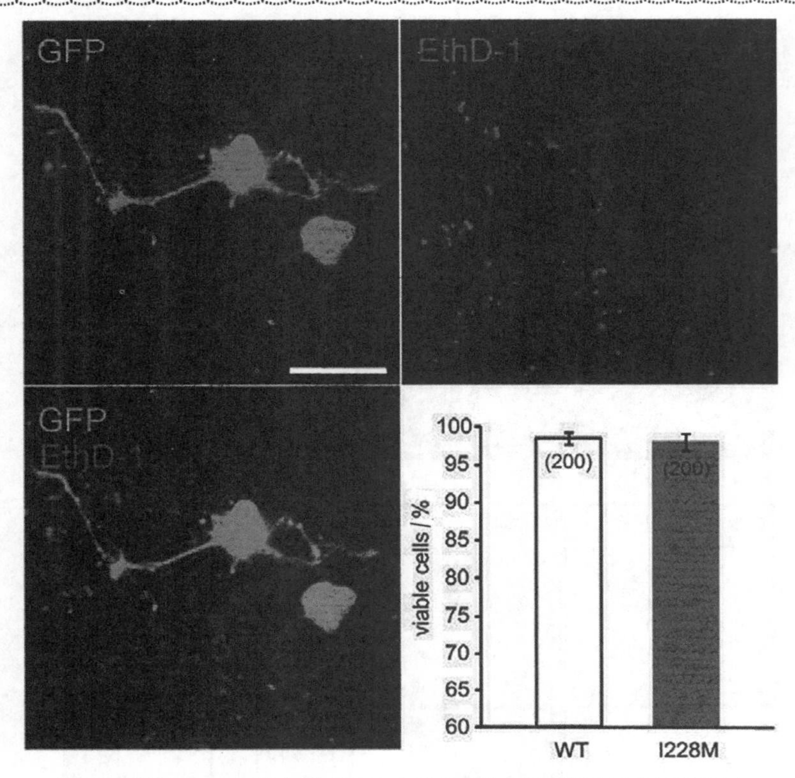

图 2　转染 Na_V1.7 野生型或 I228M 通道后 3 天，神经元的细胞活力

左上：转染 I228M＋绿色荧光蛋白(GFP)构建体 3 天后的神经元。右上：与 EthD-1(死细胞或垂死细胞的标记)一起孵育后的同一区域。左下：合并图像显示 GFP 阳性细胞未与 EthD-1 共标。右下：转染后 3 天的活细胞定量(GFP 阳性和 EthD-1 阴性的细胞被认为是存活的)。数据表示为(均值±标准误)，其中，n＝大视野图像的数量，分析的细胞数量用括号表示。标尺：100 μm。(请参考二维码彩图)

讨论

IENF 的丧失是小纤维神经病变的典型特征和诊断的重要工具，但仍不清楚轴突丧失的分子机制。IENF 是无髓鞘的 C 纤维和有髓鞘的细 Aδ 神经纤维的远端，它们离开真皮神经束并分支成表皮内的细直径自由神经末梢。表皮的特征是角质形成细胞不断更新，这些角质形成细胞从基底层迁移到表皮表面，从而使 IENF 穿过高度动态的区域。大量证据表明，在成熟的非病理性表皮中，IENF 的轴突持续重塑、再生和发芽。根据这种模式，小纤维神经病变的 IENF 密度降低被认为是由于轴突和轴突的生长或再生能力受损造成的。尽管目前的结果基于观察体外模型和不区分再生能力受损和轴突变性，结果显示，Na_V1.7 变体与先天性小纤维神经病变导致 DRG 体外轴突的长度缩短，表明变异通道可通过一种或两种方式损伤感觉轴突。

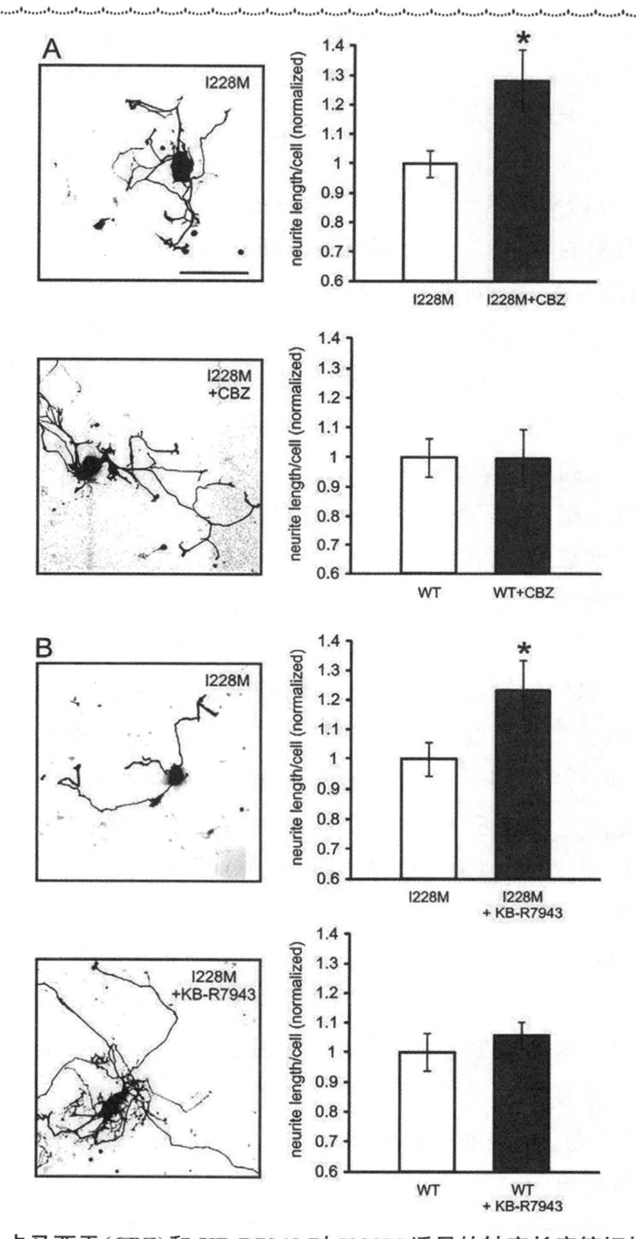

图 3　卡马西平(CBZ)和 KB-R7943 对 I228M 诱导的轴突长度缩短的影响

A:左:未转染 I228M 的单个神经元,使用或不使用 10 mol/L 卡马西平处理。与未处理的神经元相比,卡马西平处理的神经元轴突长度增加。右:定量神经元的总轴突长度/神经元的,分组为使用或不使用卡马西平处理的表达 I228M(顶部)或野生型(底部)。卡马西平显著增加了转染 I228M 神经元的轴突长度,但不改变转染野生型神经元的轴突长度。B:左:转染 I228M 的单个神经元,分别使用 0.5 mol/L KB-R7943 处理(底部)或未处理(顶部)。与未处理的神经元相比,KB-R7943 处理的神经元轴突长度增加。右:定量计算表达 I228M(顶部)或野生型(底部)通道的神经元的总轴突长度/神经元,分组设置为使用或不使用 KB-R7943 处理。KB-R7943 显著增加了转染 I228M 神经元的轴突长度,但不影响转染野生型神经元的轴突长度数据表示为(均值±标准误)。标尺:200 μm。(* $P<0.05$)

Faber 等最近证明了这一点,在约 30% 的先天性小纤维神经病变患者中证实了功能获得性突变的 Na_V1.7。Na_V1.7 在疼痛相关的 DRG 神经元中优先且大量表达,并且与钠通道 Na_V1.6、Na_V1.8 和Na_V1.9存在于外周小轴突及其 IENF 中。小直径可提高对钠电导或流入量的微小变化的敏感性,因为它具有高输入电阻,短的电敏感性和扩散长度常数以及较高的表面体积比。因此,小直径 IENF 尤其容易受到功能获得性突变的小纤维神经病变相关的 Na_V1.7 突变体的影响,并且会增加表达这些通道的神经元的放电频率和自发放电。

我们的结果表明,转染了 Na_V1.7 通道的 I228M 突变的神经元,其轴突的长度缩短了。我们还观察到,与在体外培养 3 天后用野生型通道转染的神经元相比,转染 ML/VL 和 I720K 突变的神经元的轴突呈现缩短的趋势,这意味着这些 Na_V1.7 变异通道对轴突长度存在影响。转染 I228M 的神经元的轴突长度的显著缩短,以及转染 ML/VL 和 I720K 的神经元的轴突长度存在缩短的趋势,可能反映了这些突变通道的 DRG 神经元的功能特性存在差异。DRG 神经元的体外电生理记录显示,用 I228M 通道转染的神经元中自发放电的发生率为 29%,而 ML/VL 和 I720K 通道中自发放电神经元的比例较低(分别为 15% 和 17%)。有趣的是,I228M 变异在临床早期近端(面部、头皮)疼痛患者中被发现,而 I720K 和 ML/VL 变异则在早期远端(脚)疼痛患者中被发现。

I228M 突变取代了该通道的 DIS4 区段中的一个残基,该残基在除 Na_V1.9 之外的所有人类钠通道中都是保守的。这表明它可能在确定 Na_V1.7 通道的功能特性方面起重要作用。尽管 I228M 的变化在一个数据库(Craig Ventor Human Genome)中被列为单核苷酸多态性,并被报道在另一组的对照染色体中不到 0.3%,以及在 1 000 个基因组计划(rs71428908)中约 0.1% 的染色体。Estacion 等在 100 个健康的种族匹配的对照组(200 个染色体)中找不到它。I228M 表现出明显的慢失活损伤,使电位高于 −80 mV 的 Na_V1.7 通道的非失活部分增加,包括静息电位。在细胞水平上,I228M 的表达使 DRG 神经元静息电位去极化约 5 mV,诱导近 30% 的 DRG 神经元自发放电,并使阈上逐步刺激的放电率提高 1 倍。钠离子流入表达突变通道的轴突的增加,以及(或)NCX 从轴突中挤压出的钙离子的减少,都可以从这些功能变化中预测出来。据预测,增加的窗口电流将产生持续的钠内流,而自发放电和增加的放电率将叠加与增加的动作电位相关的额外钠离子内流。此外,由于

Na^+-Ca^{2+} 交换体可以产生放电现象，存在偏差的去极化作用会阻碍钙流出，并趋向钙流入。例如，缺氧性视神经内的轴突和缺氧的外周轴突所显示的那样，钠离子的持续流入已被证明会引发 Na^+-Ca^{2+} 交换体的反向运转，导致轴突内 Ca^{2+} 超载和轴突功能障碍。我们的结果表明，NCX（NCX25 的亚型，存在于外周轴突和 IENF 中）通过反向（Ca^{2+} 导入）交换来促进 I228M 诱导的轴突长度缩短。

与所有神经退行性疾病的体外模型一样，培养的神经元不能完全重现体内情况。体外模型不能完全模仿小纤维神经病变患者发生的轴突损伤的时间决定性（产后年）或长度决定性[轴突约 1 米长（长度决定），10 厘米长（神经病变早期面部受累）]。事实上，I228M 变异已经在少数未受影响的对照染色体和 2 名 I228M 相关且未受影响的小纤维神经病变年轻患者中被报道（在受影响的个体中，发病年龄小于平均年龄）。然而，小纤维神经病变相关的 $Na_V1.7$ 突变体所改变的通道生物物理特性和刺激作用表明，至少它们是倾向于小纤维神经病变发展的危险因素。我们的结果表明，转染 I228M $Na_V1.7$ 突变的 DRG 神经元的轴突长度显著缩短，而转染 ML/VL 和 I720K 的 DRG 神经元的轴突长度缩短的趋势不太明显。一种可能的解释是，培养 3 天后的变异通道可能影响了突触的长度整体高于正常水平的野生型（内源性）和变异（转染）$Na_V1.7$ 通道抵消了短时间的培养，导致致病效应加快。

无论体外实验是模拟体内轴突变性时间决定性，还是长度决定性，我们都观察到了剂量依赖的通道阻断剂卡马西平和反向 Na^+-Ca^{2+} 交换（KB-R7943）对转染 I228M 的 DRG 神经元突触长度具有显著保护作用。这些观察结果表明，与它们在缺氧性白质和外周神经轴突中的损伤作用类似，功能获得性突变钠通道的活性和 Na^+-Ca^{2+} 交换体的反向模式可能是小纤维神经病变轴突损伤的原因。对 IENF 密度的评估，比较小纤维神经病变与钠通道阻断剂或钠钙交换阻断剂治疗前后小纤维神经病变的进展，可能有助于确定这种机制是否在小纤维神经病变患者体内、时间以及轴突长度方面发挥作用。

致谢

这项工作得到了康复研究服务和医学研究服务、退伍军人事务部（S.G.W.）、马斯特里赫特大学医学中心简介基金会（C.G.F.）和红斑性肢痛症基金会（S.G.W.）的资助。神经科学与再生研究中心是美国瘫痪退伍军人和耶鲁大学联合脊柱协会的合作项目。A.K.P.在得到了瑞典研究委员会的研究金（K2010-78PK-21636-01-2）的支持。感谢 P.Shah 和 L.Tyrrell 出色的技术支持。

参考文献

[1] BeDNArik J, Vlckova-Moravcova E, Bursova S, et al. 2009. Etiology of small-fiber neuropathy. J Peripher Nerv Syst, 14: 177 - 183.

[2] Devigili G, Tugnoli V, Penza P, et al. 2008. The diagnostic criteria for small fibre neuropathy: From symptoms to neuropathology. Brain, 131(pt 7): 1912 - 1925.

[3] Lacomis D. 2002. Small-fiber neuropathy. Muscle Nerve, 26: 173 - 188.

[4] Bursova S, Dubovy P, Vlckova-Moravcova E, et al. 2012. Expression of growth-associated protein 43 in the skin nerve fibers of patients with type 2 diabetes mellitus. J Neurol Sci, 315: 60 - 63.

[5] Persson AK, Black JA, Gasser A, et al. 2010. Sodiumcalcium exchanger and multiple sodium channel isoforms in intra-epidermal nerve terminals. Mol Pain, 6: 84.

[6] Faber CG, Hoeijmakers JG, Ahn HS, et al. 2012. Gain of function $Na_V1.7$ mutations in idiopathic small fiber neuropathy. Ann Neurol, 71: 26 - 39.

[7] Donnelly DF. 2008. Spontaneous action potential generation due to persistent sodium channel currents in simulated carotid body afferent fibers. J Appl Physiol, 104: 1394 - 1401.

[8] Waxman SG, Black JA, Kocsis JD, et al. 1989. Low density of sodium channels supports action potential conduction in axons of neonatal rat optic nerve. Proc Natl Acad Sci USA, 86: 1406 - 1410.

[9] Estacion M, Han C, Choi JS, et al. 2011. Intra-and interfamily phenotypic diversity in pain syndromes associated with a gain-of-function variant of $Na_V1.7$. Mol Pain, 7: 92.

[10] Gladman SJ, Huang W, Lim SN, et al. 2012. Improved outcome after peripheral nerve injury in mice with increased levels of endogenous omega-3 polyunsaturated fatty acids. J Neurosci, 32: 563 - 571.

[11] Fern R, Ransom BR, Stys PK, et al. 1993. Pharmacological protection of CNS white matter during anoxia: Actions of phenytoin, carbamazepine and diazepam. J Pharmacol Exp Ther, 266: 1549 - 1555.

[12] Lehning EJ, Doshi R, Isaksson N, et al. 1996. Mechanisms of injury-induced calcium entry into peripheral nerve myelinated axons: Role of reverse sodium-calcium exchange. J Neurochem, 66: 493 - 500.

[13] Stys PK, Waxman SG, Ransom BR. 1992. Ionic mechanisms of anoxic injury in mammalian CNS white matter: Role of Na^+ channels and Na^+-Ca^{2+} exchanger. J Neurosci, 12: 430 - 439.

[14] Watanabe Y, Koide Y, Kimura J. 2006. Topics on the Naþ/Ca2þ exchanger: Pharmacological characterization of Naþ/Ca2þ exchanger inhibitors. J Pharmacol Sci,

102：7 - 16.

[15] Cheng C，Guo GF，Martinez JA，et al. 2010. Dynamic plasticity of axons within a cutaneous milieu. J Neurosci，30：14735 - 14744.

[16] Verze L，Paraninfo A，Ramieri G，et al. 1999. Immunocytochemical evidence of plasticity in the nervous structures of the rat lower lip. Cell Tissue Res，297：203 - 211.

[17] Singh Na，Pappas C，Dahle EJ，et al. 2009. A role of *SCN9A* in human epilepsies，as a cause of febrile seizures and as a potential modifier of Dravet syndrome. PLoS Genet，5：e1000649.

[18] Chow CC，White JA. 1996. Spontaneous action potentials due to channel fluctuations. Biophys J，71：3013 - 3021.

第10章　一波三折

最激动人心的科学发现之一就是，科学发现的影响力远远超出我们的预期。一项研究可以为另一项研究带来启发。之所以会出现这种情况，是因为从一项研究中得出的概念或结论对另一项研究有借鉴意义；或者因为为一项研究研发的新工具或新方法在另一项研究中被证明是有用的；亦或是因为一项研究积累的专业知识与另一项研究相关。在某些情况下，这种连锁反应可以从一种疾病延伸到另一种疾病。我们对一个15岁女孩基因研究的案例，就是如此。对她基因的分析促使我们使用研究疼痛的方法来帮助理解另一种疾病。事实上，她的基因是这个感人故事的中心。

我并不是癫痫病学专家。但是，癫痫和神经性疼痛在神经元超兴奋性方面有一个共同的基础。我在红斑肢痛症研究上取得成功的同时也意识到自己有一个强大的工具箱来评估神经元的超兴奋性。2010年，两位对神经系统发育障碍和癫痫感兴趣的遗传学家联系了我。

密歇根大学(University of Michigan)遗传学教授Miriam Meisler长期以来一直对癫痫和智力障碍感兴趣。多年来，她对大脑中广泛表达的钠通道$Na_V1.6$遗传学研究做出了重要贡献。她发现，$Na_V1.6$基因的突变会导致小鼠大脑的功能异常。这是一个重要的发现，但她仍在人类中寻找相类似的能导致人类神经系统疾病的$Na_V1.6$的突变。

亚利桑那大学(University of Arizona)人类基因组中心(Human Genomics Core)主任Michael Hammer是一名人口遗传学家。他曾研究过类人猿、尼安德特人和现代人的DNA。他与国家地理学会合作，追踪了数十万人的基因起源，这激起了公众对遗传学的兴趣。结合不同群体的遗传数据和他们的迁移相关知识，他能够回顾到人类种群的起源的时期。对于这类工作，他已经积累了一系列强大的计算工具，用来搜索正在研究的种群基因组中的大量信息。

但在2010年，Hammer有了新的兴趣。他当时正与Meisler合作，试图通过研究一名15岁女孩的DNA，来确定婴儿癫痫性脑病的病因。癫痫性脑病是一种以癫痫、智力障碍和类似自闭症的行为为特征的综合征。这个女孩没有家族病史，大量的医学检查也没有确定病因。Hammer 想找到这个谜题的答案，他觉得这个谜底就藏在这个女孩的基因组里。

Hammer 的方法基于“常见疾病/罕见变异”模型。该模型假设罕见或新突变可能导致严重疾病，且没有明显的其他病因。当他寻找导致女孩的脑功能障碍的原因时，他是在寻找一个新的或新生的基因突变，即某个家庭成员的一个基因中首次出现的错误造成了父母的精子或卵子或受精卵本身发生突变的结果。

人类的基因相对稳定。每 1 亿个位点（DNA 中的一对核苷酸）每一代只发生 1 到2 个突变。突变导致严重的疾病，如德拉韦综合征（Dravet syndrome）（另一种形式的婴儿癫痫）通常是罕见的，因为受影响的个体往往不生育。因为成千上万的基因参与神经系统的形成与发展，并且每一个基因都有突变的可能。所以，我们有理由相信：这个没有家族遗传史的女孩的神经发育障碍是由基因突变引起的。Hammer 当时正在寻找一种罕见且可能以前从未在医学文献中报道过的突变。在这项研究开始时，他并不知道哪个基因是包藏了突变的罪魁祸首，他这是在大海捞针。

首先，Hammer 对患者的 DNA 进行了全基因组测序，检查了所有基因。他将患者的 DNA 与她的两个正常的父母和一个正常的兄弟姐妹的 DNA 进行了比较。利用他所建立的强大的计算能力，他在这个家族中发现了 11 292 个基因变异。这些变异可能是致病的，但也可能是良性的。对于后续研究的候选基因，11 292 个潜在的突变是一个天文数字。

为了缩小研究范围，Hammer 和他的团队利用强大的计算能力，对这些变异基因进行了多层次的分析。通过筛选，大多数基因变异既存在于患病的女孩身上，也存在于正常的父母中的一方或双方基因中。那么这部分基因变异是不致病的，可以排除。所以这个范围明显缩小了。但此时仍有 34 种突变，这些基因变异违反孟德尔遗传规律——它们存在于患有癫痫的女孩身上，但不存在于她的兄弟姐妹或父母身上。这 34 个候选基因变异可以被认为是新生的、新的突变，每一个都是可疑的。但是，这个范围仍然需要进一步缩小。Hammer 逐个评估了 34 个基因变异，其中有 10 个基因被排除，因为各种数据库中报告，它们存在于正常个体的基因组中。现在只剩下 24 个基因变异。对剩下的变异进行逐一测序，他最终找到了一个致病的基因变异，其余的都被排除了。

Hammer 现在只有唯一的候选基因，一个新生的基因变体。这是 *SCN8A* 基因的一个突变，它在组成 $Na_V1.6$ 钠通道的近 1 800 个氨基酸中取代了其中一个氨基酸。癫痫是由大脑神经元异常的活动引起的。鉴于钠通道在产生动作电位方面的关键作用，钠通道突变似乎是有意义的。钠通道突变导致的癫痫是另一种被称为德拉韦综合征（Dravet syndrome）的严重癫痫，是由编码 $Na_V1.1$ 的 *SCN1A* 基因突变引起的。在此之前，$Na_V1.6$ 突变并未在人类癫痫中发现。得知 Meisler 是 $Na_V1.6$ 钠通道的专家后，Hammer 联系了她。

Hammer 和 Meisler 共同指出，$Na_V1.6$ 有助于大脑中大多数神经元产生冲动。他们观察到，这种突变改变了一种氨基酸，该氨基酸在进化上是保守的，不同物种都是如此。他们推测，这种特定的氨基酸，在通道蛋白的特定位点，可能具有重要的功能。综合所有的因素，他们怀疑 $Na_V1.6$ 的突变（N1768D）是这个 15 岁女孩患病的罪魁祸首。这是一个特别有趣的探索，在此之前 $Na_V1.6$ 突变从未被证明会在人类中导致疾病。

但是，这种突变真的会导致癫痫吗？回答这个问题，首先要解开该突变对生理功能产生的影响。此时，我的研究组已经完成了对 $Na_V1.7$ 钠通道中十几个突变的功能图谱分析。因为 $Na_V1.6$ 对多发性硬化症的病理生理学有贡献，这是我的实验室的另一个关注点。我们也对 $Na_V1.6$ 感兴趣，并有一套研究其功能特性的工具。Meisler 找到我们，并问我们是否可以评估新的 $Na_V1.6$ 突变的功能。实验室里有很多工作正在忙碌开展，但为癫痫研究做出贡献的想法打动了我。我们接受了这个挑战。

我们的第一步是构建突变基因并将其导入组织培养的细胞中。Sulayman Dib-Hajj 处理高难度基因的能力是无人可比的。一旦突变基因在我们的细胞中表达了突变通道，电生理学专家 Xiaoyang Cheng 就开始她的工作了。她的分析花了大约 10 周的时间。图 10.1显示了激动人心的结果。由于突变引起的功能改变，我们获得了更多的 $Na_V1.6$ 通道供实验研究。这种变化本身有望增加大脑神经元的兴奋性。但不止如此，我们还发现（见图 10.2），一旦突变的 $Na_V1.6$ 钠通道被激活，它们就会产生一种不会被阻断的“持续电流”。这种通道功能的改变使神经元去极化，并极大地增加神经元的超兴奋性。此外，我们观察到（见图 10.3），突变明显增强了通道对接近静息电位的微小去极化的反应；这也可能会增加含有突变通道的神经细胞的兴奋性。在这里，我们第一次证明，$Na_V1.6$ 的突变可能导致人类疾病。我们意识到，编码 $Na_V1.6$ 的 *SCN8A* 基因可能是引起癫痫的基因。

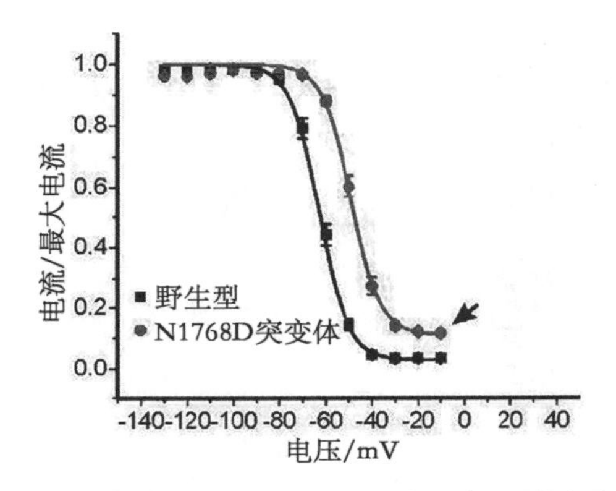

图 10.1　来自一名患有癫痫和神经发育障碍的 15 岁女孩的 Na_V1.6 钠通道的 N1768D 突变破坏了通道的失活功能

这一过程使通道在打开后无法正常工作。该图的 y 轴表示未失活(因此可以工作)通道的百分比,它是膜电位的函数。在去极化程度大于−80 mV 的膜电位下,N1768D 突变体(红色)的有效通道比例大于正常野生型 Na_V1.6 通道(黑色)。在−60 mV 的膜电位下,接近大脑神经元的静息电位,只有一半的野生型通道可以工作;相反,几乎所有的突变通道都是可用的。在去极化大于−30mv 的膜电位下,几乎没有野生型通道可用,失活也已完成,而 10%的突变型通道可用(箭头)。因此,在大脑中大多数神经细胞的膜电位处,有更多的变异的 Na_V1.6 通道可正常工作。这一改变会使神经元更加兴奋。图片修改自 Veeramah 等(2012)。(请参考二维码彩图)

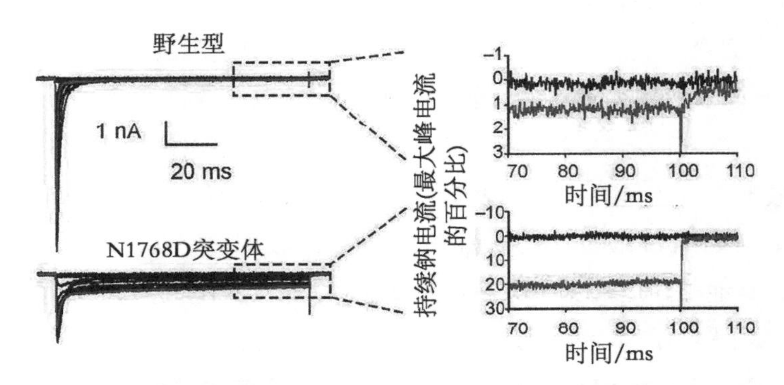

图 10.2　正常野生型(顶部)和 N1768D 突变型 Na_V1.6 通道(底部)产生的典型跨膜电流

细胞钳制电压−120 mV,步阶去极化(−80 mV～+60 mV,5 mV 增量)间隔 5 秒。右图显示 100 ms 步阶去极化到−80 mV(黑)和 20 mV(红色)结束时的持续电流(最大瞬时峰值电流的比例)。注意右边的野生型和突变型通道的 y 轴的不同尺度。如图右下方所示,持续电流是神经元兴奋性的驱动因素,其在突变通道中比野生型中大 5 倍以上。图片修改自 Veeramah 等(2012)。(请参考二维码彩图)

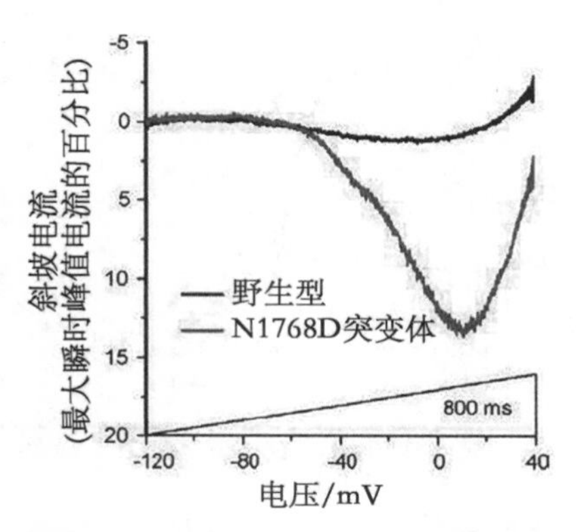

图 10.3　野生型 Na_V1.6 通道(顶部黑色曲线)和 N1768D 突变通道(红色曲线)在慢的斜坡状刺激下产生的电流

刺激模拟了突触输入,该刺激从－120～＋40 mV 逐渐使细胞去极化(如图底部所示)。突变通道的斜坡响应比野生型大 10 倍以上,表明突变通道对微小的输入信号的响应更强烈。图片修改自 Veeramah 等(2012)。(请参考二维码彩图)

受到发现这些通道兴奋性改变的鼓舞。我们下一步是验证突变的通道会导致癫痫的预测是否正确。为了验证这一假设,我们将突变通道嵌入大鼠海马的神经元,并评估突变通道对这些神经细胞兴奋性的影响。结果,如图 10.4 所示,很明显:突变通道导致海马本应处于静息的状态神经元产生尖峰放电。在对刺激的反应方面,表达突变通道的细胞诱发放电的频率是正常细胞的 2 倍。在完全没有任何刺激时,一些表达突变通道的细胞倾向于自发放电。值得注意的是,表达突变通道的细胞表现出"阵发性去极化偏移",或类似平台期膜电位的去极化会产生不适当的高频放电。这正是癫痫患者大脑中神经细胞的典型特征(图 10.4)。

2012 年,Hammer、Meisler 和他们的同事以及我们的团队发表了关于这些新发现的论文。其他钠通道突变也与癫痫密切相关。但这项新研究增加了一个新的维度,即揭示编码 Na_V1.6 钠通道的 *SCN8A* 基因发生了突变——这是首次发现 Na_V1.6的突变与人类疾病相关联。论文发表后一两年内,相关研究报道了与癫痫相关 SCN8A 基因的其他突变。同一基因的其他突变紧随其后,Hammer 和 Meisler 继续将 SCN8A 作为研究的重点。

Hammer 和他的同事成功地定位了 Na_V1.6 的一个突变。他们发现,通过有策略地使用全基因组测序,即使是在一个小的家庭中,也有可能识别出一种新的、推定的致病突变。Hammer 将一种单一的、新的突变确定为可能导致疾病的候选因素,这是一个如同大海捞针的代表性发现。我们工作展现了在离子通道和神经细胞水平上的突变，产生了可能导致癫痫的功能改变。总的来说，这些结果首次表明，$Na_V1.6$ 的突变是导致人类疾病的原因之一。这是在国内通过直接的共同努力达成的另一个成功案例。

这个项目有一个特别的后记。直到 Veeramah 等的论文完成并发表后，我才知道那个女孩的身份，她是 Hammer 的女儿 Shay，她的 DNA 教会了我们很多东西。2011 年，她去世后不久，我们的论文才发表出来。Shay 的照片可以在《亚利桑那每日星报》(*Arizona Daily Star*)上找到。

当我回想这件事的时候，我不禁被这篇文章背后的故事所震撼。Hammer 做了大多数人不可能做的事情，提供了家人的基因，自己的基因和他女儿的基因，并以一种强有力的利用基因测序回答了一个重要的问题，他的发现或许在未来可以帮助其他的孩子。

Shay 的基因揭示了他们内在的秘密。

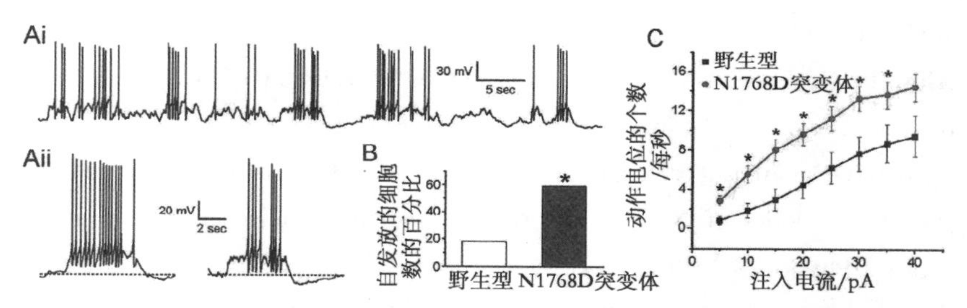

图 10.4　这些“全细胞电流钳”记录显示了 N1768D 突变通道对大鼠海马神经元的影响，海马是可产生癫痫的脑区。

Ai：转染 N1768D 突变通道的海马神经元异常自发放电。Aii：异常的平台样去极化示例，类似于癫痫神经元的突发性去极化偏位特征。B：转染突变 N1768D 通道(深色柱状图)或正常野生型 $Na_V1.6$ 通道(白色柱状图)后，自发放电神经元的百分比，含有突变通道的神经元有更多的自发放电。C：在不同刺激强度下，1 秒去极化阶跃刺激引起的海马神经元内的神经冲动(动作电位)的数量。这些神经元分别转染了 N1768D 突变型通道(红色)和正常野生型 $Na_V1.6$ 通道(黑色)。在任何给定的刺激强度下，含有突变型通道的神经元都更加兴奋。图片修改自 Veeramah，等(2012)。(请参考二维码彩图)

参考文献

[1] Beal T. 2013. “A father’s search finds reason for daughter’s epilepsy.” Arizona Daily Star, June, 16.

[2] Catterall WA, Kalume F, Oakley JC. 2010. $Na_V1.1$ channels and epilepsy. J Physiol, 588 (Pt 11): 1849 - 1859.

[3] Conrad DF, Keebler JE, DePristo MA, et al. 2011. Variation in genomewide mutation

rates within and between human families. Nat Genet，43(7)：712 - 714.

[4] Craner MJ，Newcombe J，Black JA，et al. 2004. Molecular changes in neurons in multiple sclerosis：Altered axonal expression of $Na_V1.2$ and $Na_V1.6$ sodium channels and Na^+/Ca^{2+} exchanger. Proc Natl Acad Sci USA，101(21)：8168 - 8173.

[5] Cummins TR，Dib-Hajj SD，Herzog RI，et al. 2005. $Na_V1.6$ channels generate resurgent sodium currents in spinal sensory neurons. FEBS Lett，579(10)：2166 - 2170.

[6] de Kovel CG，Meisler MH，Brilstra EH，et al. 2014. Characterization of a de novo SCN8A mutation in a patient with epileptic encephalopathy. Epilepsy Res，108(9)：1511 - 1518.

[7] Epi4K-Consortium，Project Epilepsy Phenome/Genome，Allen AS，et al. 2013. De novo mutations in epileptic encephalopathies. Nature，501(7466)：217 - 221.

[8] Estacion M，O'Brien JE，Conravey A，et al. 2014. A novel de novo mutation of SCN8A ($Na_V1.6$) with enhanced channel activation in a child with epileptic encephalopathy. Neurobiol Dis，69：117 - 123.

[9] George AL，Jr. 2004. Inherited channelopathies associated with epilepsy. Epilepsy Curr，4(2)：65 - 70.

[10] Gorlov IP，Gorlova OY，Frazier ML，et al. 2011. Evolutionary evidence of the effect of rare variants on disease etiology. Clin Genet，79(3)：199 - 206.

[11] Herzog RI，Cummins TR，Ghassemi F，et al. 2003. Distinct repriming and closed-state inactivation kinetics of $Na_V1.6$ and $Na_V1.7$ sodium channels in mouse spinal sensory neurons. J Physiol，551(Pt 3)：741 - 750.

[12] Herzog RI，Liu C，Waxman SG，et al. 2003. Calmodulin binds to the C terminus of sodium channels $Na_V1.4$ and $Na_V1.6$ and differentially modulates their functional properties. J Neurosci，23(23)：8261 - 8270.

[13] Marini C，Scheffer IE，Nabbout R，et al. 2011. The genetics of Dravet syndrome. Epilepsia，52(Suppl 2)：24 - 29.

[14] Ohba C，Kato M，Takahashi S，et al. 2014. Early onset epileptic encephalopathy caused by de novo SCN8A mutations. Epilepsia，55(7)：994 - 1000.

[15] Oliva M，Berkovic SF，Petrou S. 2012. Sodium channels and the neurobiology of epilepsy. Epilepsia，53(11)：1849 - 1859.

[16] Rush AM，Dib-Hajj SD，Waxman SG. 2005. Electrophysiological properties of two axonal sodium channels，$Na_V1.2$ and $Na_V1.6$，expressed in mouse spinal sensory neurones. J Physiol，564(Pt 3)：803 - 815.

[17] Sepp KJ，Hong P，Lizarraga SB，et al. 2008. Identification of neural outgrowth genes using genome-wide RNAi. PLoS Genet，4(7)：e1000111.

[18] Vaher U，Noukas M，Nikopensius T，et al. 2013. De novo SCN8A mutation identified by

whole-exome sequencing in a boy with neonatal epileptic encephalopathy, multiple congenital anomalies, and movement disorders. J Child Neurol, 29(12): NP202 - NP206.
[19] Veeramah KR, Hammer MF. 2014. The impact of whole-genome sequencing on the reconstruction of human population history. Nat Rev Genet, 15(3): 149 - 162.
[20] Veeramah KR, O'Brien JE, Meisler MH, et al. 2012. De novo pathogenic SCN8A mutation identified by whole-genome sequencing of a family quartet affected by infantile epileptic encephalopathy and SUDEP. Am J Hum Genet, 90(3): 502 - 510.

第四部分　关闭“上帝的扩音器”：从枪乌贼到临床治疗

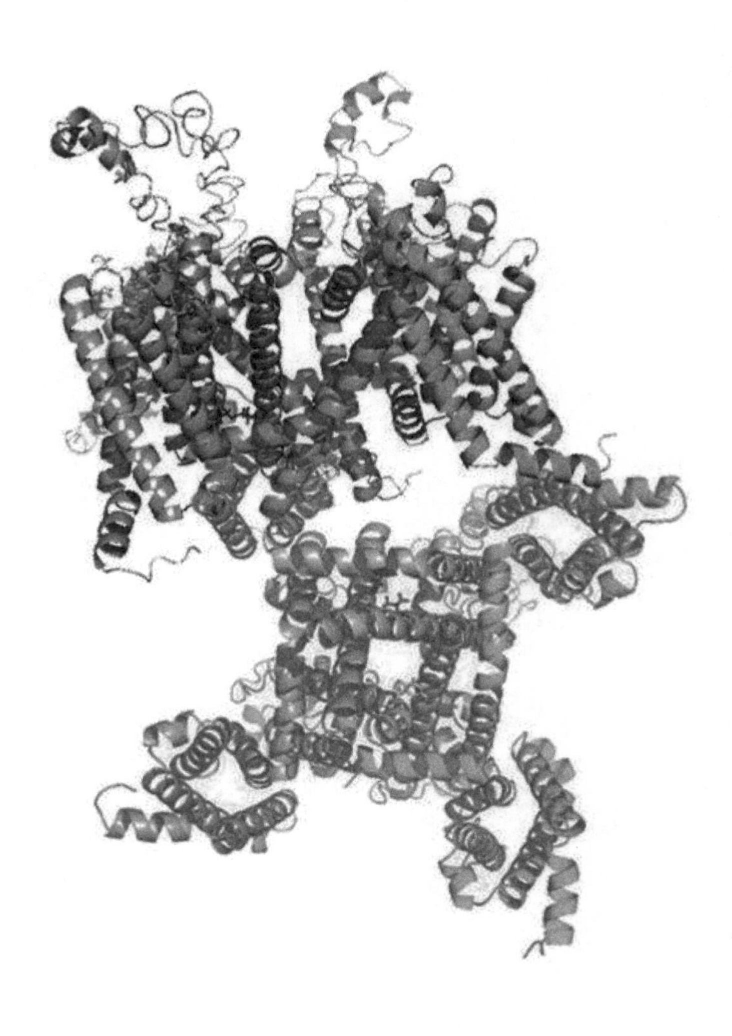

扫码可查看
本书中的彩图

第11章 从理论到临床的7年：构建“培养皿中的疼痛”模型

电压门控钠通道 $Na_V1.7$ 是由 *SCN9A* 基因编码的。在疼痛信号传导过程中，$Na_V1.7$ 起着至关重要的作用。在某种意义上，这一发现标志着对疼痛基因探寻的基本成功。我原本可以在此处将这本书结尾，但是更加重大的任务依然摆在我们面前。就科学而言，每一个问题的解决都会带来新的问题或挑战，并揭示未来新的可能性，科学探索正是以这样的方式不断向前推进，从不停歇。

在此情形下，科学家们一直推动 $Na_V1.7$ 这一止痛靶点转化为一种临床治疗手段。这项工作绝非易事。首先，只有在大量的实验验证的基础上，潜在的药物才有可能被用于人体的测试。然后，科学家们必须明确适合参与药物试验的人群并且设计出最合理有效的试验方法。对于试验涉及的患病人群来说，他们都必须被精准追踪并注册在案。受试者们必须被随机分为多个小组。其中一组接受目标药物测试，另一组接受安慰剂测试，安慰剂与目标药物在外观上几乎完全一致。另外，还需要选择特定的试验终点，如肿瘤大小的变化，或者血压的变化，又或者疼痛强度或持续时间的变化等，并给出严谨的检测结果。试验过程中，药物出现的不良反应也必须要准确评估。在收集完所有的检测结果之后，必须采用严谨的统计学方法进行分析。每一试验阶段的详细记录都必须完好保存，并提交给政府监管机构。整个过程有很多步，取得进展……停滞……取得突破……继续前进……再次受挫等。我们所有的努力都是为了一个愿景：沿着正确的道路推动分子靶标向临床治疗的转化。

2009年，我的科研生涯已经进入了另一个阶段，即寻求治疗疼痛的新方法。然而，推动这一“转化”性研究工作的进展要比先前的基础研究工作缓慢得多，并且过程还十分曲折。但是，在撰写本书的时候，我们的工作已经取得了里程碑式的进展。尽管离实现我们的最终理想还有距离，但在临床试验和“培养皿中的人类疼痛”模型(即用来研究疼痛发生和发展机制的细胞模型)研究的基础上，我们的工作正在从基础理论研究逐渐推进到临床治疗的阶段。

创新药物：一个巨大的挑战

科学家们从事生物医学研究并不只是埋头从事基础理论的研究工作。新型药物治疗的进展不仅仅局限在学术界，同样，在生物制药产业界，创新药物的发展也势头强劲。一些初创的生物科技公司(有些甚至还不足以称为公司)逐渐成长为大型的跨国企业集团。这些企业组织雇用了生物制药各相关领域的很多专家。举例来说，高通量药物筛选专家负责成千上万候选药物的评估；药物化学专家负责新药分子的设计和构建；药物动力学和药物代谢学专家则负责研究药物摄取、代谢和外排的优化设计。值得一提的是，这些专业技术人员是学术基础研究团队强有力的补充。况且，只有生物制药公司拥有相关领域的专家智库和足够的资本来进行新药的临床试验。

在新药研发的道路上，即便对于一个大型制药公司来说，这也充满了挑战。药物分子(在合适的剂量范围)必须在患有特定疾病的人身上才能进行试验。即便是拥有丰富资源的大公司，也必须做好新药研发的战略决策，即在大量的候选药物中，必须选择为数不多的、潜在的新药用于下一步的临床试验。毕竟，制药公司也没有足够的时间和金钱完成每一个药物先导分子的所有测试过程。可以这样说，任何新药的临床试验毫无疑问都是依赖经验与科学知识的一场豪赌。

由于诸多原因，人们研发用于治疗疼痛的新药尤其困难重重。疼痛是人类的一种主观感受，难以精确测量。它既不像肿瘤那样有尺寸的大小，也不像白细胞那样可以计数，也不像高度或重量那些可以客观测量的指标。目前，人们尚没有明确疼痛生物标志物可供使用。一般来说，疼痛的临床试验依赖于受试者的主观反应，受试者被要求对自己的疼痛在 0～10 范围内进行评分。基于试验设定的差异，受试者的反应会有所区别，并且可能由于疲劳、患者的心理期望和分心而产生一定的偏差。另外，安慰剂组的反应也有很高概率会影响试验结果的分析。曾经，人们起初对某些候选药物分子寄予厚望，后来却由于多种原因在药物研发的道路上被淘汰出局，其中包括临床试验无效，或剂量选择错误，或基于安全因素的考量，或因严格受限的不良反应，或安慰剂组在某个特定的试验中产生了不正常的剧烈反应。

那么，我们如何尽可能提高研发一种新疼痛药物的可能性呢？那些寻找更有效治疗疼痛药物的机构正在越来越多地在进行人体验证，即体内的一个特定分子(或一个靶标)在疾病的发展进程中可以发挥重要作用。那么，抑制或增强这个分子的功能(靶向它或操控它)会在人体内产生临床上可评估的显著治疗效果。

一旦体内某个分子靶标被发现和确证后，人们下一步就是寻找能够作用于(且最好是以一种特定的方式)这个靶标的分子。这样一来，由于其脱靶效应对其他分子产生的不良反应就可以降到最低。这部分的工作通常以高通量筛选作为步骤的开始。为此，人们将表达靶标分子的细胞在组织培养基中进行体外培养，采用“机器人自动化”技术从参考化学物库中筛选数十万种化合物。当人们发现一种化合物对靶标分子有显著作用后，将会对表达其他分子的细胞进行反向筛选，以进一步确证它对非标靶分子没有任何作用，以免产生不可接受的不良反应。比如，因对心脏的额外作用导致心律失常。接下来，化学家们通过化学修饰建立先导化合物的识别模式，然后将其用于参考库中的其他相关化合物，或者合理设计更加有效地靶向目标分子的新化合物。人们最终的目标是，找到可以用于治疗疾病的化合物，并且它们经过了吸收、体内分布、作用时长、排泄及不良反应等药物性质方面的优化。接下来，人们还将会对化合物的毒性和不良反应进行实验筛选。

理想的临床前实验结果可以推动候选药物进入临床研究阶段。临床研究又分为 4 个阶段。Ⅰ期临床研究着重评估药物的安全性，目的是确定药物的安全剂量范围和不良反应。Ⅰ期临床研究只在很少数量的健康人身上进行试验。这通常是这个化合物第一次在人类身上进行研究。如果发生血压下降、恶心、头痛或皮疹等不良反应症状，人们会在此阶段就停止该化合物的研发进程。如果未见不可接受的不良反应，这个化合物就可以进入Ⅱ期临床研究。在Ⅱ期临床研究阶段，药物功效会在少数患者身上进行初步评估。在新药研发过程中，Ⅱ期临床研究代表着关键性的原理论证，且在许多案例中，这些研究的结果决定了这个药物是否能够进入Ⅲ期临床研究。Ⅲ期临床研究将招募大量的受试者参与评估并确认药物的功效，同时监控药物的不良反应，并建立药物剂量相关方案。在Ⅲ期临床研究过程中，药物未显示疗效或者产生预期不良反应的现象并不少见。如果出现上述这种情况时，那么就意味着这个化合物被淘汰出局。最后，所有Ⅲ期临床研究都成功完成，并得到相应的监管机构，比如美国食品和药品监督管理局（FDA）或欧洲药物管理局（EMA）的批准后，进行Ⅳ期临床研究。Ⅳ期临床研究用来收集来自大量人群的药物疗效信息，并监控长期用药可能带来的毒性和不良反应。

所有的这些临床试验都需要花费大量时间和经费。2011 年，摩根等人的综述文章报道了研发一个新药的成本范围在 1.61 亿美元到 18 亿美元之间。在较高的成本估算中，超过 10 亿美元的研发成本来自临床失败的药物。这些成本与那些被成功批准和生产的药物研发成本放在一起进行统计。根据这种分析，研发成功的药物的受益用于补偿那些在研发道路上遭到淘汰的药物的研发成本。当然，也有其他一些估算认为一个新药的研发成本并非如此高昂，大约需要几亿美元。就算我们暂不考虑这些研发成本是如何分析得出的，但是底线是很明确的，即新药的研发充满风险，且十分昂贵，而寻找治疗疼痛的新药所面临的挑战更是令人望而生畏。

从理论到临床治疗

2007年，我接到了“火人”综合征患者的求助。这些患者来自世界各地，他们的恳求尤其令人动容。从他们的经历中，我很清楚地知道，其中一些孩子患有红斑肢痛症。我一一回复了他们的电话或者电子邮件，尽可能地传达给他们积极的信息：我们正在寻找新的疾病治疗方法，而我们有理由对治疗满怀希望。

我的希望就是基于用新的药物选择性地阻断 $Na_V1.7$ 这一设想。这样一来，患者的疼痛会有可能减轻。另外，有几家大的制药公司和一批小的生物科技公司正在研发钠通道亚型特异性的抑制剂，从而实现仅抑制 $Na_V1.7$ 的活性而不影响其他钠通道亚型的活性。这些消息也极大地鼓舞了我。我和他们很多人进行了交流沟通，但一个很明显的问题是，随着这些药物被成功研发，接下来将要在哪些患者身上进行试验呢？显然，“火人”综合征患者是一个很好的选择，他们所遭受的疼痛明确来源于 $Na_V1.7$ 通道的异常活化。除了一些特殊的患病家庭携带罕见的药物反应性的基因突变之外，现在仍然缺乏对于“火人”综合征患者的有效治疗方法。这正代表着一种巨大的临床医疗需求和试验场所。

2009年，我开始与跨国生物制药公司辉瑞进行一些实质性的合作，旨在对他们研发的 $Na_V1.7$ 通道抑制剂进行联合评估。随着我们交流研讨的不断深入，最终，辉瑞公司聚焦于PF-05089771这个药物，它是 $Na_V1.7$ 亚型特异性的抑制剂之一。起初，PF-05089771是由伊卡根制药公司的神经科学家Douglas Krafte和化学家Chris Wes带领的科研团队发明的。伊卡根制药公司是一家坐落于加利福尼亚州北部三角研究园的年轻生物科技公司。辉瑞公司过去与伊卡根制药公司为合作伙伴，最终在2011年合并了伊卡根制药公司。

该药物设计的原理是，PF-05089771通过结合 $Na_V1.7$ 通道的电压感受器阻断 $Na_V1.7$ 通道。但我仍然不确定它是否能够成为我们梦寐以求的那个 $Na_V1.7$ 抑制剂，因为新药走向临床试验需要在药物功效、吸收和排泄等方面都有着最优特性。但是，PF-05089771对 $Na_V1.7$ 有很强的抑制效应，且是选择性的抑制效应，它对 $Na_V1.7$ 的抑制强度比对 $Na_V1.2$ 和 $Na_V1.6$（与 $Na_V1.7$ 最相似的电压门控钠通道家族的另外两个成员）的抑制强度分别高10倍和16倍，而它对其他钠通道亚型的选择性更高。这意味着，PF-05089771在阻断 $Na_V1.7$ 的同时，又不影响其他钠通道发挥正常功能。它还可以通过药片的形式口服。对于PF-05089771（开始我们也称它为“七七一”）来说，它至少代表了一个契机，使得我们可以在人体进行阻断 $Na_V1.7$的“原理论证”性的试验。

辉瑞公司的疼痛研究项目中心，位于英国剑桥大学的辉瑞 Neusentis 实验室。就在耶鲁大学和辉瑞签署合作协议后，Neusentis 的首席科学家 Ruth McKerNan 与他的下属飞往美国纽黑文市参加了一个规划会议。我们的会议以在特雷・斯卡里尼（Tre Scalini）的工作餐开始。特雷・斯卡里尼是一家面对昆尼皮亚克大桥的意大利餐馆。昆尼皮亚克大桥将纽黑文市与康涅狄格州海岸线连接在了一起。与会期间，耶鲁大学和辉瑞公司的所有合作者都感到十分兴奋。毕竟，在那些我们已知的 $Na_V1.7$ 为疼痛起因的患者身上，我们即将评估“七七一”的功效究竟如何。

2011 年 5 月 2 日，耶鲁大学为此召开了新闻发布会，题为“耶鲁大学医学院与伊卡根制药公司和辉瑞公司达成合作协议，共同研发新型疼痛治疗方法”。它可以部分解读为耶鲁大学医学院已与伊卡根制药公司和辉瑞公司达成合作协议，旨在探索那些正在研究中的化合物的潜在功效，以期作为新的疼痛治疗方法。这些由伊卡根制药公司和辉瑞公司之前合作发现的化合物，也许可以用于治疗那些带有罕见基因突变（或被称为遗传性红斑肢痛症）或“灼烧痛”综合征患者的疼痛。在这个新闻发布的时候，我们还不清楚在“七七一”的研究中采用的干细胞技术，是否可为我们提供一个研究“培养皿中的疼痛”的模型。

“促成者”研究

正如没有两片一模一样的雪花，世上没有两个一模一样的人，同样也没有两个患有遗传性红斑肢痛症的一模一样的人。并且，情况更为复杂的是，对于一个患有遗传性红斑肢痛症的人来说，每天的疼痛情况又都是不同的。对于每一个可能参与”七七一”试验的人来说，我们需要尽可能地了解一切情况。所以，作为临床试验的前奏，我们决定做一个观察性研究，来定量评估遗传性红斑肢痛症患者的临床特征。这项研究是由辉瑞公司的临床医生 Aoibhinn McDonnell 指导，旨在对这一疾病提供更精确的临床描述。这项内部评估将在纽黑文市辉瑞临床研究中心进行，该部门位于耶鲁大学医学院临街道路的正对面。值得注意的是，尽管为促进两家合作，辉瑞临床研究中心选址建在耶鲁大学医学院旁，但当我们开始这项调查研究之前，并没有耶鲁大学的医师或科学家参与辉瑞的临床研究中心的工作。并且，双方的律师起初就有关补偿等事宜争论不休，而这些事宜是我们作为科学家所没有考虑到的。耶鲁大学和辉瑞公司的双方律师经过了多轮的商讨，也进行了多次讨价还价，但始终未达成最终的解决方案。在 2010 年 8 月，我给耶鲁医学院的副院长写信道："我们相信，$Na_V1.7$ 的选择性抑制剂可能会为我们提供新的有效疼痛治疗方法。辉瑞公司有好几个候选化合物，我们想在红斑肢痛症患者身上对这些药物进行试验……我们的计划是在具备基础设施的辉瑞临床研究中心进行这项研究……当下，我们的谈判已经陷入了僵局。"然而，就在几周之后，我们双方正式签署了法律协议。

在这项研究中，被确诊为遗传性红斑肢痛症受试者共有 13 位，均由于致病性的 $Na_V1.7$ 突变所导致。他们从全国各地受邀来到辉瑞临床研究中心进行初步为期 3 天的详细评估。然后每个人在家中进行为期 3 个月的每日跟踪研究。在此期间，他们将填写详细的疼痛记录。我们想了解每一个受试者，当疼痛发作时，是什么因素引发了疼痛，疼痛的严重程度如何，疼痛持续了多长时间以及每一次的疼痛发作是否有所区别。鉴于 $Na_V1.7$ 已被发现表达于嗅觉感觉神经元中，我们计划测试每个受试者的嗅觉阈值。而且，我们知道 $Na_V1.7$ 还表达于自主神经节神经元中，我们也检测了每个受试者的心率和血压情况。最后，我们还计划收集每位受试者心理状况的相关信息。因为我们希望这些会对我们后续的临床试验设计有所裨益。我们称这个观察性研究为"促成者"研究。

我们面临的一个问题是，究竟如何安排受试者们来到纽黑文市呢？在这项研究开始前，有一位受试者给我写过这样的一封信：

亲爱的 Waxman 博士：

对我们来说，任何时间的飞行都是一个极大的挑战。尽管我们在机场可以使用轮椅，但这并不能使我们躲避疼痛的罪魁祸首——高温（任何高于 68 华氏度即 20℃的刺激）。我们在长长的警戒线内和登机道上等待，然后登上有着气流/暖气流的飞机，通常都会加剧我们的疼痛并持续数天。燃油成本的增加使商业航空公司不愿使用空调，这在气候温暖的月份显得更加严重。而可能由于 6 个座位并排，飞机后部比前部更热……

她继续写道：

我的最后一次飞行是一次飞往某地的紧急航班，而我唯一的选择是头等舱座位。由于头等舱比飞机后部要凉爽些，而且也有活动腿的空间，所以这并不像上次飞行时坐在经济舱里感觉得那么糟糕。另外，航班乘务员也有时间用包着冰袋的毛巾，来处理我灼烧疼痛的脚。我很冒昧地问一句，我们可以乘坐头等舱去耶鲁大学参与你们的研究项目吗？

为此,我们特地安排把受试者们的机票舱位升级为头等舱,尽量把他们都安置在机舱的前部。

尽管这是一个挑战,但是这 13 个人都顺利参与了这项“促成者”研究。他们每个人携带着一个先前被仔细分析过的 Na_V1.7 突变。当他们的观察日志完成后,辉瑞公司的统计学家和数据分析师开始了统计分析。从整体来看,我们的 13 位患者整体上非常符合红斑性肢痛症的诊断标准。温热可以对称地引发他们四肢的灼烧痛。但是,从每个患者及每天的情况来看,我们在更小的层面上看到了更加复杂的情况。我们的患者描述了一个由疼痛触发因素的图谱。对他们的观察日志也显示,疼痛发作次数和时程的各不相同。即使同一家庭中携带相同突变的两个患者,他们每天疼痛发作的强度也有差异,且患者个体间的疼痛发作模式也有不同。这是一个很重要的发现。这意味着在 PF-05089771 的临床试验中,我们需要采用一种标准化的、可重复的方法触发疼痛,即严格控制温度,从而使患者的疼痛级别保持相对恒定。我们需要单独考虑每一个患者,每一个患者也会作为他们的自身对照。

令人感到惊讶的是,尽管他们有慢性痛的病史,但在心理测试上只有两个患者表现出中等的焦虑和抑郁。另外,13 人中有 5 人的心理学评分低于轻度焦虑和抑郁的阈值,没有人表现出严重的焦虑和抑郁。这些灼烧痛患者在应对疾病方面做得很好。这可能是一个人为选择的现象,原因很可能是那些患病的个体中只有心理上感觉较好的人才会选择参与这项研究。或者,单纯参与这项研究就会对受试者的心理健康产生积极的作用,甚至可能会影响他们的疼痛级别。

辉瑞公司领衔进行了这项“促成者”研究相关论文的撰写。耐心可不是我的优点,我通过电话和邮件不停地抱怨论文撰写的节奏比我预期的要慢。文章在 2015 年 5 月投稿到了《脑》(*Brain*)杂志,几个月后被编辑退回修改。而论文修改的节奏使我感觉像蜗牛那样缓慢。终于,我们的论文在 2015 年底被《脑》(*Brain*)杂志接受,在 2016 年 2 月正式发表。毕竟,不管中间过程如何,这篇论文首次展示了灼烧痛综合征患者日常生活所经历的疼痛图谱,这是一项史无前例的报道。

促成者研究为我们提供了灼烧痛综合征患者的详细资料,现在,我们可以从容不迫地进入到“原理论证”(proof-of-concept)的第二阶段试验。我们将首次实验验证我们的假说,即这些通过在磺胺骨架上构建的化合物作为 Na_V1.7 亚型特异性的阻断剂,可以减轻由 Na_V1.7 的活化引发的疼痛。我们从促成者研究中知道,由于疼痛的逐日变化,我们需要去除人为触发疼痛发作的影响。我们花费了数月时间,来讨论各种触发疼痛方式的利与弊,甚至考虑构建一系列的试验箱,而每一个试验箱设置不同的温度。最后，我们决定采用经过精确校准的毛毯状的加热设备。我们花费了数月时间设计了一个随机双盲的交叉研究方案，经伦理审查委员会审查通过后，我们招募了5位遗传性红斑肢痛症受试者参与这项研究。这5位受试者最小的18岁，最大的78岁，先前在促成者研究中接受过疾病的诊断，每个人都带有一个$Na_V1.7$的突变。他们再次来到纽黑文市的辉瑞临床研究中心参与"七七一"的人体试验，该试验于2012年10月份开始。

每个受试者将会得到两份"七七一"单次口服剂量和两份安慰剂，为确保盲法试验，"七七一"与安慰剂的剂量在外观和尺寸大小上都进行了精确地匹配。患者和医生都不知道，每次给药时是给了"七七一"还是安慰剂。我们希望在最后揭盲时，该研究能够使我们对在人类身上通过阻断$Na_V1.7$来治疗疼痛的效果得以验证。

构建"培养皿中的疾病"模型

你只有一次成为"第一"的机会！并不是每个人都有机会进行类似的研究课题。我们热切希望从这项研究中，了解我们所能了解的一切信息。临床治疗效果正在通过对受试者的评价来进行检验，获得"七七一"或者安慰剂治疗的受试者接受升温试验，并对他们所感受到的疼痛从0到10范围内进行评分。但更重要的是，我们需要确切地知道"七七一"是如何发挥功效的。我的脑海中的记忆告诉我，Ruth McKerNan曾建议我们，在药物的靶细胞(即在表达$Na_V1.7$突变的感觉神经元上)对该药物效果进行评估。我们计划采用最新发展起来的干细胞技术，对每一位受试者的血细胞进行"去分化"处理，以便使其转变为多功能干细胞(也称为诱导多功能干细胞，iPSC或者iPS细胞)。这些神奇细胞是日本人Takahashi(Kazutoshi Takahashi，高桥和利)和Yamanaka(Shinya Yamanaka，山中伸弥)于2006年发明的技术(该技术荣获2012年度的诺贝尔生理学或医学奖)。这项技术永远改变了生物医学研究的模式。iPSC可以从一个特定的人身上获得，并含有这个人的全部基因组DNA。如果采用一定比例混合的物质对这些iPSC进行诱导，那么它们有能力分化为我们想要的任何细胞类型。在这种情况下，我们可以利用每个患者的iPSC来构建感知疼痛信号的神经细胞。在某种意义上为患者提供其自身DRG神经元的复制品，且包含该患者完整的DNA。这些从iPSC中获得的感觉神经元可进行培养，并用于体外研究，从而使我们能够验证由"七七一"带来的疼痛缓解并不是一种非特异性的效果，而是由于药物对感知疼痛信号的神经元的作用。这些神经元从每一个特定的患者身上获得，并含有其整个基因组DNA中所存在的特定的基因突变。在 5 个受试者中,有 4 人同意提供血样。

利用 iPSC 构建感觉神经元将成为一项主要研究任务,这需要非常专业的技术和巨大的努力,辉瑞公司同时拥有这两项优势。利用纽约斯隆・凯特琳纪念医疗中心(Memorial Sloan Kettering)研发的技术,辉瑞公司的细胞生物学家小心翼翼地利用这些患者及对照组的血细胞诱导生成 iPSC。这 4 个患者的 iPSC 在精心配制的含有多种因子混合物中长达数周的培养后,转变为感觉神经元。iPSC 在无菌的培养皿中一周接一周地生长,渐渐地呈现出了神经元的形状并可以被特异性标记神经元的染料所标记。它们可以像神经元一样产生神经冲动,而且它们的确包含了 $Na_V1.7$ 钠通道的成分,其表达水平与在活体动物痛觉感受神经细胞中观察到的相近。这表明,它们的确分化成为了感觉神经元。

更加引人注目的是,我们在患者来源的 iPSC 转化得到的神经元上发现,它们显示出红斑性肢痛症患者 DRG 神经元的特征,即它们出现超兴奋性的状态,即在无刺激的状况下也可自发放电。它们有着低于正常的电流阈值。因而,正常情况下不会引发放电的微小刺激也可以使他们产生神经冲动。而且,这些神经元也重现了遗传性红斑性肢痛症一个特征,即热超敏性,即中等的温度升高也能降低这些细胞的电流阈值。这就是所谓的“培养皿中的遗传性红斑性肢痛症”,也指科研工作者们研究遗传性红斑性肢痛症的细胞模型。

对于从每位患者的 iPSC 获得的感觉神经元,它们可在无菌的培养皿中生长并用于实验研究,完美地重现了遗传性红斑肢痛症的临床特征。这意味着回答“七七一”是否能够减轻灼烧痛综合征患者的痛觉超敏成为了可能。即使在不接触患者的情况下,“七七一”的效果也可以在他们的感觉神经元中得到评估,或者至少在实验室培养出的含有患者全部 20 000 个基因的感觉神经元中得到评估,这些结果可参考文献[3]。“七七一”减轻了红斑肢痛症患者来源的 iPSC 培养获得的神经元的超兴奋性,提高了它们的放电阈值,并且抑制了它们的自发放电情况。另一个显而易见的问题是,像“七七一”这样的 $Na_V1.7$ 的阻断剂是否可以反转红斑肢痛症患者来源的 iPSC 培养的神经元的热超敏性呢?答案是肯定的。

在“黑暗中”等待

获得患者来源的 iPSC 及以此培养出神经元是一回事,而完整的、活着的人体又是另一回事。为评估“七七一”对疼痛的治疗效果,我们的患者被随机打乱并要求记录由热毯诱发的一次疼痛发作的严重程度。有两个试验阶段,在每个阶段,每个患者得到“七七一”或者安慰剂,然后接受交叉处理,得到安慰剂或“七七一”。患者在不知道他们是得到“七七一”还是安慰剂的情况下,并被要求对在疼痛数字评分量表上自己的疼痛进行评分,0是无疼痛,10为可想象到的最大级别疼痛。

几个月过去了,由于在实验过程中我们以及我们的研究对象都是双盲的,我对药物是否发挥任何作用一无所知。2013年9月,我远赴英国旅行,并在剑桥大学霍奇金-赫克斯利(Hodgkin-Huxley)论坛上做了一个报告。这次研讨会举办得很成功,我和我妻子有幸见到了光遗传学的发明人Karl Deisseroth(卡尔·迪赛罗斯)。在三一大师旅馆(Trinity Master's Lodge),他就住我们的隔壁。然而,此次旅行的一个重点任务,是与辉瑞公司团队在剑桥大学三一学院举行双边会议。我们的临床试验部分已经完成,辉瑞公司的研究人员最终可以进行揭盲。尽管他们的数据统计师尚在分析试验结果,仔细地比较“七七一”和安慰剂所引起的药物反应是否有所区别,但初步的结果已表明,“七七一”在临床上是非常有前景的药物。我们花费了数月时间,分析所得的最终结果显示,至少在一个药物处理阶段,单个剂量的“七七一”缓解了大多数受试者的疼痛,其中5位受试者中有2位患者的疼痛在两个“七七一”药物处理阶段都得到了缓解。在10轮试验(5位受试者每人做2轮试验)中有4轮试验的结果显示,“七七一”组的疼痛评分与安慰剂组相比有3个点的区别,这是一个有临床意义的药物疗效。在此,通过一小部分患者的研究,我们获得了一个很有希望的线索,即阻断$Na_V1.7$可能缓解灼烧痛综合征患者的疼痛。

我们已经取得了重要的进展,即一类新的化合物可通过独特的方式抑制特定的钠通道亚型,从而缓解人类的疼痛。当讨论这些时,我就情不自禁地笑容满面。毕竟,你要知道,我们的研讨会可是在剑桥大学三一学院召开的。60年前,就在这里,霍奇金和赫克斯利一起合作研究枪乌贼的巨轴突,最终发现了细胞膜上的钠通道通道。

我们观察到一个有趣的现象是,“七七一”并没有反转由其中一个受试者iPSC转化而来的感觉神经元的高热敏特性。“七七一”对该受试者的热诱发疼痛也没有起到任何缓解的作用。“七七一”对不同患者有着截然不同的效果,这似乎在告诉我们一些重要线索。虽然入组患者的数量比较少,但当我们仔细对比研究每位受试者iPSC转化而来的感觉神经元超兴奋性与临床疼痛的严重性,以及对比研究“七七一”对受试者疼痛评分的作用和“七七一”对受试者iPSC转化而来的感觉神经元超兴奋性的作用时,我们惊奇地看到了两者具有相关性的趋势。这促使我们提议,由iPSC来源的感觉神经神经元提供的“培养皿中的疾病”这一模型,未来可能应用于筛选新的药物疗法。

2014年10月,在阿根廷布宜诺斯艾利斯举行的第15届国际疼痛大会上,辉瑞公司展示了我们的临床研究结果。相关论文摘要发表在了会议论文集中,其中写道:“一种单剂量的强效 $Na_V1.7$ 选择性抑制剂和安慰剂的交叉临床试验表明,$Na_V1.7$ 选择性抑制剂在部分患者最大疼痛强度上有临床治疗效果”。鉴于在多数高校和企业之间都会签署的保密条款,之前我一直保持沉默,但现在我至少可以大概地谈谈这个试验。在国际疼痛大会召开后不久,我受邀做了一个“索里亚诺讲座”(Soriano lecture)。所谓的“索里亚诺讲座”,是指美国神经病学协会年会上的主旨演讲之一。在讲演前一两天,我插入了一张新的幻灯片来结束我的讲演:

> 接下来,我们将何去何从?
>
> 现在,我们对患者人类基因组特征明确的早期临床研究,已经成功完成。虽然入组样本数比较小,但初步研究结果已经提供了“原理论证”阶段的证据,即阻断 $Na_V1.7$ 可以减轻某些患者的疼痛。这些结果表明,研发一类更有效的、对中枢不良反应更小的、无潜在成瘾性的新型止痛药物,无疑将指日可待。

总而言之,从我开始与辉瑞公司合作直到 Cao 等的文章于 2016 年发表,总共花费了 6 年多的时间。在这个研究项目上,累计有超过 50 位辉瑞公司的科学家与我们耶鲁大学的团队携手合作。从我们早期证明 $Na_V1.7$ 基因突变的功能异常及它们如何引起红斑肢痛症到研究靶向 $Na_V1.7$ 临床相关的基因突变的治疗,这是一个漫长的研究历程。重要的是,我们现在有新的实验工具(即干细胞技术),可供使用。我们已经证明,$Na_V1.7$ 通道的活性可以被一种药物所抑制,而通过阻断$Na_V1.7$ 可以减轻疼痛。目前,世界上有几种 $Na_V1.7$ 的小分子阻断剂、抑制 $Na_V1.7$ 的抗体以及阻断 $Na_V1.7$ 功能的基因治疗方法,都在科研攻关中。我们有证据表明,靶向 $Na_V1.7$ 或其编码基因都可能缓解人类疼痛,所以理论上无论采用哪一种模式来阻断 $Na_V1.7$ 的活性似乎都是可行的。

2016 年 3 月底,《科学——转化医学》(*Science Translational Medicine*)期刊原则上接受了我们上述关于 iPSC 结果和临床观察的论文,仅提出一些小意见和要求,包括论文格式上的修改、重画几幅图片、换一个更好的标题等。在 3 月 30 日 5 点前,我们提交了论文最后的版本。在纽黑文市和剑桥大学来回多次之后,我们在论文修回截止时间前 15 分钟,终于提交了论文最后的版本。论文在提交几天后就被正式接受了,我急忙写了贺信给 Ruth、Aoibhinn 和其他的作者。2016 年 4 月 20 日,我们的论文发表在《科学——转化医学》期刊上。现在,对于那些来自“火人”综合征的患者和患者父母的问题,我可以改变我的回答了。从今天开始,我会作出如下的回复:“关于完全治愈该疾病需要多长时间,我不能保证,我也无法预测,但现在我变得信心满满。如今,我们拥有了一系列强有力的研究工具和一个关键的药物靶标。我相信迟早有一天，一种可以治愈你们的疼痛的全新疗法终将出现。”

参考文献

[1] Ahn HS，Black JA，Zhao P，et al. 2011. Na_V1.7 is the predominant sodium channel in rodent olfactory sensory neurons. Mol Pain，7：32.

[2] Alexandrou AJ，Brown AR，Chapman ML，et al. 2016. Subtype-selective small molecule inhibitors reveal a fundamental role for Na_V1.7 in nociceptor electrogenesis，axonal conduction and presynaptic release. PLoS One，11(4)：e0152405.

[3] Cao L，McDonnell A，Nitzsche A，et al. 2016. Pharmacological reversal of a pain phenotype in iPSC-derived sensory neurons and patients with inherited erythromelalgia. Sci Transl Med，8(335)：335－356.

[4] Chambers SM，Qi Y，Mica Y，et al. 2012. Combined small-molecule inhibition accelerates developmental timing and converts human pluripotent stem cells into nociceptors. Nat Biotechnol，30(7)：715－720.

[5] Cummins TR，Dib-Hajj SD，Waxman SG. 2004. Electrophysiological properties of mutant Na_V1.7 sodium channels in a painful inherited neuropathy. J Neurosci，24(38)：8232－8236.

[6] Dib-Hajj SD，Rush AM，Cummins TR，et al. 2005. Gain-of-function mutation in Na_V1.7 in familial erythromelalgia induces bursting of sensory neurons. Brain，128(Pt 8)：1847－1854.

[7] DiMasi JA，Hansen RW，Grabowski HG. 2003. The price of innovation：New estimates of drug development costs. J Health Econ，22(2)：151－185.

[8] Fischer TZ，Gilmore ES，Estacion M，et al. 2009. A novel Na_V1.7 mutation producing carbamazepine-responsive erythromelalgia. Ann Neurol，65(6)：733－741.

[9] Geha P，Yang Y，Estacion M，et al. 2016. Pharmacotherapy for pain in a family with inherited erythromelalgia guided by genomic analysis and functional profiling. JAMA Neurol，73(6)：659－667.

[10] Herper，M. 2012. “The truly staggering cost of inventing new drugs.” Forbes.com.

[11] Hutchison JB，Butt R，Dib-Hajj S，et al. 2014. “Inherited erythromelalgia：A potential target for a personalised medicine.” Presentation TW001，15th World Congress on Pain，IASP，Beunos，Aires，Argentina.

[12] Klotz，L. 2014. “What is the real drug development cost for very small biotech companies?” Genetic Engineering & Biotechnology News，epub Jan.，16.

[13] McCormack K，Santos S，Chapman ML，et al. 2013. Voltage sensor interaction site for selective small molecule inhibitors of voltage-gated sodium channels. Proc Natl Acad Sci

USA, 110(29): E2724 - E2732.

[14] McDonnell A, Schulman B, Ali Z, et al. 2016. Inherited erythromelalgia due to mutations in *SCN9A*: Natural history, clinical phenotype and somatosensory profile. Brain, 139(Pt 4): 1052 - 1065.

[15] Morgan S, Grootendorst P, Lexchin J, et al. 2011. The cost of drug development: A systematic review. Health Policy, 100(1): 4 - 17.

[16] Papapetrou EP. 2016. Induced pluripotent stem cells, past and future. Science, 353 (6303): 991 - 992.

[17] Rush AM, Dib-Hajj SD, Liu S, et al. 2006. A single sodium channel mutation produces hyper-or hypoexcitability in different types of neurons. Proc Natl Acad Sci USA, 103 (21): 8245 - 8250.

[18] Sun S, Cohen CJ, Dehnhardt CM. 2014. Inhibitors of voltage-gated sodium channel Na_V1.7: Patent applications since 2010. Pharm Pat ANal, 3(5): 509 - 521.

[19] Takahashi K, Yamanaka S. 2006. Induction of pluripotent stem cells from mouse embryonic and adult fibroblast cultures by defined factors. Cell, 126(4): 663 - 676.

[20] Weiss J, Pyrski M, Jacobi E, et al. 2011. Loss-of-function mutations in sodium channel Na_V1.7 cause anosmia. Nature, 472(7342): 186 - 190.

药理学方法逆转源于诱导多能干细胞(iPSC)的感觉神经元和遗传性红斑肢痛症患者的疼痛表型

Lishuang Cao, Aoibhinn McDonnell, Anja Nitzsche, Aristos Alexandrou, Pierre-Philippe Saintot, Alexandre J.C. Loucif, Adam R. Brown, Gareth Young, Malgorzata Mis, Andrew Randall, Stephen G. Waxman, Philip Stanley, Simon Kirby, Sanela Tarabar, Alex Gutteridge, Richard Butt, Ruth M. McKerNan, Paul Whiting, Zahid Ali, James Bilsland, Edward B. Stevens

摘要

与其他类型的慢性痛情况相类似，到目前为止，遗传性红斑肢痛症(IEM)患者疼痛治疗的临床需求也未能得到满足。电压门控钠通道 $Na_V1.7$ 在遗传性红斑肢痛症的发病机制中，发挥着不可或缺的作用。$Na_V1.7$ 主要表达于外周神经系统，由 *SCN9A* 基因所编码。$Na_V1.7$ 的功能获得性突变导致了感觉神经元过度活化和患者极度的疼痛，尤其是热刺激诱发的疼痛。本研究中，我们招募了 5 位遗传性红斑肢痛症患者，并对其进行了一种新型强效的选择性 $Na_V1.7$ 阻断剂的药物治疗。该药物缓解了多数患者的热诱发痛。我们从其中 4 位患者身上获得了诱导多能干细胞(iPSC)并转化为感觉神经元(iPSC-SNs)，用于模拟遗传性红斑肢痛症患者 DRG 神经元的超兴奋性和热刺激诱导神经元过度激活的临床表型。当对 iPSC-SNs 的超兴奋性和患者临床表型的严重性进行对比时，我们观察到，个体突变存在相关性。在体外实验中，iPSC-SNs 的遗传性红斑肢痛症相关的表型对 $Na_V1.7$ 阻断剂敏感，包括在临床测试的药物。外周神经系统表达的钠通道在多种疼痛疾病状况下发挥了重要的作用，因此我们的方案可能在各种疼痛和感觉障碍的临床治疗上有着广泛的应用前景。

前言

先前的研究表明，*SCN9A* 基因(编码 $Na_V1.7$ 通道)的功能缺失性突变与人类先天性无痛症密切相关，而 *SCN9A* 基因的功能获得性突变与多种慢性痛有关，包括遗传性红斑肢痛症(IEM)、阵发性极度疼痛障碍及原发性小纤维神经病变等。遗传性红斑肢痛症是一种慢性的极度疼痛的疾病，可引起躯体的烧灼痛和皮肤出现红斑，尤其是远端肢体。通常，患者的这种疼痛是连续的，而温热刺激或体温升高是诱发患者产生疼痛的主要因素。

毫无疑问，与研发其他的新型靶向镇痛药物一样，研发 $Na_V1.7$ 选择性阻断剂类镇痛药的重要障碍仍然是从临床前实验到临床治疗的高效转化的缺失。特别是，鉴于异源表达 $Na_V1.7$ 通道的电生理学研究结果的局限性和可靠性问题，到目前为止，我们对于 $Na_V1.7$ 在人类感觉神经元动作电位发放中的作用还缺乏全面的了解。例如，$Na_V1.7$ 异源表达在哺乳动物细胞系中后，所有报道的遗传性红斑肢痛症相关 $Na_V1.7$ 突变都与电压依赖性激活和（或）电压依赖性快失活向超极化方向移动有关。然而，个体遗传性红斑肢痛症相关的 $Na_V1.7$ 突变型通道的门控参数的绝对值和幅度的变化，在不同的实验室差异较大。这些结果也许不能够直接套用到人类的感觉神经元上。人们在小鼠 DRG 神经元上过表达遗传性红斑肢痛症相关的 $Na_V1.7$ 突变，用于研究钠通道的门控特性的改变对动作电位发放特性的影响。然而，在啮齿动物来源的神经元中，人类 $Na_V1.7$ 对啮齿动物河鲀毒素敏感钠通道的表达水平、正确的翻译后加工以及通道的组装等无一例外均会有影响。幸运的是，作为具有生理学相关性的细胞模型，源于人类诱导多能干细胞（iPSC）的感觉神经元（iPSC-SNs）能够更好地用来研究在自然状态下的人类离子通道与神经元兴奋性的关系问题。

横空出世的 iPSC 技术，使得从人类身上获得各种类型的细胞成为可能。该技术不仅可以保证获得的细胞与供体基因背景的一致性，而且在分化的后代细胞中也可以完美重现患者相关的病理特征。该技术的运用使得我们可以在患者以及源于他们的 iPSC 得到的细胞上进一步开展新的药物疗法的深入研究，包括对药物临床功效和对细胞病理表型影响的类似研究。然而，迄今为止，对 iPSC 疾病模型有效的治疗药物究竟在多大程度上能够成功地转化到临床应用呢？对此，我们依然不甚清楚。

在本研究中，我们测试了 $Na_V1.7$ 新型阻断剂 PF-05089771 在 5 位遗传性红斑肢痛症患者对热刺激诱发疼痛的抑制作用。这 5 位遗传性红斑肢痛症患者携带有 4 种不同的 *SCN9A* 基因突变。与此同时，我们从 4 位患者身上获得了 iPSC-SNs，从而对单个患者基因突变与神经元细胞表型的相关性进行定性分析，并检测药理学选择性阻断 $Na_V1.7$ 通道对神经元动作电位发放的可能影响。

结果

将从遗传性红斑肢痛症患者身上获得的 iPSC 体外分化成为功能性感觉神

经元

我们招募了5位遗传性红斑肢痛症患者(包括3位男性和2位女性,平均年龄为40.2岁)(表1),参与一项双盲的、安慰剂对照的临床研究。先前,对这些遗传性红斑肢痛症患者进行了详尽的临床表型的调查研究。其中有4位受试者同意捐赠血样用于生成iPSC的试验(见表1)。

表1 遗传性红斑肢痛症患者的临床表型

受试者ID	*SCN9A*突变	性别	IEM发病年龄(岁)	疼痛触发方式	*同意捐献用于生成iPSC血液样本
EM1	S241T	F	17	热,运动	是
EM2	I848T	M	4	热,运动	是
EM3	V400M	M	>10	热,运动,站立	是
EM4	V400M	M	4	热,运动	否
EM5	F1449V	F	<2	热,运动,站立	是

本研究用于生成iPSC的血液样本由参与临床研究的受试者自愿性捐献。

从受试者捐赠的血样中提取外周血单核细胞。外周血细胞中红系祖细胞群重编程为iPSC,每位患者的iPSC细胞系都建立了3个克隆。通过桑格测序法对iPSC中个体基因突变的杂合子进行确认(见图1A)。我们也从另外4位非遗传性红斑肢痛症的受试者中得到了相应的iPSC,作对照组。这4位非遗传性红斑肢痛症的受试者中没有与阵发性极度疼痛障碍、遗传性红斑肢痛症或先天无痛症相关的$Na_V1.7$的基因突变。iPSC细胞系的所有克隆都显示出多能干细胞克隆的典型形态学特征,并表达干性标记物Oct4(见图1B)。基因组杂交微阵列比较(CGH)分析显示了正常的染色体组型,并且对绝大多数iPSC克隆来说,非遗传性红斑肢痛症受试者与遗传性红斑肢痛症受试者之间变异体拷贝数的大小相当。

根据先前的报道,我们采用一个基于小分子的方案,来将iPSC分化为感觉神经元。加入神经生长因子1周后,分化的细胞显示出神经元的形态学特征,并且表达感觉神经元的标记物Brn3a、Islet1和外周蛋白(peripherin)。非遗传性红斑肢痛症受试者和遗传性红斑肢痛症受试者获得的神经元之间,在形态学上没有明显的区别(见图1C)。随后,分化的细胞再培养8周直至神经元发育成熟后,进行电生理学记录。通过定量PCR检测,从非遗传性红斑肢痛症受试者和遗传性红斑肢痛症受试者得到的iPSC克隆均表达*SCN9A*和其他的钠通道亚型。为确定$Na_V1.7$

通道在 iPSC-SNs 中的作用，我们采用全细胞膜片钳记录技术，并利用两种 $Na_V1.7$ 选择性阻断剂：临床测试药物 PF-05089771 和一个体外研究的工具药 PF-05153462。与 PF-05089771 的较慢的通道阻断动力学相比，PF-05153462 显示出快速的通道阻断特性。并且，在 10 min 内药物的作用完全可逆，因而每个细胞可以测试多种药物浓度，这使得我们完全可能对 $Na_V1.7$ 在感觉神经元兴奋性中的作用进行深入研究。

我们观察到，孵育 PF-05153462 可逆性地抑制了 iPSC-SNs 钠电流峰，这一结果也证实了该细胞上 $Na_V1.7$ 的功能。在 100 nmol/L PF-05153462 的抑制作用下，对于非遗传性红斑肢痛症和遗传性红斑肢痛症受试者的 iPSC-SNs 克隆，或对于同一患者不同的 iPSC-SNs 克隆，其 $Na_V1.7$ 的电流密度之间均未发现有显著的差异（代表性电流曲线图 1D，定量图 1E，非参数方差分析，$P>0.05$）。此外，总的钠电流百分比或者 $Na_V1.7$ 介导电流的百分比，在 iPSC-SNs 各克隆之间也均未发现有显著差异。这些数据表明，在 iPSC-SNs 细胞中，$Na_V1.7$ 表现出高效和等量的表达，且与其具体来源于哪些受试者无关。

源于遗传性红斑肢痛症患者 iPSC 分化的感觉神经元（iPSC-SNs）的兴奋性增强

我们观察到，在静息膜电位的状态下，部分的 iPSC-SNs 细胞亚群存在自发地发放动作电位的现象（见图 2A，右）。与非遗传性红斑肢痛症受试者相比，源于遗传性红斑肢痛症受试者的 iPSC-SNs 自发放电的细胞的比例显著增高（$P<0.05$，线性逻辑模型），提示神经元显示出更高的兴奋性（见图 2B）。

尽管如此，1 号遗传性红斑肢痛症受试者 EM1（携带 S241T 突变）和 1 号非遗传性红斑肢痛症受试者 D1 的 iPSC-SNs 显示出相似程度的自发放电，与其他非遗传性红斑肢痛症受试者比较，他们只是轻微的加强。这表明，源于遗传性红斑肢痛症受试者和非遗传性红斑肢痛症受试者的 iPSC-SNs，存在异质性（见图 2B）。与非遗传性红斑肢痛症受试者相比[（-60 ± 0.4_mV；$n=158$，所有非遗传性红斑肢痛症受试者放在一起]，源于遗传性红斑肢痛症受试者的细胞中呈现出一个小的、显著的静息膜电位的去极化（-57.4 ± 0.4 mV；$n=272$，所有遗传性红斑肢痛症受试者放在一起），这对观察到的神经元自发放电增强可能有重要作用。

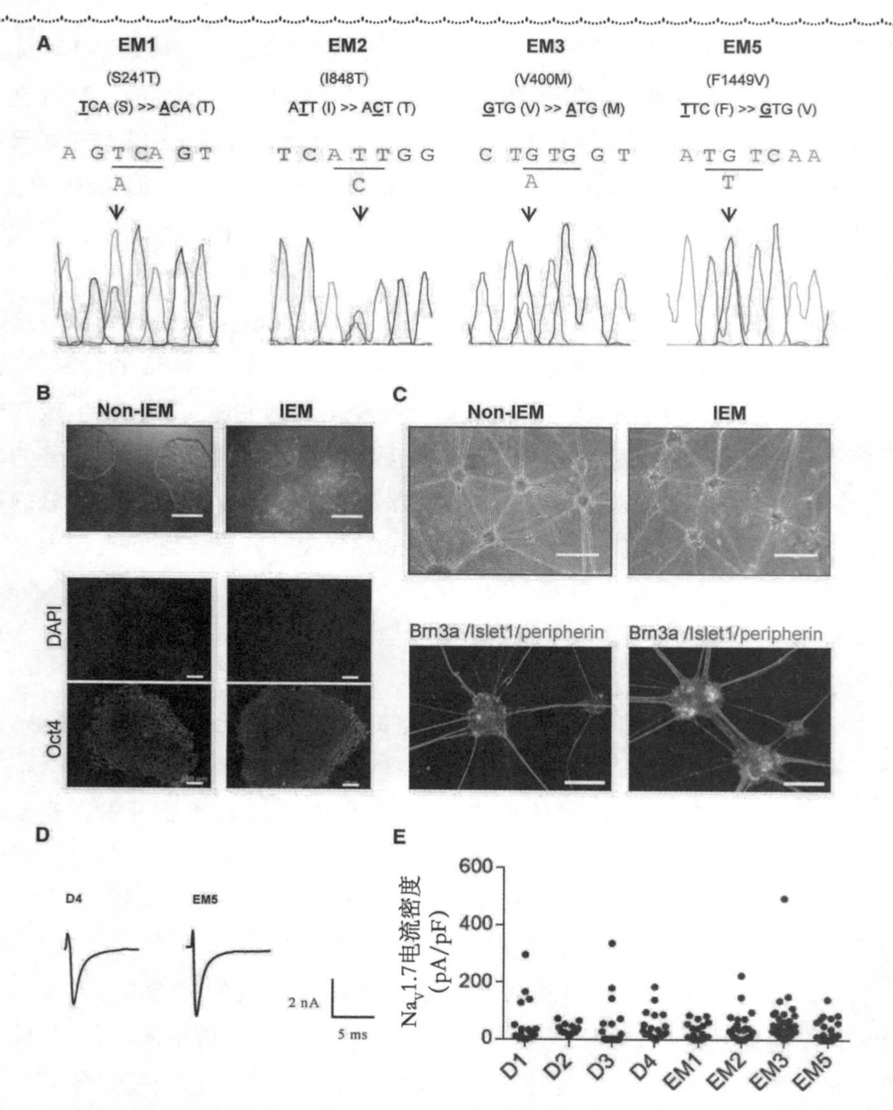

图 1 源于遗传性红斑肢痛症和非遗传性红斑肢痛症受试者的 iPSC 分化得到感觉神经元，其 Na_V1.7 活性相似

A：源于遗传性红斑肢痛症受试者 iPSC 的桑格测序结果。黑色箭头标出酶蛋白色层图中杂合点突变。B：白色区域为源于遗传性红斑肢痛症和非遗传性红斑肢痛症受试者的 iPSC 代表性图像，有典型的多能干细胞形态特征。标尺＝1 000 μm，下图展示了 Hoechst 细胞核免疫染色（蓝色）和干性标记物 Oct4 表达免疫染色（绿色），标尺＝100 μm。DAPI，4’，6-二脒-2-苯基吲哚。C：白色区域为源于遗传性红斑肢痛症和非遗传性红斑肢痛症受试者的 iPSC 分化为感觉神经元（iPSC-SNs）后的代表性图像，标尺＝1 000 μm，下图展示了感觉神经元标记物 Brn3a（蓝色）、Islet1（红色）和外周蛋白 peripherin（绿色）表达的免疫荧光染色，标尺＝200 μm。D：源于非遗传性红斑肢痛症受试者 D4 和遗传性红斑肢痛症受试者 EM5（F1449V 突变）的 iPSC-SNs

的钠电流曲线示意图，显示相减后电流对 $Na_V1.7$ 阻断剂敏感。iPSC-SNs 被钳制在 −110 mV，然后跳跃到 0 mV 来诱发电压门控电流，该电流可被 100 nmol/L PF-05153462 部分阻断。E：源于遗传性红斑肢痛症和非遗传性红斑肢痛症受试者 iPSC-SNs 的 $Na_V1.7$ 电流密度的总结。所有的克隆中均没有发现显著性差异（n = 13～40）。（请参考二维码彩图）

接下来，我们检测了神经元的基强度，即引发一个动作电位所需的最小电流，从而检测阈下刺激对神经元兴奋性的贡献（见图 2C）。相较于非遗传性红斑肢痛症受试者（361±20 pA；n = 148），源于遗传性红斑肢痛症受试者 iPSC-SN 的基强度（122±10 pA；n = 270）要低一些（见图 2D；$P < 0.05$，非参数方差分析）。这些数据表明，源于遗传性红斑肢痛症受试者的 iPSC-SNs 的兴奋性有所增强。

我们在注入逐渐增强幅度的电流后，也检测了其诱发动作电位的发放频率（见图 2E）。与非遗传性红斑肢痛症受试者的 iPSC-SNs 相比，尽管源于遗传性红斑肢痛症患者的 iPSC-SNs 在低水平的电流注入条件下，呈现更高数量的动作电位的发放（见图 2F），但每个 iPSC 克隆都存在着相当程度的变异性，因而，就数据分析而言，这不是十分可靠的检测指标。所以，我们将聚焦于 iPSC-SNs 自发放电活动和基强度两个指标，来确定 $Na_V1.7$ 阻断剂的药理学作用。

$Na_V1.7$ 阻断剂减弱了源于遗传性红斑肢痛症受试者的 iPSC-SNs 兴奋性的增强。

我们进一步检测了 $Na_V1.7$ 选择性阻断剂 PF-05153462 对 iPSC-SNs 细胞自发放电活动的影响（见图 3A）。如图 3B 所示，PF-05153462 浓度依赖性地减少了源于受试者 EM2（I848T 突变）和 EM3（V400M 突变）的 iPSC-SNs 细胞的自发放电活动。源于 EM1（S241T 突变）的 iPSC-SNs 细胞几乎未显示出自发放电活动（见图 2B），因此，我们未对其进行 PF-05153462 的测试。由于持续时间不足以产生浓度反应曲线，所以源于 EM5（F1449V 突变）的 iPSC-SNs 细胞自发放电活动采用单一浓度的 PF-05153462（100 nmol/L）进行测试。结果显示，PF-05153462 完全抑制了其自发放电活动（n = 5）。对于先前在遗传性红斑肢痛症患者中验证为 $Na_V1.7$ 阻断剂的 PF-05089771，我们也在 EM2 受试者来源的 iPSC-SNs 细胞中进行了测试。结果发现，PF-05089771（60 nmol/L）完全阻断了 iPSC-SNs 细胞的自发放电活动（见图 3C）。这些数据表明，遗传性红斑肢痛症患者携带的 $Na_V1.7$ 功能获得性突变，显著促进了源于其自身的 iPSC-SNs 细胞产生更多的自发放电活动。

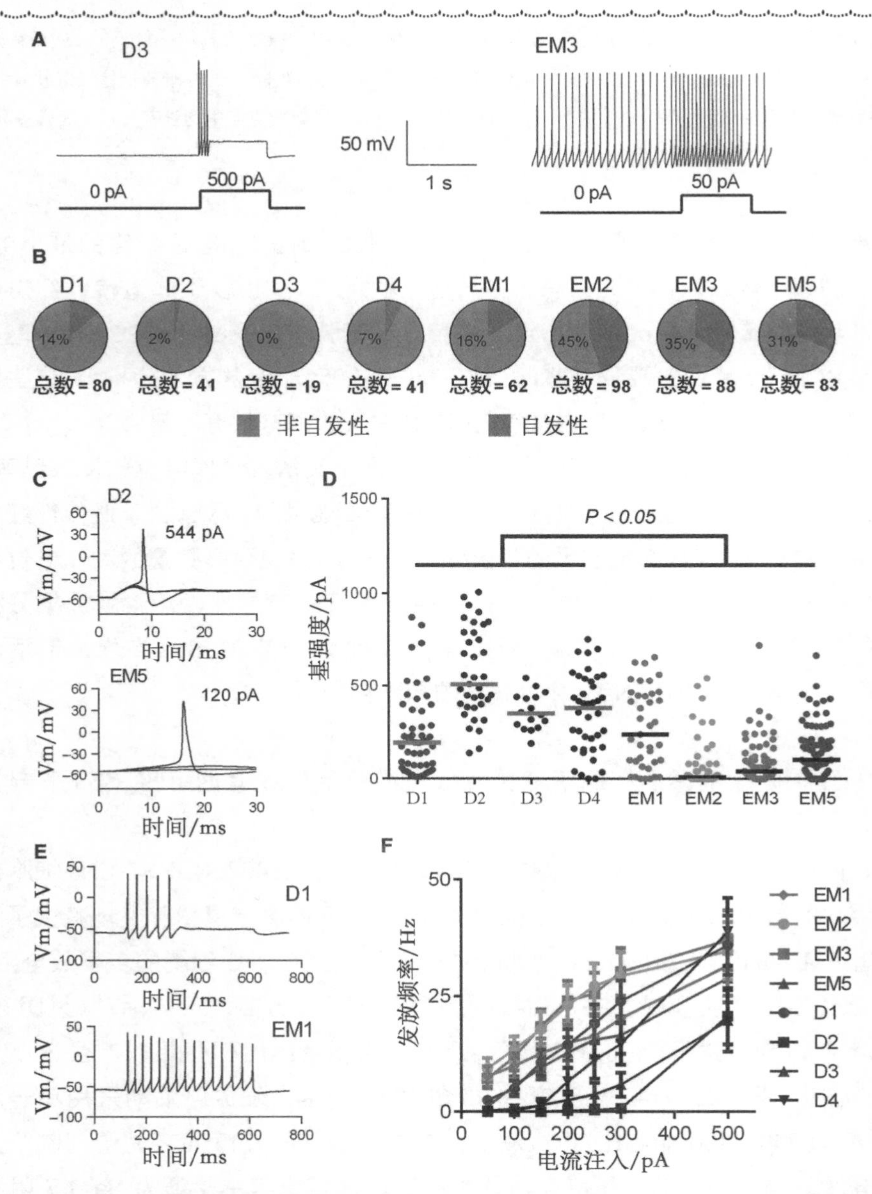

图 2　源于遗传性红斑肢痛症和非遗传性红斑肢痛症受试者的 iPSC-SNs 的兴奋性

A：源于遗传性红斑肢痛症受试者 EM3（V400M 突变）和非遗传性红斑肢痛症受试者 D3 的 iPSC-SN 自发放电代表性电流曲线。B：源于遗传性红斑肢痛症和非遗传性红斑肢痛症受试者 iPSC-SNs 自发放电的数量和非自发放电数量的定量统计分析（$n=19\sim98$；$P<0.05$，线性逻辑模型）。C：代表性电流钳记录曲线显示阈下反应和随后的动作电位诱发，直至达到 544 pA 电流阈值（基强度）（源于非遗传性红斑肢痛症受试者 D3 的 iPSC-SNs）和 120 pA 电流阈值（源于遗传性红斑肢痛症受试者 EM5 的 iPSC-SNs，F1449V 突变）。D：非遗传性红斑肢痛症受试者和遗传性红斑肢痛症受试者 iPSC-SNs 动作电位基强度的定量统计比较分析

(n=16～86；P<0.05，非参数方差分析)。E：非遗传性红斑肢痛症受试者 D1 和遗传性红斑肢痛症受试者 EM1(S241T 突变)的 iPSC-SNs 在 100 pA 注入电流去极化后，诱发动作电位串发放的代表性曲线。F：注入电流诱发的动作电位发放频率的定量统计分析(n=10～46)。(请参考二维码彩图)

接下来，我们研究了野生型和遗传性红斑肢痛症突变型 Na_V1.7 通道对细胞动作电位发放的基强度的作用以及药物 PF-05089771 的影响(见图 3D)。电压钳记录发现，稳定表达突变型 Na_V1.7 通道的 HEK293 细胞显示出相似的半数最大抑制浓度(IC_{50})值，从 11 nmol/L 到 36 nmol/L 不等。然而，PF-05089771 对源于遗传性红斑肢痛症和非遗传性红斑肢痛症受试者的 iPSC-SNs 细胞的基强度，都显示出浓度依赖性的增加作用(表明 Na_V1.7 对于动作电位激活阈值的设定存在着明确的作用)，且对源于遗传性红斑肢痛症受试者的 iPSC-SNs 来说，这一效应的幅度在 3 种浓度中都表现的显著增强(见图 3E；$P<0.05$，方差分析；对于每个浓度，$n=6$～10)。与非遗传性红斑肢痛症受试者相比，Na_V1.7 对源于遗传性红斑肢痛症患者的 iPSC-SNs 基强度的贡献更大，极有可能反映了钠通道活性的增强。产生这种增强的原因在于，遗传性红斑肢痛症患者相关的 S241T、I848T、V400M 和 F1449V 等突变型通道的门控性质发生了改变。总的来说，上述采用 Na_V1.7 阻断剂的研究结果强有力的表明：这些遗传性红斑肢痛症相关的 Na_V1.7 功能获得性突变为源于其自身 iPSC-SNs 细胞兴奋性的增强提供了分子学基础。

Na_V1.7 选择性阻断剂抑制源于遗传性红斑肢痛症患者的 iPSC-SNs 细胞对热反应的高敏感性

将温度从 35 ℃上升到 40 ℃时，我们对细胞发放动作电位的基强度进行追踪记录(见图 4A 和 B)。与源于非遗传性红斑肢痛症受试者的 iPSC-SNs 细胞相反，对温和的升温刺激，源于遗传性红斑肢痛症患者的 iPSC-SNs 细胞的基强度显著降低($P<0.01$，ANOVA，$n=13$～34)，表明源于遗传性红斑肢痛症患者的 iPSC-SNs 对热刺激具有更高的兴奋性。而遗传性红斑肢痛症受试者 EM1 似乎是一个例外，其与非遗传性红斑肢痛症受试者的 iPSC-SNs 细胞克隆显示出相似的温度敏感性。这些数据表明，Na_V1.7 的功能获得性突变赋予源于遗传性红斑肢痛症患者 iPSC-SNs 细胞，对热刺激表现出更高的兴奋性。如图 4C 和 D 所示，100 nmol/L 的 PF-05153462 能够反转升高温度对源于遗传性红斑肢痛症患者 EM2(I848T 突变)、EM3(V400M 突变)、EM5(F1449V 突变)iPSC-SNs 细胞的作用($P<0.05$，配对样本 t 检验，$n=6$～11)。而且，这一作用仅限于那些在 35 ℃刺激下对基强度有阳性反应的细胞(>50 pA)(这作为 Na_V1.7 功能性表达的一个标志)。这些数据表明，那

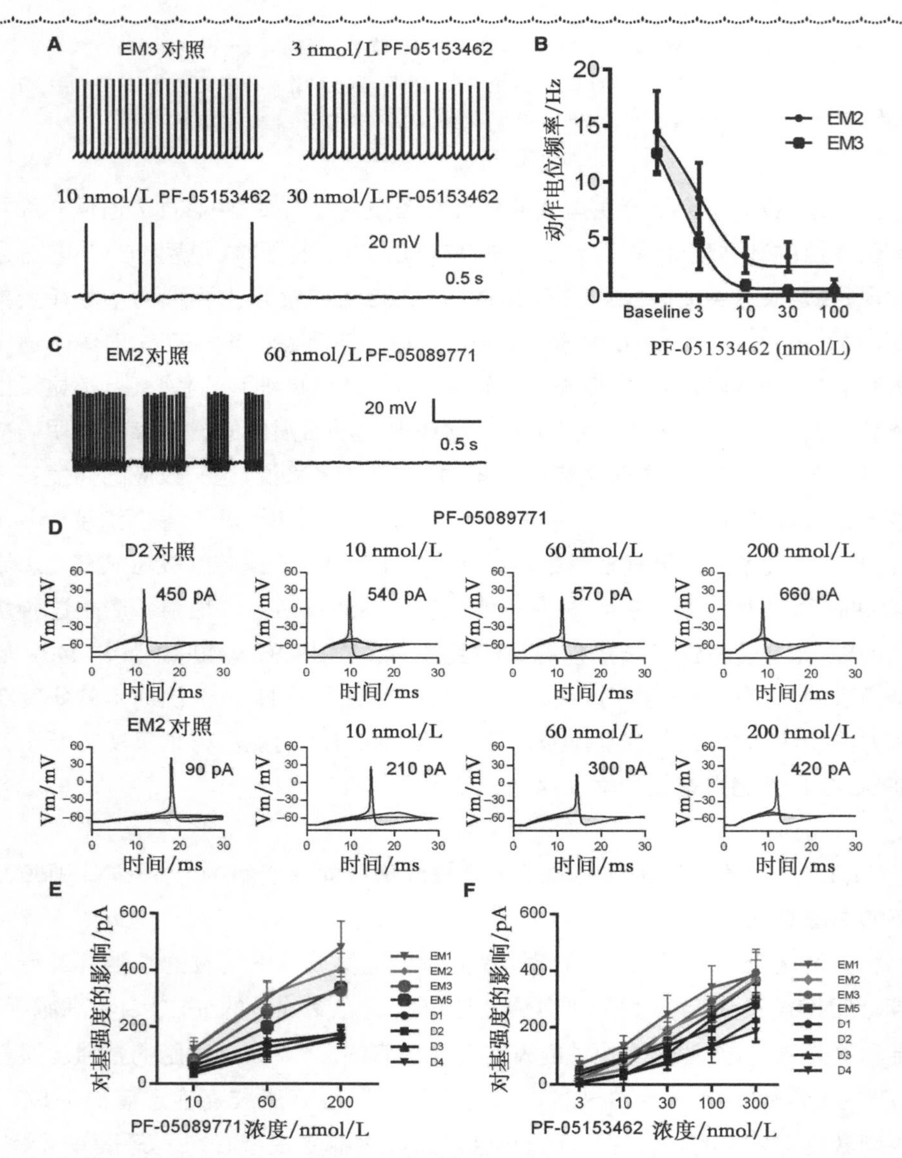

图 3　Na_V1.7 通道阻断剂抑制 iPSC-SNs 细胞的自发放电，并显著增加动作电位的基强度

A：遗传性红斑肢痛症患者 EM3（V400M 突变）的 iPSC-SNs 自发动作电位被 Na_V1.7 通道阻断剂 PF-05153462 浓度依赖性地阻断。B：对源于遗传性红斑肢痛症患者 EM2（I848T 突变）、EM3（V400M 突变）iPSC-SNs 细胞的自发动作电位发放，PF-05153462 显示出浓度依赖性抑制作用，$IC50$ 为 2 nmol/L。C：PF-05089771（60 nmol/L）阻断了遗传性红斑肢痛症患者 EM2 iPSC-SNs 细胞自发放电的代表性曲线。D：电流钳记录曲线代表图显示，对于非遗传性红斑肢痛症受试者 D2 和遗传性红斑肢痛症患者 EM2（I848T 突变）的 iPSC-SNs 细胞，PF-05089771 以浓度依赖性的方式增加 iPSC-SNs 的基强度。E：PF-05089771 对非遗传性红斑肢痛症受试者和遗传性红斑肢痛症患者 iPSC-SNs 细胞基强度的作用的定量统计分析（$n=6\sim10$；$P<$

0.05，方差分析)。F：PF-05153462 对非遗传性红斑肢痛症受试者和遗传性红斑肢痛症患者 iPSC-SNs 细胞基强度的作用的定量统计分析（$n=6\sim10$；$P<0.05$，方差分析，每一个浓度的比较都大于 10 nmol/L）。(请参考二维码彩图)

些源于遗传性红斑肢痛症患者 iPSC-SNs 细胞的温度敏感性归因于发生基因突变的 $Na_V1.7$。

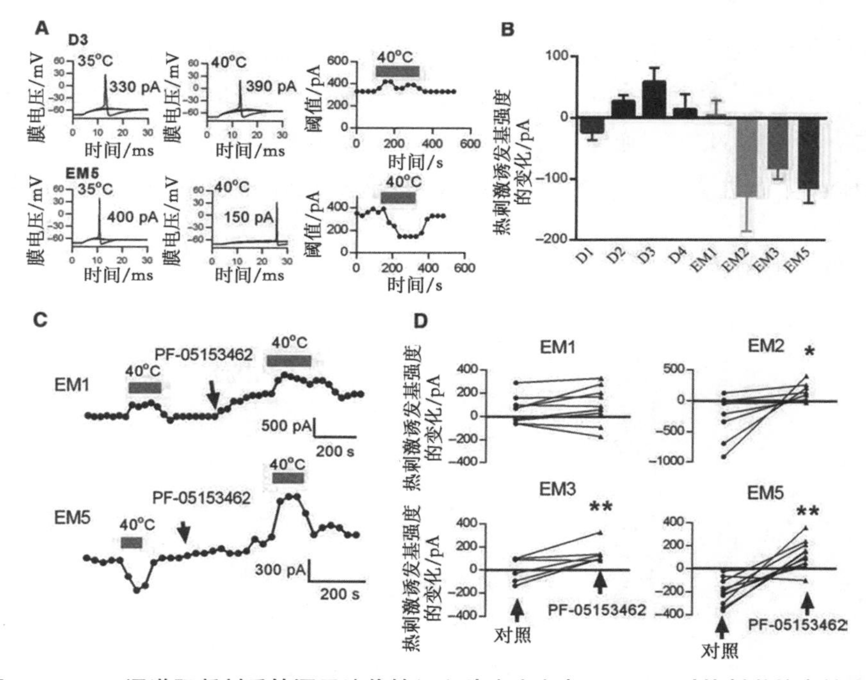

图 4　$Na_V1.7$ 通道阻断剂反转源于遗传性红斑肢痛症患者 iPSC-SN 对热刺激的高敏感性

A：诱发动作电位的代表性曲线显示，当源于非遗传性红斑肢痛症受试者 D3 的 iPSC-SNs 在胞外记录液孵育温度提高到 40 ℃(对照组温度为 35 ℃)时，动作电位基强度有小幅增加。源于遗传性红斑肢痛症患者 EM5(F1449 突变)iPSC-SNs 的基强度相较于 D3 对照组来说，显著降低。最右侧图显示，源于 D3 和 EM5 的 iPSC-SNs 细胞在加热孵育液时，基强度的变化时程。B：热刺激对源于非遗传性红斑肢痛症受试者和源于遗传性红斑肢痛症患者 iPSC-SNs 细胞基强度作用的定量统计分析。热刺激以 40 ℃和 35 ℃时基强度的变化来计算（$n=13\sim34$；$P<0.01$，采用方差分析比较源于非遗传性红斑肢痛症受试者和源于遗传性红斑肢痛症患者的 iPSC-SNs)。C：在 $Na_V1.7$ 通道阻断剂 PF-05153462 应用前和应用后，热刺激对细胞基强度的作用。在源于遗传性红斑肢痛症患者 EM5 的 iPSC-SNs 细胞中，基强度的热敏感性被 PF-05153462 所反转，但 PF-05153462 对 EM1 的 iPSC-SNs 细胞未显示出明显作用。D：PF-05153462 对源于遗传性红斑肢痛症患者 EM1(S241T 突变)、EM2(I848T 突变)、EM3(V400M 突变)和 EM5(F1449V 突变)的 iPSC-SNs 热刺激敏感性的定量统计分析（$n=6\sim10$；EM1、EM2 和 EM5，$P<0.05$；EM3，$P<0.01$；配对 t 检验)。只有对 PF-05153462 显示出阳性反应(在 35 ℃时，基强度表现为敏感性大于 50 pA)的 iPSC-SNs 才纳入统计。排除统

计的 iPSC-SNs 细胞的数量分别为：EM1 的 12 个细胞中剔除 3 个，EM2 的 10 个细胞剔除 2 个，EM3 的 8 个细胞剔除 1 个，EM5 的 11 个细胞剔除 1 个。（请参考二维码彩图）

在源于所有遗传性红斑肢痛症患者的 iPSC-SNs 中，我们观察到药物在 35 ℃时对细胞基强度的作用与药物对细胞温度敏感性的改变之间存在正相关性（见图 5）（EM1、EM2、EM3、EM5 的皮尔逊相关系数分别为 $r=0.22$，0.88，0.82 和 0.77）。对源于 EM2（I848T 突变）、EM3（V400M 突变）、EM5（F1449V 突变）的 iPSC-SNs 细胞，其回归系数与 0 之间存在显著差异，表明热刺激对基强度的幅度的改变，是细胞可用的 $Na_V1.7$ 通道电导的一个功能。这一效应在源于 EM1 的 iPSC-SNs 细胞中不明显。野生型 $Na_V1.7$ 通道对温度的变化也是敏感的。总体来说，这些分析结果表明，$Na_V1.7$ 促进了源于遗传性红斑肢痛症患者 iPSC-SNs 细胞对热刺激敏感性的增强。

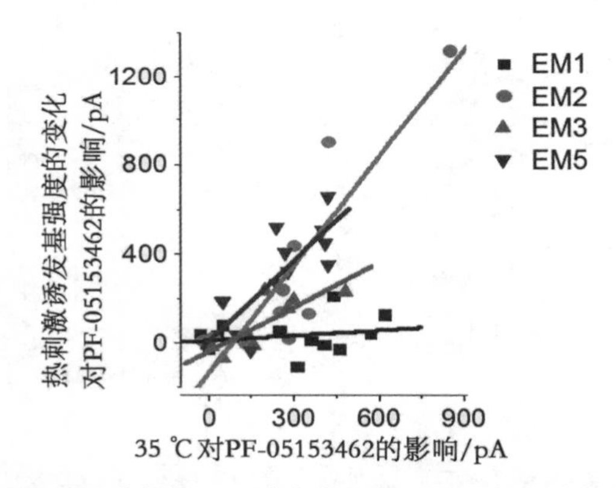

图 5　$Na_V1.7$ 贡献于遗传性红斑肢痛症患者 iPSC-SNs 细胞热敏感性的增强

35 ℃时，PF-05153462 引起的细胞热敏感性变化与细胞基强度变化的相关性分析（EM1、EM2、EM3 和 EM5 的皮尔逊系数分别为 0.22，0.88，0.82 和 0.77）。EM2、EM3 和 EM5 的回归系数与 0 之间存在显著差异。与图 4D 相比，iPSC-SNs 细胞对 PF-05153462 显示出阳性反应（35 ℃时细胞的基强度变化大于 50 pA，证实存在明确的 $Na_V1.7$ 表达）和阴性反应（35 ℃时细胞的基强度变化小于 50 pA，证实 $Na_V1.7$ 低表达或不表达）。（请参考二维码彩图）

$Na_V1.7$ 选择性阻断剂 PF-05089771 的临床疗效

遗传性红斑肢痛症患者被随机分组，参加 2 个独立的疗程（每个疗程又包含 2 个研究阶段）。在每个疗程中，他们以一种“交叉”设计的方式接受口服单一剂量的 $Na_V1.7$ 选择性阻断剂 PF-05089771 或相应的安慰剂。在每个研究阶段，我们通过采用一个可控的热刺激装置在患者给药前立刻施加于受试者的四肢，或者给药后间隔 24 小时再施加于受试者的四肢，来诱发受试者疼痛的发作（见图 6A）。我们对采集的患者血液样本的药物动力学分析结果显示，PF-05089771 在给药后 4 和 6 小时，受试者血浆中的药物浓度达到峰值。具体地，在给药后 4 和 6 小时，PF-05089771 释放到受试者血浆中的浓度均值分别为 166 nmol/L 和 161 nmol/L。

我们采用疼痛强度的数字评分量表（PI-NRS）来给受试者的疼痛打分，0 分表明完全没有疼痛，10 分表示可能的最严重的疼痛。在 PF-05089771 或安慰剂给药前，对于诱发受试者疼痛的发作，采用 PI-NRS 评分至少要在 5 分以上。有效性终点包括受试者给药后，对热刺激后 0～4 小时、4～5 小时、8～9 小时和 24～25 小时的平均和最大疼痛评分。

如图 6B 和 C 显示的是受试者个体最大疼痛评分以及给药后疼痛评分基线的变化情况。我们仅对患者 EM2（I848T 突变）和 EM4（V400M 突变）实施了冷却疗法，但不论在诱发疼痛发作之前的间隔期间是否采用了该疗法，给药后患者的最大疼痛评分结果相似（见图 6D）。在给药后 4～5 小时和 8～9 小时的时间点上，PF-05089771 与安慰剂相比，有统计学差异。其中 4～5 小时的 *P* 值为 0.04，8～9 小时的 *P* 值为 0.08，这是把采用冷却疗法的患者排除在外后得到的统计结果。当把采用冷却疗法的患者纳入统计分析的时候，相应的 *P* 值为 0.06 和 0.03。在 0～4 小时，PF-05089771 与安慰剂相比治疗效果没有显著的统计学差异。PF-05089771 在所有患者中都是耐受性良好，所有用药产生的相关不良反应都是轻微的。PF-05089771 最常见的药物不良反应是口周感觉异常、颜面潮红和晕眩。

讨论

人类 iPSC 疾病模型可以用来鉴定或确证药物对特定疾病临床表型的作用。然而，这些药物究竟在多大程度上可以有效应用于临床疾病治疗呢？我们对此尚不清楚。在本研究中，我们实现了一个转化研究，即从临床前少数带有不同的 *SCN9A* 基因突变的遗传性红斑肢痛症患者构建的 iPSC 的疾病模型，到一个新型 $Na_V1.7$ 选择性阻断剂对一种人类疼痛疾病表型的临床疗效。

就我们所研究的遗传性红斑肢痛症患者而言，他们携带 4 种不同的 *SCN9A* 基因突变，并表现出多种疼痛症状。因此，他们是定性的、“原理论证”性的转化研究的理想人群，以评估临床疼痛表型和采用 $Na_V1.7$ 选择性阻断剂反转他们的疼痛表型。与其他钠通道阻断剂如卡马西平、XEN402 相比，本研究采用的 $Na_V1.7$ 阻断剂 PF-05089771 对 $Na_V1.7$ 亚型具有良好的特异性。我们还采用了一个可以精确控制的热刺激装置用于诱发遗传性红斑肢痛症患者的疼痛发作，这较好地再现了在自

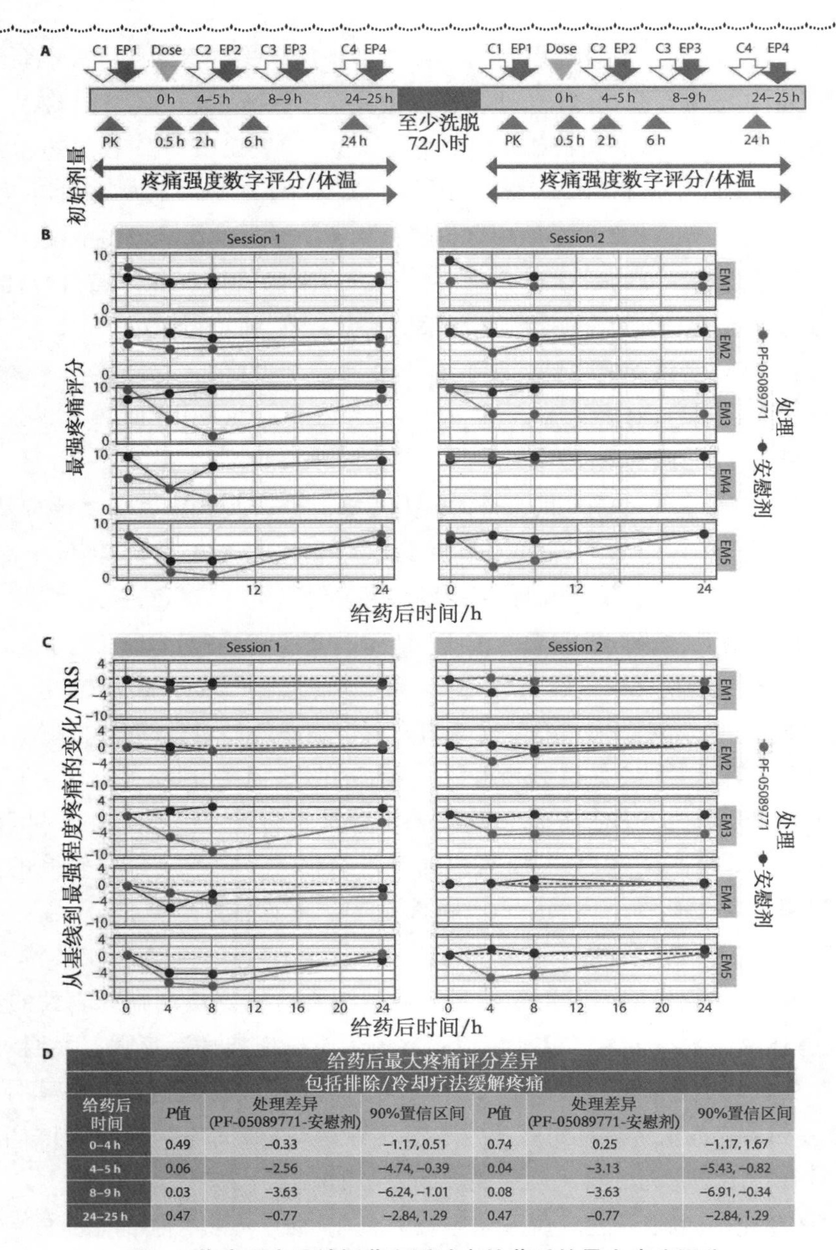

给药后最大疼痛评分差异						
包括排除/冷却疗法缓解疼痛						
给药后时间	P值	处理差异(PF-05089771-安慰剂)	90%置信区间	P值	处理差异(PF-05089771-安慰剂)	90%置信区间
0–4 h	0.49	−0.33	−1.17, 0.51	0.74	0.25	−1.17, 1.67
4–5 h	0.06	−2.56	−4.74, −0.39	0.04	−3.13	−5.43, −0.82
8–9 h	0.03	−3.63	−6.24, −1.01	0.08	−3.63	−6.91, −0.34
24–25 h	0.47	−0.77	−2.84, 1.29	0.47	−0.77	−2.84, 1.29

图 6　临床研究设计概览和受试者给药后的最大疼痛评分

A:每个疗程由 2 个研究阶段组成。两个研究阶段之间相隔一个至少 72 小时的洗脱阶段。在每个研究阶段,受试者以一种“交叉”设计方式接受口服单一剂量的 $Na_V1.7$ 通道阻断剂 PF-05089771 或安慰剂。给药后每 15 min 记录一次疼痛评分,一直持续记录 10 小时,整个研究阶段都会定时测量受试者的核心体温。研究过程中冷却疗法(C1-C4)在诱发疼痛(EP1-EP4)前特定的时间点采用。在给药前和给药后 0.5 小时、2 小时、6 小时和 24 小时采集用于药代动力学研究的样品。B:在 TS1 和 TS2 环节,$Na_V1.7$ 通道阻断剂 PF-

05089771 或安慰剂给药后，受试者记录 PI-NRS 最大疼痛评分。受试者个体最大疼痛评分结果，包括了采用非药理学冷却疗法缓解疼痛的受试者。在 TS1 和 TS2 环节中，与安慰剂组相比，PF-05089771 治疗后，EM1（S241T 突变）未显示出任何差异。与安慰剂组相比，EM2（I848T 突变）在 TS2 环节 PF-05089771 治疗后 4～5 小时，疼痛评分有所降低。与安慰剂组相比，EM4（V400M 突变）在 TS1 环节 PF-05089771 治疗后 4～5 小时和 8～10 小时时间点疼痛评分有所降低，但 TS2 环节未显示任何差异。与安慰剂组相比，EM3（V400M 突变）和 EM5（F1449V 突变）在 TS1 和 TS2 环节单剂量的 PF-05089771 治疗后 4～5 小时和 8～10 小时时间点，疼痛评分都有所降低。C：PF-05089771 与安慰剂治疗后，遗传性红斑肢痛症患者个体 PI-NRS 疼痛评分从基线到最大评分的变化比较情况。D：PF-05089771 治疗后，遗传性红斑肢痛症患者 PI-NRS 疼痛评分的最大疼痛评分的差异，分为纳入和不纳入冷却疗法的遗传性红斑肢痛症患者的疼痛评分结果两种情况。（请参考二维码彩图）

然状态下热刺激诱发患者疼痛发作的特征。在这个“原理论证”性研究中，与接受安慰剂的受试者相比，PF-05089771 给药后在至少一个治疗环节的 4～5 小时和 8～9 小时中，5 位受试者中的绝大多数人表现出对热刺激诱发疼痛的缓解，从而确证了 Na_V1.7 选择性阻断剂治疗遗传性红斑肢痛症患者疼痛的疗效。诱发疼痛发作时间的缩短（与疾病自然历史研究中所记录的较长时间相比，通常少于 1 小时）以及 PF-05089771 给药后达到最大血药浓度时间（T_{max}），也许能够解释 0～4 小时和 24～25 小时时间点上，药物无效。在所有受试者之间和不同疗程之间，药物疗效存在差异。这些观察结果说明单一剂量药物研究的局限性。对于直接评估 PF-05089771 阻断 Na_V1.7 通道突变所致人类感觉神经元表型的有效性时，源于受试者的 iPSC 则提供了一种的独特的方式。

源于遗传性红斑肢痛症患者的 iPSC-SNs 兴奋性的增强与Na_V1.7通道表达量的增加并无关联。然而，它们的静息膜电位均值与非遗传性红斑肢痛症受试者相比，有着轻度的去极化。正如 Vasylyev 等的建模结果所示，这一神经元增强的兴奋性可能是由于 Na_V1.7 阈下电流的增加所致。也有报道表明，在啮齿动物 DRG 神经元上过表达 F1449V、V400M、I848T 和 S241T 的 Na_V1.7 突变型通道并进行逐级刺激后，神经元的电流阈值减小以及放电频率增加。临床显微神经成像研究中，已经检测了遗传性红斑肢痛症对神经元兴奋性的病理生理的影响。据报道，一个携带 I848T 基因突变的患者表现出 C 纤维伤害感受器神经元兴奋性增强。对人类神经显微神经成像记录和源于携带相同 Na_V1.7 突变（I848T）患者的 iPSC-SNs 细胞兴奋性进行检测，结果发现，感觉神经元超兴奋性在遗传性红斑肢痛症发病机制中扮演重要的角色。

两种 Na_V1.7 阻断剂为 Na_V1.7 在源于遗传性红斑肢痛症患者 IPSC-SNs 的超兴奋性中的作用，提供了药理学证据。与非遗传性红斑肢痛症受试者相比，这两种化合物对源于遗传性红斑肢痛症患者的 iPSC-SNs 的基强度都表现出更强的药效，且它们都减弱了源于遗传性红斑肢痛症患者 iPSC-SNs 的自发放电活动。这些数据表明，人类自身的感觉神经元中的处于自然状态的、与遗传性红斑肢痛症相关的突变型 $Na_V1.7$ 通道导致了一种功能获得性表型的产生。

我们对 1 号遗传性红斑肢痛症患者(EM1，S241T 突变)特别感兴趣。虽然两种 $Na_V1.7$ 阻断剂对所有遗传性红斑肢痛症患者的 iPSC-SNs 的基强度的作用相当，但与其他遗传性红斑肢痛症患者相比，源于 EM1 这个受试者的 iPSC-SNs 在研究中表现出较弱的兴奋性，这也确认了 $Na_V1.7$ 功能获得性突变的不同表型。另外，尽管绝大多数源于遗传性红斑肢痛症患者的 iPSC-SNs 对热刺激的兴奋性更强(与患者的临床表型一致)，但 PF-05153462 只阻断了源于 2 号(EM2，I848T 突变)、3 号(EM3，V400M 突变)和 5 号(EM5，F1449V 突变)受试者的 iPSC-SNs 的热诱发反应，表明 $Na_V1.7$ 这些突变对神经元增强的温度敏感性有所贡献。相反，热刺激对 1 号遗传性红斑肢痛症患者(EM1，S241T 突变)并没有作用。临床研究中，PF-05089771 对1 号受试者(EM1)的热诱发的疼痛缺乏效果，可能与其 iPSC-SNs 缺失 $Na_V1.7$ 温度依赖性(在测试温度范围内)的反应有关。与其他遗传性红斑肢痛症患者相比，1 号遗传性红斑肢痛症患者的疼痛发作年龄有所延迟(为 17 岁)。之前发表的研究也发现，对于 S241T 突变，遗传性红斑肢痛症发病的年龄在 8～10 岁之间(来自 6 个患病家庭成员中的 4 个)，相比之下，V400M、F1449V 和 I848T 突变的遗传性红斑肢痛症发病的年龄要更早一些(从婴儿期直到 6 岁)。与童年早期发病的 $Na_V1.7$ 突变相比，发作年龄有所延迟的遗传性红斑肢痛症患者 $Na_V1.7$ 突变与钠通道门控特性的改变较小和神经元超兴奋性降低有关。

相对于其他遗传性红斑肢痛症患者 $Na_V1.7$ 通道突变，源于 1 号遗传性红斑肢痛症患者 iPSC-SNs(携带 S241T 突变)较低的兴奋性可能反映了遗传性红斑肢痛症的延迟发病现象。该现象要么由于 $Na_V1.7$ 生物物理学特性的不同，要么因为细胞成熟期间对 $Na_V1.7$ 的不同的翻译后加工(与其他遗传性红斑肢痛症相关的突变型 $Na_V1.7$ 相比)。在这复杂的个体临床表型及与源于自身的 iPSC-SNs 细胞表型之间，我们很难厘清其中的因果关系。然而，有趣的是，我们注意到 1 号受试者(EM1)表现出最轻微的临床疾病表型，而且与所有源于遗传性红斑肢痛症患者的细胞克隆相比，源于 EM1 自身的 iPSC-SNs 是兴奋性最低的。相反，2 号受试者(EM2，I848T 突变)则表现出严重的临床疾病表型，而且源于 EM2 自身的 iPSC-SNs 具有高度的兴奋性。由于药物对体外 iPSC 疾病模型的表型的影响可以转化到对临床患者的疗效，进一步阐明这种变异性的具体机制将是一项有趣的工作。另外，我们也注意到，源于 4 位非遗传性红斑肢痛症受试者的 iPSC-SNs 的兴奋性范围也很有趣。接下来，我们需要进一步研究确定正常人群的感觉神经元兴奋性的变异程度及其生物学基础。

我们的数据阐明可以利用 Na_V1.7 阻断剂治疗遗传性红斑肢痛症患者的疼痛以及利用 iPSC-SNs 体外模拟遗传性红斑肢痛症患者感觉神经纤维的功能紊乱。我们的结果也发现，临床药物对源于非遗传性红斑肢痛症和遗传性红斑肢痛症受试者的 iPSC-SNs 具有不同效果。因而，iPSC-SNs 可能有助于我们深入理解疼痛疾病，以及患者对现有的和新的治疗方法的药理学反应性。

然而，这项工作也存在一些局限性。遗传性红斑肢痛症是一种罕见病，因而符合临床研究的患者数量很少，仅代表了 4 个不同的基因突变。由于本研究采用单一剂量的药物治疗，所以不可能得到药物剂量-反应的相关信息。本临床研究中，血浆中游离 PF-05089771 的浓度完全抑制 Na_V1.7 的活性，达到了我们的期望值。考虑到该化合物对通道亚型的选择性，PF-05089771 可能对其他外周表达的钠通道（如 Na_V1.6）的作用很小。在药物用于临床治疗之前，这些结果明显需要拓展。我们需要在更多的遗传性红斑肢痛症患者中进行研究，尤其是那些在本研究尚未描述的 *SCN9A* 的功能获得性的基因突变。未来的研究可能也要将这些结果拓展到其他 *SCN9A* 相关的疼痛疾病（如阵发性剧痛症和原发性小纤维神经病变）中。另外，我们也有可能将研究扩大到更多的患慢性痛的人群，其中至少有部分人群可能是编码 Na_V1.7 通道的 *SCN9A* 基因的功能获得性突变所致。

总而言之，本研究利用 iPSC 技术构建了临床研究和临床前研究的桥梁，使得我们能够更好地理解疾病机理及其对治疗药物的反应性。

材料与方法

研究设计

临床研究部分是一个两部分的、随机、双盲、对第三方开放、安慰剂对照的探索性交叉研究，且在一个单一的研究点开展。符合条件的患者是临床或遗传学诊断为遗传性红斑肢痛症的成年男性或女性。在每个研究阶段，患者以 1∶1 的比例随机获得单一口服剂量的 PF-05089771 或者安慰剂。PF-05089771 和安慰剂剂量几乎相同，以保证研究的盲性。根据 2008 年 Helsinki 宣言中的伦理原则，所有的患者在进行研究相关的程序之前都提供了知情同意书。该研究也得到了药物临床试验独立伦理委员会的审核和批准。由于遗传性红斑肢痛症的罕见性，该研究的样本数量是基于原先招募的 14 个患者。该研究中，如果 0～4 小时疼痛平均评分的真实差异是 1.4，有 80% 的可能符合决策标准。决策标准是一种贝叶斯概率，即至少有 75% 的真实差异大于 0.6。

临床研究

患者如有其他的临床重大疾病或者在研究中无法使用如卡马西平、拉莫三嗪、奥卡西平、美西律、阿米替林、辣椒素贴片、局部麻醉贴片和口服/注射的皮质类固醇等止痛药物，将会从这项临床研究中排除。在研究期间，为了管理因遗传性红斑肢痛症引起的疼痛，患者被允许使用如冷却四肢的非药理学治疗手段或对乙酰氨基酚（最大 3 000 mg/d）的药物治疗手段。

5 个注册该项研究的患者参与了之前一项非药物的临床表型研究。患者将疼痛侵袭的触发、时程、强度、频率及疼痛侵袭之间的持续痛（如果有）都在疼痛日记上记录下来，记录时长为 3 个月。疼痛侵袭起始于脚部和手部，引发疼痛的原则是采用温、热、运动和环境因素（通常是湿热天气）。

药物研究的首要目标是评估经受实验诱发（热刺激）或者遗传性红斑肢痛症自发疼痛的受试者口服 1 600 mg 单剂量 PF-05089771 4 小时后的总体疼痛强度。第二个目标是评估受试者在服药后 4～5 小时、8～9 小时和 24～25 小时的疼痛总体时长、最大疼痛强度、疼痛强度（诱发或自发疼痛）的时长。为缓解遗传性红斑肢痛症，研究记录了药理学治疗（如对乙酰氨基酚）或非药理学治疗（如冷却四肢）的实施方式及时间。

A 部分是该研究的第一部分，以一种临床停留的方式进行了 1～2 天，用以在开始 B 部分之前建立每一位受试者疼痛诱发的临床重复性和稳定性。B 部分是另一个拓展的临床停留试验，即实施单一口服试验药物或对应的安慰剂。患者被随机分到研究的 B 部分，但要求他们符合所有的患者选择标准，并有 PI-NRS（0 分代表无痛，10 分代表可能的最大疼痛）自发痛或诱发疼痛得分≥5 分的报告。治疗环节 1（TS1）和治疗环节 2（TS2）可连续进行，TS2 第一次处理与 TS1 最后一次处理之间间隔最小 72 小时，进行洗脱。TS1 与 TS2 之间最长间隔 6 个月。使用 Medi-Therm Ⅲ MTA 7900（Stryker）仪为热刺激仪诱发疼痛，并用冷却仪研究冷却模式部分，也作为冷却四肢的非药理学治疗方式。Medi-Therm 仪通过利用温度调节水循环毯提供设定温度的冷水或温水，用于脚部、手部或身体裹敷。手和脚（包括脚趾）被完全包在温控毯里，每个患者的用法保持一致。使用 PI-NRS 给患者的疼痛基线进行评分。如果患者报告了任何感觉到的疼痛，我们会尝试采用冷却模式减小他的疼痛评分到≤3 分。温控毯用于患者的四肢（脚或手），Medi-Therm 温控毯冷却到 20 ℃（冷却模式）至少 5 min（最大 60 min）直到患者 PI-NRS 疼痛评分≤3

分。冷却后,温控毯加热到每个患者的起始温度 33 ℃,然后温度以 10～15 min 间隔,1～2 ℃梯度递增上升,最高升到 42 ℃。这个温度最长实施 30 min,直到疼痛侵袭诱发疼痛 PI-NRS 评分≥5 分。这个方法学在该研究的 A 部分至少重复了 1～2 次,以建立每个患者个体疼痛诱发标准的时间温度参数,从而应用于 B 部分,即该研究的药物处理阶段。诱发疼痛发作后,患者每 15 min 记录一次疼痛评分,一直记录 4 个小时。

该研究的 B 部分有两个治疗环节(TS1 和 TS2),每个治疗环节有两个研究阶段(见图 6A)。受试者在每个研究阶段接受单剂量的 PF-05089771 或安慰剂。两个治疗环节可以连续进行,两次治疗之间最小洗脱期为 72 小时,或者直至 6 个月。在 B 部分,受试者的四肢接受冷却处理以减小 NRS 疼痛评分到≤3 分(C1 到 C4,见图 6A),然后采用热刺激诱发疼痛侵袭(EP1-EP4)。Medi-Therm 热刺激后,一旦受试者报告 NRS 疼痛评分≥5 分,他们会被随机分到两组双盲治疗处理中的一组[PF-05089771/安慰剂或者安慰剂/PF-05089771,每个治疗环节(TS1 和 TS2)的两种治疗处理都以单剂量口服方式进行]。为保持盲性,PF-05089771 和安慰剂口服剂量在外观和体积上保持一致。给药后采用 A 部分 Medi-Therm 仪建立的个体标准参数诱发疼痛刺激。受试者被要求给药后至少 90 min 后才可使用对乙酰氨基酚或非药理学处理(例如,Medi-Therm 仪冷却功能、冰盒、冷水和风扇)来缓解疼痛。如果受试者要求使用上述方法缓解疼痛则相关处理时间、剂量、持续时间和次数都会被记录下来。给药后 1 小时内每 5 min 都会记录一次疼痛评分,此后每 15 min 记录一次一直记录 10 个小时。给药后在预先设定的时间点进行血样采集,用于后续药代动力学血浆和实验安全评估。给药前 2 天、2～4 小时以及给药后 6 小时和 24 小时采集的血样和尿样用于血液学、血清生化学和尿液分析的实验检测。给药前 2 天、2～4 小时以及给药后 8 小时和 24 小时进行心电图检测。从筛查到最后一次给药直至 28 天后的跟踪研究中,受试者如发生药物不良反应,其发生时间将被记录下来。

用于诱导 iPSCs 的生成的血样采集

5 位受试者的其中 4 位(EM1、EM2、EM3 及 EM5)同意捐赠血样用于生成 iPSCs。从每位受试者采集约 60 ml 的血样并分装到 6 个 8 ml 含有肝素钠的 Ficoll CPT 管中。血样在室温下离心,分离出单核细胞(淋巴细胞和中性粒细胞)并进一步离心。将离心后的细胞进行通气并用血细胞计数器进行计数。采用台盼蓝鉴别不能存活的细胞。存活的细胞最终以不超过 5×10^{7} ml 的密度置于冷冻液中(人 AB 血清加 10%的二甲基亚砜),于－80 ℃冻存。

临床统计学方法

将给药后0～4小时热刺激诱发的平均疼痛评分作为本研究初步终结点，采用线性混合模型对基线、给药后治疗时间、给药作用后基线-时间变化、给药作用后随时间变化采用的治疗处理和给药作用后周期-时间变化等进行分析。在这个模型中，受试者随机地纳入试验中。第二个终结点是给药后4小时、8小时、10小时和24小时诱发疼痛的最大评分，采用线性固定效应模型对受试者、周期和治疗措施等进行分析。总结的结果为一种预估治疗效果（PF-05089771减去安慰剂），90%的置信区间。疼痛诱发后采取前面所述的挽救治疗，因为挽救治疗是非药理学冷却的方式，所以对其中获得的最大疼痛评分也进行了分析。对疼痛诱发前有必要实施的受试者，采用非药理学冷却治疗对受试者的四肢进行冷却。

源于遗传性红斑肢痛症患者iPSCs的诱导和维系

源于非遗传性红斑肢痛症受试者的血样由美国国家血液和移植卫生服务局（Health Service Blood and Transplant，NHSBT）提供。源于遗传性红斑肢痛症患者的血样在受试者知情同意后取样。

采用标准Ficoll-Paque程序对外周血样单核细胞进行纯化。将单核细胞被分化为红系祖细胞，并采用表达Yamanaka OKSM因子（Life Technologies）的仙台病毒进行转染。iPSCs克隆进一步扩展到无病毒的克隆细胞系，并在TeSR1（STEMCELL Technologies）的人工基底膜上进行培养和维系，每6～7天采用中性蛋白酶进行传代（Life Technologies）。

基因组DNA提取、Sanger测序和微阵列比较基因组杂交

采用Qiagen RNa/DNA分离试剂盒对遗传性红斑肢痛症受试者和iPSCs克隆细胞系的基因组DNA进行提取。采用PCR扩增含有各自突变的片段并在测序后进行突变分析。

引物序列[IDT（Integrated DNA Technologies）]如下：

S241T forward，5′-CATGACTTTCTAGGAAAGCTTGTGT-3′；

S241T reverse，5′-GTCCAATTAGTGCAAACACACTCA-3′；

I848T forward，5′-ATCATTCAGACTGCTCCGAGTCTT-3′；

I848T reverse，5′-TTGCAGACACATTCTTTGTAGCTC-3′；

S449N forward，5′-GGGTTTCCTAGGATTTGGAAATGAC-3′；

S449N reverse，5′-CTGATGCTGTCCTCTGATTCTGAT-3′；

V400M forward，5′-ATTTCCATTTTTCCCTAGACGCTG-3′；

V400M reverse，5′-TACCTCAGCTTCTTCTTGCTCTTT-3′；

F1449V forward，5′-TTATAGGTAGACAAGCAGCCCAAA-3′；

F1449V reverse，5′-CCTAAATCATAAGTTAGCCAGAACC-3′.

采用 CytoSure ISCA v2 4×180k 微阵列仪器对 iPSCs 克隆细胞系和相应的受试者的基因组 DNA 进行微阵列比较基因组杂交试验，数据分析采用 CytoSure 软件（Oxford Gene Technology）。

RNA 提取、互补 DNA 合成和 qPCR

采用 RNeasy Mini 试剂盒（Qiagen）对细胞总 RNA 进行分离和提取。反转录采用 SuperScript Ⅲ互补 DNA 合成试剂盒（Life Technologies），根据厂家说明书流程进行操作。采用 TaqMan 基因表达系统（Applied Biosystems）进行 qPCR 实验。使用的 TaqMan 探针（Life Technologies）为 SCN1A，Hs00374696_m1；SCN2A，Hs00221379_m1；SCN3A，Hs00366902_m1；SCN4A，Hs01109480_m1；SCN8A，Hs00274075_m1；*SCN9A*，Hs0161567_m1；SCN10A，Hs01045149_m1；SCN11A，Hs00204222_#m1；GAPDH，Hs02758991_#g1；和 HPRT，Hs02800695_m1.

免疫细胞化学

iPSCs 细胞系或感觉神经元室温下用 4% 的多聚甲醛固定 20 min，0.3% 的 PBS-Triton X-100（PBST）进行渗透化处理，5% 的驴血清（PBS-0.1% Triton X-100）。iPSCs 克隆细胞系孵育一抗 anti-Oct4（sc-8628，Santa Cruz Biotechnology）和 anti-Nanog（ab62734，Abcam）过夜。类感觉神经元孵育一抗 peripherin，anti-Brn3a 和 anti-Islet1（sc-7604，Santa Cruz Biotechnology；ab5945 and ab86501，Abcam）过夜。二抗 Alexa fluorophore（Life Technologies）溶于 PBS-T 中孵育 1 小时，中间洗脱。细胞核染色采用 Hoechst（Life Technologies）。采用 Zeiss Observer ZI 的 AxioVision 软件（Zeiss）或 ImageXpress 平台（Molecular Devices）进行图像获取。

iPSCs 分化为感觉神经元

分化的神经元在神经生长因子培养基中培养 8 周，培养基配方：杜氏培养基/F12（1∶1），10%胎牛血清（Life Technologies），10 ng/mL 神经生长因子，脑源性神经营养因子（BDNF），胶质细胞源性神经营养因子（GDNF），神经营养素 3（NT-3）（PeproTech），抗坏血酸（Sigma-Aldrich）。培养基每周更换 2 次。

电生理学

通常加入生长因子 8 周后，iPSC-SNs 被分离出来并参考 Chambers 等所述重新接种。膜片钳实验采用全细胞模式，电压钳为 200B 膜片钳放大器，700A 或 700B 为电流钳放大器，pCLAMP 10（Molecular Devices）为其控制软件。电压钳实验采用 CL-100 内嵌溶液加热系统（Warner Instruments），在 35 ℃或 40 ℃进行。

每次实验前，对内嵌加热器出口位置温度进行校准。电极电阻在 1.5～2 兆Ω之间。基础细胞外液：135 mmol/L NaCl，4.7 mmol/L KCl，1 mmol/L $CaCl_2$，1 mmol/L $MgCl_2$，10 mmol/L Hepes，10 mmol/L glucose（采用 NaOH 调节 pH 到 7.4）。电压钳细胞内液：100 mmol/L CsF，45 mmol/L CsCl，10 mmol/L NaCl，1 mmol/L $MgCl_2$，10 mmol/L Hepes，5 mmol/L EGTA（采用 CsOH 调节 pH 到 7.3）。电流钳细胞内液：130 mmol/L KCl，1 mmol/L $MgCl_2$，5 mmol/L MgATP，10 mmol/L Hepes，5 mmol/L EGTA（采用 KOH 调节 pH 到 7.3）。细胞外液、内液的渗透压分别调节到 320 mosmol/L 和 300 mosmol/L。所有化学试剂都购买于 Sigma-Aldrich 公司。电流取样在 20 kHz，过滤在 5 kHz。电压钳记录中，串联电阻补偿为 80%～90% 之间，以减少电压误差。评估药物对电压门控钠通道作用的电压设置为：从钳制电位－110 mV 跃到－70 mV，－70 mV 持续 5 s，接下来恢复到－110 mV，持续 100ms，然后给予一个上升到 0 mV 的测试脉冲，持续 20ms。内部扫描间隔为 15 s。采用电流钳模式，通过注入 30ms 时程的递增步阶电流对电流阈值（或基强度）进行检测，直到诱发出单一的动作电位。递增步阶电流进行循环扫描，以追踪电流阈值（基强度）的变化。内部扫描间隔为 2 s。对 4 位遗传性红斑肢痛症受试者和四位健康的捐赠者，每人生成 2～3 个亚克隆。兴奋性数据是从 4 位遗传性红斑肢痛症受试者所有亚克隆细胞数据中选取出来的，健康的捐赠者只选取一个亚克隆细胞进行研究。

在静息膜电位的状态测试每个细胞的兴奋性。在固定膜电位－70 mV 的状态下测试药物和温度对基强度的作用，以避免膜电位变化产生的误差。电流钳数据采 Spike2 软件（Cambridge Electronic Design）、Prism 6.0（GraphPad software）和 Origin 9.1 软件（OriginLab）进行分析，只要可能，原始数据和导出数据都会被展示出来。

统计学分析

临床前数据：非参数方差分析用于比较遗传性红斑肢痛症组和非遗传性红斑肢痛症组克隆细胞系之间的电流密度、总钠电流及基强度。遗传性红斑肢痛症组和非遗传性红斑肢痛症组自发动作电位的发放采用线性逻辑模型进行比较。两组间静息膜电位和动作电位的基强度采用方差分析。总结温度敏感性变化和对基强度影响之间的关系用皮尔逊相关系数的计算。相关回归系数的测试用于确定他们的显著性差异是否从 0 开始。所有显著性检测都是单方面的，采用 5% 的显著性水平。对于这个显著性水平未作任何调整。分布假设以图表形式进行了检查，假设不符合时，采用非参数检验。采用 SAS 9.4（SAS Institute Inc.）软件进行所有的统计学分析。

临床数据：给药后 0～4 小时热刺激诱发的平均疼痛评分值作为本研究初步终结点，采用线性混合模型对基线、给药后治疗时间、给药作用后基线-时间变化、给药作用后随时间变化采用的治疗处理和给药作用后周期-时间变化等进行分析。在这个模型中，受试者随机地纳入本研究。第二个终结点是给药后 4 小时、8 小时、10 小时和 24 小时诱发疼痛的最大评分，采用线性固定效应模型对受试者、周期和治疗措施等进行分析。总结的结果为一种预估治疗效果（PF-05089771 减去安慰剂），90%的置信区间。鉴于单方面 10%显著性水平用于检测给药后 0～4 小时疼痛评分均值的差异，未调整的确切 *P* 值给予最大疼痛评分结果。分布假设以图表形式进行了检查。疼痛诱发后采取前面所述的挽救治疗，因为挽救治疗是非药理学冷却的方式，所以对其中获得的最大疼痛评分也进行了分析。对疼痛诱发前有必要实施的受试者，采用非药理学冷却治疗对受试者的四肢进行冷却。

参考文献

[1] Drenth JPH, Waxman SG. 2007. Mutations in sodium channel gene *SCN9A* cause a spectrum of human genetic pain disorders. J Clin Invest, 117: 3603 - 3609.

[2] Dib-Hajj SD, Yang Y, Black JA, et al. 2013. The Na_V1.7 sodium channel: From molecule to man. Nat Rev Neurosci, 14: 49 - 62.

[3] Bennett DLH, Woods CG. 2014. Painful and painless channelopathies. Lancet Neurol, 13: 587 - 599.

[4] McDonnell A, Schulman B, Ali Z, et al. 2016. Inherited erythromelalgia due to mutations in *SCN9A*: Natural history, clinical phenotype and somatosensory profile. Brain, 139(Pt. 4): 1052 - 1065.

[5] Cummins TR, Dib-Hajj SD, Waxman SG. 2004. Electrophysiological properties of mutant Na_V1.7 sodium channels in a painful inherited neuropathy. J Neurosci, 24: 8232 - 8236.

[6] Wu M-T, Huang P-Y, Yen C-T, et al. 2013. A novel *SCN9A* mutation responsible for primary erythromelalgia and is resistant to the treatment of sodium channel blockers. PLoS One, 8: e55212.

[7] Estacion M, Yang Y, Dib-Hajj SD, et al. 2013. A new Na_V 1.7 mutation in an erythromelalgia patient. Biochem Biophys Res Commun, 432: 99 - 104.

[8] Eberhart M, Nakajima J, Klinger AB, et al. 2014. Inherited pain: Sodium channel Na_V1.7 A1632T mutation causes erythromelalgia due to a shift of fast inactivation. J Biol Chem, 289: 1971 - 1980.

[9] Stadler T, O'Reilly AO, Lampert A. 2015. Erythromelalgia mutation Q875E stabilizes the

activated state of sodium channel Na_V1.7. J Biol Chem，290：6316 - 6325.

[10] Emery EC，Habib AM，Cox JJ，et al. 2015. Novel *SCN9A* mutations underlying extreme pain phenotypes：Unexpected electrophysiological and clinical phenotype correlations. J Neurosci，35：7674 - 7681.

[11] Theile JW，Jarecki BW，Piekarz AD，et al. 2011. Na_V1.7 mutations associated with paroxysmal extreme pain disorder，but not erythromelalgia，enhance Na_V b4 peptide-mediated resurgent sodium currents. J Physiol，589：597 - 608.

[12] Dib-Hajj SD，Choi JS，Macala LJ，et al. 2009. Transfection of rat or mouse neurons by biolistics or electroporation. Nat Protoc，4：1118 - 1126.

[13] Chambers SM，Qi Y，Mica Y，et al. 2012. Combined small-molecule inhibition accelerates developmental timing and converts human pluripotent stem cells into nociceptors. Nat Biotechnol，30：715 - 720.

[14] Young GT，Gutteridge A，Fox HDE，et al. 2014. Characterizing human stem cell-derived sensory neurons at the single-cell level reveals their ion channel expression and utility in pain research. Mol Ther，22：1530 - 1543.

[15] Grskovic M，Javaherian A，Strulovici B，et al. 2011. Induced pluripotent stem cells—Opportunities for disease modelling and drug discovery. Nat Rev Drug Discov，10：915 - 929.

[16] McNeish J，Gardner JP，Wainger BJ，et al. 2015. From dish to bedside：Lessons learned while translating findings from a stem cell model of disease to a clinical trial. Cell Stem Cell，17：8 - 10.

[17] Fischer TZ，Gilmore ES，Estacion M，et al. 2009. A novel Na_V1.7 mutation producing carbamazepine responsive erythromelalgia. Ann Neurol，65：733 - 741.

[18] Goldberg YP，Price N，Namdari R，et al. 2012. Treatment of Na_V1.7-mediated pain in inherited erythromelalgia using a novel sodium channel blocker. Pain，153：80 - 85.

[19] Goldberg YP，Cohen CJ，Namdari R，et al. 2014. Letter to the Editor. Pain，155：837 - 838.

[20] Vasylyev DV，Han C，Zhao P，et al. 2014. Dynamic-clamp analysis of wild-type human Na_V1.7 and erythromelalgia mutant channel L858H. J Neurophysiol，111：1429 - 1443.

[21] Dib Hajj SD，Rush AM，Cummins TR，et al. 2005. Gain-of-function mutation in Na_V1.7 in familial erythromelalgia induces bursting of sensory neurons. Brain，128：1847 - 1854.

[22] Han C，Dib-Hajj SD，Lin Z，et al. 2009. Early and late-onset inherited erythromelalgia：Genotype-phenotype correlation. Brain，132：1711 - 1722.

[23] Yang Y，Dib-Hajj SD，Zhang J，et al. 2012. Structural modelling and mutant cycle analysis predict pharmacoresponsiveness of a Na_V1.7 mutant channel. Nat Commun，

3：1186

[24] Ørstavik K，Weidner C，Schmidit R，et al. 2003. Pathological C-fibres in patients with a chronic painful condition. Brain，126：567-578.

[25] Uyanik O，Quiles C，Bostock H，et al. 2007. Spontaneous impulse generation in C-nociceptors of familial erythromelalgia (FE) patients. Eur J Pain，11：S130-S293.

[26] Namer B，Ørstavik K，Schmidt R，et al. 2015. Specific changes in conduction velocity recovery cycles of single nociceptors in an erythromelalgia patient with the I848T gain-of-function mutation of $Na_V1.7$. Pain，156：1637-1646.

[27] Michiels JJ，Te Morsche RH，Jansen JB，et al. 2005. Autosomal dominant erythermalgia associated with a novel mutation in the voltage-gated sodium channel alpha subunit $Na_V1.7$. Arch Neurol，62：1587-1590.

[28] ClinicalTrials.gov. [Internet]. Identifier：NCT02215252 A Clinical Trial To Evaluate PF-05089771 On Its Own And As An Add-On Therapy To Pregabalin (Lyrica) For The Treatment Of Pain Due To Diabetic Peripheral Neuropathy (DPN). Available from：https://clinicaltrials.gov/ct2/show/NCT02215252.

第12章　从“反复试错”到“一举成功”：朝向“基因组导向疗法”的发展

虽然人们对研发 $Na_V1.7$ 选择性阻断剂的热情一直不减，但我们仍然采用了另一种策略：使用人类基因组数据预测现有的药物是否对特定个人有疗效。这种策略被称为“精准医学”“个性化医学”或“个体化医学”。它通过使用每个特定患者的基因组 DNA 序列为临床医生提供一个分子“指南针”。该“指南针”可以指向最有效的治疗药物。然而，目前在疼痛医学中还没有类似的分子“指南针”。通常，临床医生根据患者对疼痛的描述、疼痛的原因或其模式以及患者病史的其他方面，选择特定的临床药物进行治疗。最有效的药物、剂量和给药时程可能因患者而异。通常，医生需要根据患者报告缓解疼痛的情况和药物不良反应来调整药物的选择、剂量和给药时程。此过程需要患者亲自到诊所进行多次随访或电话咨询。现有药物的形式和剂量有很多种，并且存在许多潜在的组合配伍，因此在任何患者中，都只可能尝试部分治疗方案。即使基于现有的最详尽知识，诊治过程也肯定包含一定程度的“反复试验”，并且可能根本无法提供给患者最佳的治疗方案。

许多因素可能会导致不同患者对药物反应的差异。其中包括疼痛的损伤类型或疾病进程的差异、患者正在服用的其他药物的差异、饮食方式的差异以及环境因素。在过去很长一段时间，这导致人们产生了这样一种感觉：即患者对特定止痛药的反应是不可预测的。

对大多数遗传性红斑肢痛症（inherited erythromelalgia，IEM）患者的疼痛来说，非阿片类止痛药无法缓解或只能轻微缓解，甚至就算阿片类药物也只能做到部分缓解。然而，“凡事皆有例外”。2009 年，我们遇到了一个特别的患遗传性红斑肢痛症的家族，卡马西平（carbamazepine）对该家族患者有很好的疗效。这个家族的案例提示，对罕见的患病家族的分子遗传学进行分析可为我们提供有价值的信息。

卡马西平是 20 世纪 60 年代研发出来的药物，作为一种非特异性的钠通道阻断剂。卡马西平可以抑制所有钠通道亚型的活性，而不是特异性抑制某种钠通道亚型的活性。卡马西平以活动依赖的方式发挥其对钠通道的阻断作用，也就是说，它恰好是在钠通道活动时对其进行抑制。卡马西平最初用于癫痫的治疗，当然，现在它在治疗癫痫中依旧有用。患三叉神经痛的患者会遭受严重的面部发作性刺痛。卡马西平也被证明可有效治疗某些特定形式的神经病理性疼痛，如三叉神经痛。但是，卡马西平通常在其他形式的神经病理性疼痛中无效。而且，卡马西平对大多数遗传性红斑肢痛症患者的疼痛并没有什么疗效。在 2009 年，我们遇到了一个患遗传性红斑肢痛症的特殊家族。在这个罕见的家族中，卡马西平可显著地缓解患者的疼痛。在该家族中最初发现的遗传性红斑肢痛症患者（遗传学家称之为“初始病例”），其症状始于婴儿期。卡马西平可显著缓解两位遗传性红斑肢痛症患者的疼痛。在使用卡马西平治疗之前，一个患遗传性红斑肢痛症的儿童每周大约有 56 次疼痛发作，但在接受卡马西平治疗后，每周只发作 2 次；另一个患遗传性红斑肢痛症儿童也有类似的药物反应。这些患者在卡马西平治疗前不能忍受穿袜子和穿鞋子引起的疼痛，也不能参加田径运动。但是，当他们接受卡马西平治疗后，他们便能穿袜子、穿鞋子、跑步和踢足球了。

这个不寻常的遗传性红斑肢痛症家族的案例，能提供给我们什么信息呢？卡马西平对大多数遗传性红斑肢痛症患者的疼痛没有什么帮助。然而，在这个不寻常的遗传性红斑肢痛症家族中，卡马西平的治疗却非常有效。我们认为，该家族患者含有的基因在塑造他们对卡马西平的药物反应中，起着至关重要的作用。2011 年，我们打赌，可以根据患者基因组 DNA 分析来预测他们对某种特定药物的反应是增强还是减弱。随后发表的论文代表我们已经朝“一击即中”的“基因组导向疗法”迈出了第一步。该方法有望为每位患者选择最有效的止痛药。

在对该遗传性红斑肢痛症家族基因组 DNA 的初步研究中，我们发现，Na_V1.7 第 400 位的氨基酸缬氨酸（V400）被蛋氨酸替换（称为 V400M）。电压钳记录结果分析显示，就像遗传性红斑肢痛症的其他基因突变一样，该位点的基因突变使得钠通道的激活过程变得更容易。该位点突变干扰了钠通道的失活过程，并具有异常的促兴奋作用。这每一个变化有可能导致 DRG 神经元的超兴奋性，从而产生疼痛。

为什么卡马西平能够缓解这个不寻常的遗传性红斑肢痛症家族的疼痛呢？为了回答这一问题，我们检查了卡马西平对 V400M 突变型钠通道的作用。我们观察到，卡马西平可使 V400M 突变型钠通道的激活过程恢复到接近正常水平，而不会影响野生型钠通道的正常激活过程。这些结果表明，V400M 突变对钠通道的功能具有多重影响：首先，V400M 突变造成 Na_V1.7 通道产生了功能获得性变化，从而导致痛觉神经元产生超兴奋性，引起疼痛；其次，出乎意料的是，V400M 突变使 Na_V1.7 通道对卡马西平药物变得敏感。

人类基因组中的每个基因都存在许多变异，即便是没有疾病家族史的人也是如此。对携带 V400M 突变基因家族的研究表明，位于 *SCN9A* 基因内存在可改变通道对药物敏感性的突变，即组成 $Na_V1.7$ 钠通道的近 1 800 个氨基酸中的一个可能会发生变化，进而改变其对药物的敏感性。目前，在关于 *SCN9A* 基因的各种数据库中，人们已经报道了数百种突变体，也就是说，通道蛋白内特定位点的氨基酸被其他氨基酸所替代。因为大多数突变型钠通道的功能尚未得到深入研究，因此，我们对其临床意义尚不清楚。当谈及 V400M 突变型钠通道时，有一个问题浮现在我们脑海：就像 V400M 突变型钠通道对卡马西平的影响那样，其他位点氨基酸的替代能否会降低或增加 $Na_V1.7$ 通道对某些药物的敏感性呢？此外，对我们每个人中发生的基因变异进行分析，是否可以用来指导临床疼痛的药物治疗呢？

从细菌钠通道到人类钠通道

钠通道是一个相当复杂的蛋白质分子，由近 1 800 个氨基酸像“串珠”一样串联在一起，并折叠成高度特异的三维构象。我们对确定蛋白质的三维构象或者回答“什么是折叠的精确模式”这类问题，可能会感到非常困难。请您想象一下，如果拿起一长串珠子进行折叠，会有多种不同的折叠构象呢。有时，红色珠子“A”紧挨着位于后方 30 个珠子的蓝色珠子“B”，但有时却并不是这样的。

甚至，我们的细菌祖先也表达钠通道。细菌钠通道的 4 个结构域具有相同的结构，哺乳动物钠通道的 4 个结构域却各不相同。因此，细菌钠通道提供了适合晶体学分析的可校准的实验模型。那么，何谓“晶体学分析”？晶体学分析可以提供有关组成蛋白质的氨基酸相对位置的信息，甚至包括复杂如离子通道一样的蛋白质。晶体学分析甚至可以指示大分子内某些原子的位置。2011 年，华盛顿大学的 William Catterall、晶体学家 Jian Payandeh 及其同事成功地解析了细菌钠通道的晶体结构。请注意，这是一个很重要的研究进展！结果清楚地展示了钠通道如何在三维构象上弯曲和折叠，从而揭示了组成细菌钠通道的各个氨基酸彼此之间是如何紧密接触的，甚至还标明了在折叠的钠通道三维结构内，这些氨基酸残基中某些原子的精确位置。

这项重要的研究结果发布几天后，新加入我们团队的一位研究员 Yang 博士敲开了我的办公室门，并以他一贯的“只要肯尝试，万事皆可能”的态度，建议我们构建一个原子级分辨率的人类 $Na_V1.7$ 通道的结构模型。他的研究计划就是基于上述细菌钠通道的晶体结构。为此，他使用了功能强大的计算机算法，分别对人类钠通道的 4 个跨膜结构域分别独立建模，然后将这 4 个结构域与最新解析的细菌钠通道所提供的结构模板进行校准。由于钠通道是一个蛋白质大分子，并且在细胞膜中跨膜穿梭达 24 次之多，因此该问题的解决存在潜在的成千上万种可能方案，而每一个模型都描述了在三维空间中钠通道的氨基酸排列方式的细微不同。Yang 等再次使用计算机模拟的方法，最终确定了最佳解决方案——即具有最低自由能的钠通道结构模型。这为我们提供了处于稳定状态的、生物学上恰当的人类 Na_V1.7通道折叠后的三维结构图像。现在，我们的结构模型最终得以发表，该结构模型显示了人类 Na_V1.7 通道中特定氨基酸残基和其中一些原子的位置。

分子建模以预测药物反应性

下一步，我们将使用 Na_V1.7 的结构模型来预测药物对 Na_V1.7 特定突变体的作用。对卡马西平敏感的 V400M 突变型通道，为我们提供了一个很好的起点。根据 Yang 在结构建模方面的成功经验，我们推测，在折叠的 Na_V1.7 通道三维结构内，对卡马西平敏感的 V400M 突变体发生氨基酸替代的位置可能对该突变型通道对药物反应性至关重要。因此，我们筛查了 Na_V1.7 突变体的数据库。然后，我们通过在构建的通道中对各种氨基酸残基进行替换以模拟不同的突变体，并使用 V400M 突变型钠通道作为“种子”，以寻找可能会增强卡马西平反应的天然氨基酸残基替换的其他突变型钠通道。

我们的分析发现，遗传性红斑性肢痛症的另一个位点突变——S241T，可能作为对卡马西平的反应性增强的候选突变型钠通道。在 S241T 突变型通道中，突变氨基酸残基的位点位于钠通道未折叠的线性序列中距离 V400M 位点 159 个氨基酸处。该距离看似较长，但是，我们通过结构建模发现，S241T 位点在折叠的后通道的三维结构中仅距 V400M 位点 2.4 埃(Å)，小于一个水分子的直径。Na_V1.7 的氨基酸残基“串珠”中的第 241 和第 400 珠子在钠通道内卷起的、折叠的三维构象中是彼此紧邻的。为了证明这是否可以预测卡马西平对 S241T 突变型钠通道的作用，我们接下来研究了折叠后通道三维结构中 V400M 和 S241T 突变的相对靠近的位置是否反映了通道在激活过程中它们以耦联方式进行协同工作。确实，热力学分析表明，V400M 和 S241T 两个突变位点是能量耦联的，通过相同或相似的机制相串联实现钠通道的激活过程。

根据上述结果，我们假设这两个突变位点的原子邻近性及其机制耦联可能与药理学耦联是平行的。如果我们的假设成立，那么 V400M 和 S241T 两个变体型通道将有望共享对卡马西平的药物反应性的特征。为了验证该预测，我们接下来在用 S241T 突变型通道转染的体外培养的 DRG 神经元，进一步评估了卡马西平对其兴奋性的作用，并与表达野生型 Na_V1.7 通道细胞的结果进行了对比分析。如 Yang

等 2012 年发表的文章中的图 5a－c 所示，我们的分析结果表明，卡马西平导致表达 S241T 突变体通道的 DRG 神经元的电流阈值增加 1 倍，从而使这些神经元的激活变得更加困难。在表达 S241T 突变体通道的 DRG 神经元中，卡马西平能够显著减少产生动作电位的数量。总体而言，这些观察结果表明，正如结构建模所预测的那样，卡马西平可以抑制表达 S241T 突变体通道的痛觉神经元的超兴奋性。

综上，结果表明，利用结构建模和热力学分析，我们可以在携带人 $Na_V1.7$ 通道的体外培养的 DRG 神经元中，预测多种钠通道对治疗药物的反应性。在 2012 年，我们发表了这些结果。我们热切地希望该研究成果可以让我们实现个性化的、基因组学导向的、对慢性疼痛的有效治疗，尽管我们目前的研究进展还远没有到这一步。

下一步，我们将在人体中进行试验，以观察卡马西平是否会缓解携带 S241T 突变的患者的疼痛。该研究结果将在第 13 章中进行详细描述。

这项研究总共耗费了我们四年的时间。

参考文献

[1] Fischer TZ, Gilmore ES, Estacion M, et al. 2009. A novel $Na_V1.7$ mutation producing carbamazepine-responsive erythromelalgia. Ann Neurol, 65(6): 733－741.

[2] Geha P, Yang Y, Estacion M, et al. 2016. Pharmacotherapy for pain in a family with inherited erythromelalgia guided by genomic analysis and functional profiling. JAMA Neurol, 73(6): 659－667.

[3] Payandeh J, Scheuer T, Zheng N, et al. 2011. The crystal structure of a voltage-gated sodium channel. Nature, 475(7356): 353－358.

[4] Yang Y, Dib-Hajj SD, Zhang J, et al. 2012. Structural modelling and mutant cycle analysis predict pharmacoresponsiveness of a $Na_V1.7$ mutant channel. Nat Commun, 3: 1186.

通过结构建模和突变周期分析来预测 $Na_V1.7$ 突变型通道的药物反应性

Yang Yang，Sulayman D. Dib-Hajj，Jian Zhang，Yang Zhang，Lynda Tyrrell，Mark Estacion，Stephen G. Waxman

摘要

$Na_V1.7$ 钠通道亚型在人类疼痛信号的传导中至关重要。$Na_V1.7$ 的功能获得性突变会产生疼痛综合征，包括遗传性红斑肢痛症等。通常，多数药物治疗对该疾病无效，但卡马西平可使遗传性红斑肢痛症家族的 V400M 突变型 $Na_V1.7$ 通道的激活过程恢复正常，即该位点突变使得钠通道对卡马西平敏感。在本文中，我们证明，通过结构建模和热力学分析可以预测另一个突变通道(S241T)的药物敏感性，而该突变位点位于距离 V400M 突变位点的 159 个氨基酸残基处。结构建模表明，在折叠钠通道的三维结构中，S241T 与 V400M 两个位点之间的距离约为 2.4Å。热力学分析结果表明，钠通道激活期间 V400M 和 S241T 是能量耦联的。与先前对 V400M 突变型钠通道的报道一致，由于卡马西平(30 μmol/L)使 S214T 突变型钠通道的激活趋于去极化。因此，原子邻近性和能量耦联与药理学耦联是平行的。在细胞水平上，卡马西平对 S241T 突变型钠通道的药理学作用更加明显，它使表达 S241T 的 DRG 神经元的超兴奋性变得正常化。因此，我们提出，这种方法可能有助于确定哪种突变体通道能使药物的反应性增强。

慢性疼痛影响了超过 1/4 的美国人。然而，若仅使用现有的药物，有近 40% 患者的疼痛无法得到缓解。最近的研究表明，$Na_V1.7$ 是一种电压门控钠通道亚型，在 DRG 和交感神经节神经元中富集表达，在疼痛信号的传导中至关重要。$Na_V1.7$ 的功能丧失型突变会引起患者罹患先天性无痛症，反之，$Na_V1.7$ 的功能获得型突变则导致患者罹患多种疼痛综合征，其中就包括遗传性红斑肢痛症。这种疾病主要是由于 DRG 神经元中 $Na_V1.7$ 的激活趋于超极化，导致电流阈值降低，从而诱发神经元放电频率增加，最终导致患者肢体的剧烈灼烧痛。已有大量研究证明，$Na_V1.7$ 可作为研发新型止痛药的分子靶标。

目前，临床上现有的药物对遗传性红斑肢痛症几乎没有疗效。在无有效治疗药物的背景下，卡马西平对携带 V400M 突变型 $Na_V1.7$ 的一个遗传性红斑肢痛症家族中的多个患者，具有良好的疗效。卡马西平是一种状态依赖性的钠通道阻断剂，在临床上主要用于癫痫和三叉神经痛的治疗。我们先前的研究表明，临床治疗浓度的卡马西平可以使V400M突变型$Na_V1.7$通道激活的超极化恢复正常，却不影响野生型通道的正常激活过程。钠通道激活电压依赖性的改变，是表达遗传性红斑肢痛症相关突变基因的DRG神经元产生超兴奋性的重要原因，对V400M突变型通道激活的正常化，似乎是卡马西平对该患病家族有治疗效果的基础。这些研究表明，个性化医学的可行性依赖于药物基因组学方法。为实现这一目标，我们需要更好地理解$Na_V1.7$突变型通道介导药物敏感性的结构与功能之间的关系，及其检测临床前药物反应性方法学的建立。

离子通道晶体结构的解析——KcsA，为离子通道超家族的结构建模提供了基础。最近，细菌钠通道的晶体结构也已得到解析，为通道门控和药物结合的结构基础方面带来新的启示。本研究中，我们从人类$Na_V1.7$通道的结构建模开始，建立了一种结合结构建模、热力学突变周期分析以及$Na_V1.7$突变通道的电压钳和电流钳记录的方法。该方法可以预测$Na_V1.7$突变型通道（S241T）对卡马西平的药物敏感性，有望为筛选增强药物反应的钠通道变异体提供一种新方法。

结果

V400和S241在人类$Na_V1.7$通道中显示出原子邻近性

先前观察到的蛋白质一级结构（序列）结果表明，遗传性红斑肢痛症的$Na_V1.7$突变位点倾向于聚集在结构域Ⅰ-Ⅲ的跨膜区段和S4-S5连接区段中，但在蛋白质折叠的三维结构中，这些突变位点是否彼此接近尚不清楚。为了更好地理解遗传性红斑肢痛症不同突变体之间的结构-功能关系，我们基于最近解析的细菌钠通道的晶体结构，构建了人类$Na_V1.7$通道跨膜螺旋的结构模型。人类$Na_V1.7$结构模型采用GPCR-ITASSER程序构建。该程序是对I-TASSER算法的完善和扩展，包含跨膜特定力场和约束的复合集合，可以通过置信度得分（*C*-score）可靠地估计各个结构域模型的准确性。这与实际的TM得分是高度相关的。所谓TM得分，是一种广泛用于测量两种蛋白质结构之间相似度的方法[范围内介于（0，1）]。与RMSD（均方根偏差）得分不同，TM得分对局部结构变异和蛋白质大小不敏感。通常，TM得分<0.17的两个结构具有随机相似性，而TM得分>0.5则表明预测的模型与天然结构之间具有高度相似性。基于钠通道Ⅰ-Ⅳ结构域的*C*-score估算得到的TM得分，分别为0.575、0.805、0.681和0.722，表明其具有与细菌钠通道相似的折叠结构。

$Na_V1.7$ 通道的线性结构示意图如图 1a 所示。而 $Na_V1.7$ 通道的组装折叠后的三维结构模型如图 1b（膜内侧视图）和图 1c（胞质视图）所示。我们对 DI/S6 螺旋的 V400M 突变位点感兴趣，因为已知该突变位点赋予钠通道对卡马西平的药理反应性。鉴于 V400M 突变位点在钠通道三维结构中的位置可能对其药理学反应性至关重要。因此，我们寻找钠通道三维结构上与 V400M 位点接近的遗传性红斑肢痛症相关的突变位点。有趣的是，我们的结构模型表明，DI/S4-S5 连接区段的另一个遗传性红斑肢痛症相关的突变（S241T）的位置与 V400M 的位置非常接近。从折叠后的钠通道三维结构中最近的氢原子开始测量，S241 和 V400 两个位点之间的距离仅为 2.4 Å。然而，这种原子邻近性并不一定意味着两个氨基酸残基发生了直接的相互作用。DI/S6 的放大视图显示了 V400 和 S241 两个位点的位置（见图 1d，e）。V400 侧链指向 S241 所在的 S4-S5 连接区段（见图 1d，e）。尽管 S241T 对钠通道激活过程的影响与位置 241 上侧链大小的增加相关联（可能通过空间位阻效应），但 S241T 突变型通道的药理学反应性，先前尚未被评估过。

我们还选择了另一个遗传性红斑肢痛症相关的突变（F1449V）用于分析，因为它位于 S6 螺旋的胞质末端，这使其接近 DI/S6 中的 V400M 突变位点（见图 1d，e）。钾通道结构的同源性建模结果表明，F1449 在细胞质孔开口处参与形成疏水环，并充当激活门。利用细菌钠通道结构对 F1449 进行建模，可以重构疏水环的结构。但是，与 S241T 突变型钠通道一样，F1449V 突变型钠通道的药理反应性仍然未知。

V400M 和 S241T 在钠通道激活过程中能量耦联

先前的研究表明，所有这些遗传性红斑肢痛症相关的基因突变，都会使钠通道的激活过程趋于超极化。然而，尚不清楚这些突变是通过独立作用还是协同作用，以及影响通道激活过程的相同或不同方面。那么，我们的问题是，结构建模所示的 $Na_V1.7$ 通道突变的位置是否表明通道激活过程中存在机制耦联呢？

热力学突变周期分析是一种用于确定特定蛋白质的两个突变位点的独立性或耦联性的成熟方法。我们研究了位于 S6 螺旋中的突变 V400M 与 S4－S5 连接区段中结构上紧靠的突变（S241T）或在另一个 S6 螺旋中的突变（F1449V）的耦联。我们通过构建带有双突变的结构，例如 V400M 和 S241T 或 V400M 和 F1449V（分别命名为 VM/ST 和 VM/FV），来进行突变周期分析。在瞬时转染的 HEK293 细胞中，我们鉴定了具有电压依赖性激活特征的 $Na_V1.7$ 野生型通道、单突变（V400M、F1449V 和 S241T）以及双突变（VM/ST 和 VM/FV）。如果两个突变位点存在能量耦联（或者说是通过相同或共享的机制影响通道激活），则与单突变相比，双突变不会对钠通道激活的效应产生叠加作用。但是，如果两个突变位点不存在能量耦联

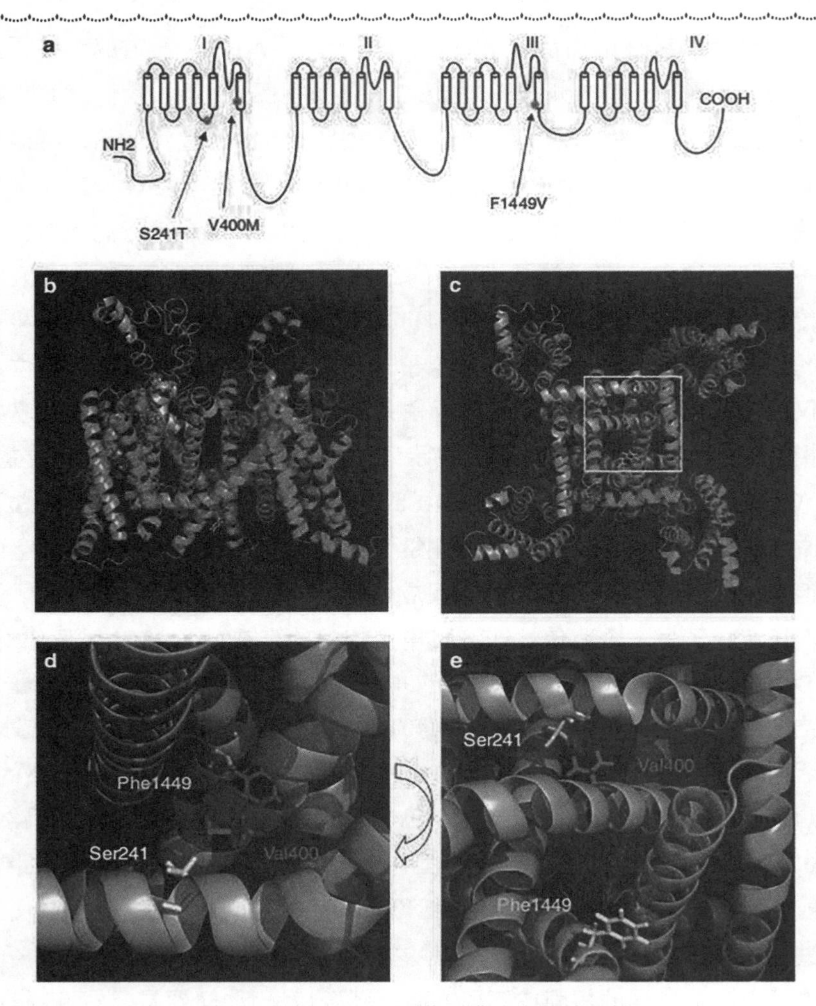

图 1　人类 $Na_V1.7$ 通道跨膜结构域的建模

a：人类 $Na_V1.7$ 通道拓扑结构图，显示了 S241T、V400M 和 F1449V 等突变位点。b：$Na_V1.7$ 通道跨膜结构域模型的膜内视图。结构域Ⅰ：浅蓝色；结构域Ⅱ：粉橙色；结构域Ⅲ：青色；结构域Ⅳ：黄绿色。c：$Na_V1.7$ 通道跨膜结构域模型的胞质视图。包含 S241、V400 和 F1449 残基的方框区域放大显示于 e。d：包含 S241、V400 和 F1449 残基的区域的放大膜内视图。e 为 c 的方框区域的放大胞质视图。S241、V400 和 F1449 呈棒状，分别显示为灰色、红色和黄色。（请参考二维码彩图）

（或者说是通过不同的机制独立地影响通道），则与两个单突变相比，双突变将对钠通道激活的效应产生叠加作用。

野生型通道、待评估的单突变和相应的双突变型的 $Na_V1.7$ 激活的电压依赖性用 Boltzmann 方程进行拟合，以确定 $V_{1/2}$（半激活电压）和 Z（与半激活斜率成比例）

(见图 2a,b)。代表性钠电流的轨迹如图 2c－h 所示。双突变 VM/ST 的 $Na_V1.7$ 的激活与单突变的激活非常相似，表明无叠加效应，即说明 V400M 和 S241T 突变通过共同或共享的机制改变了钠通道的激活过程(见图 2a)。相较而言，双突变 VM/FV 的激活相对于单突变更加趋于超极化(见图 2b)，这表明两者存在叠加效应，即说明 V400M 和 F1449V 突变通过不同的、能量独立的机制影响钠通道的激活过程。

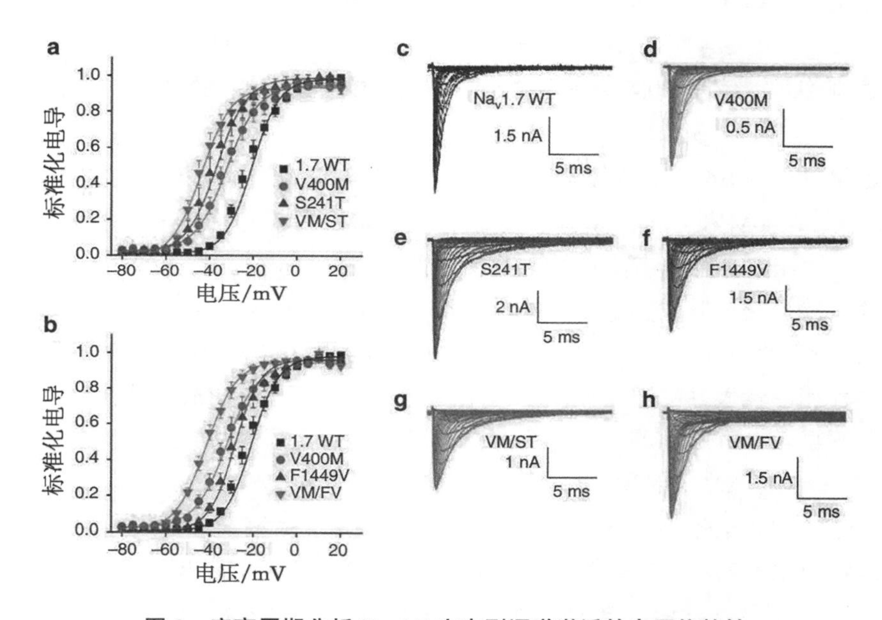

图 2　突变周期分析 $Na_V1.7$ 突变型通道激活的电压依赖性

a：$Na_V1.7$ 野生型、V400M、S241T 和 V400M/S214T(VM/ST)等突变型通道的电压依赖性的激活曲线。曲线是由数据的 Boltzmann 拟合所得。b：$Na_V1.7$ 野生型、V400M、F1449V 和 V400M/F1449V(VM/FV)等突变型通道的电压依赖性的激活曲线。c－h：表达野生型(c)、V400M(d)、S241T(e)、F1449V(f)、VM/ST 双突变(g)和 VM/FV 双突变(h)通道的 HEK293 细胞所记录的上述通道电流的代表性轨迹。(请参考二维码彩图)

为了定量评估这些效应，我们计算了由单突变或双突变引起的钠通道激活所需能量的变化。对每个单突变或双突变来说，使用 $V_{1/2}$ 和 Z 确定激活自由能(ΔG^0)。突变型通道自由能的变化相对于野生型通道称为($\Delta\Delta G^0$)，耦联自由能(非加和性的大小)为($\sum\Delta G^0$)。在方法中，我们介绍了($\Delta\Delta G^0$)和($\sum\Delta G^0$)的名称和计算方法。根据先前的研究，我们设定了以下标准：如果 $|\sum\Delta G^0 > 1$ kcalmol$|$，我们就认为这 2 个突变是耦联的(非叠加性)；反之，如果 $|\sum\Delta G^0 < 1$ kcalmol/L$|$，我们就认为这 2 个突变是独立的(叠加性)。我们对所有突变对计算了 $\sum\Delta G^0$，发

现 V400M：S241T 突变对 $|\sum \Delta G^0| = 2.32$ kcalmol/L，V400M：F1449V 突变对 $|\sum \Delta G^0| = 0.38$ kcalmol/L。这些数据与拟合曲线非常吻合，强烈表明，在钠通道激活过程中，V400M 和 S241T 存在能量耦联，而 V400M 和 F1449V 不存在耦联。

卡马西平使 S241T 突变通道的激活趋于去极化

结构建模结果表明，V400 和 S241 之间存在原子邻近性，并且突变周期分析表明在激活过程中 S241T 与 V400M 耦联。已知使用治疗浓度的卡马西平（30 μmol/L）预处理细胞可以使 V400M 突变型通道（而不是野生型通道）的激活向去极化方向移动。

尽管钠通道 S4～S5 连接区段内的残基未参与形成局部麻醉剂的结合位点，但我们推测，V400M 和 S241T 的原子接近和能量耦联可能与药理耦联相平行，因此它们可能对卡马西平具有类似的药物反应性。

为了验证这一假设，我们在表达 S241T 或 F1449V 突变通道的 HEK293 细胞中，在记录之前 30 min 进行卡马西平（30 μmol/L）预处理，测量药物对每个突变体激活的作用。代表性的记录如图 3a-d 所示。与二甲亚砜（DMSO）处理相比，卡马西平处理导致 S241T 突变通道电压依赖性激活的 $V_{1/2}$ 显著去极化 7.1 mV（二甲亚砜：-37.6 ± 1.0 mV，$n=10$；卡马西平：-30.5 ± 1.3 mV，$n=13$；$P<0.01$，Student's *t*-test，图 3e）。相比之下，与二甲亚砜处理相比，卡马西平处理表达 F1449V 的 HEK293 细胞对通道激活没有表现出可检测的效果（卡马西平处理的激活 $V_{1/2}$：-27.1 ± 1.5 mV，$n=8$；二甲亚砜处理的激活 $V_{1/2}$：-28.8 ± 1.1 mV，$n=9$；$P>0.05$，Student's *t*-test，图 3f）。

对钠通道稳态快失活的增强效应（稳态快失活 $V_{1/2}$ 向超极化方向移动）是卡马西平的经典作用机制。但是，对于 $Na_V1.7$，治疗浓度的卡马西平却不能改变野生型通道的稳态快失活。为了确定卡马西平是否对 S241T 或 F1449V 突变型钠通道的稳态快失活过程有影响，如前所述，我们用二甲亚砜或卡马西平（30 μmol/L）处理了表达 S241T 或 F1449V 突变通道的 HEK293 细胞，通过响应 500ms 的去极化电位评估稳态快失活，分析发现，二甲亚砜处理后 S241T 的稳态快失活 $V_{1/2}$ 为 -79.9 ± 1.7 mV（$n=6$），F1449 的稳态快失活 $V_{1/2}$ 为 -71.6 ± 1.5 mV（$n=6$），该数值非常接近于我们先前的研究中所得到的未进行药物处理的数值。卡马西平（30 μmol/L）并未显著改变 S241T 或 F1449V 突变通道的 $V_{1/2}$ 的数值（-81.5 ± 2.1 mV，$n=6$；-72.7 ± 2.2 mV，$n=8$；与二甲亚砜处理相比，$P>0.05$，Student's *t*-test，图 3g，h）。

S241T 突变型钠通道的 DRG 神经元产生超兴奋性

为了研究 S241T 突变通道对伤害性感受器神经元的兴奋性的影响，我们从出生后第 1～5 天的大鼠中分离出小的（直径为 20～28 μm）DRG 神经元，并用人 Na_V1.7野生型或 S241T 突变通道转染这些 DRG 神经元。转染 2 天后，我们通过电流钳记录评估其兴奋性。所谓“电流阈值”，即可兴奋细胞产生单个全或无的动作电位所需注入的电流，是通过注入幅度逐步增大（5 pA 增量）的 200 ms 去极化电流来确定的。对于图 4a 所示在野生型钠通道转染的神经元，小于 225 pA 的注入电流会产生小的、渐变的膜电位的去极化，而 230 pA 电流注入会引起第一个全或无的动作电位的发放。相反，将 60 pA 电流注入表达 S241T 突变通道的神经元后会激发第一个动作电位（见图 4b）。平均而言，与表达野生型钠通道的 DRG 神经元相比（227.6±36.7 pA，n＝19），表达 S241T 突变型钠通道会引起神经元动作电位发放的阈值降低 2.7 倍（83.5±18.2 pA，n＝20，P＜0.01，Student's t-test，图 4c）。

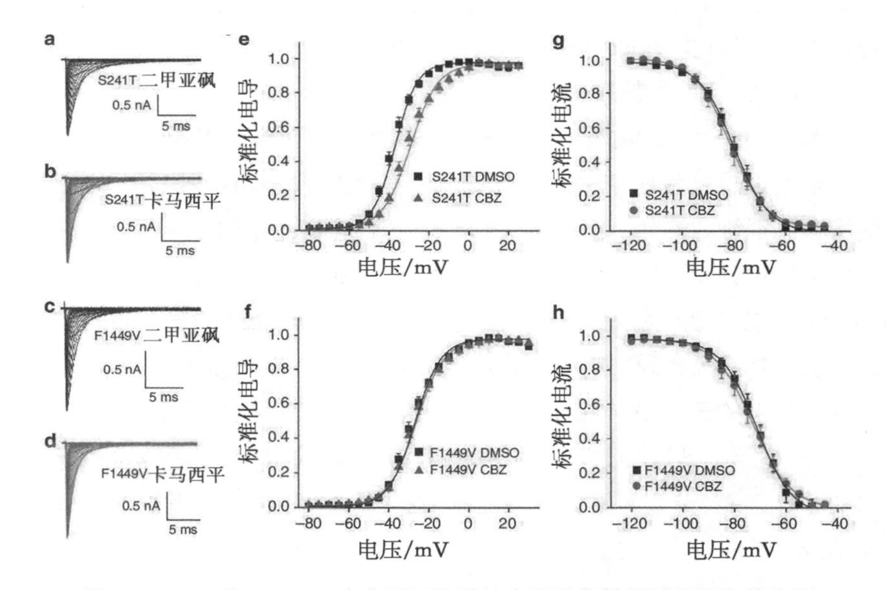

图 3　S241T 和 F1449V 突变型通钠道的电压依赖性激活和稳态快失活

a-d：用二甲亚砜（a）或卡马西平（b）处理表达 S241T 突变通道的 HEK293 细胞、用二甲亚砜（c）或卡马西平（d）处理表达 F1449V 突变通道的 HEK293 细胞所记录的当前家族的代表性轨迹。e：绘制用二甲亚砜或卡马西平（30 μmol/L）处理的 S241T 突变通道激活的平均电压依赖性，并与 Boltzmann 方程拟合。用卡马西平处理 S241T 突变通道后，观察到 7.1 mV 激活的去极化移动（P＜0.01，Student's t-test）。f：绘制用二甲亚砜或卡马西平处理的 F1449V 突变通道激活的平均电压依赖性，并与 Boltzmann 方程拟合。没有观察到 F1449V 突变通道的激活曲线发生明显变化。g-h：绘制响应于用二甲亚砜或卡马西平处理的 S241T（g）或 F1449V（h）突变通道的 500 ms 去极化电位的稳态快失活的电压依赖性，并与 Boltzmann 方程拟合，没有观察到明显的变化。（请参考二维码彩图）

我们通过注入一系列从 25～500 pA 的、以 25 pA 的增量的、持续时间为 1 秒的电流，来评估 DRG 神经元的放电频率的变化。对于表达野生型钠通道的 DRG 神经元，注入去极化电流没有引起动作电位或仅引起单个动作电位的发放，而在较强的刺激下偶尔会出现第二个动作电位的发放（见图 4d－f）。相比之下，表达 S241T 的 DRG 神经元会在注入弱电流和强电流时诱发动作电位的反复发放（见图 4g－i）。为了比较表达野生型或 S241T 突变型钠通道的 DRG 神经元的放电频率，我们对在各种刺激强度下持续 1 秒的注入电流引起的尖峰次数进行了平均化（见图 4j）。在所有≥125 pA 的刺激强度下，表达 S241T 突变型钠通道比表达野生型钠通道的 DRG 神经元能激发更多的尖峰（见图 4j，$P<0.05$，Mann-Whitney 检验）。已知静息膜电位（RMP）会影响 DRG 神经元的兴奋性。因此，我们还评估了表达野生型或 S241T 突变型钠通道的 DRG 神经元的静息膜电位，但未观察到两者静息膜电位存在显著差异（见图 4k）。综上，这些数据表明，表达 S241T 突变型钠通道能够诱导 DRG 神经元产生超兴奋性。

卡马西平使表达 S241T 的 DRG 神经元的超兴奋性恢复正常

为了检验通过结构建模和突变周期分析得到的预测，我们采用电流钳记录技术评估了卡马西平对表达 S241T 或 F1449V 突变型通道的 DRG 神经元超兴奋性的影响。如前所述，在记录之前的 30 min，用二甲亚砜或卡马西平（30 μmol）处理 DRG 神经元。首先我们评估了电流阈值。用二甲亚砜处理的表达 S241T 突变型通道的代表性神经元的反应（见图 5a）。该神经元的电流阈值为 75 pA，相比之下，用卡马西平处理的表达 S241T 的代表性神经元的电流阈值为 170 pA（见图 5b）。平均而言，卡马西平处理导致表达 S241T 突变型通道的 DRG 神经元的电流阈值显著增加约 2 倍之多（卡马西平处理：162.7±24.4 pA，$n=28$；二甲亚砜处理：90.4±13.2 pA，$n=27$，$P<0.01$，Student's *t*-test；图 5c）。结果表明，卡马西平处理可能会减弱表达 S241T 突变通道的 DRG 神经元的超兴奋性。

我们先前的研究表明，表达 F1449V 突变型通道的 DRG 神经元的电流阈值有所降低，并响应于持续去极化刺激而引起神经元的放电频率增加。由于卡马西平并未在 F1449V 突变型通道激活曲线向去极化方向移动（见图 3f），我们猜测，卡马西平不能使表达 F1449V 突变型通道的 DRG 神经元的放电特性正常化。然后，我们首先评估了电流阈值。如图 5d、e 所示，表达 F1449V 突变型通道的 DRG 神经元的电流阈值在卡马西平和二甲亚砜处理后的数值非常接近，在这些神经元群体中我们没有发现两者电流阈值的显著差异（二甲亚砜：153.5±17.9 pA，$n=29$；卡马西平：165.5±19.7 pA，$n=28$，$P>0.05$，Student's *t*-test，图 5f）。

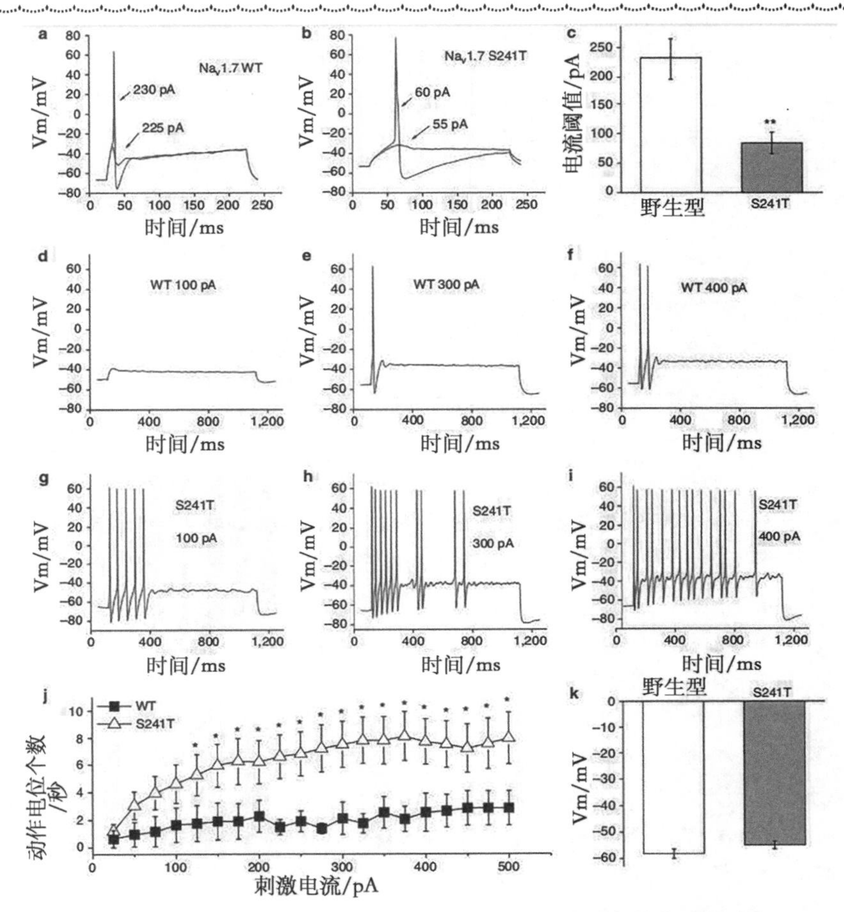

图 4　表达野生型或 S241T 突变通道的 DRG 神经元的电流钳分析

a:表达 Nav1.7 野生型通道的代表性 DRG 神经元对 225 pA 注入电流表现出亚阈值反应以及 230 pA 注入电流引起随后的动作电位发放,这作为该神经元的电流阈值。b:表达 S241T 突变型 Nav1.7 通道的代表性 DRG 神经元对注入 55 pA 电流表现出亚阈值反应,而注入 60 pA 电流引起随后的动作电位的发放。c:比较表达野生型和 S241T 突变型钠通道的 DRG 神经元的电流阈值。S241T 通道的表达显著降低了电流阈值(＊＊$P<0.01$,Student's t-test)。表达野生型通道的神经元的电流阈值:(227.6±36.7 pA,$n=19$);表达 S241T 突变型通道的神经元的电流阈值:(83.5±18.2 pA,$n=20$)。d-f:表达野生型通道的代表性 DRG 神经元在注入 100 pA(d)、300 pA(e)和 400 pA(f)电流时,对持续 1 秒的去极化电流阶跃的反应。g-i:表达 S241T 突变型通道的代表性 DRG 神经元在注入 100 pA(g)、300 pA(h)和 400 pA(i)电流时,对持续 1 秒的去极化电流阶跃的反应。在此范围内,两组反应的差异明显。j:比较了表达野生型和 S241T 突变型通道的 DRG 神经元之间发放的平均动作电位个数。在阶跃电流注入范围内(125～500 pA),野生型通道的 DRG 神经元对电流注入的反应与表达 S241T 突变通道的 DRG 神经元相比有显著差异(＊$P<0.05$,Mann-Whitney 检验)。k:表达野生型或 S241T 突变型通道的 DRG 神经元的平均静息膜电位相比,两者无显著性差异。结果表示为均值±标准误。

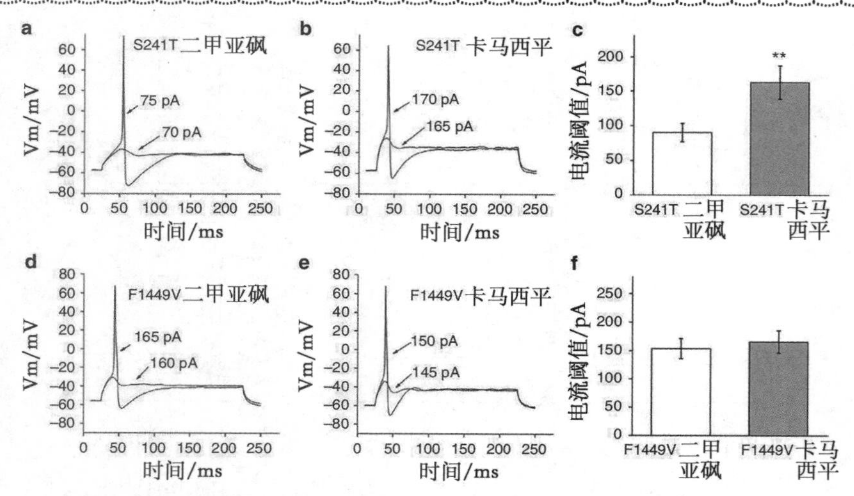

图 5　经卡马西平或二甲亚砜处理后，表达 S241T 或 F1449V 突变通道的 DRG 神经元的电流阈值

a，b：显示了用二甲亚砜(a)或 30 μmol 卡马西平(b)处理后，表达 S241T 突变型通道的代表性 DRG 神经元的亚阈值和超阈值反应。c：比较用二甲亚砜或 30 μmol 卡马西平处理后，表达 S241T 突变型通道的 DRG 神经元的电流阈值。卡马西平处理显著提高了电流阈值（＊＊$P<0.01$，Student's t-test）。二甲亚砜处理的 DRG 神经元的电流阈值为：90.4±13.2 pA($n=27$)；卡马西平处理的 DRG 神经元为：162.7±24.4 pA($n=28$)。d，e：显示了用二甲亚砜(d)或 30 μmol 马西平(e)处理的表达 F1449V 突变型通道的 DRG 神经元的亚阈值和超阈值反应。f：比较用二甲亚砜(153.5±17.9 pA，$n=29$)或 30 μmol 卡马西平(165.5±19.7 pA，$n=28$)处理后，表达 F1449V 突变型通道的 DRG 神经元的电流阈值。两者无显著性差异($P>0.05$，Student's t-test)。数据表示为均值±标准误。

我们进一步测试了卡马西平对表达 S241T 或 F1449V 突变型通道的 DRG 神经元的放电频率的影响。我们在用二甲亚砜处理的表达 S241T 突变通道的神经元上，观察到了强烈的动作电位的重复激发（见图 6a－c）。相比之下，用卡马西平预处理可显著减少表达 S241T 突变通道的 DRG 神经元激发的动作电位数量（见图 6d－f），即在所有≥100 pA 的刺激强度下，卡马西平预处理引起的放电频率的降低均具有统计学意义（$P<0.05$，Mann-Whitney 检验，图 6g）。这种作用并不是由于神经元静息膜电位的改变，因为卡马西平预处理不会影响表达突变型通道的 DRG 神经元的静息膜电位（见图 6h 和 7h）。总而言之，我们的数据表明，卡马西平能够抑制表达 S241T 突变型钠通道的 DRG 神经元的超兴奋性。

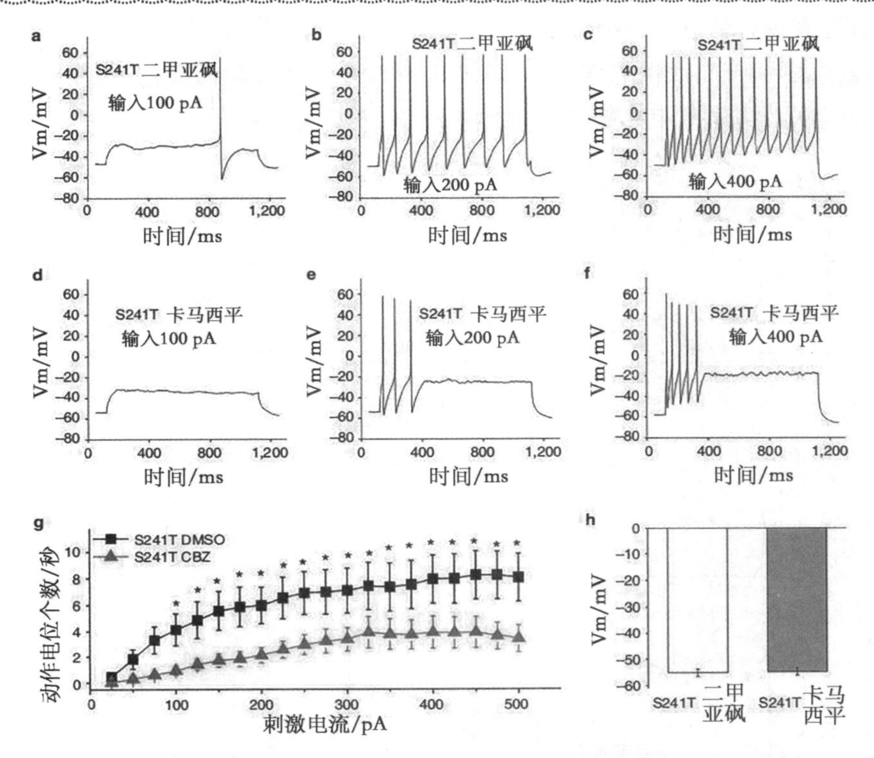

图 6　卡马西平或二甲亚砜处理后，表达 S241T 突变型通道的 DRG 神经元的放电频率和膜电位

a-c：在注入 100 pA(a)、200 pA(b)和 400 pA(c)电流时，用二甲亚砜处理的表达 S241T 突变通道的代表性 DRG 神经元对持续 1 秒的去极化电流活动的反应。d-f：在注入 100 pA(d)、200 pA(e)和 400 pA(f)电流时，用 30 μmol 卡马西平处理的表达 S241T 突变通道的代表性 DRG 神经元的同上的类似记录。g：总结了用二甲亚砜($n=27$)或卡马西平($n=28$)处理后，表达 S241T 突变型通道的 DRG 神经元的平均放电反应。从注入 100 pA 电流开始，卡马西平显著降低了神经元的放电频率（* $P<0.05$，Mann-Whitney 检验）。h：二甲亚砜或卡马西平处理的表达 S241T 突变通道的 DRG 神经元之间的平均静息膜电位，两者之间无统计学差异（二甲亚砜：-55.3 ± 1.4 mV，$n=27$；卡马西平：-54.9 ± 1.3 mV，$n=28$，$P>0.05$，Student's t-test）。结果表示为均值±标准误。

相反，卡马西平不能抑制表达 F1449V 突变型钠通道的 DRG 神经元的异常重复放电。我们在用二甲亚砜（见图 7a－c）和卡马西平（见图 7d－f）处理的表达 F1449V 突变型通道的神经元，都观察到了重复放电现象。在注入一系列电流中，用卡马西平和二甲亚砜处理的神经元，两者对注入≤200 pA 电流的放电频率很接近（见图 7g）。尽管随着注入电流强度的增加，两者的放电频率折线图开始发生分离，但即使在电流注入为 500 pA（见图 7g）的情况下，卡马西平对放电频率的作用也没有达到统计学意义。结合我们在 V400M 和 S241T 突变型通道中得到的结果，这些数据表明，卡马西平的作用对 V400M 和 S241T 突变型通道具有特异性，并且这与我们从结构建模和突变周期分析得出的结论非常一致。

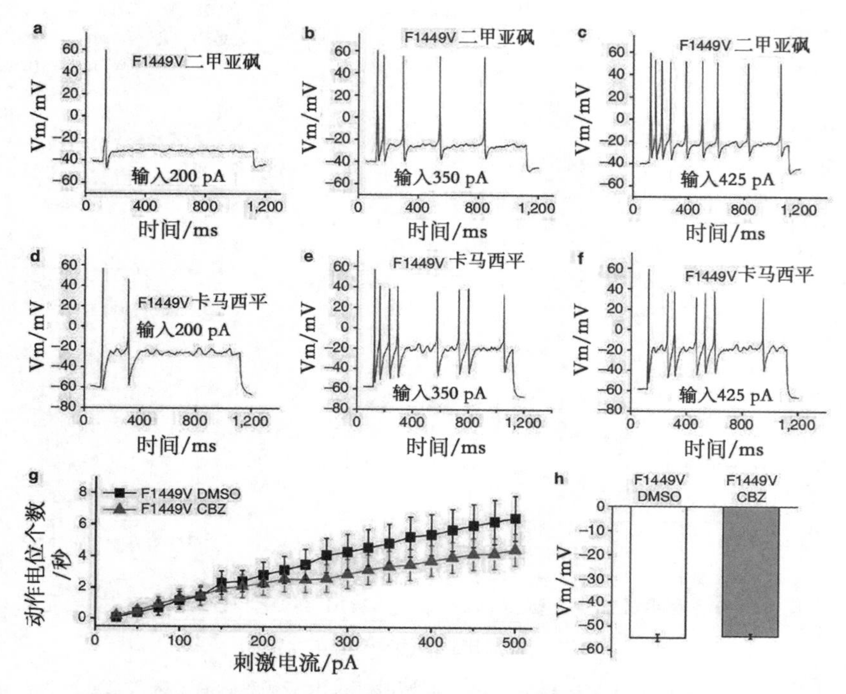

图 7 卡马西平或二甲亚砜处理的表达 F1449V 的 DRG 神经元的放电频率和膜电位

a-c：在注入 200(a)、350(b)和 425(c)pA 电流时，用二甲亚砜处理的表达 F1449V 突变通道的代表性 DRG 神经元对持续 1 秒的去极化电流的放电反应。d-f：在注入 200(d)、350(e)和 425(f) pA 电流时，用卡马西平处理的表达 F1449V 突变通道的代表性 DRG 神经元的同上的类似记录。g：比较了用二甲亚砜(n=29)或卡马西平(n=28)处理的表达 F1449V 突变通道的 DRG 神经元的平均放电频率，在整个范围内均未发现显著差异(P>0.05，Mann-Whitney 检验)。h：用二甲亚砜或卡马西平处理后，表达 F1449V 突变通道的 DRG 神经元之间的平均静息膜电位，两者之间无显著差异(二甲亚砜：−54.8±1.5 mV，n=29；卡马西平：−54.1±1.0 mV，n=28，P>0.05，Student's t-test)。结果表示为均值±标准误。

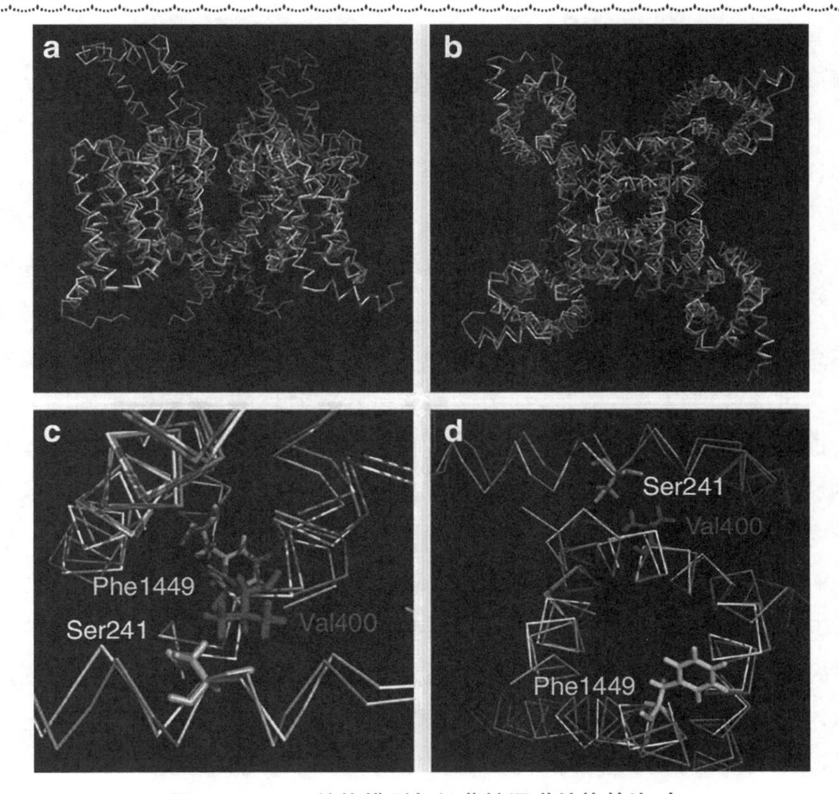

图 8　Na_V1.7 结构模型与细菌钠通道结构的比对

a：Na_V1.7 通道跨膜结构域模型的膜内视图与细菌钠通道结构（3RVY）比对。Na_V1.7 结构域Ⅰ：浅蓝色；结构域Ⅱ：粉橙色；结构域Ⅲ：青色；结构域Ⅳ：黄绿色。细菌钠通道：白色。b：Na_V1.7 通道跨膜结构域结构模型的胞质视图与细菌钠通道结构比对。c：含有 S241（灰色）、V400（红色）和 F1449（黄色）残基的区域的膜内侧视图的放大图。d：含有 S241、V400 和 F1449 残基的区域的胞质侧视图的放大图。（请参考二维码彩图）

讨论

基于最近解析的细菌电压门控钠通道的晶体结构模型，我们发现，DI/S4-S5 连接区段内的 S241 位于人类 Na_V1.7 钠通道折叠结构中的 V400 附近，并且距离通道肽链中的 V400 位点 159 个氨基酸。使用突变周期分析，我们已经证明 Na_V1.7 的 V400M 和 S241T 的 2 个突变位点在钠通道激活过程中存在能量耦联，表明它们有助于激活相同的功能。由于卡马西平使得 V400M 突变型钠通道的激活趋于去极化。因此，我们推断，钠通道激活过程中 V400M 和 S241T 的能量耦联可能与药理学耦联相平行。使用电压钳记录，我们发现，治疗浓度的卡马西平确实可以使 S241T 突变型钠通道的激活恢复正常。此外，我们进一步证明，卡马西平诱导的钠通道激活过程的正常化，伴随着表达 S241T 突变通道的 DRG 神经元的电流阈值的提高及其放电频率的降低。相比之下，V400M 和 F1449V2 个突变位点之间不存在能量耦联，并且卡马西平对 F1449V 突变型钠通道的激活以及表达 F1449V 突变型通道的 DRG 神经元的放电特性，均没有明显作用。对人类和啮齿类动物的研究结果表明，$Na_V1.7$ 通道对疼痛信号的传导至关重要，并且已证明，该通道可以作为研发新型止痛疗法的很有前景的药物靶点。关于 $Na_V1.7$ 突变型通道的结构和功能的研究，可以深入解析通道门控特性及其与药物相互作用的机制特征。先前对钠通道结构和功能的研究主要基于从钾通道的晶体结构所获得的信息。细菌钠通道的晶体结构的成功解析，使得我们构建更真实的哺乳动物电压门控钠通道的结构模型成为可能。值得注意的是，细菌钠通道是四重对称的，即它由相同的 4 个亚基组装而成，而哺乳动物电压门控钠通道则是由单个蛋白质多肽链编码的 4 个不同的结构域所组成。补充表 S3 中显示了细菌钠通道与 $Na_V1.7$ 通道的 4 个跨膜结构域的比对结果。图 8 显示了 $Na_V1.7$ 与细菌钠通道的跨膜结构域的重叠。除去上述的些微区别，细菌钠通道可算是研究哺乳动物电压门控钠通道最接近的模板。此外，I-TASSER 是一款蛋白质预测软件包，已被成功地用于多种蛋白质的结构预测，包括用于功能研究的钾通道。它的最新版本提供了对膜蛋白质结构预测的改良版本。这并非是一个简单的同源性建模工具，因为模板中的螺旋比对已被分解成片段，用于基于物理学和知识的复合力场的指导下的、细胞膜结构域的整体结构的重新组装。在整个学术界，CASP 实验已系统地证明如下结果：GPCR-ITASSER 模型比同源性建模构建更接近目标蛋白的结构。利用这些新的进展，我们构建了人类 $Na_V1.7$ 通道的结构模型，并在本研究中用它来研究不同氨基酸残基在钠通道激活过程中的作用，并做出有关药物和通道相互作用的预测。

作为一种完善的工具，热力学突变周期分析可用来定量评估两种突变型通道影响通道激活的能量独立性或耦联性的问题。突变周期分析已被用于钾通道门控过程中孔道元素的转变、离子通道与毒素之间的相互作用以及在电压门控激活过程中，细菌钠通道的电压传感器结构域的离子对形成残基的鉴定。我们的结果表明，突变周期分析可用于检验以下假设：不同的致病性遗传性红斑肢痛症突变（S241T、V400M 和 F1449V）均引起通道激活趋于超极化，参与通道门控的不同步骤并具有独特的药物反应性。更重要的是，该分析使我们能够预测，S241T 突变型通道可能通过与 V400M 突变型通道相类似的方式与卡马西平发生相互作用，因为它们两者在通道激活过程中存在能量耦联。

我们的结构模型显示，V400 侧链指向 DI/S4～S5 连接区段，在原子水平上靠近，并面对位于该连接区段中的 S241 残基。这表明这 2 个残基的突变可能会影响同一步骤的通道激活过程。电压门控钾通道(K_V)的研究结果表明，S4～S5 连接区段与 S6 在通道门控过程中存在相互作用。最近，对 K_V 通道门控机制的原子水平的分子动力学研究拓展了上述结果，通过显示通道激活对 S4～S5 连接区段施加拉力会干扰 S4～S5 连接区段与 S6 之间的相互作用，从而导致通道开放。在电压门控钠通道中也可以观察到孔道螺旋与电压传感器之间的耦联，最可能的方式是通过 S4～S5 连接区段耦联。S4～S5 连接区段起始处的氨基酸残基可能与 S6 螺旋尾端的氨基酸残基形成相互作用，进一步促进 S4～S5 连接区段和 S6 螺旋存在潜在的相互作用。另一方面，F1449V 可能会影响钠通道激活过程的不同步骤。Na_V1.7 结构模型发现，F1449 位于 S6 螺旋的细胞质末端，这表明 F1449 在孔的细胞质前庭中形成了疏水环(由芳香族残基组成 S6 中 4 个结构域的等效位置)，并作为钠通道的激活门。综上，我们的结果表明，V400M 或 S241T 突变可能会破坏 S4～S5 连接区段与 S6 成孔螺旋的紧密包装，从而影响钠通道的激活；而 F1449V 突变则可能会破坏疏水环使得钠通道的开放前状态变得不稳定，并通过不同的结构使得钠通道的激活趋于超极化。

突变分析和功能研究结果已经确定，结构域Ⅲ和Ⅳ的 S6 区段内的氨基酸残基对于形成包括卡马西平在内的局麻药和抗癫痫药物的结合位点，是至关重要的。有研究使用结构模型研究了某些钠通道阻断剂(例如，局麻药和抗惊厥药)与电压门控钠通道孔道的结合。研究表明，卡马西平与 Na_V1.2 通道的 3 个关键残基(DⅢ-S6 的 Leu1465、DⅣ-S6 的 Phe1764 和 DⅣ-S6 的 Tyr1771)存在相互作用。此外，位于 DI/S6 螺旋中间的 N434 对于 Na_V1.4 的药物结合也很重要。Na_V1.7 通道的遗传性红斑肢痛症相关的突变 N395K(对应于 Na_V1.4 中的 N434)位于 Na_V1.7 的局麻药结合位点内。已有研究证明，N395K 突变能使 Na_V1.7 的激活趋于超极化，并且对局麻药利多卡因的使用依赖性抑制作用显著降低。此外，研究还发现，特别是在结构域Ⅲ和Ⅳ中，局麻药(如利多卡因)与钠通道的结合可能导致孔道螺旋的结合位点与电压传感器的变构相耦联。进一步研究表明，S4～S5 连接区段以及 S5 和 S6 的胞内端可能对 S6 螺旋与局麻药作用下的电压传感器的运动至关重要。

这些结果意味着，卡马西平对 S241T 和 V400M 突变型 Na_V1.7 通道的作用，不是直接影响这些突变对药物结合位点。或者，我们的数据可以理解为，卡马西平发挥了 S241T 和 V400M 突变型钠通道的化学伴侣作用，而不是通道阻断剂的作用。根据该假设，卡马西平与通道的相互作用可能导致 S241T 和 V400M 突变型钠通道变得如野生型通道一样稳定，并引起钠通道的激活趋于去极化。这种钠通道的生物物理学上的变化有助于减弱表达该突变通道的 DRG 神经元的超兴奋性。

总之，我们的结果表明，结构建模和突变周期分析可以揭示钠通道突变对通道门控特性的作用机制，并预测钠通道突变对药物治疗的敏感性。我们建议采用类似的方法，首先从感兴趣的通道中筛选可增强对现有药物反应性的突变型通道，然后将这些突变型通道用作“种子”进一步鉴定增强药物敏感性的其他突变型通道，这就可以鉴定出基因组中编码的具有药物反应性的突变型通道的亚群。

材料与方法

结构建模

哺乳动物 Na_V1.7 钠通道由 4 个跨膜结构域组成，分别称为结构域Ⅰ、Ⅱ、Ⅲ、Ⅳ，通过胞质区段连接人类 Na_V1.7 钠通道的跨膜螺旋结构模型的构建分两步。首先，使用膜蛋白预测算法 GPCR-ITASSER 分别对 4 个跨膜结构域进行建模。然后，通过将 4 个单独的结构域模型与最近破解的细菌钠通道整体结构模板进行结构匹配来构建整个通道的结构模型。

GPCR-ITASSER 算法是用于跨膜螺旋结构建模的一种高级算法。该程序首先使用多线程过程 LOMETS 来确定 PDB 中与推定相关的模板结构。然后从螺旋模板中切除结构片段(主要是 α 螺旋)，并通过副本交换 Monte Carlo 模拟将其组装成完整结构模型。除了固有的 I-TASSER 力场外，还使用了 5 种跨膜蛋白特异性能量来描述跨膜结构域与细胞膜之间的相互作用：①引入膜排斥能以减少细胞内和细胞外结构域与细胞膜之间的碰撞；②引入细胞外亲水相互作用以描述细胞膜内外残基的亲水相互作用；③引入疏水力矩能以描述跨膜螺旋与细胞膜之间的疏水性相互作用；④引入芳香族类相互作用以增强芳香族-芳香族残基之间特定的相互作用；⑤引入阳离子-π 相互作用以描述 TM 螺旋之间特定的非共价结合倾向。最后，通过使用 SPICER 将模拟轨迹分类归并确定了最低自由能的模型，并通过片段引导的动力学模拟程序 FG-MD，在原子分辨率水平上对其进行优化。

如先前文献所述，我们从细胞外侧按顺时针顺序组装了 4 个跨膜结构域模型。通过 TM-align 结构比对算法，每个单结构域模型都与最近破解的细菌钠通道的相应结构域进行比对。由此得到的 4 个结构域完整的结构模型再次通过 FG-MD 完善，以适应结构域间原子的空间排列冲突并提高模型的质量。

质粒制备和 HEK293 细胞转染

基于 hNa_V1.7(GenBank accession codes：NM_002977.3(mRNa)；NP_002968.1(蛋白质))创建河鲀毒素不敏感(TTX-R)的人 Na_V1.7 野生型通道(hNa_V1.7r)。使用 Quick Change XL 定点诱变试剂盒(Stratagene，La Jolla，CA，USA)在 hNa_V1.7r

背景上构建所有其他测试的突变。使用 Lipofectamine 试剂(Invitrogen，Carlsbad，CA，USA)将野生型或突变通道与人 β-1 和 β-2 亚基一起转染到 HEK293 细胞中。在 1∶1 Dulbecco's modified Eagle's media(DMEM)/F12 中添加 10%的胎牛血清(FBS，Hyclone)培养 HEK293 细胞，置于 37 ℃湿润的 5% CO_2 培养箱中培养。转染前 1 天将 HEK293 细胞接种在 24 孔板中的多聚-L-赖氨酸包被的盖玻片上(BD Biosciences，San Jose，CA，美国)，转染 1 天后进行记录。

HEK 细胞中钠通道的电压钳记录

使用以下溶液进行全细胞电压钳记录：细胞外溶液包含以下物质(以 mmol/L 为单位)：140 NaCl、3 KCl、1 $MgCl_2$、1 $CaCl_2$、20 葡萄糖和 10 HEPES，NaOH 调节 pH7.3，葡萄糖调节 320 mmol/L。电极内液包含以下物质(以 mmol/L 为单位)：140 Cs-氟化物、10 NaCl、1.1 EGTA、10 HEPES、20 葡萄糖，CsOH 调节 pH7.3，葡萄糖调节 310 mmol/L。装有电极内液时微电极的电阻为 1～2 mΩ。在完成全细胞记录配置后，利用 Axopatch 200B(分子设备)补偿电路手动将微电极和细胞电容最小化。串联电阻和预测补偿(80%～90%)用于减少电压误差。在通过 10 kHz 的低通 Bessel 滤波器过滤后，使用 pClamp 软件和 Digidata 1440A interface(分子设备)将记录的电流数字化，速率为 50 kHz。使用 Clampex 软件提供的 P/N 方法去除线性泄漏和残留电容伪影。在全细胞结构破裂后，经过 5 min 的平衡期后开始记录。卡马西平购自 Sigma，溶于二甲亚砜。对于卡马西平实验，在记录前，用卡马西平(30 μmol/L)或二甲亚砜在不含胎牛血清的不完全培养基预处理细胞 30 min，然后如前所述在记录过程中将卡马西平或二甲亚砜保持在电解液中。

使用 Clampfit(分子设备)和 Origin(Microcal 软件)进行数据分析。为了生成激活曲线，将细胞保持在－120 mV 并以 5 mV 的增量从－80 递增至＋40 mV 的电位持续 100 ms。Origin 会自动提取内向电流峰值，并配备 BoltzIV 功能以确定每个记录的半激活电压($V_{1/2}$)、半激活激活曲线斜率(Z)和逆转电位(E_{Na})。电导率 $G=I/(Vm-E_{Na})$，通过最大电导率值进行标准化，并与 Boltzmann 方程拟合。为了生成稳态快失活曲线，细胞从－120 mV 递增到－40 mV 的失活电位、持续 500 ms，然后如前所述以每 40 ms 递增－10 mV 的速率。由稳态快失活获得的内向电流峰值通过最大电流幅度进行标准化，并用 Boltzmann 方程进行拟合。

突变周期分析

使用定点诱变创建双重突变(VM/ST 和 VM/FV)，分别在 HEK293 细胞中表达 6 种构建体(野生型、V400M、S241T、F1449V、VM/ST 和 VM/FV)用于膜片钳分析。分析这些突变的电压依赖性激活，生成一条 $G-V$ 曲线，并与 Boltzmann 方程拟合

以获得 $V_{1/2}$ 和 Z。利用 $V_{1/2}$ 和 Z，通道从闭合转换为开放状态的自由能 $\Delta G^{\circ}(C \rightarrow O)(kcal/mol) = -FZV_{1/2}$。突变通道相对于野生型通道打开所需的额外自由能 $\Delta\Delta G^{\circ} = \Delta(FZV_{1/2}) = -F(Z_{mut}V_{1/2mut} - Z_{wt}V_{1/2wt})$。非可加性幅度（或非可加性耦联自由能）$\sum \Delta G^{\circ} = \Delta\Delta(FZV_{1/2}) = -F[(Z_{wt}V_{1/2wt} - Z_{mut1}V_{1/2mut1}) - (Z_{mut2}V_{1/2mut2} - Z_{mut1,mut2}V_{1/2\ mut1,mut2})]$。

DRG 神经元的分离和转染

如前所述，分离并培养 Sprague-Dawley 大鼠幼鼠（出生后 1～5 天）的 DRG，将解剖得到的神经节置于冰冷的含氧完全盐溶液（CSS）中，其中包含以下物质（以 mmol/L 为单位）：137 NaCl、5.3 KCl、1 $MgCl_2$、25 山梨糖醇、3 $CaCl_2$ 和 10 HEPES，调节 pH7.2。然后将 DRG 转移至含 1.5 mg·ml^{-1} 胶原酶 A（Roche Applied Science）和 0.6 mmol EDTA 的含氧 37 ℃ CSS 溶液中，并在 37 ℃缓慢搅拌下孵育 20 min。将此溶液换为含 1.5 mg·ml^{-1} 胶原酶 D（Roche Applied Science）、0.6 μmol EDTA 和 30 U·ml^{-1} 木瓜蛋白酶（Worthington Biochemicals）的含氧 37 ℃ CSS 溶液，并在 37 ℃缓慢搅拌下孵育 20 min。然后吸出溶液，在 DRG 培养基中研磨神经节：DMEM/F12 培养基中（1∶1）中加入 100 μmol/L 青霉素、0.1 mg·ml^{-1} 链霉素（Invitrogen）和 10% 胎牛血清（其中含有 1.5 mg·ml^{-1} 牛血清白蛋白（Sigma-Aldrich）和 1.5 mg·ml^{-1} 胰蛋白酶抑制剂（Roche Applied Science）。

野生型、S241T 或 F1449V 突变型通道通过使用 basic Neuron SCN Nucleofector 和 program“SCN basic program 6”与 Nucleofector II（Amaxa）系统进行电穿孔法转染，分别与增强的绿色荧光蛋白（GFP）一起瞬时转染到 DRG 神经元中。钠通道与 GFP 构建体的比例为 10∶1。转染的神经元在 0.5 ml 不含 Ca^{2+} 的 DMEM 中于 37 ℃恢复 5 min，然后将细胞悬液用含有 1.5 mg·ml^{-1} 牛血清白蛋白和 1.5 mg·ml^{-1} 胰蛋白酶抑制剂的 DRG 培养基稀释，80 μl 混合物置于 12 mm 圆形多聚-d-赖氨酸/层粘连蛋白包被的盖玻片（BD biosciences）上，然后将其在 37 ℃、5% CO_2 中孵育 30 min。DRG 神经元培养基中分别添加 50 ng·ml^{-1} 的小鼠 NGF（Alomone Labs）和胶质细胞源性神经营养因子（GDNF，Peprotec），然后添加到细胞中，每孔 1 ml。细胞在 37 ℃、5% CO_2 培养箱中培养，以进行后续实验。

转染后 DRG 神经元的电流钳记录

在开始电流钳记录前，以电压钳模式获得了全细胞记录模式。电极内液包含（以 mmol/L 为单位）：140 KCl、0.5 EGTA、3 Mg-ATP、5 HEPES、30 葡萄糖，KOH 调节 pH7.3，310 mOsmol·L^{-1}。细胞外液包含（以 mmol/L 为单位）：140 NaCl、3 KCl、2 $MgCl_2$、2 $CaCl_2$、15 葡萄糖、10 HEPES，NaOH 调节 pH7.3，315 mOsmol·L^{-1}。对

转染的伤害感受神经元进行记录，基于以小直径（20～28 μm）和圆形细胞体的形态学标准，还显示出 GFP 荧光，转染 2 天后进行所有记录。对于卡马西平实验，如上所述将神经元用卡马西平（30 μmol/L）或二甲亚砜处理。在 30 秒的持续时间内评估每个神经元的静息膜电位和封接稳定性。产生动作电位的电流阈值由一系列以 5 pA 为增量的 200 ms 去极化电流确定，使用一系列以 25 pA 的增量、从 25～500 pA 的、持续 1 秒的电流阶跃检测重复放电频率，刺激之间间隔 10 s。对于测量放电频率，将超射超过 0 mV 的尖峰计为动作电位。

数据分析

使用 Clampfit 9.2（Molecular Devices）和 OriginPro 8.5（Microcal Software）分析数据。如果样本服从正态分布，则使用 Student's *t*-test 进行统计学分析。当样本不服从正态分布时，使用非参数 Mann-Whitney 检验。数据以均值 ± 标准误表示。当 $P<0.05$ 时表示具有统计学意义。

致谢

我们感谢 Andrew Tan 博士对稿件的评论，以及 Palak Shah 和 Bart Toftness 的出色的技术帮助。这项工作得到了退伍军人事务部医学研究服务和康复研究服务以及红斑肢痛症协会的支持（S.D.D-H.和 S.G.W.）。神经科学与再生研究中心是美国瘫痪退伍军人与耶鲁大学的合作单位。J.Z. 和 Y.Z. 感谢 NSF 职业生涯奖（1027394）和 NIGMS（GM083107 和 GM084222）的支持。

关于作者

Yang Yang：耶鲁大学医学院神经病学系，纽黑文，康涅狄格州；耶鲁大学医学院神经科学与再生研究中心，纽黑文，康涅狄格州；康涅狄格州医疗系统康复研究中心，西黑文，康涅狄格州

Sulayman D. Dib-Hajj：耶鲁大学医学院神经病学系，纽黑文，康涅狄格州；耶鲁大学医学院神经科学与再生研究中心，纽黑文，康涅狄格州；康涅狄格州医疗系统康复研究中心，西黑文，康涅狄格州

Jian Zhang：密歇根大学计算医学与生物信息学中心

Yang Zhang：密歇根大学计算医学与生物信息学中心

Lynda Tyrrell：耶鲁大学医学院神经病学系，纽黑文，康涅狄格州；耶鲁大学医学院神经科学与再生研究中心，纽黑文，康涅狄格州；康涅狄格州医疗系统康复研究中心，西黑文，康涅狄格州

Mark Estacion：耶鲁大学医学院神经病学系，纽黑文，康涅狄格州；耶鲁大学医学院神经科学与再生研究中心，纽黑文，康涅狄格州；康涅狄格州医疗系统康复研究中心，西黑文，康涅狄格州

Stephen G. Waxman：耶鲁大学医学院神经病学系，纽黑文，康涅狄格州；耶鲁大学医学院神经科学与再生研究中心，纽黑文，康涅狄格州；康涅狄格州医疗系统康复研究中心，西黑文，康涅狄格州

参考文献

[1] Relieving Pain in America：A Blueprint for Transforming Prevention，Care，Education，and Research（Washington，DC，2011）.

[2] Waxman SG. 2006. Neurobiology：A channel sets the gain on pain. Nature，444：831 - 832.

[3] Dib-Hajj SD，Cummins TR，Black JA，et al. 2007. From genes to pain：Na_V1.7 and human pain disorders. Trends Neurosci，30：555 - 563.

[4] Dib-Hajj SD，Cummins TR，Black JA，et al. 2010. Sodium channels in normal and pathological pain. Annu Rev Neurosci，33：325 - 347.

[5] Minett MS. 2012. Distinct Na_V 1.7-dependent pain sensations require different sets of sensory and sympathetic neurons. Nat Commun，3：791.

[6] Cox JJ. 2006. An *SCN9A* channelopathy causes congenital inability to experience pain. Nature，444:894 - 898.

[7] Drenth JP，Waxman SG. 2007. Mutations in sodium channel gene *SCN9A* cause a spectrum of human genetic pain disorders. J Clin Invest，117：3603 - 3609.

[8] Han C. 2006. Sporadic onset of erythermalgia：A gain-of-function mutation in Na_V1.7. Ann Neurol，59:553 - 558.

[9] Fischer TZ. 2009. A novel Na_V1.7 mutation producing carbamazepine-responsive erythromelalgia. Ann Neurol，65：733 - 741.

[10] Mantegazza M，Curia G，Biagini G，et al. 2010. Voltage-gated sodium channels as therapeutic targets in epilepsy and other neurological disorders. Lancet Neurol，9：413 - 424.

[11] Sheets PL，Jackson JO，2nd，Waxman SG，et al. 2007. Na_V 1.7 channel mutation associated with hereditary erythromelalgia contributes to neuronal hyperexcitability and displays reduced lidocaine sensitivity. J Physiol，581：1019 - 1031.

[12] Doyle DA. 1998. The structure of the potassium channel：Molecular basis of K^+ conduction and selectivity. Science，280：69 - 77.

[13] Payandeh J，Scheuer T，Zheng N，et al. 2011. The crystal structure of a voltage-gated

sodium channel. Nature，475：353－358.

[14] Wu S，Zhang Y. 2007. LOMETS：A local metathreading-server for protein structure prediction. Nucleic Acids Res，35：3375－3382.

[15] Roy A，Kucukural A，Zhang Y. 2010. I-TASSER：A unified platform for automated protein structure and function prediction. Nat Protoc，5：725－738.

[16] Zhang J，Zhang Y. 2010. GPCRRD：G protein-coupled receptor spatial restraint database for 3D structure modeling and function annotation. Bioinformatics，26：3004－3005.

[17] Zhang Y. 2008. I-TASSER server for protein 3D structure prediction. BMC Bioinformatics，9：40.

[18] Xu J，Zhang Y. 2010. How significant is a protein structure similarity with TM-score = 0.5? Bioinformatics，26：889－895.

[19] Murzin AG，Brenner SE，Hubbard T，et al. 1995. SCOP：A structural classification of proteins database for the investigation of sequences and structures. J Mol Biol，247：536－540.

[20] Lampert A，Dib-Hajj SD，Tyrrell L，et al. 2006. Size matters：Erythromelalgia mutation S241T in $Na_V1.7$ alters channel gating. J Biol Chem，281：36029－36035.

[21] Dib-Hajj SD，et al. 2005. Gain-of-function mutation in $Na_V1.7$ in familial erythromelalgia induces bursting of sensory neurons. Brain，128：1847－1854.

[22] Lampert A，et al. 2008. A pore-blocking hydrophobic motif at the cytoplasmic aperture of the closed-state $Na_V1.7$ channel is disrupted by the erythromelalgia associated F1449V mutation. J Biol Chem，283：24118－24127.

[23] Yifrach O，MacKinnon R. 2002. Energetics of pore opening in a voltage-gated K(+) channel. Cell，111：231－239.

[24] Ranganathan R，Lewis JH，MacKinnon R. 1996. Spatial localization of the K^+ channel selectivity filter by mutant cycle-based structure analysis. Neuron，16：131－139.

[25] DeCaen PG，Yarov-Yarovoy V，Zhao Y，et al. 2008. Disulfide locking a sodium channel voltage sensor reveals ion pair formation during activation. Proc Natl Acad Sci USA，105：15142－15147.

[26] DeCaen PG，Yarov-Yarovoy V，Sharp EM，et al. 2009. Sequential formation of ion pairs during activation of a sodium channel voltage sensor. Proc Natl Acad Sci USA，106：22498－22503.

[27] Yarov-Yarovoy V，et al. 2012. Structural basis for gating charge movement in the voltage sensor of a sodium channel. Proc Natl Acad Sci USA，109：E93－E102.

[28] Rauer H，et al. 2000. Structure-guided transformation of charybdotoxin yields an analog that selectively targets Ca^{2+}-activated over voltage-gated K^+ channels. J Biol Chem，275：

1201 - 1208.

[29] Lipkind GM, Fozzard HA. 2010. Molecular model of anticonvulsant drug binding to the voltage-gated sodium channel inner pore. Mol Pharmacol, 78: 631 - 638.

[30] Harty TP, et al. 2006. $Na_V1.7$ mutant A863P in erythromelalgia: Effects of altered activation and steady state inactivation on excitability of nociceptive dorsal root ganglion neurons. J Neurosci, 26: 12566 - 12575.

[31] Cestele S, et al. 2006. Structure and function of the voltage sensor of sodium channels probed by a beta scorpion toxin. J Biol Chem, 281: 21332 - 21344.

[32] Yang Y. 2011. Molecular basis and structural insight of vascular K(ATP) channel gating by Sglutathionylation. J Biol Chem, 286: 9298 - 9307.

[33] Yang Y, Shi W, Cui N, et al. 2010. Oxidative stress inhibits vascular K(ATP) channels by Sglutathionylation. J Biol Chem, 285: 38641 - 38648.

[34] Roy A, Xu D, Poisson J, et al. 2011. A protocol for computer-based protein structure and function prediction. J Vis Exp, 3: e3259.

[35] Zhang Y. 2007. Template-based modeling and free modeling by I-TASSER in CASP7. Proteins, 69(Suppl 8):108 - 117.

[36] Labro AJ. 2011. The S4-S5 linker of KCNQ1 channels forms a structural scaffold with the S6 segment controlling gate closure. J Biol Chem, 286: 717 - 725.

[37] Labro AJ. 2008. Kv channel gating requires a compatible S4-S5 linker and bottom part of S6, constrained by non-interacting residues. J Gen Physiol, 132:667 - 680.

[38] Choveau FS. 2011. KCNQ1 channels voltage dependence through a voltage-dependent binding of the S4-S5 linker to the pore domain. J Biol Chem, 286: 707 - 716.

[39] Jensen MO. 2012. Mechanism of voltage gating in potassium channels. Science, 336: 229 - 233.

[40] Sheets MF, Chen T, Hanck DA. 2011. Lidocaine partially depolarizes the S4 segment in domain IV of the sodium channel. Pflugers Arch, 461: 91 - 97.

[41] Capes DL, Arcisio-Miranda M, Jarecki BW, et al. 2012. Gating transitions in the selectivity filter region of a sodium channel are coupled to the domain IV voltage sensor. Proc Natl Acad Sci USA, 109: 2648 - 2653.

[42] Muroi Y, Arcisio-Miranda M, Chowdhury S, et al. 2010. Molecular determinants of coupling between the domain III voltage sensor and pore of a sodium channel. Nat Struct Mol Biol, 17: 230 - 237.

[43] Catterall WA. 2000. From ionic currents to molecular mechanisms: The structure and function of voltage-gated sodium channels. Neuron, 26: 13 - 25.

[44] Nau C, Wang GK. 2004. Interactions of local anesthetics with voltage-gated Na^+

channels. J Membr Biol，201：1 - 8.

[45] Fozzard HA，Sheets MF，Hanck DA. 2011. The sodium channel as a target for local anesthetic drugs. Front Pharmacol，2：68.

[46] Lipkind GM，Fozzard HA. 2005. Molecular modeling of local anesthetic drug binding by voltage-gated sodium channels. Mol Pharmacol，68：1611 - 1622.

[47] Nau C，Wang SY，Strichartz GR，et al. 1999. Point mutations at N434 in D1 - S6 of mu1 Na^+ channels modulate binding affinity and stereoselectivity of local anesthetic eNantiomers. Mol Pharmacol，56：404 - 413.

[48] Sheets MF，Hanck DA. 2003. Molecular action of lidocaine on the voltage sensors of sodium channels. J Gen Physiol，121：163 - 175.

[49] Arcisio-Miranda M，Muroi Y，Chowdhury S，et al. 2010. Molecular mechanism of allosteric modification of voltage-dependent sodium channels by local anesthetics. J Gen Physiol，136：541 - 554.

[50] Zhang J，Liang Y，Zhang Y. 2011. Atomic-level protein structure refinement using fragment-guided molecular dynamics conformation sampling. Structure，19：1784 - 1795.

[51] Zhang J，Zhang Y. 2010. A novel side-chain orientation dependent potential derived from random-walk reference state for protein fold selection and structure prediction. PLoS One，5：e15386.

[52] Zhang Y，Skolnick J. 2004. SPICKER：A clustering approach to identify near-native protein folds. J Comput Chem，25：865 - 871.

[53] Li RA. 2001. Clockwise domain arrangement of the sodium channel revealed by (mu)-conotoxin (GIIIA) docking orientation. J Biol Chem，276：11072 - 11077.

[54] Dudley SC，Jr. 2000. mu-conotoxin GIIIA interactions with the voltage-gated Na^+ channel predict a clockwise arrangement of the domains. J Gen Physiol，116：679 - 690.

[55] Zhang Y，Skolnick J. 2005. TM-align：A protein structure alignment algorithm based on the TM-score. Nucleic Acids Res，33：2302 - 2309.

[56] Lossin C，Wang DW，Rhodes TH，et al. 2002. Molecular basis of an inherited epilepsy. Neuron，34：877 - 884.

[57] Cummins TR，Dib-Hajj SD，Waxman SG. 2004. Electrophysiological properties of mutant $Na_V1.7$ sodium channels in a painful inherited neuropathy. J Neurosci，24：8232 - 8236.

[58] Estacion M. 2008. $Na_V1.7$ gain-of-function mutations as a continuum：A1632E displays physiological changes associated with erythromelalgia and paroxysmal extreme pain disorder mutations and produces symptoms of both disorders. J Neurosci，28：11079 - 11088.

[59] Han C. 2009. Early-and late-onset inherited erythromelalgia：Genotype-phenotype correlation. Brain，132：1711 - 1722.

第13章　精准医学

2015年1月30日，时任美国总统奥巴马宣布了“精准医学计划”（Precision Medicine Initiative）的具体细节。据白宫新闻简报的报道，在启动这一宏大计划时，“目前大多数可用的医疗手段都是为‘普通患者’而设计的。”该计划描述的是一种“考虑到人类个体基因、环境和生活方式差异的疾病预防和治疗方法”。

与科学界的许多同事一样，当获悉了这一计划正取得重要进展时，我和我在耶鲁大学的团队感到非常高兴。但是，当我们读到这份声明时，因为一个非常具体的原因，我们又感到很困惑：即当精准医疗计划的政策制定者正在华盛顿讨论时，而实际上我们的具体工作是在纽黑文进行的。

基于我们在2009年的发现，即一个家族携带有红斑性肢痛症相关基因突变导致他们的$Na_V1.7$通道对卡马西平敏感，Yang等于2012年利用了结合原子分辨率的结构建模和热力学分析的先进技术，预测了另一个$Na_V1.7$突变体S241T对卡马西平这种药物的反应性。在本研究中，我们利用膜片钳电生理学记录发现，在组织培养的条件下，表达S241T突变型钠通道的DRG神经元对卡马西平的药物敏感性增强。这项实验室基础研究所取得的成果，确实令人感到兴奋不已。但是，随着奥巴马政府宣布推进“精准医学计划”这一消息，我们的研究重点便开始专注于将精准医学方法从实验室转化到诊所里的患者上去了。

在北美洲，我们了解到仅有2个人携带了S241T突变，且2人都出现了“火人”综合征的临床症状。1号患者从16岁的时候开始，其胳膊和腿上就遭受了严重的烧灼痛。这种疼痛是由轻度温热引发，可通过冷却来缓解。据他描述，他每月疼痛的发作多达30次，每次疼痛的持续时间数小时到数天。在满分为10分的疼痛数字模拟评分中，他的疼痛评分最高可达9分。严重的疼痛使他无法入睡，并且他常在夜间因疼痛而醒来。2号患者从17岁左右开始，双脚出现了烧灼痛。这种疼痛也是由轻度温热引发，也能通过冷却来缓解。她认为她的疼痛情况很严重，在1～10分的疼痛评分范围内，她的得分高达8～9分。

我们花了近2年的时间来追踪这些基因突变的患者，并计划进行人体试验。

我们的总体目标是，在人体试验中评估我们的药物基因组学方法是否奏效。为完成这一目标，我们需要设计一个复杂的双盲、安慰剂对照的交叉试验。每个受试者都将接受预期可能有效的药物，即卡马西平或者是含有对身体无影响物质的安慰剂药片。患者服用的胶囊是在康涅狄格州退伍军人医疗中心科研药房里准备的，并且标注了编号，且编号中不显示药物成分。所以，无论是患者，还是与他们互动并分析他们报告的医生，都不会知道药片中含有什么。每个受试者将服用 6 周的药物，包括一个为期 2 周的递增期（在此期间我们会调整药物剂量），一个为期 15 天的维持期，以及一个为期 2 周的递减期。然后，经过 2 周的洗脱期，他们 2 组会进行治疗方法的“交叉”：即如果研究的第 1 组胶囊中含有安慰剂，那么第 2 组就会含有卡马西平；反之亦然。在另外的 6 周中，我们将定期测量药物的血液水平，以确保受试者按处方服用药物（安慰剂或卡马西平），并确认药物被他们的身体所吸收。

这项临床研究的关键问题是，我们将如何评估患者对卡马西平的反应。我们决定，让服用安慰剂或卡马西平的每个受试者，同时在他们每天的家庭和工作中都把他们的疼痛情况记录在一个系统化的疼痛日志中。这能让我们了解受试者在正常生活环境下的疼痛情况。此外，我们还想在临床上研究卡马西平在患者疼痛发作时的治疗作用。为了做到这一点，我们必须解决这样的一个问题：红斑肢痛症的患者的疼痛情况每天都会发生变化，而且患者自己并不能预测疼痛会什么时候发作。终于，我们想到有一个办法可以解决这个问题。如果我们在实验室中使用精确校准的刺激来引发患者的疼痛，那么我们就可以评估卡马西平对已知的和可重复的刺激条件下，疼痛反应对大脑活动的影响。通常，医生不愿意为患者造成疼痛，但如果我们要进行一个结论性的研究工作，那么在这种情况下，又是必需的。经过与医学伦理学家和耶鲁大学人类研究委员会的讨论后，我们决定：如果实验对象理解了实验方案并给予知情同意，我们将在耶鲁大学医学院对他们进行研究。我们将使用特制的加热靴，使用精确校准的热刺激来引发患者的疼痛。我们的方案中明确表明了受试者可以在任何时候退出研究或者请求冷却处理，作为“急救治疗”的两个选择。

虽然在我们开始这项研究时，临床上还没有有效的疼痛生物标记物，但我们决定测量受试者的脑部活动。为此，我们将采用功能性磁共振成像（fMRI）方法。fMRI 技术可以无创地测量受试者的脑部活动。该技术可以确定，在受试者执行各种任务时（例如，当人们移动手指或当他们做算术计算时），脑中变得活跃的部分。该技术也可以确定，在受试者经历各种经验活动（例如，它可以确定当一个人听到一个快乐或悲伤的故事时）脑中变得活跃的部分。在世界范围内，fMRI 已经被用于研究各种疾病状态下的脑部活动。然而，尽管 fMRI 可以用于揭示大脑的秘密，但遗传性红斑肢痛症患者却很难找到。而且之前只有牛津大学的一项研究使用了 fMRI 评估遗传性红斑肢痛症症患者的脑部活动模式。这项研究仅评估了单个的问题，即他们的研究集中在遗传性红斑肢痛症患者在疼痛发作时的脑部活动，而他们并没有试图治疗这种疼痛。远在 3 000 英里外的耶鲁大学里，我们则很幸运有机会接触到两个遗传性红斑肢痛症患者和我们认为可能有效的一种治疗药物。

耶鲁大学在 fMRI 的研究方面举世闻名。但在 2012 年，全球仅有 6 所大学开展了使用 fMRI 技术研究疼痛机制的项目，而耶鲁大学并不在其列。我们曾考虑过与哈佛大学或美国国立卫生研究院（NIH）合作，但问题是，这些机构都离我们太远。然而，我们喜闻，对疼痛研究有着特殊兴趣的青年精神病学家 Paul Geha 即将结束在耶鲁大学的临床实习。之前，Paul 曾与美国西北大学的生理学教授 Vania Apkarian 共事 5 年，后者曾率先使用 fMRI 测量与疼痛相关的脑部活动。我们和 Paul 进行了几次会面，而且很明显，他非常乐意接受我们这个挑战。他对使用 fMRI 扫描仪了解疼痛引起的复杂的大脑活动的研究一直很感兴趣。之后，我们终于拥有了自己的“梦之队”。

万事俱备，我们的下一步计划就是邀请上述 2 名受试者参与试验。你可以想象一下，如果你被要求参加一项研究课题，并给出如下这样的说明：“我们邀请你参加一项研究课题，内容是研究现有药物对红斑肢痛症疼痛的影响，但我们不能告诉你药物的具体名称。该药可能会对你有所帮助，当然也有可能没有任何帮助。为了参与这项研究，你必须至少 7 次亲自前往耶鲁大学。每次来访时，我们会给你的脚部加热以诱发你的疼痛感。我们还会测量你的脑部活动。当我们测量脑部活动时，你必须非常安静地在一个大磁铁里躺 2 个多小时，且请务必尽量保持安静。在这个过程中，你会听到非常大的敲击声，就像机关枪一样。”

令人意外的是，2 名受试者都同意了参加我们的试验。

2014 年底，我们准备开始实验。在接下来的几个月里，尽管天气寒冷，2 名受试者都来到了耶鲁大学。这是我们成功的关键所在！他们每个人服用 6 周的卡马西平或安慰剂，最后经过 2 周的洗脱和交叉，并且两个人都没有被告知药片里含有什么，他们一起共完成了 9 次 fMRI 扫描（其中一名受试者进行了 5 次；而另一位由于错过了一次扫描，只进行了 4 次）。

为了减少任何偏差，在双盲研究设计中，研究人员和受试者都是“盲”的，所以随着研究的进展，我们并不知道卡马西平是否对受试者的疼痛或对 fMRI 扫描的结果有任何影响。直到受试者完成了卡马西平和安慰剂的试验，他们的 fMRI 扫描结果被输入电脑后，我们才查看了最初记录，进行揭盲。试验结果惊人地表明：在整个研究期间，2 名受试者每天都填写了系统化的疼痛日志。这些日志为使用卡马西平减轻疼痛提供了强有力的证据。1 号患者报告称，每天的平均疼痛时间从安慰剂的 424 min 减少到卡马西平的 231.9 min，下降了约 45%。2 号患者报告说，每天平均疼痛时间从安慰剂的 61 min 减少到卡马西平的 9.1 min，减少了 85%。1 号患者的疼痛日志揭示，服用安慰剂后的疼痛的持续发作时间为 615 min，而服用卡马西平治疗后降低到了 274.1 min。同时，2 号患者的疼痛日志表明，服用安慰剂后的疼痛的持续发作时间为 91.5 min，而服用卡马西平后降低到 45.3 min。1 号患者在睡眠质量方面也有显著改善，他报告了服用安慰剂后从疼痛中醒来 101 次，而服用卡马西平治疗后仅从疼痛中醒来 32 次。

fMRI 脑成像研究也取得了令人吃惊的结果！患者在未接受治疗或使用安慰剂治疗期间，由温热引起的疼痛与部分脑区（如伏隔核和扣带皮层）的活动有关，已知这两个脑区与各种慢性疼痛相关。这些脑区在奖励或惩罚场景中也会变得活跃，也被认为是调节情绪决策的区域。但更有趣的是，对卡马西平治疗患者的脑部扫描结果显示，脑活动模式发生了显著改变。在卡马西平治疗期间，疼痛的缓解往往伴随着脑初级和次级感觉运动区、顶叶注意区和前额叶皮质活动的增加。因此，在使用卡马西平治疗时，疼痛的缓解伴随着脑部活动区域的转移，即从先前涉及情绪决策和慢性疼痛的区域转移到负责感觉运动、注意和执行功能的脑区，而安慰剂治疗的患者没有产生此种转变过程。在这里，我们采取测量卡马西平治疗效果的方法，不依赖于受试者的疼痛报告，而只是反映他们脑活动变化的指标。

从 Yang 等 2012 的研究开始，到 Geha 等 2016 的研究完成，我们几乎耗费了五年时间。总的来说，从我们对遗传性红斑肢痛症相关的基因突变的最初描述，到我们对其如何引起疾病的机制探讨，再到 Geha 等 2016 的研究成果，我们终于能够证实，使用人类基因组信息指导疼痛的治疗是可行的！我们的这一研究历程整整花费了 12 年时间，才取得了一些进展。从突变基因及其机制到携带这些突变基因的患者的药物治疗，我们的研究表明，从原理上讲，以基因组学为指导的精准疼痛治疗的目标是完全可以实现的！

从严格意义上讲，在 Geha 等的论文中，这些结果仅适用于携带 S241T 突变的少数人群，所以在“精准疼痛治疗”更广泛应用前，我们仍有很多工作要做。其中一种方法是，使用与我们研究 S241T 突变型通道的相似策略，首先筛选感兴趣的通道，以找到其他增强对现有药物反应性的突变型通道，然后将其用作进一步鉴定其他具有药物反应性的突变型通道的“种子”。这可能使我们在更广泛的人群中对基因组编码对各种特定药物治疗有优先反应的亚群进行鉴定。如果这一策略获得成功，那么，我们将会扩大通过药物基因组学方法治疗多种疼痛疾病的适用性。

Geha 等的研究课题工作量巨大，我们到结果发表的时候，已经感到精疲力竭。遗传学家和神经学家 Juan Pascual 在《美国医学会神经病学杂志》（*JAMA Neurology*）上同时发表的一篇社论，强烈支持我们的观点。他指出，在医学领域，分子推理获得如此成功的例子，绝对是凤毛麟角的。在本书付印之时，我们的研究团队正在积极推进以药物基因组学为指导的疼痛治疗，而实验室仪器的帮助则事半功倍。已知 $Na_V1.7$ 存在数百种基因突变，而其他的基因突变我们一无所知，这意味着我们还有很多工作要做。但是，换一种说法，丰富人类基因变异数据库也为精准医学的发展提供了一个极为广阔的平台。我们憧憬着一个未来的愿景：每个人的基因组 DNA 序列都对他（她）们自身的医疗保健发挥指导作用，在不远的将来，精准医学作为我们自身基因组的“礼物”，将为我们更好地治疗各种疼痛疾病。

参考文献

[1] Cummins TR, Dib-Hajj SD, Waxman SG. 2004. Electrophysiological properties of mutant $Na_V1.7$ sodium channels in a painful inherited neuropathy. J Neurosci, 24(38): 8232 - 8236.

[2] Dib-Hajj SD, Rush AM, Cummins TR, et al. 2005. Gain-of-functionmutation in $Na_V1.7$ in familial erythromelalgia induces bursting of sensory neurons. Brain, 128(Pt 8): 1847 - 1854.

[3] Fischer TZ, Gilmore ES, Estacion M, et al. 2009. A novel $Na_V1.7$ mutation producing carbamazepine-responsive erythromelalgia. Ann Neurol, 65(6): 733 - 741.

[4] Geha P, Yang Y, Estacion M, et al. 2016. Pharmacotherapyfor pain in a family with inherited erythromelalgia guided by genomic analysis and functional profiling. JAMA Neurol, 73(6): 659 - 667.

[5] Pascual JM. 2016. Understanding atomic interactions to achieve well-being. JAMA Neurol, 73(6): 626 - 627.

[6] Segerdahl AR, Xie J, Paterson K, et al. 2012. Imaging the neural correlates of neuropathicpain and pleasurable relief associated with inherited erythromelalgia in a single subject with quantitative arterial spinlabelling. Pain, 153(5): 1122 - 1127.

[7] The White House. 2015. “Fact Sheet: President Obama’s Precision Medicine Initiative.” http://www. whitehouse. gov/the-press-office/2015/01/30/fact-sheet-president-obama-s-precision-medicine-initiative/.

[8] Yang Y，Dib-Hajj SD，Zhang J，et al. 2012. Structural modelling and mutantcycle analysis predict pharmacoresponsiveness of a $Na_V1.7$ mutant channel. Nat Commun，3：1186.

遗传性红斑肢痛症疼痛的药物治疗学：以基因组分析和功能鉴定为导向

Paul Geha，Yang Yang，Mark Estacion，Betsy R. Schulman，Hajime Tokuno，A. Vania Apkarian，Sulayman D. Dib-Hajj，Stephen G. Waxman

研究意义：对于慢性疼痛，包括遗传性红斑肢痛症（IEM）中的疼痛，需要更有效的药物疗法。在该疗法中，钠通道亚型 $Na_V1.7$ 的功能获得性突变会导致背根神经节（DRG）神经元的超兴奋性。

目的：探讨在基因分析和功能分析的指导下，药物治疗是否能减轻遗传性红斑肢痛症患者的疼痛。

实验设计、设置和参与者：在 2014 年 9 月至 2015 年 4 月 21 日进行的一项双盲、安慰剂对照的研究中，评估了 2 例因 $Na_V1.7$ 的 S241T 突变而引起的遗传性红斑肢痛症患者的疼痛，通过结构建模和功能分析预测该突变对卡马西平有反应性。采用功能性磁共振成像（fMRI）技术评估了安慰剂或卡马西平治疗期间与疼痛相关的大脑活动模式。采用多电极阵列技术评价卡马西平对携带 S241T 突变通道的 DRG 神经元放电的影响。

测量的主要结果和方法：行为学方法评估疼痛；功能性磁共振成像；并评估携带 S241T 突变通道的 DRG 神经元的放电情况。

结果：本研究包括 2 例来自同一家族的因携带 S241T $Na_V1.7$ 突变而且有遗传性红斑肢痛症的患者。我们发现，正如分子模型、热动力学分析和功能谱分析所预测的那样，卡马西平可减轻由于 S241T $Na_V1.7$ 突变引起的遗传性红斑肢痛症患者的疼痛。1 号患者报告称，在 15 天的持续期间，每天的平均疼痛时间（TIP）有所减少，即从服用安慰剂的 424 min 减少到服用卡马西平的 231.9 min（400 mg/d），并且 15 天的总疼痛持续时间减少了，即从服用安慰剂时的 6 360 min 减少到服用卡马西平的 3 015 min。2 号患者报告在维持期间每天平均疼痛时间降低，即从服用安慰剂的 61 min 降低到服用卡马西平（400 mg，然后 200 mg/d）的 9.1 min，同时服用卡马西平后总疼痛时间降低，即在 15 天的疼痛持续时间从 915 min 降低到服用安慰剂的 136 min。1 号患者报告的平均疼痛发作持续时间从服用安慰剂时的 615 min 减少到服用卡马西平的 274.1 min，而 2 号患者报告的平均疼痛发作持续时间从服用安慰剂时的 91.5 min 减少到服用卡马西平的 45.3 min。1 号患者曾有因疼痛而夜间醒来的病史,他在维持期间服用安慰剂时因疼痛引起醒来的次数为 101 次,服用卡马西平治疗后则只引起 32 次醒来。疼痛的缓解与大脑活动评估的偏移和疼痛区域转移到初级和次级躯体感觉区域、运动和顶叶注意力区域有关。在生理相关的热刺激下,表达 S241T 突变型 $Na_V1.7$ 通道的 DRG 神经元的放电被卡马西平所抑制。

结论和相关性:我们的结果表明,基因组分析、分子建模和功能鉴定为导向的药物治疗可以减轻携带 S241T 突变患者的神经病理性疼痛。

遗传性红斑肢痛症(IEM)是一种常染色体显性遗传性疾病。临床上,以远端肢体的严重烧灼痛为特征,由温热引起,冷却可缓解。该病由 *SCN9A* 基因编码的电压门控钠通道亚型 $Na_V1.7$ 的功能获得突变所引起。$Na_V1.7$ 优先在周围感觉系统背根神经节(DRG)和交感神经节的神经元中富集表达,在低于动作电位产生阈值的相对超极化的膜电位下被激活。$Na_V1.7$ 能够将较弱的刺激进行放大,从而导致动作电位发放的增益。总的来说,遗传性红斑肢痛症的 $Na_V1.7$ 的基因突变导致钠通道的激活趋于超极化,从而使通道更容易打开;当它们在 DRG 神经元中表达时,这些突变使神经元产生超兴奋性。临床上,大多数遗传性红斑肢痛症患者的疼痛缺乏有效的药物治疗,现有的药物只能得到非常有限的疼痛缓解。通常,遗传性红斑肢痛症患者自己会采取冷却疼痛肢体的方法来镇痛,但对肢体进行长时间的冰浴最终会导致组织损伤。

虽然现有药物对大多数遗传性红斑肢痛症患者的疼痛没有疗效,但有报道发现,钠通道阻断剂卡马西平对一个罕见的遗传性红斑肢痛症家族有治疗效果。这个家族携带的 V400M 突变型钠通道的激活向超极化方向移动,与引起遗传性红斑肢痛症的其他 $Na_V1.7$ 的突变相类似。值得注意的是,临床治疗相关浓度的卡马西平对 V400M 突变通道有独特作用,使其激活过程正常化。Yang 等人构建了以这种对卡马西平有药物反应性的 V400M 突变型钠通道作为“种子”的原子分辨率水平上的结构模型,并表明在遗传性红斑肢痛症患者中发现的另一个罕见的 $Na_V1.7$ 的突变位点 S241T。在钠通道精氨酸线性序列中与 V400M 相距 159 个氨基酸,而位于折叠通道的三维结构中,距 V400M 则不到 2.8Å;他们用热力学分析证明了 S241 和 V400 位点的氨基酸残基在钠通道激活过程中存在能量耦联。根据对卡马西平反应的突变位点的原子邻近性和能量耦联的预测,卡马西平对 S241T 突变型通道有一种独特的作用:即它使 S241T 突变通道的激活恢复正常,而这种作用在其他遗传性红斑肢痛症相关突变型通道中并不存在。

在本研究中，我们的研究将从对 S241T 突变的计算机分析和体外分析转到携带该通道变异的遗传性红斑肢痛症家族的患者上。与安慰剂相比，我们假设卡马西平能缓解携带 S241T 突变的遗传性红斑肢痛症患者的疼痛。功能性磁共振成像（fMRI）测量发现，疼痛的缓解与大脑活动的降低相关联，尤其是先前证明的与慢性疼痛有关的估值和疼痛脑区的活动，受到药物治疗的调节。

方法

> **关键点**
>
> **问题**　在疼痛的遗传模型中，基因导向的药物治疗是否可行?
>
> **结果**　本研究招募了 2 例因 $Na_V1.7$ S241T 突变导致的遗传性红斑肢痛症患者。双盲交叉研究的结果显示，卡马西平可减轻疼痛，这与基因组/分子分析和功能鉴定预测的结果相一致。与疼痛缓解同步的是脑活动评估的偏移和疼痛区域转移到初级和次级躯体感觉区域、运动和顶叶注意力区域。
>
> **意义**　基因组分析、分子建模和对 S241T 突变的遗传性红斑肢痛症患者的功能鉴定为导向的药物治疗缓解了疼痛。由于更多的通道变异与疼痛相关，结构和功能分析可能为基因导向的药物治疗提供了更多可能。

人类受试者

本研究招募了 2 例携带 S241T 突变的成年遗传性红斑肢痛症患者。1 号患者报告说，在他十几岁的时候，他的脚出现了严重的烧灼痛，轻度温热即可引发，能够通过冷却缓解，然后他的手、膝盖、肘部、肩膀和耳朵出现了类似的疼痛。他描述了每月多达 30 次发病，每次时间持续几小时到几天。他将典型的遗传性红斑肢痛症疼痛描述为严重的疼痛，在疼痛数字评分量表（NRS）上的评分为 9 分。文拉法辛和加巴喷丁并不能缓解他的疼痛，而利多卡因贴剂仅能轻微地缓解疼痛。他报告说，他的疼痛使他整晚无法入睡，并且身体活动受到了限制。2 号患者报告说，她的双脚开始出现烧灼痛，由轻度温热引发，冷却后能够缓解。这种疼痛始于她十几岁时，主要累及膝盖和耳朵。她认为自己的疼痛很严重，在 NRS 疼痛量表上分别为 8 分和 9 分，服用阿司匹林无效。

实验设计

这项研究得到耶鲁大学人类研究委员会和西黑文 VAMC 的批准（NCT02214615）。该研究从 2014 年 9 月到 2015 年 4 月 21 日，并签署了 2 名患者的书面知情同意书。在这项双盲交叉研究中，两名携带 S241T 基因突变的遗传性红斑肢痛症患者在 7 次亲自到医院接受了评估，其中包括每人 5 次 fMRI 扫描（见图 1）。关于就诊、脑部扫描、药物增加、维持和减少期的详细信息见补充材料中的附录。

卡马西平治疗和检测

在患者每次来访时，抽取血液以监测完整的血细胞计数和卡马西平的水平。卡马西平或安慰剂的起始剂量为 200 mg/d，每 4 天使用数字评分报告一次患者的疼痛程度(0 分＝无疼痛，10 分＝可想象的最严重的疼痛)；如果疼痛强度未改善 2 个单位，且未发生不良反应，则将剂量增加 200 mg，直至疼痛情况改善。如果疼痛情况有所改善，则卡马西平的剂量保持不变。

扫描前测试

遗传性红斑肢痛症患者的疼痛是由温热引起的。我们使用了一个校准过的加热靴精确地诱发疼痛。

持续疼痛的评级

对于持续的疼痛强度评级(见图 1)，患者在测试过程中通过连接在大拇指和食指上的线性电位测量设备连续显示他们的疼痛水平。计算机通过输出电压显示他们的手指之间的跨度，并提供视觉反馈。用拇指-手指之间的最大间距来表示可想象的、最严重的疼痛强度，用拇指-手指相接触则表示在广义标记的强度量表上疼痛强度为零。

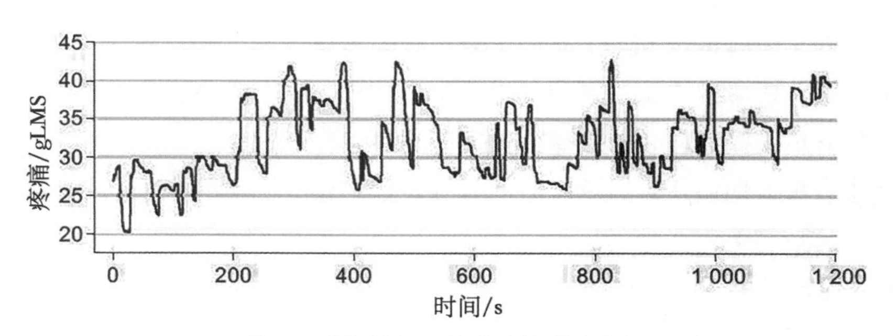

图 1　遗传性红斑肢痛症的疼痛分级

一个由加热靴引起关于评价疼痛强度波动的例子，图中显示的评分是在热刺激停止后记录的。gLMS 表示广义标记的疼痛强度评级。

在 fMRI 中进行疼痛评估和视觉强度评估任务

在①对热刺激的疼痛反应进行评分时，②对发作后持续的疼痛(无刺激)进行评分时和③使用指距装置对移动棒的大小进行评分时对患者进行扫描。第一次热刺激运行时，总是会引出一个疼痛发作事件。该事件在病例报告中被描述为类似于日常生活中所经历的事件。因为我们正在评估治疗的反应，我们用逐步增加法来施加热刺激，直到在所有扫描中疼痛强度等级达到预定的水平。在随后的2次疼痛测试中，患者在没有热刺激的情况下对疼痛强度的自发波动进行评分。最后，还进行了视觉幅度评估任务，作为对视觉空间和注意力组成部分的对照。这些组成部分在我们的疼痛评定项目中是固有的。

fMRI的数据采集及分析

成像数据是由耶鲁大学磁共振研究中心的西门子3T Trio扫描仪所获得的。根据附录中指定的参数获取脑血氧水平的相关图像。使用FMRIB专家分析工具(http://www.fmrib.ox.ac.uk/fsl)对每位患者的数据进行图像分析。

DRG神经元兴奋性评估

之前，我们在室温条件下的实验中发现，卡马西平可抑制电刺激引起的表达S241T突变通道的DRG神经元放电。然而，遗传性红斑肢痛症患者的疼痛是由温热引发的。为了模拟人类患者的情况，我们评估了卡马西平对表达S241T的DRG神经元在生理状态下(33 ℃、37 ℃和40 ℃)放电情况的影响。

统计分析

多电极阵列数据以(均值±标准误)表示，采用*t*检验确定统计学意义。

结果

卡马西平缓解携带S241T基因突变患者的疼痛

卡马西平对S241T突变通道的独特影响提示，卡马西平可能减轻携带该突变的遗传性红斑肢痛症患者的疼痛[6]。本研究采用盲法设计并要求2名遗传性红斑肢痛症患者报告他们疼痛的持续时间和强度，以及每天由疼痛引起的从睡眠中觉醒的次数(见图2)。

1号患者在15天的维持期内(每天摄入400 mg的卡马西平)报告了每天平均疼痛时间(TIP)的减少，疼痛时间从服用安慰剂的424 min到服用卡马西平的231.9 min，在15天的维持期内减少了总的疼痛时间，从服用安慰剂的6 360 min到服用卡马西平的3 015 min(见图2A)。2号患者报告了在维持期内(服用400 mg/d之后再服用200 mg/d卡马西平)平均疼痛时间有所下降，即从服用安慰剂的61 min降到了服用卡马西平的9.1 min。她还汇报了总疼痛时间的下降，即在15天的维持阶段内，从服用安慰剂的915 min降到了服用卡马西平的136 min(见图2A)。1号患者报告了发病持续时间从服用安慰剂的615 min下降到了服用卡马西平时的274.1 min，2号患者报告的疼痛发作持续时间从服用安慰剂的91.5 min下降到了服用卡马西平时的45.3 min(见图2B)。1号患者有在夜间从疼痛中醒来的病史，在 15 天的维持期中，服用安慰剂时痛醒 101 次，而服用卡马西平后仅为 32 次（见图 2C）。2 号患者服用安慰剂时仅报告了 1 次夜间醒来，服用卡马西平时则没有报告醒来。当患者接受卡马西平时，卡马西平血药浓度在治疗剂量范围内（3.6～6.0 g/L）。

2 名患者在入院时均未出现明显的疼痛。患者的疼痛是由右脚的加热靴引起的。所谓“加热靴”，是指通过循环水保持在设定的温度，以施加热刺激。根据经验确定，热刺激在每个患者身上无一例外地引起疼痛发作，患者将在这阶段的报告中出现的疼痛形容为类似于日常生活中的疼痛发作。一旦引起患者疼痛，热刺激就会终止。如前所述，我们持续收集疼痛强度评分（见图 1）。为了评估卡马西平与安慰剂的长期疗效，我们比较了慢性（4 周）卡马西平与安慰剂治疗的 fMRI 扫描基线，并在 FMRIB 工具包中对 2 名患者进行了三配对 t 检验分析。之前，我们证明，与施加外部刺激时获得的大脑活动图谱相比，慢性疼痛患者持续（无刺激）疼痛时的大脑活动图谱比研究中的临床情况更特殊。这种方法分离了疾病特异性的持续的疼痛强度的波动。这种波动适时地从感觉区域转移到了急性热痛感知的评估环路。这里的分析报告采用了 fMRI 扫描，是当刺激停止后患者给出疼痛等级评分的时候获得的。

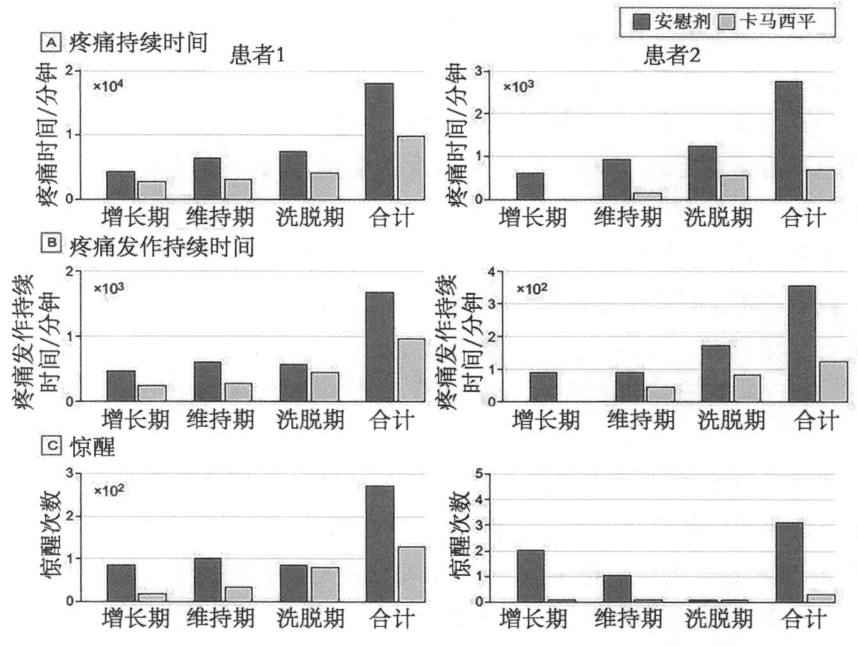

图 2　1 号患者和 2 号患者的疼痛特征。接受卡马西平与安慰剂治疗的 1 号患者和 2 号患者的疼痛特点和疗效

A:患者日志中所述的在治疗递增、维持和递减 3 个阶段的疼痛时间。直方图表示的是均值。B:与 A 组相同,报道的是遗传性红斑肢痛症发作持续时间。C:在递增、维持和逐渐恢复的 3 个阶段中,因疼痛而醒来的次数。

卡马西平与大脑活动的关系

卡马西平治疗(卡马西平扫描<基线;通过视觉任务的对照进行校正)与脑评估区域的活动降低有关,包括腹侧纹状体、腹侧苍白球、吻侧前扣带回[rACC;Brodmann 区(BA)]、后扣带皮层(PCC)、腹侧壳核、双侧岛叶前部、右侧丘脑和下丘脑(见图 3A)。相反,与扫描基线相比(卡马西平扫描>基线),卡马西平治疗与双侧的主要和次要躯体感觉运动区包括内侧壁脚区(根据 Jüelich 组织学图谱)、双侧顶叶背侧注意区、辅助运动区域(BA6)和腹内侧前额叶皮层(BA11)的活动增加有关。(见图 3B;配对 t 检验;固定影响;$n=2$,$Z>2.3$;经多次比较 $P<0.05$ 校正)。然而,安慰剂治疗并不影响腹侧纹状体的活动,其在后扣带皮层、运动和顶叶区域的作用与卡马西平相反。安慰剂(基线>安慰剂)降低了右侧背外侧前额叶皮质(DLPFC)(BA 44/48)、右侧后岛叶、左侧顶叶和双侧视觉区域的活动。另一方面,它增加了内侧前额叶皮层(BA 10)、右额下回(BA 45/47)、双侧中央包盖区(BA 48)、后扣带皮层、双侧海马、中脑和桥脑的活性(安慰剂>基线)(见图 4A)。与卡马西平和基线的对比相似,卡马西平与安慰剂的对比显示卡马西平可使活动从估值区转移到初级感觉运动和注意区(见图 4B)。为了证实后一种结果,我们将安慰剂和基线放在一起;与卡马西平治疗扫描结果进行配对 t 检验,结果显示,卡马西平治疗后感觉运动/注意区域的大脑活动增加,同时评估/奖励区域的大脑活动减少。

接下来,为了比较卡马西平和安慰剂的效果,我们探讨了疼痛强度脑部活动的影响。我们在每次扫描中对疼痛评分强度进行平均化,并将其与所有患者的大脑活动进行回归分析。回归分析的结果与卡马西平治疗相似,与安慰剂相反。除了左岛叶、右丘脑、下丘脑和中脑外,评估区域、左伏隔核和吻侧前扣带回的活动与疼痛强度呈正相关,而初级和次级感觉运动皮质、背侧顶叶和背外侧前额叶皮质区域与疼痛强度呈负相关(见图 5A)。此外,左海马的活动与疼痛强度呈负相关。排除接受卡马西平治疗的患者的回归分析证实,疼痛强度与评估区呈正相关,与主要躯体感觉、运动和顶叶区呈负相关。因此,卡马西平的治疗与大脑活动的改变有关,这种改变与疼痛强度的降低有关。通过类似的分析,我们发现大脑活动仅在左海马顶叶皮层,而背外侧前额叶皮质与疼痛时间呈负相关(见图 5B),说明在卡马西平治疗期间,与疼痛时间较少相关的脑区活动有所增加。

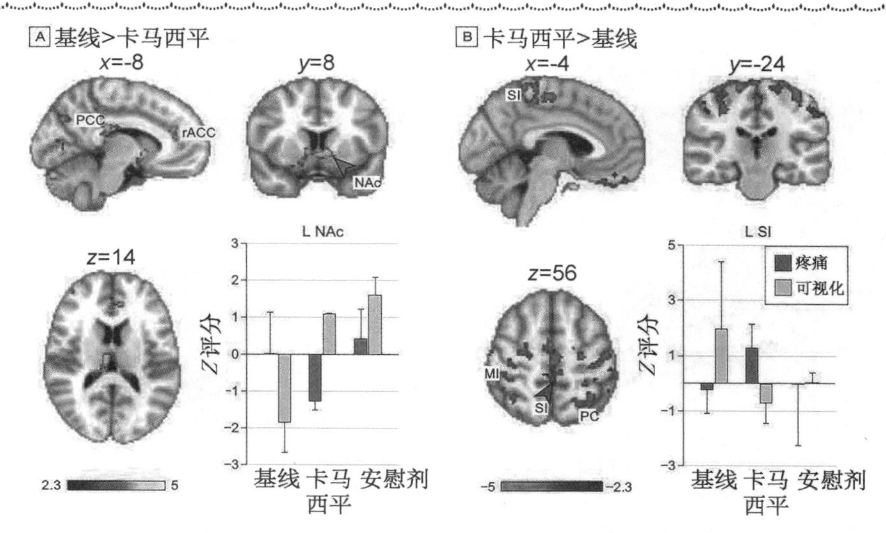

图 3　卡马西平治疗时的大脑活动。卡马西平与基线(baseline)的疗效对比

A:与卡马西平与基线对比(基线>卡马西平)的大脑活动(配对 t 检验;$n=2$;固定效果;$P<0.05$,经多次比较校正)。柱状图显示了左(L)伏隔核(Nac)(蓝色箭头)治疗基线(BL,左侧)、慢性卡马西平治疗(卡马西平,中部)和慢性安慰剂(PL,右侧)治疗期间,左侧(L)伏隔核(Nac,蓝色箭头)疼痛评级(蓝色)和视觉追踪(白色)中 z 分数代表的平均脑活动(SEM)。B:对比卡马西平>基线时的脑活动;柱状图描绘了初级躯体感觉皮质(SI)的平均活动(红色箭头)。MI:表示初级运动皮质;PCC:后扣带皮层;PC:顶叶皮层;R:右;rACC:吻侧前扣带皮层;SI:初级躯体感觉皮质。(请参考二维码彩图)

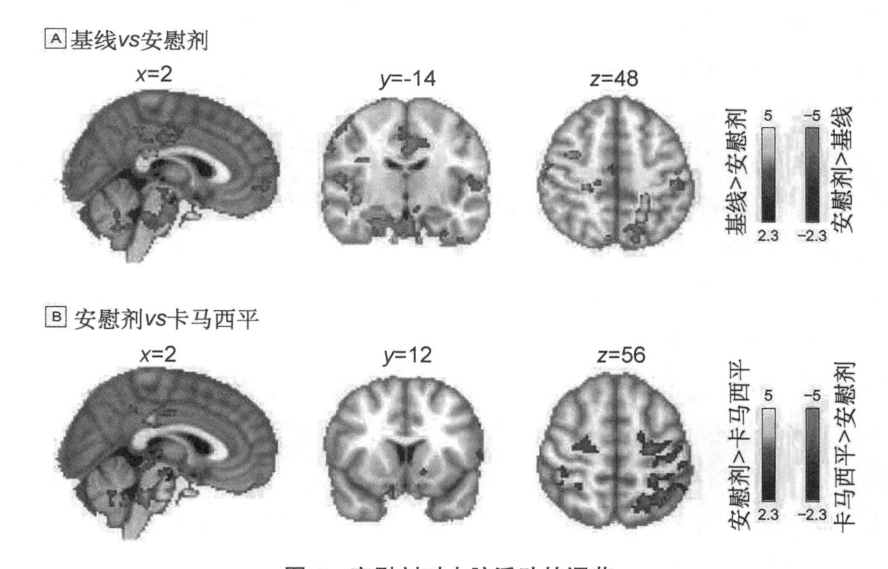

图 4　安慰剂对大脑活动的调节

A:安慰剂与基线的疗效对比。红色至黄色区域表示对比(基线>安慰剂),蓝色至绿色区域表示对比(基线>安慰剂)。与卡马西平不同,安慰剂降低了体感顶叶区域的活动,增加了后扣带皮层和内侧前额叶皮层等区域的活动。B:安慰剂扫描(安慰剂>卡马西平,红色至黄色)与卡马西平扫描(卡马西平>安慰剂,蓝色至绿色)的对比。活动的差异与图3中卡马西平和基线的差异相似。(请参考二维码彩图)

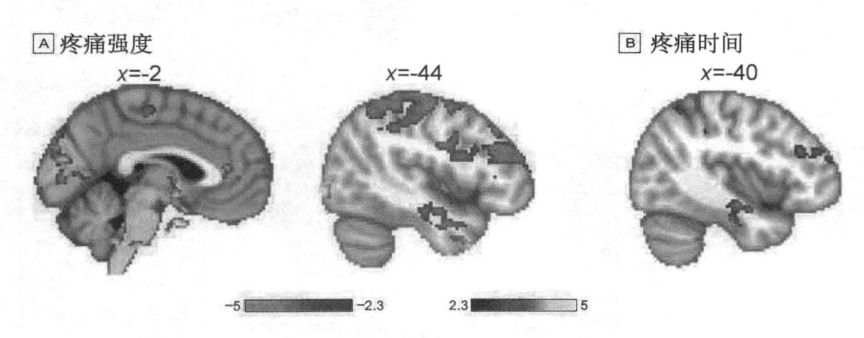

图5　与疼痛缓解相关的脑部活动

A:对所有来访的患者进行疼痛分级扫描时的大脑活动与扫描期间患者报告的疼痛强度的回归分析。B:在掩盖了A图显示的结果后,患者日志中报告的疼痛时间与大脑活动的回归分析。红色至黄色区域代表正相关,而蓝色至绿色区域代表负相关。(请参考二维码彩图)

卡马西平抑制温热刺激诱导表达S241T突变型通道的DRG神经元的放电

我们之前的电流钳记录发现,卡马西平可抑制表达S241T突变通道的DRG神经元的放电。然而,遗传性红斑肢痛症患者的疼痛(包括我们研究的患者),是由温热刺激引起的。为了确定卡马西平对表达S241T突变型钠通道的DRG神经元的影响,我们使用多电极阵列检测在正常皮肤温度(33 ℃)、核心体温(37 ℃)和非伤害性的温度(40 ℃)对DRG神经元放电的影响,模拟自然发生的温热刺激。如热图所示(见图6A－C),表达Na_V1.7 S241T的成年大鼠DRG神经元的放电以温度依赖的方式被激活,从33 ℃(6只大鼠总共使用了3个培养基,66个活跃电极/神经元)时平均频率(SEM)0.18(0.03)Hz增长到37 ℃(83个活跃电极/神经元)时的0.36(0.04)Hz,再增长到40 ℃(98个活跃电极/神经元)时的0.56(0.03)Hz(见图7)。升高温度增加了神经元的平均放电频率和发放的动作电位的数量。

临床相关浓度的卡马西平(30 μmol/L)可显著降低表达S241T突变通道的DRG神经元的放电(见图6D－F)。在卡马西平的存在下,表达S241T的神经元平均(SEM)放电频率在33 ℃时为0.024(0.003)Hz($P<0.05$,与卡马西平治疗前的神经元相比),有52个活跃电极/神经元;在37 ℃时为0.026(0.011)Hz($P<0.01$),有48个活跃电极/神经元;在40 ℃时为0.089(0.026)Hz($P<0.01$),有44个活跃电极/神经元(见图7)。这些数据表明,临床相关浓度的卡马西平可抑制在生理温度

范围内温热引起的表达 S241T 突变型钠通道的 DRG 神经元的放电。

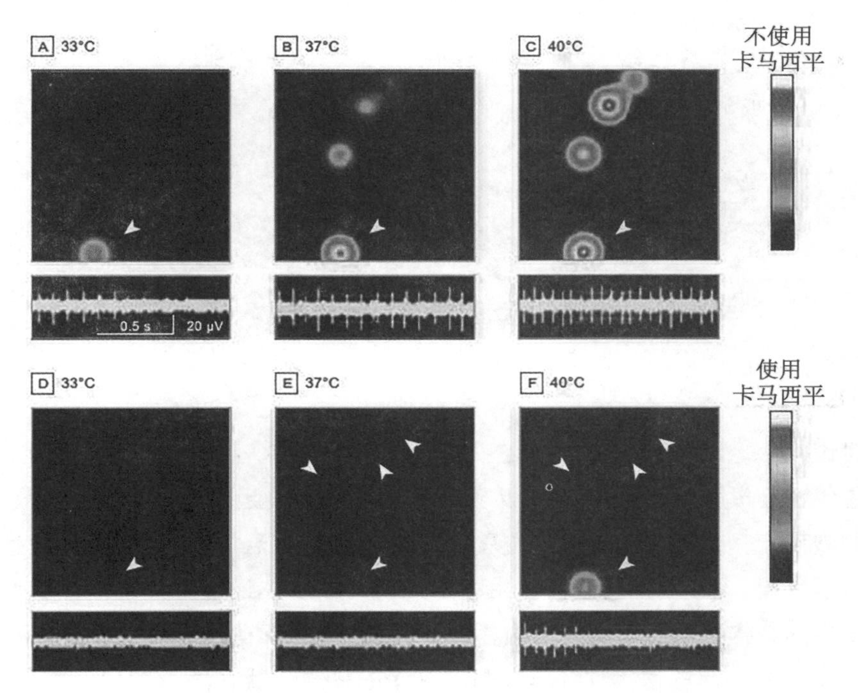

图 6 卡马西平抑制由温热诱发的表达 S241T 突变型 $Na_V1.7$ 通道的 DRG 神经元的放电

A-C:在卡马西平治疗前表达 S241T 突变型 $Na_V1.7$ 的 DRG 神经元的代表性多极阵列的热图(上图)。每个活性电极的发射频率用白色/红色表示高发放频率,蓝色/黑色表示低发放频率。每一个圆圈对应着 8×8 电极阵列中的一个活跃电极。在 33 ℃(A)时在热图中只有一个活跃电极。在 37 ℃(B)和 40 ℃(C)时活跃电极的数量和发放频率都有所增加。D-F:卡马西平(30 μmol/L)治疗后的相同多电极阵列的热图(上图)。活跃电极数量和神经元发放频率在 3 种温度下都显著减少:33 ℃(D)、37 ℃(E)和 40 ℃(F)。白色的箭头指示了卡马西平处理后活动受到抑制的神经元。在 A-F 的下图中,展示的是用黄色箭头指示的热图中的代表性的神经元的记录。值得注意的是,在无卡马西平时(A-C),动作电位的发放随温度增加而增加,而卡马西平会抑制这种动作电位的发放(D-F)。(请参考二维码彩图)

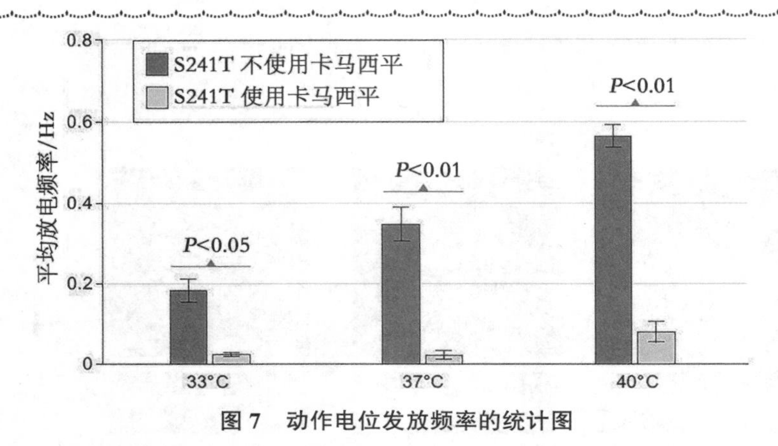

图 7　动作电位发放频率的统计图

在 3 个不同温度下，表达 Na_V1.7 S241T 的神经元在卡马西平处理前后的平均放电频率($n=98$)。

讨论

遗传性红斑肢痛症是由 Na_V1.7 获得性功能突变引起的，临床表现为轻度温热引起剧烈疼痛。大多数遗传性红斑肢痛症患者对药物治疗没有反应，只能通过冷却来缓解疼痛。在某些情况下，使用冰水处理疼痛肢体还会导致坏疽。在原子分辨率水平的结构建模和功能分析的基础上，我们预测卡马西平可以缓解由 Na_V1.7 的 S241T 突变引起的遗传性红斑肢痛症患者的疼痛。我们之前的研究表明，在三维折叠的钠通道蛋白中，S241 残基位于响应卡马西平的 V400M 突变的 2.8Å 的距离内。该研究表明，S241T 和 V400M 在钠通道激活过程中存在能量耦联。这一发现预测了卡马西平对 S241T 突变通道的异常激活有独特的作用；电压/电流钳分析表明，卡马西平确实对 S241T 有特殊的作用，这在其他遗传性红斑肢痛症相关突变型通道中是不存在的，在 S241T 突变通道中，卡马西平基本上恢复了通道的正常激活，从而减少了表达 S241T 通道的 DRG 神经元的电刺激放电。当前的实验中使用了双盲、安慰剂对照评估的方法，我们的研究证明，卡马西平可以缓解携带 S241T 突变基因的患者因温热产生的疼痛，并且显示出脑活动从估值和疼痛区域转向中初级躯体感觉-运动和顶叶关注区域，这种脑活动的模式与从慢性疼痛状态转为急性疼痛状态有关。我们的研究结果还表明，在生理温度范围内，温热刺激触发表达 S241T 突变型通道的 DRG 神经元的异常放电，体外实验的结果重现了遗传性红斑肢痛症患者对温度轻微升高诱发疼痛的临床表现。我们证明了卡马西平抑制由温热诱发的表达 S241T 突变型通道的 DRG 神经元的超兴奋性。

本研究存在一定的局限性。我们需要强调的是，这项研究是基于少数患者，并且卡马西平的长期影响没有被评估。此外，我们强调，基于对 S241T 突变患者的研究，我们的结果并不意味着由其他 $Na_V1.7$ 突变引起的红斑肢痛症患者的疼痛，将在卡马西平治疗中得到缓解。相反，我们的结果提供了基于 S241T 突变的实验证据，即基因组分析、分子建模和功能鉴定可以指导临床疼痛的药物治疗。

卡马西平可作用于多种钠通道亚型，包括 $Na_V1.7$。因此，我们不能排除中枢神经系统钠通道的阻滞对卡马西平的治疗效果有所贡献。我们通过行为学和 fMRI 测量观察到了卡马西平的治疗效果。虽然一些证据表明，卡马西平药物的水平与血氧水平依赖的大脑活动呈负相关，但卡马西平的治疗与感觉/运动/注意区域的大脑活动的增加有关；同时，与估值区域的大脑活动减少有关。这种大脑活动的转移不能解释为卡马西平对血氧水平依赖信号的普遍性抑制作用。重要的是，本研究的体外记录表明，临床相关浓度的卡马西平强烈抑制生理温度相关的温热诱导的表达 S241T 突变型通道的 DRG 神经元的放电。结合卡马西平对 S241T 突变型钠通道的具体药理学作用，我们的观察支持了如下观点：即遗传性红斑肢痛症患者的疼痛反映了表达 $Na_V1.7$ 功能获得性突变通道的 DRG 神经元的异常活跃特性，并且表明卡马西平至少可以部分通过作用于 DRG 神经元中突变的 $Na_V1.7$ 通道，缓解携带 S241T 突变患者的疼痛。

fMRI 成像结果显示，卡马西平治疗期间，大脑活动从评估(腹侧纹状体、吻侧前扣带皮层和后扣带皮层)和疼痛(丘脑和岛叶)区域转移到初级躯体感觉运动和顶叶区域，包括具有传入和传出纤维的内侧感觉运动皮层。即使这些患者有数十年的严重疼痛史，在卡马西平治疗期间也可以观察到这种大脑活动的变化。以前的 fMRI 成像和临床研究表明，安慰剂可以减少一些患者群体的疼痛，同时调节估值和疼痛区域的大脑活动。然而，在我们的研究中，只有卡马西平治疗出现了这种变化，而安慰剂并未发生这种现象。

接受卡马西平治疗后，估值和疼痛区域的大脑活动有所下降，这与之前的研究结果一致，即腹侧纹状体、吻侧前扣带皮层和岛叶活动下降，以及在慢性疼痛成功治疗后功能连接的变化。Baliki 等揭示了伏隔核活动在标志慢性疼痛缓解的价值，同时腹侧纹状体和吻侧前扣带皮层被疼痛和疼痛预测诱因所激活。也有报道称，估值环路参与介导奖赏相关决策行为。同时，我们观察到，在躯体感觉、运动和注意任务相关的脑区的活动增强。这项观察结果表明，在患者评估自己的疼痛体验时，卡马西平带来的疼痛缓解可能使他们将大脑资源从协调脑情感决策和疼痛的区域转移到感觉-运动、注意和执行的功能脑区。这些脑区调节准确的运动和感知觉。这与持续的疼痛将脑活动从感觉运动区域转移到情感决策回路的观点相一致。根据患者的疼痛日志，在顶叶和背外侧前额叶皮质区域的活动与疼痛时间呈负相关。这表明卡巴西平对这些区域活动的增强可能对注意和执行功能有积极的影响。这种大脑活动的转变是否与患者日常功能的改善有关，仍有待确定。

Segerdahl 等在一项研究中报道了急性热刺激和冷却状态之间脑血流的差异。这项研究采用了动脉自旋标记法来评估 1 例遗传性红斑肢痛症患者。虽然我们用卡马西平处理结果中影响的脑区部分与他们的报告有重叠，主要是吻侧前扣带皮层、岛叶和丘脑，但两者方法学上的差异导致了这两项研究之间不能直接比较。不同于 Segerdahl 等的研究方案，我们的患者在结束热刺激后才评估疼痛的强度。我们的方法能够识别针对不同临床疼痛情况的脑活动图谱，不需要添加持续疼痛刺激的干扰成分，而这也许掩盖了患者和健康对照组之间的差异。

结论

在本研究中，基因组分析、分子建模和功能分析等为卡马西平缓解携带 S241T 突变型 Na_V1.7 的遗传性红斑肢痛症患者的神经性疼痛提供了基础。功能性脑成像显示，患者的疼痛、评估和躯体感觉/运动/注意回路中的大脑活动发生了变化，这为卡马西平对患者在家庭环境中疼痛的影响提供了一种潜在的脑关联。随着与疼痛相关的钠通道的基因变异数量的增加[33]，对其他突变型通道的结构和功能分析可能为基因组导向的疼痛的药物治疗提供更多的理论依据。

资助/支持：

这项工作部分得到康复研究服务和医学研究服务、退伍军人事务部、红斑性肢痛症协会和肯尼斯·雷宁基金会（Waxman 博士）的资助。Geha 博士得到了美国国家药物滥用研究所和耶鲁大学精神病学部门的资助（1K08DA037525-01）。

资助人/赞助人的角色：

资助人在研究的设计和实施、数据的收集、管理、分析和解释、文稿的准备、审阅或批准和将文稿提交出版的决定活动中，没有扮演任何角色。

关于作者

Paul Geha：MD，耶鲁大学医学院精神病学系，纽黑文，康涅狄格州；约翰皮尔斯实验室，纽黑文，康涅狄格州

Yang Yang：PhD，耶鲁大学医学院神经内科，纽黑文，康涅狄格州；神经康复研究中心，神经内科，退伍军人事务医学中心，西黑文，康涅狄格州

Mark Estacion：PhD，耶鲁大学医学院神经内科，纽黑文，康涅狄格州；神经康复研究中心，神经内科，退伍军人事务医学中心，西黑文，康涅狄格州

Betsy R. Schulman：PhD，耶鲁大学医学院神经内科，纽黑文，康涅狄格州；神

经康复研究中心，神经内科，退伍军人事务医学中心，西黑文，康涅狄格州

Hajime Tokuno：MD，耶鲁大学医学院神经内科，纽黑文，康涅狄格州；神经康复研究中心，神经内科，退伍军人事务医学中心，西黑文，康涅狄格州

Vania Apkarian：PhD，芝加哥西北大学生理学系，伊利诺伊州

Sulayman D. Dib-Hajj，PhD，耶鲁大学医学院神经内科，纽黑文，康涅狄格州；神经康复研究中心，神经内科，退伍军人事务医学中心，西黑文，康涅狄格州

Stephen G. Waxman：MD，PhD，耶鲁大学医学院神经内科，纽黑文，康涅狄格州；神经康复研究中心，神经内科，退伍军人事务医学中心，西黑文，康涅狄格州

参考文献

[1] Drenth JP, Waxman SG. 2007. Mutations in sodiumchannel gene *SCN9A* cause a spectrum of human geneticpain disorders. J Clin Invest, 117(12): 3603－3609.

[2] Dib-Hajj SD, Yang Y, Black JA, et al. 2013. The $Na_V1.7$ sodium channel: From molecule to man. Nat Rev Neurosci, 14(1): 49－62.

[3] Rush AM, Dib-Hajj SD, Liu S, et al. 2006. A single sodium channel mutation produces hyper-or hypoexcitability in different types of neurons. Proc Natl Acad Sci USA, 103(21): 8245－8250.

[4] Toledo-Aral JJ, Moss BL, He ZJ, et al. 1997. Identification of PN1, a predominant voltage-dependent sodium channel expressed principally in peripheral neurons. Proc Natl Acad Sci USA, 94(4): 1527－1532.

[5] Fischer TZ, Gilmore ES, Estacion M, et al. 2009. A novel $Na_V1.7$ mutation producing carbamazepineresponsive erythromelalgia. Ann Neurol, 65(6): 733－741.

[6] Yang Y, Dib-Hajj SD, Zhang J, et al. 2012. Structural modelling and mutant cycle analysis predict pharmacoresponsiveness of a $Na_V1.7$ mutant channel. Nat Commun, 3: 1186.

[7] Baliki MN, Chialvo DR, Geha PY, et al. 2006. Chronic pain and the emotional brain: Specific brain activity associated with spontaneous fluctuations of intensity ofchronic back pain. J Neurosci, 26(47): 12165－12173.

[8] Baliki MN, Geha PY, Fields HL, et al. 2010. Predicting value of pain and analgesia: Nucleus accumbens response to noxious stimuli changes in the presence of chronic pain. Neuron, 66(1): 149－160.

[9] Baliki MN, Petre B, Torbey S, et al. 2012. Corticostriatal functional connectivity predicts transition to chronic back pain. Nat Neurosci, 15(8): 1117－1119.

[10] Ellingsen DM, Wessberg J, Eikemo M, et al. 2013. Placebo improves pleasure and pain through opposite modulation of sensory processing. Proc Natl Acad Sci USA, 110(44):

17993－17998.

[11] Geha PY，Baliki MN，Chialvo DR，et al. 2007. Brain activity for spontaneous pain of postherpetic neuralgia and its modulation by lidocaine patch therapy. Pain，128(1－2)：88－100.

[12] Geha PY，Baliki MN，Harden RN，et al. 2008. The brain in chronic CRPS pain：Abnormal gray-white matter interactions in emotional and autonomic regions. Neuron，60(4)：570－581.

[13] Hashmi JA，Baliki MN，Huang L，et al. 2013. Shape shifting pain：Chronification of back pain shifts brain representation from nociceptive to emotional circuits. Brain，136(pt 9)：2751－2768.

[14] Kable JW，Glimcher PW. 2007. The neural correlates of subjective value during intertemporal choice. Nat Neurosci，10(12)：1625－1633.

[15] Foss JM，Apkarian AV，Chialvo DR. 2006. Dynamics of pain：Fractal dimension of temporal variability of spontaneous pain differentiates between pain states. J Neurophysiol，95(2)：730－736.

[16] Levy DJ，Glimcher PW. 2012. The root of all value：A neural common currency for choice. Curr Opin Neurobiol，22(6)：1027－1038.

[17] Eickhoff SB，Stephan KE，Mohlberg H，et al. 2005. A new SPM toolbox for combining probabilistic cytoarchitectonic maps and functional imaging data. Neuroimage，25(4)：1325－1335.

[18] Apkarian AV，Bushnell MC，Treede RD，et al. 2005. Human brain mechanisms of pain perception and regulation in health and disease. Eur J Pain，9(4)：463－484.

[19] Qiao X，Sun G，Clare JJ，et al. 2014. Properties of human brain sodium channel α-subunits expressed in HEK293 cells and their modulation by carbamazepine，phenytoin and lamotrigine. Br J Pharmacol，171(4)：1054－1067.

[20] Jo S，Bean BP. 2014. Sidedness of carbamazepine accessibility to voltage-gated sodium channels. Mol Pharmacol，85(2)：381－387.

[21] Jokeit H，Okujava M，Woermann FG. 2001. Carbamazepine reduces memory induced activation of mesial temporal lobe structures：A pharmacological fMRI-study. BMC Neurol，1：6.

[22] Dib-Hajj SD，Rush AM，Cummins TR，et al. 2005. Gain-of-function mutation in $Na_V1.7$ in familial erythromelalgia induces bursting of sensory neurons. Brain，128(pt 8)：1847－1854.

[23] Lamm C，Decety J，Singer T. 2011. Meta-analytic evidence for common and distinct neural networks associated with directly experienced pain and empathy for pain.

Neuroimage, 54(3): 2492 - 2502.

[24] Diederich NJ, Goetz CG. 2008. The placebo treatments in neurosciences: New insights from clinical and neuroimaging studies. Neurology, 71(9): 677 - 684.

[25] Hashmi JA, Baria AT, Baliki MN, Huang L, Schnitzer TJ, Apkarian AV. 2012. Brain networks predicting placebo analgesia in a clinical trial for chronic back pain. Pain, 153 (12): 2393 - 2402.

[26] Tracey I. 2010. Getting the pain you expect: Mechanisms of placebo, nocebo and reappraisal effects in humans. Nat Med, 16(11): 1277 - 1283.

[27] Wager TD, Rilling JK, Smith EE, et al. 2004. Placeboinduced changes in FMRI in the anticipation and experience of pain. Science, 303(5661): 1162 - 1167.

[28] Zubieta JK, Stohler CS. 2009. Neurobiological mechanisms of placebo responses. Ann N Y Acad Sci, 1156: 198 - 210.

[29] Seymour B, O'Doherty JP, Koltzenburg M, et al. 2005. Opponent appetitive-aversive neural processes underlie predictive learning of pain relief. Nat Neurosci, 8(9): 1234 - 1240.

[30] Mesulam MM. 1998. From sensation to cognition. Brain, 121(pt 6): 1013 - 1052.

[31] Corbetta M, Shulman GL. 2002. Control of goaldirected and stimulus-driven attention in the brain. Nat Rev Neurosci, 3(3): 201 - 215.

[32] Segerdahl AR, Xie J, Paterson K, et al. 2012. Imaging the neural correlates of neuropathic pain and pleasurable relief associated with inherited erythromelalgia in a single subject with quantitative arterial spin labelling. Pain, 153(5): 1122 - 1127.

[33] Waxman SG, Merkies IS, Gerrits MM, et al. 2014. Sodium channel genes in pain-related disorders: Phenotype-genotype associations and recommendations for clinical use. Lancet Neurol, 13(11): 1152 - 1160.

第14章 “重要的是，永不停息”

借鉴昨天，活在今天，憧憬明天。重要的是，永不停息。

(Learn from yesterday, live for today, hope for tomorrow. The important thing is not to stop.)

——Albert Einstein(阿尔伯特·爱因斯坦)

当 Na_V1.7 被确定为疼痛的主要参与者且编码 Na_V1.7 的 *SCN9A* 基因的突变在人类身上产生了剧烈的疼痛症状时，一个疼痛基因终于被发现了！但是，科学之箭从不停息，有时进展迅速，有时则行进缓慢。现在，实验室的基础研究正在飞速发展，这些研究结果告诉我们离子通道是如何工作的，以及它们的功能障碍是如何导致疾病的。与此同时，科学之箭正缓慢地向另一个研究方向前进。例如，小分子阻断剂、基因治疗策略、基于改良毒素的抑制剂或抗体，它们都有望成为抑制 Na_V1.7 通道活性的新药。

在其中的一项研究中，我们正在与一家名为汇聚制药（Convergence Pharmaceuticals)（现在是百健 Biogen 的一部分）的生物技术公司合作，评估抑制 Na_V1.7 钠通道异常活跃的阻断剂。三叉神经节神经元的细胞产生异常放电会导致三叉神经痛。这种三叉神经痛通常是毁灭性的疼痛疾病。三叉神经痛患者遭受以面部为中心的绞痛，感觉像是斧头打击的剧痛。我们的研究表明，Na_V1.7 阻断剂可抑制三叉神经节神经元的放电。关于这种新型 Na_V1.7 阻断剂的Ⅱ期临床研究开始提供给我们一些线索，它可以减少三叉神经痛发作的次数和强度。还有更多的工作需要我们去完成，但这些结果激励着我去思考，“火人”的基因确实正指导我们研发新方法治疗“除我们之外的其他人” 的疼痛。

当然，我们尚不清楚接下来的临床研究将会发生什么。在更大数量的患者身上进行试验，采用其他剂量并延长试验时间，探索其他疾病的适应证，这些都是必需的。而且，与所有的新药物一样，在长期研究中，总是可能出现意想不到的药物不良反应。当我与患者及他们的家人交谈时，我分享了我的期望。我告诉他们，我们无法明天就实现我们的目标，我们需要更多的研究数据。最后，这些数据会告诉我们答案。

但是，倘若 $Na_V1.7$ 受体阻断剂的临床效果不尽如人意呢？我的观点仍然是乐观的，原因就在于，即使药理学阻断或抑制 $Na_V1.7$ 在临床上被证明并非有用的治疗策略，但对疼痛基因的研究还是可能提出新的疗法。$Na_V1.7$ 作为人类疼痛基因的确证，为我们提供了一个研究范例：我们可以在人体中研究另外两个特异性表达在外周神经系统的钠通道，它们也可能是潜在的疼痛治疗靶点。$Na_V1.8$ 是由伦敦大学学院的 John Wood 发现的，最初被称为 SNS（感觉神经元特异性），优先富集表达在 DRG 神经元中，并支持神经元的高频放电。而且，$Na_V1.8$ 在人类 DRG 神经元中的作用甚至比在啮齿类动物中的作用更为重要。在我们发表了 $Na_V1.7$ 第一个突变，并证实 $Na_V1.7$ 是疼痛基因数年后，我们采用类似的研究路线证明了 $Na_V1.8$ 的功能获得性突变会在人类中产生痛性外周神经病变，从而确立了它作为人类的疼痛基因而发挥作用。目前，$Na_V1.8$ 选择性阻断剂正在研发中。

$Na_V1.9$ 钠通道亚型最初被称为 NaN（字面意思为伤害性感受的钠通道），是 Dib-Hajj 等 1998 在我的实验室中首次发现的。它对 DRG 神经元的兴奋性有很强的影响。现在已经在剧烈疼痛的家族性疾病的患者中发现了数个 $Na_V1.9$ 的功能获得性的基因突变，包括痛性神经病变。所以说，$Na_V1.9$ 也是一个潜在的疼痛治疗靶点。

甚至在结束疼痛的临床治疗部分前，我们对疼痛基因的研究结果就已经令人振奋不已了。有这样的一些故事驱使我们不惜环绕地球去追寻疼痛基因，例如，2 名士兵有类似的神经损伤，但其中一个人遭受难以忍受的疼痛，而另一个人只有轻微疼痛出现。从 1965 年开始，从亚拉巴马州到荷兰，然后到北京，再绕回到美国，我们不断地寻找该疼痛基因。在调查工作和研究基因组新方法的推动下，这项搜索筛选了 20 000 多个基因，最终找到了疼痛的主要基因。该基因编码了一个电压门控钠通道 $Na_V1.7$（一个钠通道家族的成员）。电压门控钠通道是最初在枪乌贼中发现的对神经系统运作至关重要的分子。由于该基因的突变，钠通道 $Na_V1.7$ 活性过强或过弱都会导致“火人”或先天性无痛症患者的显著的临床症状。在这里，我们有一个很好的例子，说明了精巧设计的分子对于人体运作的重要性，这是我们基因组遗产的一个绝佳例子。

我们对人类基因组数据的挖掘以及对疼痛的探索正以惊人的速度继续进展着。今天和大多数日子一样，我的实验室里 30 位科学家活跃得像蜂窝一样。细胞和分子生物学家、电生理学家、生物物理学家、药理学家、遗传学家和临床医生全都精力充沛地投入工作：

- 在一个没有窗户的实验室里，一位细胞生物学家坐在功能强大的激光显微镜前，正在实时观察着电脑屏幕上的点状闪烁，显示她的单个钠离子通道插入正在生长的神经细胞(包括痛觉神经元)的细胞膜中。我们很快就有望能更详细地了解不同类型的神经细胞是如何构建细胞膜的。每一种细胞都含有精确校准过的离子通道的组合，使它们能够使用各自的语言进行交流。
- 在大厅下面的一个实验室里，我们正在试图理解为什么在罕见的情况下，"火人"综合征的患者会失去保持体温的能力。墙上挂着一张最近因体温过低而住院的患有遗传性红斑肢痛症孩子的照片。我们和世界各地的其他科学家们都没有理解这种罕见的疾病。但现在，在我的脑海中已经闪现一丝曙光，我们开始了解控制脂肪细胞热量产生的交感神经纤维是如何由于 $Na_V1.7$ 突变而无法正常工作的。或许，我们可以据此找出更有效地治疗低温症的方法。
- 在第 3 个研究模块中，我们正在研究一名少年的突变。该少年的临床表现特别令人费解：剧烈疼痛的发作由她感觉不到疼痛和连续疼痛的间隔开来。例如，她持续用一条刚出现严重骨折的腿走路。一周接着一周，我们一直在努力揭示产生这种异常突变的钠通道的复杂性。
- 在附近的另一个没有窗户的实验室里，2 名药理学家正在评估多种药物对各种 $Na_V1.7$ 突变通道的影响。他们在安静地交谈，但不与他们所使用的自动化膜片钳交谈，正是机器将他们每周研究药物的数量提升了十倍之多。
- 在另一个实验室里，一名离子通道生物物理学家、一名分子生物学家和一名遗传学家正在合作揭开一个家族的秘密。在这个家族里，2 个人都携带着相同的突变，都患有遗传性红斑肢痛症，但一个人有剧烈的疼痛，而另一人则仅有轻微的疼痛。可能有一种调节基因隐藏在这两个人的基因组 DNA 中的某个地方，导致其中一个人的疼痛更加强烈，而另一个人的疼痛则不那么强烈。尽管我们有超过 20 000 个基因需要研究，但这个家族可能藏有了解疼痛是如何调节的关键线索。也许，我们可以找到一种基因能赋予人们对疼痛的适应性。尽管有多种可能性需要我们进行筛查，但这很难扑灭我们团队的热情。

有几个夜里，我兴奋得难以入睡，而每天早晨醒来，我都在想："今天，我们又将学到什么？"

从某种意义上说，人类由细胞的产物构成。这些细胞具体负责执行我们基因中含有的指令。在我展望未来的时候，我预测，对疼痛基因的研究无疑将催生出新的药物，而这些药物并不会产生很大的不良反应，也不会让人上瘾，它们将用于治疗“火人”综合征患者和其他患者的疼痛。我感到幸运的是，我们在进行一项非常特殊的探索之旅。对疼痛基因的研究已经帮助我们理解，究竟是什么让我们拥有感知能力并快乐地生活着？它帮助我们理解人类共同的经历，帮助我们解析“上帝的扩音器”——疼痛扩音器。

参考文献

[1] Akopian AN，Sivilotti L，Wood JN. 1996. A tetrodotoxin-resistant voltage-gated sodium channel expressed by sensoryneurons. Nature，379(6562)：257 - 262.

[2] Baker MD，Chandra SY，Ding Y，et al. 2003. GTP-induced tetrodotoxin-resistant Na^+ current regulatesexcitability in mouse and rat small diameter sensory neurones. J Physiol，548(Pt 2)：373 - 382.

[3] Cummins TR，Dib-Hajj SD，Black JA，et al. 1999. A novel persistent tetrodotoxin-resistantsodium current in SNS-null and wild-type small primary sensory neurons. J Neurosci，19(24)：RC43.

[4] Dib-Hajj SD，Tyrrell L，Black JA，et al. 1998. NaN，a novel voltage-gated Na channel，is expressed preferentiallyin peripheral sensory neurons and down-regulated after axotomy. Proc Natl Acad Sci USA，95(15)：8963 - 8968.

[5] Faber CG，Lauria G，Merkies IS，et al. 2012. Gain-of-function Na_V1.8 mutationsin painful neuropathy. Proc Natl Acad Sci USA，109(47)：19444 - 19449.

[6] Han C，Huang J，Waxman SG. 2016. Sodium channel Na_V1.8：Emerging links to human disease. Neurology，86(5)：473 - 483.

[7] Han C，Vasylyev D，Macala LJ，et al. 2014. The G1662S Na_V1.8 mutation in small fibre neuropathy：Impaired inactivation underlying DRG neuron hyper-excitability. J Neurol Neurosurg Psychiatry，85(5)：499 - 505.

[8] Han C，Yang Y，de Greef BT，et al. 2015. The Domain II S4-S5 linkerin Na_V1.9：A missense mutation enhances activation，impairs fast inactivation，and produces human painful neuropathy.Neuromolecular Med，17(2)：158 - 169.

[9] Herzog RI，Cummins TR，Waxman SG. 2001. Persistent TTX-resistant Na^+ current affects resting potential and responseto depolarization in simulated spinal sensory neurons. J Neurophysiol，86(3)：1351 - 1364.

[10] Huang J，Han C，Estacion M，et al. and the Propane Study Group.2014. Gain-of-function mutations in sodium channel Na_V1.9 in painful neuropathy. Brain，137(Pt 6)：1627 - 1642.

[11] Huang J，Yang Y，Zhao P，et al. 2013. Small-fiber neuropathy $Na_V1.8$ mutation shifts activation to hyperpolarized potentials and increases excitability ofdorsal root ganglion neurons. J Neurosci，33(35)：14087 - 14097.

[12] Jarvis MF，Honore P，Shieh CC，et al. 2007. A-803467，a potent and selective $Na_V1.8$ sodium channel blocker，attenuates neuropathic and inflammatory pain in the rat. Proc Natl Acad Sci USA，104(20)：8520 - 8525.

[13] Renganathan M，Cummins TR，Waxman SG. 2001. Contribution of $Na_V1.8$ sodium channels to action potential electro-genesis in DRG neurons. J Neurophysiol，86(2)：629 - 640.

[14] Zakrzewska JM，Palmer J，Morisset V，et al. 2017. Safety and efficacyof a $Na_V1.7$-selective sodium channel blocker，in trigeminal neuralgia：A double-blind，placebo-controlled，randomisedwithdrawal phase 2 trial. Lancet Neurol，16(4)：291 - 300.

[15] Zhang XY，Wen J，Yang W，et al. 2013.Gain-of-function mutations in SCN11A cause familial episodic pain. Am J Hum Genet，93(5)：957 - 966.

专业术语

$Na_V1.7$：一种“外周系统”钠通道，主要表达于外周神经元（例如，DRG 神经元），它能刺激并促进脊髓第一级突触处神经递质的释放，从而使得这些神经元发生增益。$Na_V1.7$ 通道由基因 *SCN9A* 编码。

$Na_V1.8$：一种“外周系统”钠通道，利用去极化对抗失活，可产生 DRG 神经元高频放电所需的电流。$Na_V1.8$ 通道由基因 *SCN10A* 编码。

$Na_V1.9$：一种“外周系统”钠通道，可使发出疼痛信号后的 DRG 神经元的静息电位去极化并放大对它们的小型去极化刺激。$Na_V1.9$ 通道由基因 *SCN11A* 编码。

SCN10A：编码 $Na_V1.8$ 钠通道的基因。

SCN11A：编码 $Na_V1.9$ 钠通道的基因。

SCN9A：编码 $Na_V1.7$ 钠通道的基因。

氨基酸：蛋白质的组成部分。人体内有 20 种必需氨基酸。氨基酸排列精确，像链条上的环一样，形成蛋白质分子。

背根神经节（DRG）神经元：一种感觉神经元，其细胞胞体包含在神经节或神经节簇中，位于脊髓的附近。DRG 神经元可将轴突发散至身体的外周部位，包括肌肉、骨骼和皮肤。DRG 神经元向脊髓提供有关皮肤、肌肉、骨骼等的感觉输入，并将这类信息传递至大脑。

表皮内神经纤维密度（IENFD）：即在皮肤特定部位，表皮内神经纤维的密度或每平方毫米数目。IENFD 能减少小纤维神经病变。

表皮内神经纤维：支配表皮的轴突末梢。

超兴奋性：一种神经元的状态，与正常状态相比，它产生更多的电活动。在超兴奋的神经元中，其阈值降低，放电频率可能增加，并且可能产生自发放电。

刺激：使神经元产生动作电位的干预手段。刺激可以通过各种刺激因素诱发，也可以是神经元自发。

单核苷酸多态性（SNP）：当单个核苷酸（A、T、C 或 G）在特定位点上发生了变化。根据取代的不同，相应的氨基酸可能发生变化。单核苷酸多态性不一定会引起疾病。但是，它们可以在连锁分析中提供有用的标记。

低兴奋性：一种神经元的状态，在这种状态下，它产生的电活动较少。阈值增加，低兴奋神经元的放电频率降低。

电流钳：一种通常使用膜片钳实现的记录方法，用于连续监控神经细胞膜电位的变化，以便随着时间的推移追踪神经细胞的电活动。

电压钳：一种通常由膜片钳实现，用于记录神经细胞的电流的方法。电压钳记录可以评估各种类型的离子通道的活动。

动态钳记录：一种膜片钳记录方法的变体，使用计算机方法减去其特定电流(通常是特定通道电流)，而其他电流(同样特定通道或感兴趣的通道变体)通过计算机添加回来，以便在真实神经元内模拟出精确校准的附加电流幅值的效果。

动作电位：由神经元产生的全或无的神经冲动。在动作电位期间，细胞膜产生快速去极化，电位变化幅度约 100 mV(1/10 V)。每个动作电位都是短暂的，持续时间仅 1 ms(1/1 000 s)。

伏隔核：大脑中负责对奖赏和惩罚做出反应的区域。

复活(repriming)：通道打开和失活后重新折叠以恢复关闭但可开放的通道。在复活期间，通道对额外的刺激不会响应。

功能获得型突变：一种增强编码蛋白功能的突变。$Na_V1.7$ 的功能获得突变导致遗传性红斑肢痛，是通过易化 $Na_V1.7$ 通道的激活，增强通道的功能，同时还包含使通道失活变慢的形式。

功能缺失型突变：一种可降低或消除编码蛋白功能的突变。$Na_V1.7$ 通道的功能丧失突变导致离子通道相关的疼痛失敏。

功能性磁共振成像(fMRI)：功能性脑成像的一种形式，可以非侵入的方式评估大脑某区域的能量消耗，借此表明大脑各个脑区的活跃程度。

核苷酸：组成 DNA 的较小分子。有 4 类核苷酸，分别标记为 A、T、G 和 C。编码一个氨基酸需要 3 个核苷酸。

红斑肢痛症：一种以烧灼痛为特征的疾病，通常发生在脚和手上，由温和的温热引起，可通过冷却得到缓解。疼痛的同时伴有患肢发红。

红痛病：红斑肢痛症的另一名称。

“火人”综合征：红斑肢痛症。

基因：DNA 的一个片段区域，由核苷酸组成。基因是遗传的基本单位。每个基因都包含特定编码蛋白质分子的指令。

基因组：生物体内完整的 DNA 总和，包含其所有基因。人类基因组有超过 20

000 个基因。

激活：钠通道的开放，可介导钠离子的内流。钠通道的激活由去极化触发。在遗传性红斑肢痛症中，$Na_V1.7$ 通道通过在电压依赖性超极化增强激活。

离子通道相关的疼痛不敏感性：一种罕见的遗传疾病，患者的 $Na_V1.7$ 通道功能性缺失。由于编码该通道的基因发生功能缺失型突变，患者感觉不到疼痛，主要表现为无痛骨折、无痛烧伤、无痛分娩及无痛拔牙等。

连锁分析：一种利用单核苷酸多态性的遗传分析方法，其单核苷酸多态性根据特定基因标记特定区域。

膜片钳：一种使用微电极记录神经细胞的方法，该电极利用了与细胞膜形成高阻封接。

钠通道：位于神经细胞和肌肉细胞膜内的蛋白大分子，被激活后，它允许少量钠离子流入细胞。钠通道对于产生神经冲动很重要。

去激活：钠离子通道在去极化的刺激消除后关闭的过程。

三叉神经节神经元：一种神经分布于脸的感觉神经元，其细胞体位于三叉神经节内。

三叉神经痛：患者的脸部遭受严重刀割般阵发性疼痛的发作性疾病。

伤害性感受器(Nociceptor)：疼痛感知或损伤感知神经元。

神经病理性疼痛：由于神经系统疾病，特别是躯体感觉系统疾病或功能障碍而引起的疼痛。

神经病理性痛(neuropathicpain)：由躯体感觉系统的损伤或疾病引起的疼痛。

神经瘤(neuroma)：一组脱髓鞘和脱髓鞘的轴突芽和结缔组织的集合，是横断轴突再生失败的结果。

神经瘤：经过创伤性神经损伤后，通过异常轴突再生形成的神经纤维结状缠结。神经瘤是异常的异位神经冲动产生的部位，可能会使人非常疼痛。

神经元：神经细胞。

失活：一种过程，在此过程中，钠通道在激活后不久(几毫秒内)进入不可运行的状态(失活状态)。大多数类型的钠通道通过神经细胞膜去极化而失活，但 $Na_V1.8$对细胞的这种活化形式具有一定的抵抗力，即使细胞去极化也仍然可以工作。

痛觉感受器：DRG 神经元的一个亚群，在健康的神经系统内，从外周传递疼痛信息到脊髓。

突变：基因结构的改变，导致可以传递给后代的变化。许多突变是由 DNA 中单个碱基的改变引起的，致使特定位点的氨基酸替换错误，产生突变蛋白。

外周神经病变：一类以外周神经受损或功能障碍为特征的疾病。

外周神经元：一种神经细胞，其细胞体不在大脑或脊髓内。DRG 神经元和交感神经节神经元的细胞体位于脊髓外的簇中，属于外周神经元。

小纤维神经病变（SFN）：一种外周神经病变的疾病，特异影响小直径神经纤维。

斜坡电流（ramp current）：由于对细胞膜的小而慢的去极化的响应而引起的瞬时通道激活引起的内向电流。

兴奋性：生理学术语，指细胞产生动作电位的能力。

炎症性疼痛：存在组织损伤的疼痛。

遗传性红斑肢痛症（IEM）：据估计，约有 5％的红斑性肢痛症病例是遗传性的。遗传性红斑肢痛症是由 $Na_V1.7$ 基因功能获得突变引起的，该突变使得 $Na_V1.7$ 通道更易被激活。

遗传性钠通道病（inherited sodium channelopathies）：与钠通道突变或功能性变异相关的疾病，可遗传给后代。

诱导多能干细胞（iPSC）：一种从特定的人身上提取的细胞经诱导后的干细胞，包含这个人的 DNA。如果使用正确的化学试剂，iPSC 可以重新分化为任何所需类型的细胞。

阈值：对神经元触发点的度量。阈值可以根据膜电位来测量（“电压阈值”）或激发动作电位所需的电流量（“电流阈值”，也称为“基电流”）。

原发性小纤维神经病变（I-SFN）：指没有明显非遗传原因的小纤维神经病，也称为隐源性小纤维神经病变。

原子结构建模（atomic structural modeling）：基于家族中相关成员的原子坐标构建折叠蛋白质模型。该家族的高分辨率晶体结构已确定，并从对超家族遥远成员的研究中获得附加约束条件。

阵发性极度疼痛症（PEPD）：一种罕见的遗传疾病，其特征是婴儿期由于直肠内或周围的刺激导致直肠周围疼痛。成年后，疼痛会转移到下颌和眼睛周围的区域。阵发性极度疼痛症是 $Na_V1.7$ 失活的突变引起的。

轴突：一种神经纤维突起。

自发放电：在没有任何刺激的情况下，神经元发生动作电位的发放。